中国医药卫生改革与发展相关文件汇编

（2015~2016 年度）

中国药学会药事管理专业委员会　编

中国医药科技出版社

图书在版编目（CIP）数据

中国医药卫生改革与发展相关文件汇编. 2015~2016年度／中国药学会药事管理专业委员会编. —北京：中国医药科技出版社，2016.7

ISBN 978-7-5067-8564-8

Ⅰ. ①中… Ⅱ. ①中… Ⅲ. ①医疗保健制度-体制改革-文件-汇编-中国-2015-2016 Ⅳ. ①R199. 2

中国版本图书馆CIP数据核字（2016）第158338号

美术编辑 陈君杞
版式设计 张 璐

出版 中国医药科技出版社
地址 北京市海淀区文慧园北路甲22号
邮编 100082
电话 发行：010-62227427 邮购：010-62236938
网址 www.cmstp.com
规格 850×1168mm $^1/_{32}$
印张 21 $^5/_8$
字数 496千字
版次 2016年7月第1版
印次 2016年7月第1次印刷
印刷 三河市百盛印装有限公司
经销 全国各地新华书店
书号 ISBN 978-7-5067-8564-8
定价 68.00元

前　言

　　为使广大医药卫生工作者在工作实践中，了解国家医药卫生改革的政策导向，中国药学会药事管理专业委员会从 2000 年开始组织编辑出版《中国医药卫生改革与发展相关文件汇编》（以下简称《汇编》），已经出版了 2000 年度、2001～2002 年度、2002～2003 年度、2004 年度、2005 年度、2006 年度、2007～2008 年度、2008～2009 年度、2009～2010 年度、2010～2011 年度、2011～2012 年度、2012～2013 年度、2013～2014 年度、2014～2015 年度《汇编》，共计 14 册，成为了医药卫生工作者了解国家医药卫生改革与发展工作方针政策的重要参考资料和培训教材，受到广大医药卫生工作者的欢迎。

　　2015 年 4 月 24 日第十二届全国人民代表大会常务委员会第十四次会议通过了全国人民代表大会常务委员会关于修改《中华人民共和国药品管理法》的决定，修改后的《中华人民共和国药品管理法》对于促进医药卫生法治建设、实现医药卫生依法管理具有重要意义。

　　2015～2016 年度《汇编》及时收载了重新公布的《中华人民共和国药品管理法》；国务院关于印发中医药发展战略规划纲要（2016-2030 年）的通知（国发〔2016〕15 号）；国务院关于改革药品医疗器械审评审批制度的意见（国发〔2015〕44 号）；国务院关于修改《疫苗流通和预防接种管理条例》的决定（中华人民共和国国务院令第 668 号）等国务院及医药卫生相关部门的文件，特别是在《汇编》附录中收载了一些所收集文件的相关背景介绍和文件解读及国家药品不良反应监测年度报告（2014 年度）、2015 年度药品审评报告等。

　　2016 年医药卫生体制改革将被深入推进，全面实施。我们编辑出版 2015～2016 年度《汇编》，既是使《汇编》工作得到了连续，更是为广大医药卫生界同行继续深入学习医药卫生政策提供了方便。

2015～2016 年度《汇编》的组织编写、编辑出版，得到北京秦脉医药咨询有限责任公司、中国医药科技出版社的大力支持，我们表示衷心感谢。

热烈欢迎医药卫生界同仁对《汇编》的编辑、印刷、出版等提出宝贵意见和建议。

中国药学会药事管理专业委员会
2016 年 6 月

目　　录

附录

中华人民共和国主席令

第三十号

《中华人民共和国刑法修正案（九）》已由中华人民共和国第十二届全国人民代表大会常务委员会第十六次会议于2015年8月29日通过，现予公布，自2015年11月1日起施行。

中华人民共和国主席 习近平

2015年8月29日

中华人民共和国刑法修正案（九）

(2015年8月29日第十二届全国人民代表大会
常务委员会第十六次会议通过)

一、在刑法第三十七条后增加一条，作为第三十七条之一："因利用职业便利实施犯罪，或者实施违背职业要求的特定义务的犯罪被判处刑罚的，人民法院可以根据犯罪情况和预防再犯罪的需要，禁止其自刑罚执行完毕之日或者假释之日起从事相关职业，期限为三年至五年。

"被禁止从事相关职业的人违反人民法院依照前款规定作出的决定的，由公安机关依法给予处罚；情节严重的，依照本法第三百一十三条的规定定罪处罚。

"其他法律、行政法规对其从事相关职业另有禁止或者限制性规定的，从其规定。"

二、将刑法第五十条第一款修改为："判处死刑缓期执行的，在死刑缓期执行期间，如果没有故意犯罪，二年期满以后，减为无期徒刑；如果确有重大立功表现，二年期满以后，减为二十五年有期徒刑；如果故意犯罪，情节恶劣的，报请最高人民法院核准后执行死刑；对于故意犯罪未执行死刑的，死刑缓期执行的期间重新计算，并报最高人民法院备案。"

三、将刑法第五十三条修改为："罚金在判决指定的期限内一次或者分期缴纳。期满不缴纳的，强制缴纳。对于不能全部缴纳罚金的，人民法院在任何时候发现被执行人有可以执行的财产，应当随时追缴。

"由于遭遇不能抗拒的灾祸等原因缴纳确实有困难的，经人民法院裁定，可以延期缴纳、酌情减少或者免除。"

四、在刑法第六十九条中增加一款作为第二款："数罪中有判处有期徒刑和拘役的，执行有期徒刑。数罪中有判处有期徒刑和管制，或者拘役和管制的，有期徒刑、拘役执行完毕后，管制仍须执行。"

原第二款作为第三款。

五、将刑法第一百二十条修改为："组织、领导恐怖活动组织的，处十年以上有期徒刑或者无期徒刑，并处没收财产；积极参加的，处三年以上十年以下有期徒刑，并处罚金；其他参加的，处三年以下有期徒刑、拘役、管制或者剥夺政治权利，可以并处罚金。

"犯前款罪并实施杀人、爆炸、绑架等犯罪的，依照数罪并罚的规定处罚。"

六、将刑法第一百二十条之一修改为："资助恐怖活动组织、实施恐怖活动的个人的，或者资助恐怖活动培训的，处五年以下有期徒刑、拘役、管制或者剥夺政治权利，并处罚金；情节严重的，处五年以上有期徒刑，并处罚金或者没收财产。

"为恐怖活动组织、实施恐怖活动或者恐怖活动培训招募、运送人员的，依照前款的规定处罚。

"单位犯前两款罪的，对单位判处罚金，并对其直接负责的主管人员和其他直接责任人员，依照第一款的规定处罚。"

七、在刑法第一百二十条之一后增加五条，作为第一百二十条之二、第一百二十条之三、第一百二十条之四、第一百二十条之五、第一百二十条之六：

"第一百二十条之二有下列情形之一的，处五年以下有期徒刑、拘役、管制或者剥夺政治权利，并处罚金；情节严重的，处五年以上有期徒刑，并处罚金或者没收财产：

"（一）为实施恐怖活动准备凶器、危险物品或者其他工具的；

"（二）组织恐怖活动培训或者积极参加恐怖活动培训的；

"（三）为实施恐怖活动与境外恐怖活动组织或者人员联络的；

"（四）为实施恐怖活动进行策划或者其他准备的。"有前款行为，同时构成其他犯罪的，依照处罚较重的规定定罪处罚。

"第一百二十条之三以制作、散发宣扬恐怖主义、极端主义的图书、音频视频资料或者其他物品，或者通过讲授、发布信息等方式宣扬恐怖主义、极端主义的，或者煽动实施恐怖活动的，处五年以下有期徒刑、拘役、管制或者剥夺政治权利，并处罚金；情节严重的，处五年以上有期徒刑，并处罚金或者没收财产。

"第一百二十条之四利用极端主义煽动、胁迫群众破坏国家法律确立的婚姻、司法、教育、社会管理等制度实施的，处三年以下有期徒刑、拘役或者管制，并处罚金；情节严重的，处三年以上七年以下有期徒刑，并处罚金；情节特别严重的，处七年以上有期徒刑，并处罚金或者没收财产。

"第一百二十条之五以暴力、胁迫等方式强制他人在公共场所穿着、佩戴宣扬恐怖主义、极端主义服饰、标志的，处三年以下有期徒刑、拘役或者管制，并处罚金。

"第一百二十条之六明知是宣扬恐怖主义、极端主义的图书、音频视频资料或者其他物品而非法持有，情节严重的，处三年以下有期徒刑、拘役或者管制，并处或者单处罚金。"

八、将刑法第一百三十三条之一修改为："在道路上驾驶机动车，有下列情形之一的，处拘役，并处罚金：

"（一）追逐竞驶，情节恶劣的；

"（二）醉酒驾驶机动车的；

"（三）从事校车业务或者旅客运输，严重超过额定乘员载客，或者严重超过规定时速行驶的；

"（四）违反危险化学品安全管理规定运输危险化学品，危及公共安全的。

"机动车所有人、管理人对前款第三项、第四项行为负有直接责任的，依照前款的规定处罚。

"有前两款行为，同时构成其他犯罪的，依照处罚较重的规定定罪处罚。"

九、将刑法第一百五十一条第一款修改为："走私武器、弹药、核材料或者伪造的货币的，处七年以上有期徒刑，并处罚金或者没收财产；情节特别严重的，处无期徒刑，并处没收财产；情节较轻的，处三年以上七年以下有期徒刑，并处罚金。"

十、将刑法第一百六十四条第一款修改为："为谋取不正当利益，给予公司、企业或者其他单位的工作人员以财物，数额较大的，处三年以下有期徒刑或者拘役，并处罚金；数额巨大的，处三年以上十年以下有期徒刑，并处罚金。"

十一、将刑法第一百七十条修改为："伪造货币的，处三年以上十年以下有期徒刑，并处罚金；有下列情形之一的，处十年以上有期徒刑或者无期徒刑，并处罚金或者没收财产：

"（一）伪造货币集团的首要分子；

"（二）伪造货币数额特别巨大的；

"（三）有其他特别严重情节的。"

十二、删去刑法第一百九十九条。

十三、将刑法第二百三十七条修改为："以暴力、胁迫或者其他方法强制猥亵他人或者侮辱妇女的，处五年以下有期徒刑或者拘役。

"聚众或者在公共场所当众犯前款罪的，或者有其他恶劣情节的，处五年以上有期徒刑。

"猥亵儿童的，依照前两款的规定从重处罚。"

十四、将刑法第二百三十九条第二款修改为："犯前款罪，杀害被绑架人的，或者故意伤害被绑架人，致人重伤、死亡的，处无期徒刑或者死刑，并处没收财产。"

十五、将刑法第二百四十一条第六款修改为："收买被拐卖的妇女、儿童，对被买儿童没有虐待行为，不阻碍对其进行解救的，可以从轻处罚；按照被买妇女的意愿，不阻碍其返回原居住地的，可以从轻或者减轻处罚。"

十六、在刑法第二百四十六条中增加一款作为第三款："通过信息网络实施第一款规定的行为，被害人向人民法院告诉，但提供证据确有困难的，人民法院可以要求公安机关提供协助。"

十七、将刑法第二百五十三条之一修改为："违反国家有关规定，向他人出售或者提供公民个人信息，情节严重的，处三年以下有期徒刑或者拘役，并处或者单处罚金；情节特别严重的，处三年以上七年以下有期徒刑，并处罚金。

"违反国家有关规定，将在履行职责或者提供服务过程中获得的公民个人信息，出售或者提供给他人的，依照前款的规定从重处罚。

"窃取或者以其他方法非法获取公民个人信息的，依照第一款的规定处罚。

"单位犯前三款罪的，对单位判处罚金，并对其直接负责的主管人员和其他直接责任人员，依照各该款的规定处罚。"

十八、将刑法第二百六十条第三款修改为："第一款罪，告诉的才处理，但被害人没有能力告诉，或者因受到强制、威吓无法告诉的除外。"

十九、在刑法第二百六十条后增加一条，作为第二百六十条之一："对未成年人、老年人、患病的人、残疾人等负有监护、看护职责的人虐待被监护、看护的人，情节恶劣的，处三年以下有期徒刑或者拘役。

"单位犯前款罪的，对单位判处罚金，并对其直接负责的主管人员和其他直接责任人员，依照前款的规定处罚。

"有第一款行为，同时构成其他犯罪的，依照处罚较重的规定定罪处罚。"

二十、将刑法第二百六十七条第一款修改为："抢夺公私财物，数额较大的，或者多次抢夺的，处三年以下有期徒刑、拘役或者管制，并处或者单处罚金；数额巨大或者有其他严重情节的，处三年以上十年以下有期徒刑，并处罚金；数额特别巨大或者有其他特别严重情节的，处十年以上有期徒刑或者无期徒刑，并处罚金或者没收财产。"

二十一、在刑法第二百七十七条中增加一款作为第五款："暴力袭击正在依法执行职务的人民警察的，依照第一款的规定从重处罚。"

二十二、将刑法第二百八十条修改为："伪造、变造、买卖或者盗窃、抢夺、毁灭国家机关的公文、证件、印章的，处三年以下有期徒刑、拘役、管制或者剥夺政治权利，并处罚金；情节严重的，处三年以上十年以下有期徒刑，并处罚金。

"伪造公司、企业、事业单位、人民团体的印章的，处三年以下有期徒刑、拘役、管制或者剥夺政治权利，并处罚金。

"伪造、变造、买卖居民身份证、护照、社会保障卡、驾驶证等依法可以用于证明身份的证件的，处三年以下有期徒刑、拘役、管制或者剥夺政治权利，并处罚金；情节严重的，处三年以上七年以下有期徒刑，并处罚金。"

二十三、在刑法第二百八十条后增加一条作为第二百八十条之一："在依照国家规定应当提供身份证明的活动中，使用伪造、变造的或者盗用他人的居民身份证、护照、社会保障卡、驾驶证等依法可以用于证明身份的证件，情节严重的，处拘役或者管制，并处或者单处罚金。

"有前款行为，同时构成其他犯罪的，依照处罚较重的规定定罪处罚。

二十四、将刑法第二百八十三条修改为："非法生产、销售专用间谍器材或者窃听、窃照专用器材的，处三年以下有期徒刑、拘役或者管制，并处或者单处罚金；情节严重的，处三年以上七年以下有期徒刑，并处罚金。

"单位犯前款罪的，对单位判处罚金，并对其直接负责的主管人员和其他直接责任人员，依照前款的规定处罚。"

二十五、在刑法第二百八十四条后增加一条，作为第二百八十四条之一："在法律规定的国家考试中，组织作弊的，处三年以下有期徒刑或者拘役，并处或者单处罚金；情节严重的，处三年以上七年以下有期徒刑，并处罚金。

"为他人实施前款犯罪提供作弊器材或者其他帮助的，依照前款的规定处罚。

"为实施考试作弊行为，向他人非法出售或者提供第一款规定的考试的试题、答案的，依照第一款的规定处罚。

"代替他人或者让他人代替自己参加第一款规定的考试的，处拘役或者管制，并处或者单处罚金。"

二十六、在刑法第二百八十五条中增加一款作为第四款："单位犯前三款罪的，对单位判处罚金，并对其直接负责的主管人员和其他直接责任人员，依照各该款的规定处罚。"

二十七、在刑法第二百八十六条中增加一款作为第四款："单位犯前三款罪的，对单位判处罚金，并对其直接负责的主管人员和其他直接责任人员，依照第一款的规定处罚。"

二十八、在刑法第二百八十六条后增加一条，作为第二百八十六条之一："网络服务提供者不履行法律、行政法规规定的信息网络安全管理义务，经监管部门责令采取改正措施而拒不改正，有下列情形之一的，处三年以下有期徒刑、拘役或者管制，并处或者单处罚金：

"（一）致使违法信息大量传播的；

"（二）致使用户信息泄露，造成严重后果的；

"（三）致使刑事案件证据灭失，情节严重的；

"（四）有其他严重情节的。

"单位犯前款罪的，对单位判处罚金，并对其直接负责的主管人员和其他直接责任人员，依照前款的规定处罚。

"有前两款行为，同时构成其他犯罪的，依照处罚较重的规定定罪处罚。"

二十九、在刑法第二百八十七条后增加二条，作为第二百八十七条之一、第二百八十七条之二：

"第二百八十七条之一利用信息网络实施下列行为之一，情节严重的，处三年以下有期徒刑或者拘役，并处或者单处罚金：

"（一）设立用于实施诈骗、传授犯罪方法、制作或者销售违禁物品、管制物品等违法犯罪活动的网站、通讯群组的；

（二）发布有关制作或者销售毒品、枪支、淫秽物品等违禁物品、管制物品或者其他违法犯罪信息的；

"（三）为实施诈骗等违法犯罪活动发布信息的。

"单位犯前款罪的，对单位判处罚金，并对其直接负责的主管人员和其他直接责任人员，依照第一款的规定处罚。

"有前两款行为，同时构成其他犯罪的，依照处罚较重的规定定罪处罚。

"第二百八十七条之二明知他人利用信息网络实施犯罪，为其犯罪提供互联网接入、服务器托管、网络存储、通讯传输等技术支持，或者提供广告推广、支付结算等帮助，情节严重的，处三年以下有期徒刑或者拘役，并处或者单处罚金。

"单位犯前款罪的，对单位判处罚金，并对其直接负责的主管人员和其他直接责任人员，依照第一款的规定处罚。

"有前两款行为，同时构成其他犯罪的，依照处罚较重的规定定罪处罚。"

三十、将刑法第二百八十八条第一款修改为："违反国家规定，擅自设置、使用无线电台（站），或者擅自使用无线电频率，干扰无线电通讯秩序，情节严重的，处三年以下有期徒刑、拘役或者管制，并处或者单处罚金；情节特别严重的，处三年以上七年以下有期徒刑，并处罚金。"

三十一、将刑法第二百九十条第一款修改为："聚众扰乱社会秩序，情节严重，致使工作、生产、营业和教学、科研、医疗无法进行，造成严重损失的，对首要分子，处三年以上七年以下有期徒刑；对其他积极参加的，处三年以下有期徒刑、拘役、管制或者剥夺政治权利。"

增加二款作为第三款、第四款："多次扰乱国家机关工作秩序，经行政处罚后仍不改正，造成严重后果的，处三年以下有期徒刑、拘役或者管制。

"多次组织、资助他人非法聚集，扰乱社会秩序，情节严重的，依照前款的规定处罚。"

三十二、在刑法第二百九十一条之一中增加一款作为第二款："编造虚假的险情、疫情、灾情、警情，在信息网络或者其他媒体上传播，或者明知是上述虚假信息，故意在信息网络或者其他媒体上传播，严重扰乱社会秩序的，处三年以下有期徒刑、拘役或者管制；造成严重后果的，处三年以上七年以下有期徒刑。"

三十三、将刑法第三百条修改为："组织、利用会道门、邪教组织或者利用迷信破坏国家法律、行政法规实施的，处三年以上七年以下有期徒刑，并处罚金；情节特别严重的，处七年以上有期徒刑或者无期徒刑，并处罚金或者没收财产；情节较轻的，处三年以下有期徒刑、拘役、管制或者剥夺政治权利，并处或者单处罚金。

"组织、利用会道门、邪教组织或者利用迷信蒙骗他人，致人重伤、死亡的，依照前款的规定处罚。

"犯第一款罪又有奸淫妇女、诈骗财物等犯罪行为的，依照数罪并罚的规定处罚。"

三十四、将刑法第三百零二条修改为："盗窃、侮辱、故意毁坏尸体、尸骨、骨灰的，处三年以下有期徒刑、拘役或者管制。"

三十五、在刑法第三百零七条后增加一条，作为第三百零七条之一："以捏造的事实提起民事诉讼，妨害司法秩序或者严重侵害他人合法权益的，处三年以下有期徒刑、拘役或者管制，并处或者单处罚金；情节严重的，处三年以上七年以下有期徒刑，并处罚金。

"单位犯前款罪的，对单位判处罚金，并对其直接负责的主管人员和其他直接责任人员，依照前款的规定处罚。

"有第一款行为，非法占有他人财产或者逃避合法债务，又构成其他犯罪的，依照处罚较重的规定定罪从重处罚。

"司法工作人员利用职权，与他人共同实施前三款行为的，从重处罚；同时构成其他犯罪的，依照处罚较重的规定定罪从重处罚。"

三十六、在刑法第三百零八条后增加一条，作为第三百零八条之一："司法工作人员、辩护人、诉讼代理人或者其他诉讼参与人，泄露依法不公开审理的案件中不应当公开的信息，造成信息公开传播或者其他严重后果的，处三年以下有期徒刑、拘役或者管制，并处或者单处罚金。

"有前款行为，泄露国家秘密的，依照本法第三百九十八条的规定定罪处罚。

"公开披露、报道第一款规定的案件信息，情节严重的，依照第一款的规定处罚。

"单位犯前款罪的，对单位判处罚金，并对其直接负责的主管人员和其他直接责任人员，依照第一款的规定处罚”。

三十七、将刑法第三百零九条修改为："有下列扰乱法庭秩序情形之一的，处三年以下有期徒刑、拘役、管制或者罚金：

"（一）聚众哄闹、冲击法庭的；

"（二）殴打司法工作人员或者诉讼参与人的；

"（三）侮辱、诽谤、威胁司法工作人员或者诉讼参与人，不听法庭制止，严重扰乱法庭秩序的；

"（四）有毁坏法庭设施，抢夺、损毁诉讼文书、证据等扰乱法庭秩序行为，情节严重的。"

三十八、将刑法第三百一十一条修改为："明知他人有间谍犯罪或者恐怖主义、极端主义犯罪行为，在司法机关向其调查有关情况、收集有关证据时，拒绝提供，情节严重的，处三年以下有期徒刑、拘役或者管制。"

三十九、将刑法第三百一十三条修改为："对人民法院的判决、裁定有能力执行而拒不执行，情节严重的，处三年以下有期徒刑、拘役或者罚金；情节特别严重的，处三年以上七年以下有期徒刑，并处罚金。

"单位犯前款罪的，对单位判处罚金，并对其直接负责的主管人员和其他直接责任人员，依照前款的规定处罚。"

四十、将刑法第三百二十二条修改为："违反国（边）境管理法规，偷越国（边）境，情节严重的，处一年以下有期徒刑、拘役或者管制，并处罚金；为参加恐怖活动组织、接受恐怖活动培训或者实施恐怖活动，偷越国（边）境的，处一年以上三年以下有期徒刑，并处罚金。"

四十一、将刑法第三百五十条第一款、第二款修改为："违反国家规定，非法生产、买卖、运输醋酸酐、乙醚、三氯甲烷或者其他用于制造毒品的原料、配剂，或者携带上述物品进出境，情节较重的，处三年以下有期徒刑、拘役或者管制，并处罚金；情节严重的，处三年以上七年以下有期徒刑，并处罚金；情节特别严重的，处七年以上有期徒刑，并处罚金或者没收财产。

"明知他人制造毒品而为其生产、买卖、运输前款规定的物品的，以制造毒品罪的共犯论处。"

四十二、将刑法第三百五十八条修改为："组织、强迫他人卖淫的，处五年以上十年以下有期徒刑，并处罚金；情节严重的，处十年以上有期徒刑或者无期徒刑，并处罚金或者没收财产。

"组织、强迫未成年人卖淫的，依照前款的规定从重处罚。

"犯前两款罪，并有杀害、伤害、强奸、绑架等犯罪行为的，依照数罪并罚的规定处罚。

"为组织卖淫的人招募、运送人员或者有其他协助组织他人卖淫行为的，处五年以下有期徒刑，并处罚金；情节严重的，处五年以上十年以下有期徒刑，并处罚金。"

四十三、删去刑法第三百六十条第二款。

四十四、将刑法第三百八十三条修改为："对犯贪污罪的，根据情节轻重，分别依照下列规定处罚：

"（一）贪污数额较大或者有其他较重情节的，处三年以下有期徒刑或者拘役，并处罚金。

"（二）贪污数额巨大或者有其他严重情节的，处三年以上十年以下有期徒刑，并处罚金或者没收财产。

"（三）贪污数额特别巨大或者有其他特别严重情节的，处十年以上有期徒刑或者无期徒刑，并处罚金或者没收财产；数额特别巨大，并使国家和人民利益遭受特别重大损失的，处无期徒刑或者死刑，并处没收财产。

"对多次贪污未经处理的，按照累计贪污数额处罚。

"犯第一款罪，在提起公诉前如实供述自己罪行、真诚悔罪、积极退赃，避免、减少损害结果的发生，有第一项规定情形的，可以从轻、减轻或者免除处罚；有第二项、第三项规定情形的，可以从轻处罚。

"犯第一款罪，有第三项规定情形被判处死刑缓期执行的，人民法院根据犯罪情节等情况可以同时决定在其死刑缓期执行二年期满依法减为无期徒刑后，终身监禁，不得减刑、假释。"

四十五、将刑法第三百九十条修改为："对犯行贿罪的，处五年以下有期徒刑或者拘役，并处罚金；因行贿谋取不正当利益，情节严重的，或者使国家利益遭受重大损失的，处五年以上十年以下有期徒刑，并处罚金；情节特别严重的，或者使国家利益遭受特别重大损失的，处十年以上有期徒刑或者无期徒刑，并处罚金或者没收财产。

"行贿人在被追诉前主动交待行贿行为的，可以从轻或者减轻处罚。其中，犯罪较轻的，对侦破重大案件起关键作用的，或者有重大立功表现的，可以减轻或者免除处罚。"

四十六、在刑法第三百九十条后增加一条，作为第三百九十条之一："为谋取不正当利益，向国家工作人员的近亲属或者其他与该国家工作人员关系密切的人，或者向离职的国家工作人员或者其近亲属以及其他与其关系密切的人行贿的，处三年以下有期徒刑或者拘役，并处罚金；情节严重的，或者使国家利益遭受重大损失的，处三年以上七年以下有期徒刑，并处罚金；情节特别严重的，或者使国家利益遭受特别重大损失的，处七年以上十年以下有期徒刑，并处罚金。

"单位犯前款罪的，对单位判处罚金，并对其直接负责的主管人员和其他直接责任人员，处三年以下有期徒刑或者拘役，并处罚金。"

四十七、将刑法第三百九十一条第一款修改为："为谋取不正当利益，给予国家机关、国有公司、企业、事业单位、人民团体以财物的，或者在经济往来中，违反国家规定，给予各种名义的回扣、手续费的，处三年以下有期徒刑或者拘役，并处罚金。"

四十八、将刑法第三百九十二条第一款修改为："向国家工作人员介绍贿赂，情节严重的，处三年以下有期徒刑或者拘役，并处罚金。"

四十九、将刑法第三百九十三条修改为："单位为谋取不正当利益而行贿，或者违反国家规定，给予国家工作人员以回扣、手续费，情节严重的，对单位判处罚金，并对其直接负责的主管人员和其他直接责任人员，处五年以下有期徒刑或者拘役，并处罚金。因行贿取得的违法所得归个人所有的，依照本法第三百八十九条、第三百九十条的规定定罪处罚。"

五十、将刑法第四百二十六条修改为："以暴力、威胁方法，阻碍指挥人员或者值班、值勤人员执行职务的，处五年以下有期徒刑或者拘役；情节严重的，处五年以上十年以下有期徒刑；情节特别严重的，处十年以上有期徒刑或者无期徒刑。战时从重处罚。"

五十一、将刑法第四百三十三条修改为："战时造谣惑众，动摇军心的，处三年以下有期徒刑；情节严重的，处三年以上十年以下有期徒刑；情节特别严重的，处十年以上有期徒刑或者无期徒刑。"

五十二、本修正案自 2015 年 11 月 1 日起施行。

中华人民共和国主席令

第四十一号

《全国人民代表大会常务委员会关于修改〈中华人民共和国人口与计划生育法〉的决定》已由中华人民共和国第十二届全国人民代表大会常务委员会第十八次会议于 2015 年 12 月

27 日通过，现予公布，自 2016 年 1 月 1 日起施行。

中华人民共和国主席　习近平
2015 年 12 月 27 日

全国人民代表大会常务委员会关于修改《中华人民共和国人口与计划生育法》的决定

（2015 年 12 月 27 日第十二届全国人民代表大会
常务委员会第十八次会议通过）

第十二届全国人民代表大会常务委员会第十八次会议决定对《中华人民共和国人口与计划生育法》作如下修改：

一、将第十八条第一款分为两款，作为第一款、第二款，修改为："国家提倡一对夫妻生育两个子女。

"符合法律、法规规定条件的，可以要求安排再生育子女。具体办法由省、自治区、直辖市人民代表大会或者其常务委员会规定。"

增加一款，作为第四款："夫妻双方户籍所在地的省、自治区、直辖市之间关于再生育子女的规定不一致的，按照有利于当事人的原则适用。"

二、将第二十条修改为："育龄夫妻自主选择计划生育避孕节育措施，预防和减少非意愿妊娠。"

三、将第二十五条修改为："符合法律、法规规定生育子女的夫妻，可以获得延长生育假的奖励或者其他福利待遇。"

四、将第二十七条修改为："在国家提倡一对夫妻生育一个子女期间，自愿终身只生育一个子女的夫妻，国家发给

《独生子女父母光荣证》。

"获得《独生子女父母光荣证》的夫妻，按照国家和省、自治区、直辖市有关规定享受独生子女父母奖励。

"法律、法规或者规章规定给予获得《独生子女父母光荣证》的夫妻奖励的措施中由其所在单位落实的，有关单位应当执行。

"获得《独生子女父母光荣证》的夫妻，独生子女发生意外伤残、死亡的，按照规定获得扶助。

"在国家提倡一对夫妻生育一个子女期间，按照规定应当享受计划生育家庭老年人奖励扶助的，继续享受相关奖励扶助。"

五、删去第三十六条第三项中的"实施假节育手术"。

本决定自 2016 年 1 月 1 日起施行。

《中华人民共和国人口与计划生育法》根据本决定作相应修改，重新公布。

中华人民共和国人口与计划生育法

（2001 年 12 月 29 日第九届全国人民代表大会常务委员会第二十五次会议通过　根据 2015 年 12 月 27 日第十二届全国人民代表大会常务委员会第十八次会议《关于修改〈中华人民共和国人口与计划生育法〉的决定》修正）

目录

第一章　总则

第二章　人口发展规划的制定与实施

第三章　生育调节

第一章　总　则

第一条　为了实现人口与经济、社会、资源、环境的协调发展，推行计划生育，维护公民的合法权益，促进家庭幸福、民族繁荣与社会进步，根据宪法，制定本法。

第二条　我国是人口众多的国家，实行计划生育是国家的基本国策。

国家采取综合措施，控制人口数量，提高人口素质。

国家依靠宣传教育、科学技术进步、综合服务、建立健全奖励和社会保障制度，开展人口与计划生育工作。

第三条　开展人口与计划生育工作，应当与增加妇女受教育和就业机会、增进妇女健康、提高妇女地位相结合。

第四条　各级人民政府及其工作人员在推行计划生育工作中应当严格依法行政，文明执法，不得侵犯公民的合法权益。

计划生育行政部门及其工作人员依法执行公务受法律保护。

第五条　国务院领导全国的人口与计划生育工作。

地方各级人民政府领导本行政区域内的人口与计划生育工作。

第六条　国务院计划生育行政部门负责全国计划生育工作和与计划生育有关的人口工作。

县级以上地方各级人民政府计划生育行政部门负责本行政区域内的计划生育工作和与计划生育有关的人口工作。

县级以上各级人民政府其他有关部门在各自的职责范围内，负责有关的人口与计划生育工作。

第七条　工会、共产主义青年团、妇女联合会及计划生育协会等社会团体、企业事业组织和公民应当协助人民政府开展人口与计划生育工作。

第八条　国家对在人口与计划生育工作中作出显著成绩的组织和个人，给予奖励。

第二章　人口发展规划的制定与实施

第九条　国务院编制人口发展规划，并将其纳入国民经济和社会发展计划。

县级以上地方各级人民政府根据全国人口发展规划以及上一级人民政府人口发展规划，结合当地实际情况编制本行政区域的人口发展规划，并将其纳入国民经济和社会发展计划。

第十条　县级以上各级人民政府根据人口发展规划，制定人口与计划生育实施方案并组织实施。

县级以上各级人民政府计划生育行政部门负责实施人口与计划生育实施方案的日常工作。

乡、民族乡、镇的人民政府和城市街道办事处负责本管辖区域内的人口与计划生育工作，贯彻落实人口与计划生育实施方案。

第十一条　人口与计划生育实施方案应当规定控制人口数量，加强母婴保健，提高人口素质的措施。

第十二条　村民委员会、居民委员会应当依法做好计划生育工作。

机关、部队、社会团体、企业事业组织应当做好本单位的计划生育工作。

第十三条　计划生育、教育、科技、文化、卫生、民政、新闻出版、广播电视等部门应当组织开展人口与计划生育宣传教育。

大众传媒负有开展人口与计划生育的社会公益性宣传的

义务。

学校应当在学生中，以符合受教育者特征的适当方式，有计划地开展生理卫生教育、青春期教育或者性健康教育。

第十四条 流动人口的计划生育工作由其户籍所在地和现居住地的人民政府共同负责管理，以现居住地为主。

第十五条 国家根据国民经济和社会发展状况逐步提高人口与计划生育经费投入的总体水平。各级人民政府应当保障人口与计划生育工作必要的经费。

各级人民政府应当对贫困地区、少数民族地区开展人口与计划生育工作给予重点扶持。

国家鼓励社会团体、企业事业组织和个人为人口与计划生育工作提供捐助。

任何单位和个人不得截留、克扣、挪用人口与计划生育工作费用。

第十六条 国家鼓励开展人口与计划生育领域的科学研究和对外交流与合作。

第三章 生育调节

第十七条 公民有生育的权利，也有依法实行计划生育的义务，夫妻双方在实行计划生育中负有共同的责任。

第十八条 国家提倡一对夫妻生育两个子女。

符合法律、法规规定条件的，可以要求安排再生育子女。具体办法由省、自治区、直辖市人民代表大会或者其常务委员会规定。

少数民族也要实行计划生育，具体办法由省、自治区、直辖市人民代表大会或者其常务委员会规定。

夫妻双方户籍所在地的省、自治区、直辖市之间关于再生育子女的规定不一致的，按照有利于当事人的原则适用。

第十九条 实行计划生育，以避孕为主。

国家创造条件，保障公民知情选择安全、有效、适宜的避孕节育措施。实施避孕节育手术，应当保证受术者的安全。

第二十条　育龄夫妻自主选择计划生育避孕节育措施，预防和减少非意愿妊娠。

第二十一条　实行计划生育的育龄夫妻免费享受国家规定的基本项目的计划生育技术服务。

前款规定所需经费，按照国家有关规定列入财政预算或者由社会保险予以保障。

第二十二条　禁止歧视、虐待生育女婴的妇女和不育的妇女。

禁止歧视、虐待、遗弃女婴。

第四章　奖励与社会保障

第二十三条　国家对实行计划生育的夫妻，按照规定给予奖励。

第二十四条　国家建立、健全基本养老保险、基本医疗保险、生育保险和社会福利等社会保障制度，促进计划生育。

国家鼓励保险公司举办有利于计划生育的保险项目。

有条件的地方可以根据政府引导、农民自愿的原则，在农村实行多种形式的养老保障办法。

第二十五条　符合法律、法规规定生育子女的夫妻，可以获得延长生育假的奖励或者其他福利待遇。

第二十六条　妇女怀孕、生育和哺乳期间，按照国家有关规定享受特殊劳动保护并可以获得帮助和补偿。

公民实行计划生育手术，享受国家规定的休假；地方人民政府可以给予奖励。

第二十七条　在国家提倡一对夫妻生育一个子女期间，自愿终身只生育一个子女的夫妻，国家发给《独生子女父母光荣证》。

获得《独生子女父母光荣证》的夫妻，按照国家和省、自治区、直辖市有关规定享受独生子女父母奖励。

法律、法规或者规章规定给予获得《独生子女父母光荣证》的夫妻奖励的措施中由其所在单位落实的，有关单位应当执行。

获得《独生子女父母光荣证》的夫妻，独生子女发生意外伤残、死亡的，按照规定获得扶助。

在国家提倡一对夫妻生育一个子女期间，按照规定应当享受计划生育家庭老年人奖励扶助的，继续享受相关奖励扶助。

第二十八条 地方各级人民政府对农村实行计划生育的家庭发展经济，给予资金、技术、培训等方面的支持、优惠；对实行计划生育的贫困家庭，在扶贫贷款、以工代赈、扶贫项目和社会救济等方面给予优先照顾。

第二十九条 本章规定的奖励措施，省、自治区、直辖市和较大的市的人民代表大会及其常务委员会或者人民政府可以依据本法和有关法律、行政法规的规定，结合当地实际情况，制定具体实施办法。

第五章 计划生育技术服务

第三十条 国家建立婚前保健、孕产期保健制度，防止或者减少出生缺陷，提高出生婴儿健康水平。

第三十一条 各级人民政府应当采取措施，保障公民享有计划生育技术服务，提高公民的生殖健康水平。

第三十二条 地方各级人民政府应当合理配置、综合利用卫生资源，建立、健全由计划生育技术服务机构和从事计划生育技术服务的医疗、保健机构组成的计划生育技术服务网络，改善技术服务设施和条件，提高技术服务水平。

第三十三条 计划生育技术服务机构和从事计划生育技术

服务的医疗、保健机构应当在各自的职责范围内，针对育龄人群开展人口与计划生育基础知识宣传教育，对已婚育龄妇女开展孕情检查、随访服务工作，承担计划生育、生殖保健的咨询、指导和技术服务。

第三十四条　计划生育技术服务人员应当指导实行计划生育的公民选择安全、有效、适宜的避孕措施。

对已生育子女的夫妻，提倡选择长效避孕措施。

国家鼓励计划生育新技术、新药具的研究、应用和推广。

第三十五条　严禁利用超声技术和其他技术手段进行非医学需要的胎儿性别鉴定；严禁非医学需要的选择性别的人工终止妊娠。

第六章　法律责任

第三十六条　违反本法规定，有下列行为之一的，由计划生育行政部门或者卫生行政部门依据职权责令改正，给予警告，没收违法所得；违法所得一万元以上的，处违法所得二倍以上六倍以下的罚款；没有违法所得或者违法所得不足一万元的，处一万元以上三万元以下的罚款；情节严重的，由原发证机关吊销执业证书；构成犯罪的，依法追究刑事责任：

（一）非法为他人施行计划生育手术的；

（二）利用超声技术和其他技术手段为他人进行非医学需要的胎儿性别鉴定或者选择性别的人工终止妊娠的；

（三）进行假医学鉴定、出具假计划生育证明的。

第三十七条　伪造、变造、买卖计划生育证明，由计划生育行政部门没收违法所得，违法所得五千元以上的，处违法所得二倍以上十倍以下的罚款；没有违法所得或者违法所得不足五千元的，处五千元以上二万元以下的罚款；构成犯罪的，依法追究刑事责任。

以不正当手段取得计划生育证明的，由计划生育行政部门取消其计划生育证明；出具证明的单位有过错的，对直接负责的主管人员和其他直接责任人员依法给予行政处分。

第三十八条　计划生育技术服务人员违章操作或者延误抢救、诊治，造成严重后果的，依照有关法律、行政法规的规定承担相应的法律责任。

第三十九条　国家机关工作人员在计划生育工作中，有下列行为之一，构成犯罪的，依法追究刑事责任；尚不构成犯罪的，依法给予行政处分；有违法所得的，没收违法所得：

（一）侵犯公民人身权、财产权和其他合法权益的；

（二）滥用职权、玩忽职守、徇私舞弊的；

（三）索取、收受贿赂的；

（四）截留、克扣、挪用、贪污计划生育经费或者社会抚养费的；

（五）虚报、瞒报、伪造、篡改或者拒报人口与计划生育统计数据的。

第四十条　违反本法规定，不履行协助计划生育管理义务的，由有关地方人民政府责令改正，并给予通报批评；对直接负责的主管人员和其他直接责任人员依法给予行政处分。

第四十一条　不符合本法第十八条规定生育子女的公民，应当依法缴纳社会抚养费。

未在规定的期限内足额缴纳应当缴纳的社会抚养费的，自欠缴之日起，按照国家有关规定加收滞纳金；仍不缴纳的，由作出征收决定的计划生育行政部门依法向人民法院申请强制执行。

第四十二条　按照本法第四十一条规定缴纳社会抚养费的人员，是国家工作人员的，还应当依法给予行政处分；其他人员还应当由其所在单位或者组织给予纪律处分。

第四十三条　拒绝、阻碍计划生育行政部门及其工作人员依法执行公务的，由计划生育行政部门给予批评教育并予以制止；构成违反治安管理行为的，依法给予治安管理处罚；构成犯罪的，依法追究刑事责任。

第四十四条 公民、法人或者其他组织认为行政机关在实施计划生育管理过程中侵犯其合法权益，可以依法申请行政复议或者提起行政诉讼。

第七章　附　　则

第四十五条 流动人口计划生育工作的具体管理办法、计划生育技术服务的具体管理办法和社会抚养费的征收管理办法，由国务院制定。

第四十六条 中国人民解放军执行本法的具体办法，由中央军事委员会依据本法制定。

第四十七条 本法自 2002 年 9 月 1 日起施行。

中华人民共和国主席令

第四十三号

《中华人民共和国慈善法》已由中华人民共和国第十二届全国人民代表大会第四次会议于 2016 年 3 月 16 日通过，现予公布，自 2016 年 9 月 1 日起施行。

中华人民共和国主席　习近平

2016 年 3 月 16 日

中华人民共和国慈善法

(2016 年 3 月 16 日第十二届全国人民代表大会
第四次会议通过)

目录

第一章　总　则

第一条　为了发展慈善事业，弘扬慈善文化，规范慈善活动，保护慈善组织、捐赠人、志愿者、受益人等慈善活动参与者的合法权益，促进社会进步，共享发展成果，制定本法。

第二条　自然人、法人和其他组织开展慈善活动以及与慈善有关的活动，适用本法。其他法律有特别规定的，依照其规定。

第三条　本法所称慈善活动，是指自然人、法人和其他组织以捐赠财产或者提供服务等方式，自愿开展的下列公益活动：

（一）扶贫、济困；

（二）扶老、救孤、恤病、助残、优抚；

（三）救助自然灾害、事故灾难和公共卫生事件等突发事件造成的损害；

（四）促进教育、科学、文化、卫生、体育等事业的发展；

（五）防治污染和其他公害，保护和改善生态环境；

（六）符合本法规定的其他公益活动。

第四条　开展慈善活动，应当遵循合法、自愿、诚信、非营利的原则，不得违背社会公德，不得危害国家安全、损害社会公共利益和他人合法权益。

第五条　国家鼓励和支持自然人、法人和其他组织践行社会主义核心价值观，弘扬中华民族传统美德，依法开展慈善活动。

第六条　国务院民政部门主管全国慈善工作，县级以上地方各级人民政府民政部门主管本行政区域内的慈善工作；县级以上人民政府有关部门依照本法和其他有关法律法规，在各自的职责范围内做好相关工作。

第七条　每年9月5日为"中华慈善日"。

第二章　慈善组织

第八条　本法所称慈善组织，是指依法成立、符合本法规定，以面向社会开展慈善活动为宗旨的非营利性组织。

慈善组织可以采取基金会、社会团体、社会服务机构等组织形式。

第九条　慈善组织应当符合下列条件：

（一）以开展慈善活动为宗旨；

（二）不以营利为目的；

（三）有自己的名称和住所；

（四）有组织章程；

（五）有必要的财产；

（六）有符合条件的组织机构和负责人；

（七）法律、行政法规规定的其他条件。

第十条 设立慈善组织，应当向县级以上人民政府民政部门申请登记，民政部门应当自受理申请之日起三十日内作出决定。符合本法规定条件的，准予登记并向社会公告；不符合本法规定条件的，不予登记并书面说明理由。

本法公布前已经设立的基金会、社会团体、社会服务机构等非营利性组织，可以向其登记的民政部门申请认定为慈善组织，民政部门应当自受理申请之日起二十日内作出决定。符合慈善组织条件的，予以认定并向社会公告；不符合慈善组织条件的，不予认定并书面说明理由。

有特殊情况需要延长登记或者认定期限的，报经国务院民政部门批准，可以适当延长，但延长的期限不得超过六十日。

第十一条 慈善组织的章程，应当符合法律法规的规定，并载明下列事项：

（一）名称和住所；

（二）组织形式；

（三）宗旨和活动范围；

（四）财产来源及构成；

（五）决策、执行机构的组成及职责；

（六）内部监督机制；

（七）财产管理使用制度；

（八）项目管理制度；

（九）终止情形及终止后的清算办法；

（十）其他重要事项。

第十二条　慈善组织应当根据法律法规以及章程的规定，建立健全内部治理结构，明确决策、执行、监督等方面的职责权限，开展慈善活动。

慈善组织应当执行国家统一的会计制度，依法进行会计核算，建立健全会计监督制度，并接受政府有关部门的监督管理。

第十三条　慈善组织应当每年向其登记的民政部门报送年度工作报告和财务会计报告。报告应当包括年度开展募捐和接受捐赠情况、慈善财产的管理使用情况、慈善项目实施情况以及慈善组织工作人员的工资福利情况。

第十四条　慈善组织的发起人、主要捐赠人以及管理人员，不得利用其关联关系损害慈善组织、受益人的利益和社会公共利益。

慈善组织的发起人、主要捐赠人以及管理人员与慈善组织发生交易行为的，不得参与慈善组织有关该交易行为的决策，有关交易情况应当向社会公开。

第十五条　慈善组织不得从事、资助危害国家安全和社会公共利益的活动，不得接受附加违反法律法规和违背社会公德条件的捐赠，不得对受益人附加违反法律法规和违背社会公德的条件。

第十六条　有下列情形之一的，不得担任慈善组织的负责人：

（一）无民事行为能力或者限制民事行为能力的；

（二）因故意犯罪被判处刑罚，自刑罚执行完毕之日起未逾五年的；

（三）在被吊销登记证书或者被取缔的组织担任负责人，自该组织被吊销登记证书或者被取缔之日起未逾五年的；

（四）法律、行政法规规定的其他情形。

第十七条　慈善组织有下列情形之一的，应当终止：

（一）出现章程规定的终止情形的；

（二）因分立、合并需要终止的；

（三）连续二年未从事慈善活动的；

（四）依法被撤销登记或者吊销登记证书的；

（五）法律、行政法规规定应当终止的其他情形。

第十八条 慈善组织终止，应当进行清算。

慈善组织的决策机构应当在本法第十七条规定的终止情形出现之日起三十日内成立清算组进行清算，并向社会公告。不成立清算组或者清算组不履行职责的，民政部门可以申请人民法院指定有关人员组成清算组进行清算。

慈善组织清算后的剩余财产，应当按照慈善组织章程的规定转给宗旨相同或者相近的慈善组织；章程未规定的，由民政部门主持转给宗旨相同或者相近的慈善组织，并向社会公告。

慈善组织清算结束后，应当向其登记的民政部门办理注销登记，并由民政部门向社会公告。

第十九条 慈善组织依法成立行业组织。

慈善行业组织应当反映行业诉求，推动行业交流，提高慈善行业公信力，促进慈善事业发展。

第二十条 慈善组织的组织形式、登记管理的具体办法由国务院制定。

第三章 慈善募捐

第二十一条 本法所称慈善募捐，是指慈善组织基于慈善宗旨募集财产的活动。

慈善募捐，包括面向社会公众的公开募捐和面向特定对象的定向募捐。

第二十二条 慈善组织开展公开募捐，应当取得公开募捐资格。依法登记满二年的慈善组织，可以向其登记的民政部门申请公开募捐资格。民政部门应当自受理申请之日起二十日内作出决定。慈善组织符合内部治理结构健全、运作规范的条件的，发给公开募捐资格证书；不符合条件的，不发给公开募捐资格证书并书面说明理由。

法律、行政法规规定自登记之日起可以公开募捐的基金会和社会团体，由民政部门直接发给公开募捐资格证书。

第二十三条 开展公开募捐，可以采取下列方式：

（一）在公共场所设置募捐箱；

（二）举办面向社会公众的义演、义赛、义卖、义展、义拍、慈善晚会等；

（三）通过广播、电视、报刊、互联网等媒体发布募捐信息；

（四）其他公开募捐方式。

慈善组织采取前款第一项、第二项规定的方式开展公开募捐的，应当在其登记的民政部门管辖区域内进行，确有必要在其登记的民政部门管辖区域外进行的，应当报其开展募捐活动所在地的县级以上人民政府民政部门备案。捐赠人的捐赠行为不受地域限制。

慈善组织通过互联网开展公开募捐的，应当在国务院民政部门统一或者指定的慈善信息平台发布募捐信息，并可以同时在其网站发布募捐信息。

第二十四条 开展公开募捐，应当制定募捐方案。募捐方案包括募捐目的、起止时间和地域、活动负责人姓名和办公地址、接受捐赠方式、银行账户、受益人、募得款物用途、募捐成本、剩余财产的处理等。

募捐方案应当在开展募捐活动前报慈善组织登记的民政部门备案。

第二十五条 开展公开募捐，应当在募捐活动现场或者募捐活动载体的显著位置，公布募捐组织名称、公开募捐资格证书、募捐方案、联系方式、募捐信息查询方法等。

第二十六条 不具有公开募捐资格的组织或者个人基于慈善目的，可以与具有公开募捐资格的慈善组织合作，由该慈善组织开展公开募捐并管理募得款物。

第二十七条　广播、电视、报刊以及网络服务提供者、电信运营商，应当对利用其平台开展公开募捐的慈善组织的登记证书、公开募捐资格证书进行验证。

第二十八条　慈善组织自登记之日起可以开展定向募捐。

慈善组织开展定向募捐，应当在发起人、理事会成员和会员等特定对象的范围内进行，并向募捐对象说明募捐目的、募得款物用途等事项。

第二十九条　开展定向募捐，不得采取或者变相采取本法第二十三条规定的方式。

第三十条　发生重大自然灾害、事故灾难和公共卫生事件等突发事件，需要迅速开展救助时，有关人民政府应当建立协调机制，提供需求信息，及时有序引导开展募捐和救助活动。

第三十一条　开展募捐活动，应当尊重和维护募捐对象的合法权益，保障募捐对象的知情权，不得通过虚构事实等方式欺骗、诱导募捐对象实施捐赠。

第三十二条　开展募捐活动，不得摊派或者变相摊派，不得妨碍公共秩序、企业生产经营和居民生活。

第三十三条　禁止任何组织或者个人假借慈善名义或者假冒慈善组织开展募捐活动，骗取财产。

第四章　慈 善 捐 赠

第三十四条　本法所称慈善捐赠，是指自然人、法人和其他组织基于慈善目的，自愿、无偿赠与财产的活动。

第三十五条　捐赠人可以通过慈善组织捐赠，也可以直接向受益人捐赠。

第三十六条　捐赠人捐赠的财产应当是其有权处分的合法财产。捐赠财产包括货币、实物、房屋、有价证券、股权、知识产权等有形和无形财产。

捐赠人捐赠的实物应当具有使用价值，符合安全、卫生、环保等标准。

捐赠人捐赠本企业产品的，应当依法承担产品质量责任和义务。

第三十七条 自然人、法人和其他组织开展演出、比赛、销售、拍卖等经营性活动，承诺将全部或者部分所得用于慈善目的的，应当在举办活动前与慈善组织或者其他接受捐赠的人签订捐赠协议，活动结束后按照捐赠协议履行捐赠义务，并将捐赠情况向社会公开。

第三十八条 慈善组织接受捐赠，应当向捐赠人开具由财政部门统一监（印）制的捐赠票据。捐赠票据应当载明捐赠人、捐赠财产的种类及数量、慈善组织名称和经办人姓名、票据日期等。捐赠人匿名或者放弃接受捐赠票据的，慈善组织应当做好相关记录。

第三十九条 慈善组织接受捐赠，捐赠人要求签订书面捐赠协议的，慈善组织应当与捐赠人签订书面捐赠协议。

书面捐赠协议包括捐赠人和慈善组织名称，捐赠财产的种类、数量、质量、用途、交付时间等内容。

第四十条 捐赠人与慈善组织约定捐赠财产的用途和受益人时，不得指定捐赠人的利害关系人作为受益人。

任何组织和个人不得利用慈善捐赠违反法律规定宣传烟草制品，不得利用慈善捐赠以任何方式宣传法律禁止宣传的产品和事项。

第四十一条 捐赠人应当按照捐赠协议履行捐赠义务。捐赠人违反捐赠协议逾期未交付捐赠财产，有下列情形之一的，慈善组织或者其他接受捐赠的人可以要求交付；捐赠人拒不交付的，慈善组织和其他接受捐赠的人可以依法向人民法院申请支付令或者提起诉讼：

（一）捐赠人通过广播、电视、报刊、互联网等媒体公开承诺捐赠的；

（二）捐赠财产用于本法第三条第一项至第三项规定的慈善活动，并签订书面捐赠协议的。

捐赠人公开承诺捐赠或者签订书面捐赠协议后经济状况显著恶化，严重影响其生产经营或者家庭生活的，经向公开承诺捐赠地或者书面捐赠协议签订地的民政部门报告并向社会公开说明情况后，可以不再履行捐赠义务。

第四十二条　捐赠人有权查询、复制其捐赠财产管理使用的有关资料，慈善组织应当及时主动向捐赠人反馈有关情况。

慈善组织违反捐赠协议约定的用途，滥用捐赠财产的，捐赠人有权要求其改正；拒不改正的，捐赠人可以向民政部门投诉、举报或者向人民法院提起诉讼。

第四十三条　国有企业实施慈善捐赠应当遵守有关国有资产管理的规定，履行批准和备案程序。

第五章　慈善信托

第四十四条　本法所称慈善信托属于公益信托，是指委托人基于慈善目的，依法将其财产委托给受托人，由受托人按照委托人意愿以受托人名义进行管理和处分，开展慈善活动的行为。

第四十五条　设立慈善信托、确定受托人和监察人，应当采取书面形式。受托人应当在慈善信托文件签订之日起七日内，将相关文件向受托人所在地县级以上人民政府民政部门备案。

未按照前款规定将相关文件报民政部门备案的，不享受税收优惠。

第四十六条　慈善信托的受托人，可以由委托人确定其信赖的慈善组织或者信托公司担任。

第四十七条　慈善信托的受托人违反信托义务或者难以履行职责的，委托人可以变更受托人。变更后的受托人应当自变更之日起七日内，将变更情况报原备案的民政部门重新备案。

第四十八条　慈善信托的受托人管理和处分信托财产，应当按照信托目的，恪尽职守，履行诚信、谨慎管理的义务。

慈善信托的受托人应当根据信托文件和委托人的要求，及时向委托人报告信托事务处理情况、信托财产管理使用情况。慈善信托的受托人应当每年至少一次将信托事务处理情况及财务状况向其备案的民政部门报告，并向社会公开。

第四十九条　慈善信托的委托人根据需要，可以确定信托监察人。

信托监察人对受托人的行为进行监督，依法维护委托人和受益人的权益。信托监察人发现受托人违反信托义务或者难以履行职责的，应当向委托人报告，并有权以自己的名义向人民法院提起诉讼。

第五十条　慈善信托的设立、信托财产的管理、信托当事人、信托的终止和清算等事项，本章未规定的，适用本法其他有关规定；本法未规定的，适用《中华人民共和国信托法》的有关规定。

第六章　慈善财产

第五十一条　慈善组织的财产包括：

（一）发起人捐赠、资助的创始财产；

（二）募集的财产；

（三）其他合法财产。

第五十二条　慈善组织的财产应当根据章程和捐赠协议的规定全部用于慈善目的，不得在发起人、捐赠人以及慈善组织成员中分配。

任何组织和个人不得私分、挪用、截留或者侵占慈善财产。

第五十三条　慈善组织对募集的财产，应当登记造册，严格管理，专款专用。

捐赠人捐赠的实物不易储存、运输或者难以直接用于慈善目的的，慈善组织可以依法拍卖或者变卖，所得收入扣除必要费用后，应当全部用于慈善目的。

第五十四条 慈善组织为实现财产保值、增值进行投资的，应当遵循合法、安全、有效的原则，投资取得的收益应当全部用于慈善目的。慈善组织的重大投资方案应当经决策机构组成人员三分之二以上同意。政府资助的财产和捐赠协议约定不得投资的财产，不得用于投资。慈善组织的负责人和工作人员不得在慈善组织投资的企业兼职或者领取报酬。

前款规定事项的具体办法，由国务院民政部门制定。

第五十五条 慈善组织开展慈善活动，应当依照法律法规和章程的规定，按照募捐方案或者捐赠协议使用捐赠财产。慈善组织确需变更募捐方案规定的捐赠财产用途的，应当报民政部门备案；确需变更捐赠协议约定的捐赠财产用途的，应当征得捐赠人同意。

第五十六条 慈善组织应当合理设计慈善项目，优化实施流程，降低运行成本，提高慈善财产使用效益。

慈善组织应当建立项目管理制度，对项目实施情况进行跟踪监督。

第五十七条 慈善项目终止后捐赠财产有剩余的，按照募捐方案或者捐赠协议处理；募捐方案未规定或者捐赠协议未约定的，慈善组织应当将剩余财产用于目的相同或者相近的其他慈善项目，并向社会公开。

第五十八条 慈善组织确定慈善受益人，应当坚持公开、公平、公正的原则，不得指定慈善组织管理人员的利害关系人作为受益人。

第五十九条 慈善组织根据需要可以与受益人签订协议，明确双方权利义务，约定慈善财产的用途、数额和使用方式等内容。

受益人应当珍惜慈善资助，按照协议使用慈善财产。受益人未按照协议使用慈善财产或者有其他严重违反协议情形的，慈善组织有权要求其改正；受益人拒不改正的，慈善组织有权解除协议并要求受益人返还财产。

第六十条 慈善组织应当积极开展慈善活动，充分、高效运用慈善财产，并遵循管理费用最必要原则，厉行节约，减少不必要的开支。慈善组织中具有公开募捐资格的基金会开展慈善活动的年度支出，不得低于上一年总收入的百分之七十或者前三年收入平均数额的百分之七十；年度管理费用不得超过当年总支出的百分之十，特殊情况下，年度管理费用难以符合前述规定的，应当报告其登记的民政部门并向社会公开说明情况。

具有公开募捐资格的基金会以外的慈善组织开展慈善活动的年度支出和管理费用的标准，由国务院民政部门会同国务院财政、税务等部门依照前款规定的原则制定。

捐赠协议对单项捐赠财产的慈善活动支出和管理费用有约定的，按照其约定。

第七章　慈善服务

第六十一条 本法所称慈善服务，是指慈善组织和其他组织以及个人基于慈善目的，向社会或者他人提供的志愿无偿服务以及其他非营利服务。

慈善组织开展慈善服务，可以自己提供或者招募志愿者提供，也可以委托有服务专长的其他组织提供。

第六十二条 开展慈善服务，应当尊重受益人、志愿者的人格尊严，不得侵害受益人、志愿者的隐私。

第六十三条 开展医疗康复、教育培训等慈善服务，需要专门技能的，应当执行国家或者行业组织制定的标准和规程。

慈善组织招募志愿者参与慈善服务，需要专门技能的，应当对志愿者开展相关培训。

第六十四条 慈善组织招募志愿者参与慈善服务，应当公示与慈善服务有关的全部信息，告知服务过程中可能发生的风险。

慈善组织根据需要可以与志愿者签订协议，明确双方权利义务，约定服务的内容、方式和时间等。

第六十五条 慈善组织应当对志愿者实名登记，记录志愿者的服务时间、内容、评价等信息。根据志愿者的要求，慈善组织应当无偿、如实出具志愿服务记录证明。

第六十六条 慈善组织安排志愿者参与慈善服务，应当与志愿者的年龄、文化程度、技能和身体状况相适应。

第六十七条 志愿者接受慈善组织安排参与慈善服务的，应当服从管理，接受必要的培训。

第六十八条 慈善组织应当为志愿者参与慈善服务提供必要条件，保障志愿者的合法权益。

慈善组织安排志愿者参与可能发生人身危险的慈善服务前，应当为志愿者购买相应的人身意外伤害保险。

第八章 信息公开

第六十九条 县级以上人民政府建立健全慈善信息统计和发布制度。

县级以上人民政府民政部门应当在统一的信息平台，及时向社会公开慈善信息，并免费提供慈善信息发布服务。

慈善组织和慈善信托的受托人应当在前款规定的平台发布慈善信息，并对信息的真实性负责。

第七十条 县级以上人民政府民政部门和其他有关部门应当及时向社会公开下列慈善信息：

（一）慈善组织登记事项；

（二）慈善信托备案事项；

（三）具有公开募捐资格的慈善组织名单；

（四）具有出具公益性捐赠税前扣除票据资格的慈善组织名单；

（五）对慈善活动的税收优惠、资助补贴等促进措施；

（六）向慈善组织购买服务的信息；

（七）对慈善组织、慈善信托开展检查、评估的结果；

（八）对慈善组织和其他组织以及个人的表彰、处罚结果；

（九）法律法规规定应当公开的其他信息。

第七十一条　慈善组织、慈善信托的受托人应当依法履行信息公开义务。信息公开应当真实、完整、及时。

第七十二条　慈善组织应当向社会公开组织章程和决策、执行、监督机构成员信息以及国务院民政部门要求公开的其他信息。上述信息有重大变更的，慈善组织应当及时向社会公开。

慈善组织应当每年向社会公开其年度工作报告和财务会计报告。具有公开募捐资格的慈善组织的财务会计报告须经审计。

第七十三条　具有公开募捐资格的慈善组织应当定期向社会公开其募捐情况和慈善项目实施情况。

公开募捐周期超过六个月的，至少每三个月公开一次募捐情况，公开募捐活动结束后三个月内应当全面公开募捐情况。

慈善项目实施周期超过六个月的，至少每三个月公开一次项目实施情况，项目结束后三个月内应当全面公开项目实施情况和募得款物使用情况。

第七十四条　慈善组织开展定向募捐的，应当及时向捐赠人告知募捐情况、募得款物的管理使用情况。

第七十五条　慈善组织、慈善信托的受托人应当向受益人告知其资助标准、工作流程和工作规范等信息。

第七十六条　涉及国家秘密、商业秘密、个人隐私的信息以及捐赠人、慈善信托的委托人不同意公开的姓名、名称、住所、通讯方式等信息，不得公开。

第九章　促进措施

第七十七条　县级以上人民政府应当根据经济社会发展情况，制定促进慈善事业发展的政策和措施。

县级以上人民政府有关部门应当在各自职责范围内，向慈善组织、慈善信托受托人等提供慈善需求信息，为慈善活动提供指导和帮助。

第七十八条　县级以上人民政府民政部门应当建立与其他部门之间的慈善信息共享机制。

第七十九条　慈善组织及其取得的收入依法享受税收优惠。

第八十条　自然人、法人和其他组织捐赠财产用于慈善活动的，依法享受税收优惠。企业慈善捐赠支出超过法律规定的准予在计算企业所得税应纳税所得额时当年扣除的部分，允许结转以后三年内在计算应纳税所得额时扣除。

境外捐赠用于慈善活动的物资，依法减征或者免征进口关税和进口环节增值税。

第八十一条　受益人接受慈善捐赠，依法享受税收优惠。

第八十二条　慈善组织、捐赠人、受益人依法享受税收优惠的，有关部门应当及时办理相关手续。

第八十三条　捐赠人向慈善组织捐赠实物、有价证券、股权和知识产权的，依法免征权利转让的相关行政事业性费用。

第八十四条　国家对开展扶贫济困的慈善活动，实行特殊的优惠政策。

第八十五条　慈善组织开展本法第三条第一项、第二项规定的慈善活动需要慈善服务设施用地的，可以依法申请使用国有划拨土地或者农村集体建设用地。慈善服务设施用地非经法定程序不得改变用途。

第八十六条　国家为慈善事业提供金融政策支持，鼓励金融机构为慈善组织、慈善信托提供融资和结算等金融服务。

第八十七条　各级人民政府及其有关部门可以依法通过购买服务等方式，支持符合条件的慈善组织向社会提供服务，并依照有关政府采购的法律法规向社会公开相关情况。

第八十八条　国家采取措施弘扬慈善文化，培育公民慈善意识。

学校等教育机构应当将慈善文化纳入教育教学内容。国家鼓励高等学校培养慈善专业人才，支持高等学校和科研机构开展慈善理论研究。

广播、电视、报刊、互联网等媒体应当积极开展慈善公益宣传活动，普及慈善知识，传播慈善文化。

第八十九条　国家鼓励企业事业单位和其他组织为开展慈善活动提供场所和其他便利条件。

第九十条　经受益人同意，捐赠人对其捐赠的慈善项目可以冠名纪念，法律法规规定需要批准的，从其规定。

第九十一条　国家建立慈善表彰制度，对在慈善事业发展中做出突出贡献的自然人、法人和其他组织，由县级以上人民政府或者有关部门予以表彰。

第十章　监督管理

第九十二条　县级以上人民政府民政部门应当依法履行职责，对慈善活动进行监督检查，对慈善行业组织进行指导。

第九十三条　县级以上人民政府民政部门对涉嫌违反本法规定的慈善组织，有权采取下列措施：

（一）对慈善组织的住所和慈善活动发生地进行现场检查；

（二）要求慈善组织作出说明，查阅、复制有关资料；

（三）向与慈善活动有关的单位和个人调查与监督管理有关的情况；

（四）经本级人民政府批准，可以查询慈善组织的金融账户；

（五）法律、行政法规规定的其他措施。

第九十四条 县级以上人民政府民政部门对慈善组织、有关单位和个人进行检查或者调查时，检查人员或者调查人员不得少于二人，并应当出示合法证件和检查、调查通知书。

第九十五条 县级以上人民政府民政部门应当建立慈善组织及其负责人信用记录制度，并向社会公布。

民政部门应当建立慈善组织评估制度，鼓励和支持第三方机构对慈善组织进行评估，并向社会公布评估结果。

第九十六条 慈善行业组织应当建立健全行业规范，加强行业自律。

第九十七条 任何单位和个人发现慈善组织、慈善信托有违法行为的，可以向民政部门、其他有关部门或者慈善行业组织投诉、举报。民政部门、其他有关部门或者慈善行业组织接到投诉、举报后，应当及时调查处理。

国家鼓励公众、媒体对慈善活动进行监督，对假借慈善名义或者假冒慈善组织骗取财产以及慈善组织、慈善信托的违法违规行为予以曝光，发挥舆论和社会监督作用。

第十一章 法律责任

第九十八条 慈善组织有下列情形之一的，由民政部门责令限期改正；逾期不改正的，吊销登记证书并予以公告：

（一）未按照慈善宗旨开展活动的；

（二）私分、挪用、截留或者侵占慈善财产的；

（三）接受附加违反法律法规或者违背社会公德条件的捐

赠，或者对受益人附加违反法律法规或者违背社会公德的条件的。

第九十九条 慈善组织有下列情形之一的，由民政部门予以警告、责令限期改正；逾期不改正的，责令限期停止活动并进行整改：

（一）违反本法第十四条规定造成慈善财产损失的；

（二）将不得用于投资的财产用于投资的；

（三）擅自改变捐赠财产用途的；

（四）开展慈善活动的年度支出或者管理费用的标准违反本法第六十条规定的；

（五）未依法履行信息公开义务的；

（六）未依法报送年度工作报告、财务会计报告或者报备募捐方案的；

（七）泄露捐赠人、志愿者、受益人个人隐私以及捐赠人、慈善信托的委托人不同意公开的姓名、名称、住所、通讯方式等信息的。

慈善组织违反本法规定泄露国家秘密、商业秘密的，依照有关法律的规定予以处罚。

慈善组织有前两款规定的情形，经依法处理后一年内再出现前款规定的情形，或者有其他情节严重情形的，由民政部门吊销登记证书并予以公告。

第一百条 慈善组织有本法第九十八条、第九十九条规定的情形，有违法所得的，由民政部门予以没收；对直接负责的主管人员和其他直接责任人员处二万元以上二十万元以下罚款。

第一百零一条 开展募捐活动有下列情形之一的，由民政部门予以警告、责令停止募捐活动；对违法募集的财产，责令退还捐赠人；难以退还的，由民政部门予以收缴，转给其他慈善组织用于慈善目的；对有关组织或者个人处二万元以上二十万元以下罚款：

（一）不具有公开募捐资格的组织或者个人开展公开募捐的；

（二）通过虚构事实等方式欺骗、诱导募捐对象实施捐赠的；

（三）向单位或者个人摊派或者变相摊派的；

（四）妨碍公共秩序、企业生产经营或者居民生活的。

广播、电视、报刊以及网络服务提供者、电信运营商未履行本法第二十七条规定的验证义务的，由其主管部门予以警告，责令限期改正；逾期不改正的，予以通报批评。

第一百零二条 慈善组织不依法向捐赠人开具捐赠票据、不依法向志愿者出具志愿服务记录证明或者不及时主动向捐赠人反馈有关情况的，由民政部门予以警告，责令限期改正；逾期不改正的，责令限期停止活动。

第一百零三条 慈善组织弄虚作假骗取税收优惠的，由税务机关依法查处；情节严重的，由民政部门吊销登记证书并予以公告。

第一百零四条 慈善组织从事、资助危害国家安全或者社会公共利益活动的，由有关机关依法查处，由民政部门吊销登记证书并予以公告。

第一百零五条 慈善信托的受托人有下列情形之一的，由民政部门予以警告，责令限期改正；有违法所得的，由民政部门予以没收；对直接负责的主管人员和其他直接责任人员处二万元以上二十万元以下罚款：

（一）将信托财产及其收益用于非慈善目的的；

（二）未按照规定将信托事务处理情况及财务状况向民政部门报告或者向社会公开的。

第一百零六条 慈善服务过程中，因慈善组织或者志愿者过错造成受益人、第三人损害的，慈善组织依法承担赔偿责任；损害是由志愿者故意或者重大过失造成的，慈善组织可以向其追偿。

志愿者在参与慈善服务过程中，因慈善组织过错受到损害的，慈善组织依法承担赔偿责任；损害是由不可抗力造成的，慈善组织应当给予适当补偿。

第一百零七条 自然人、法人或者其他组织假借慈善名义或者假冒慈善组织骗取财产的，由公安机关依法查处。

第一百零八条 县级以上人民政府民政部门和其他有关部门及其工作人员有下列情形之一的，由上级机关或者监察机关责令改正；依法应当给予处分的，由任免机关或者监察机关对直接负责的主管人员和其他直接责任人员给予处分：

（一）未依法履行信息公开义务的；

（二）摊派或者变相摊派捐赠任务，强行指定志愿者、慈善组织提供服务的；

（三）未依法履行监督管理职责的；

（四）违法实施行政强制措施和行政处罚的；

（五）私分、挪用、截留或者侵占慈善财产的；

（六）其他滥用职权、玩忽职守、徇私舞弊的行为。

第一百零九条 违反本法规定，构成违反治安管理行为的，由公安机关依法给予治安管理处罚；构成犯罪的，依法追究刑事责任。

第十二章 附 则

第一百一十条 城乡社区组织、单位可以在本社区、单位内部开展群众性互助互济活动。

第一百一十一条 慈善组织以外的其他组织可以开展力所能及的慈善活动。

第一百一十二条 本法自 2016 年 9 月 1 日起施行。

中华人民共和国国务院令

第 666 号

《国务院关于修改部分行政法规的决定》已经 2016 年 1 月 13 日国务院第 119 次常务会议通过，现予公布，自公布之日起施行。

总理　李克强

2016 年 2 月 6 日

国务院关于修改部分行政法规的决定

（节选）

为了依法推进简政放权、放管结合、优化服务改革，国务院对取消和调整行政审批项目、价格改革和实施普遍性降费措施涉及的行政法规进行了清理。经过清理，国务院决定：对 66 部行政法规的部分条款予以修改。

十二、删去《医疗机构管理条例》第九条中的"方可向有关部门办理其他手续"。

十五、删去《血液制品管理条例》第四十六条。

三十、将《中华人民共和国药品管理法实施条例》第三条修改为："开办药品生产企业，申办人应当向拟办企业所在地省、自治区、直辖市人民政府药品监督管理部门提出申请。省、自治区、直辖市人民政府药品监督管理部门应当自收到申请之日起 30 个工作日内，依据《药品管理法》第八条规定的开办条件组织验收；验收合格的，发给《药品生产许可证》。"

删去第四条中的"申请人凭变更后的《药品生产许可证》到工商行政管理部门依法办理变更登记手续。"

删去第十一条中的"申办人凭《药品经营许可证》到工商行政管理部门依法办理登记注册。"

删去第十二条中的"申办人凭《药品经营许可证》到工商行政管理部门依法办理登记注册。"

第十三条修改为："省、自治区、直辖市人民政府药品监督管理部门和设区的市级药品监督管理机构负责组织药品经营企业的认证工作。药品经营企业应当按照国务院药品监督管理部门规定的实施办法和实施步骤，通过省、自治区、直辖市人民政府药品监督管理部门或者设区的市级药品监督管理机构组织的《药品经营质量管理规范》的认证，取得认证证书。《药品经营质量管理规范》认证证书的格式由国务院药品监督管理部门统一规定。

"新开办药品批发企业和药品零售企业，应当自取得《药品经营许可证》之日起 30 日内，向发给其《药品经营许可证》的药品监督管理部门或者药品监督管理机构申请《药品经营质量管理规范》认证。受理申请的药品监督管理部门或者药品监督管理机构应当自收到申请之日起 3 个月内，按照国务院药品监督管理部门的规定，组织对申请认证的药品批发企业或者药品零售企业是否符合《药品经营质量管理规范》进行认证；认证合格的，发给认证证书。"

删去第十六条中的"申请人凭变更后的《药品经营许可证》到工商行政管理部门依法办理变更登记手续。"

删去第三十二条。

第三十三条改为第三十二条，修改为："变更研制新药、生产药品和进口药品已获批准证明文件及其附件中载明事项的，应当向国务院药品监督管理部门提出补充申请；国务院药品监督管理部门经审核符合规定的，应当予以批准。其中，不改变药品内在质量的，应当向省、自治区、直辖市人民政府药品监督管理部门提出补充申请；省、自治区、直辖市人民政府药品监督管理部门经审核符合规定的，应当予以批准，并报国务院药品监督管理部门备案。不改变药品内在质量的补充申请事项由国务院药品监督管理部门制定。"

第四十二条改为第四十一条，增加一款，作为第二款："药品批准文号的再注册由省、自治区、直辖市人民政府药品监督管理部门审批，并报国务院药品监督管理部门备案；《进口药品注册证》、《医药产品注册证》的再注册由国务院药品监督管理部门审批。"

删去第四十八条、第四十九条、第五十条、第五十一条、第七十五条。

四十五、将《麻醉药品和精神药品管理条例》第十六条修改为："从事麻醉药品、精神药品生产的企业，应当经所在地省、自治区、直辖市人民政府药品监督管理部门批准。"

第五十二条第一款、第五十四条第一款中的"省、自治区、直辖市人民政府药品监督管理部门"修改为"设区的市级药品监督管理部门"。

四十六、将《易制毒化学品管理条例》第八条第一款中的"国务院食品药品监督管理部门"修改为"省、自治区、直辖市人民政府食品药品监督管理部门"。

删去第二十六条第一款第一项中的"（外商投资企业联合年检合格证书）"。

中华人民共和国国务院令

第 667 号

《全国社会保障基金条例》已经 2016 年 2 月 3 日国务院第

122 次常务会议通过，现予公布，自 2016 年 5 月 1 日起施行。

总理　李克强
2016 年 3 月 10 日

全国社会保障基金条例

第一章　总　则

第一条　为了规范全国社会保障基金的管理运营，加强对全国社会保障基金的监督，在保证安全的前提下实现保值增值，根据《中华人民共和国社会保险法》，制定本条例。

第二条　国家设立全国社会保障基金。

全国社会保障基金由中央财政预算拨款、国有资本划转、基金投资收益和以国务院批准的其他方式筹集的资金构成。

第三条　全国社会保障基金是国家社会保障储备基金，用于人口老龄化高峰时期的养老保险等社会保障支出的补充、调剂。

第四条　国家根据人口老龄化趋势和经济社会发展状况，确定和调整全国社会保障基金规模。

全国社会保障基金的筹集和使用方案，由国务院确定。

第五条　国务院财政部门、国务院社会保险行政部门负责拟订全国社会保障基金的管理运营办法，报国务院批准后施行。

全国社会保障基金理事会负责全国社会保障基金的管理运营。

第二章　全国社会保障基金的管理运营

第六条　全国社会保障基金理事会应当审慎、稳健管理运营全国社会保障基金，按照国务院批准的比例在境内外市场投资运营全国社会保障基金。

全国社会保障基金理事会投资运营全国社会保障基金，应当坚持安全性、收益性和长期性原则，在国务院批准的固定收益类、股票类和未上市股权类等资产种类及其比例幅度内合理配置资产。

第七条　全国社会保障基金理事会制定全国社会保障基金的资产配置计划、确定重大投资项目，应当进行风险评估，并集体讨论决定。

全国社会保障基金理事会应当制定风险管理和内部控制办法，在管理运营的各个环节对风险进行识别、衡量、评估、监测和应对，有效防范和控制风险。风险管理和内部控制办法应当报国务院财政部门、国务院社会保险行政部门备案。

全国社会保障基金理事会应当依法制定会计核算办法，并报国务院财政部门审核批准。

第八条　全国社会保障基金理事会应当定期向国务院财政部门、国务院社会保险行政部门报告全国社会保障基金管理运营情况，提交财务会计报告。

第九条　全国社会保障基金理事会可以将全国社会保障基金委托投资或者以国务院批准的其他方式投资。

第十条　全国社会保障基金理事会将全国社会保障基金委托投资的，应当选择符合法定条件的专业投资管理机构、专业托管机构分别担任全国社会保障基金投资管理人、托管人。

全国社会保障基金理事会应当按照公开、公平、公正的原则选聘投资管理人、托管人，发布选聘信息、组织专家评审、集体讨论决定并公布选聘结果。

全国社会保障基金理事会应当制定投资管理人、托管人选聘办法，并报国务院财政部门、国务院社会保险行政部门备案。

第十一条　全国社会保障基金理事会应当与聘任的投资管理人、托管人分别签订委托投资合同、托管合同，并报国务院财政部门、国务院社会保险行政部门、国务院外汇管理部门、国务院证券监督管理机构、国务院银行业监督管理机构备案。

第十二条　全国社会保障基金理事会应当制定投资管理人、托管人考评办法，根据考评办法对投资管理人投资、托管人保管全国社会保障基金的情况进行考评。考评结果作为是否继续聘任的依据。

第十三条　全国社会保障基金投资管理人履行下列职责：

（一）运用全国社会保障基金进行投资；

（二）按照规定提取全国社会保障基金投资管理风险准备金；

（三）向全国社会保障基金理事会报告投资情况；

（四）法律、行政法规和国务院有关部门规章规定的其他职责。

第十四条　全国社会保障基金托管人履行下列职责：

（一）安全保管全国社会保障基金财产；

（二）按照托管合同的约定，根据全国社会保障基金投资管理人的投资指令，及时办理清算、交割事宜；

（三）按照规定和托管合同的约定，监督全国社会保障基金投资管理人的投资；

（四）执行全国社会保障基金理事会的指令，并报告托管情况；

（五）法律、行政法规和国务院有关部门规章规定的其他职责。

第十五条　全国社会保障基金财产应当独立于全国社会保障基金理事会、投资管理人、托管人的固有财产，独立于投资管理人投资和托管人保管的其他财产。

第十六条 全国社会保障基金投资管理人、托管人不得有下列行为：

（一）将全国社会保障基金财产混同于其他财产投资、保管；

（二）泄露因职务便利获取的全国社会保障基金未公开的信息，利用该信息从事或者明示、暗示他人从事相关交易活动；

（三）法律、行政法规和国务院有关部门规章禁止的其他行为。

第十七条 全国社会保障基金按照国家规定享受税收优惠。

第三章　全国社会保障基金的监督

第十八条 国家建立健全全国社会保障基金监督制度。

任何单位和个人不得侵占、挪用或者违规投资运营全国社会保障基金。

第十九条 国务院财政部门、国务院社会保险行政部门按照各自职责对全国社会保障基金的收支、管理和投资运营情况实施监督；发现存在问题的，应当依法处理；不属于本部门职责范围的，应当依法移送国务院外汇管理部门、国务院证券监督管理机构、国务院银行业监督管理机构等有关部门处理。

第二十条 国务院外汇管理部门、国务院证券监督管理机构、国务院银行业监督管理机构按照各自职责对投资管理人投资、托管人保管全国社会保障基金情况实施监督；发现违法违规行为的，应当依法处理，并及时通知国务院财政部门、国务院社会保险行政部门。

第二十一条 对全国社会保障基金境外投资管理人、托管人的监督，由国务院证券监督管理机构、国务院银行业监督管理机构按照与投资管理人、托管人所在国家或者地区有关监督管理机构签署的合作文件的规定执行。

第二十二条 审计署应当对全国社会保障基金每年至少进行一次审计。审计结果应当向社会公布。

第二十三条 全国社会保障基金理事会应当通过公开招标的方式选聘会计师事务所，对全国社会保障基金进行审计。

第二十四条 全国社会保障基金理事会应当通过其官方网站、全国范围内发行的报纸每年向社会公布全国社会保障基金的收支、管理和投资运营情况，接受社会监督。

第四章　法律责任

第二十五条 全国社会保障基金境内投资管理人、托管人违反本条例第十六条、第十八条第二款规定的，由国务院证券监督管理机构、国务院银行业监督管理机构责令改正，没收违法所得，并处违法所得 1 倍以上 5 倍以下罚款；没有违法所得或者违法所得不足 100 万元的，并处 10 万元以上 100 万元以下罚款；对直接负责的主管人员和其他直接责任人员给予警告，暂停或者撤销有关从业资格，并处 3 万元以上 30 万元以下罚款；构成犯罪的，依法追究刑事责任。

第二十六条 全国社会保障基金理事会违反本条例规定的，由国务院财政部门、国务院社会保险行政部门责令改正；对直接负责的主管人员和其他直接责任人员依法给予处分；构成犯罪的，依法追究刑事责任。

第二十七条 国家工作人员在全国社会保障基金管理运营、监督工作中滥用职权、玩忽职守、徇私舞弊的，依法给予处分；构成犯罪的，依法追究刑事责任。

第二十八条 违反本条例规定，给全国社会保障基金造成损失的，依法承担赔偿责任。

第五章 附　则

第二十九条　经国务院批准，全国社会保障基金理事会可以接受省级人民政府的委托管理运营社会保险基金；受托管理运营社会保险基金，按照国务院有关社会保险基金投资管理的规定执行。

第三十条　本条例自 2016 年 5 月 1 日起施行。

中华人民共和国国务院令

第 668 号

《国务院关于修改〈疫苗流通和预防接种管理条例〉的决定》已经 2016 年 4 月 13 日国务院第 129 次常务会议通过，现予公布，自公布之日起施行。

总理　李克强

2016 年 4 月 23 日

国务院关于修改《疫苗流通和预防接种管理条例》的决定

国务院决定对《疫苗流通和预防接种管理条例》作如下修改：

一、将第十条修改为："采购疫苗，应当通过省级公共资源交易平台进行。"

二、将第十五条修改为："第二类疫苗由省级疾病预防控制机构组织在省级公共资源交易平台集中采购，由县级疾病预防控制机构向疫苗生产企业采购后供应给本行政区域的接种单位。

"疫苗生产企业应当直接向县级疾病预防控制机构配送第二类疫苗，或者委托具备冷链储存、运输条件的企业配送。接受委托配送第二类疫苗的企业不得委托配送。

"县级疾病预防控制机构向接种单位供应第二类疫苗可以收取疫苗费用以及储存、运输费用。疫苗费用按照采购价格收取，储存、运输费用按照省、自治区、直辖市的规定收取。收费情况应当向社会公开。"

三、将第十六条修改为："疾病预防控制机构、接种单位、疫苗生产企业、接受委托配送疫苗的企业应当遵守疫苗储存、运输管理规范，保证疫苗质量。疫苗储存、运输的全过程应当始终处于规定的温度环境，不得脱离冷链，并定时监测、记录温度。对于冷链运输时间长、需要配送至偏远地区的疫苗，省级疾病预防控制机构应当提出加贴温度控制标签的要求。

"疫苗储存、运输管理的相关规范由国务院卫生主管部门、药品监督管理部门制定。"

四、将第十七条第一款修改为："疫苗生产企业在销售疫苗时，应当提供由药品检验机构依法签发的生物制品每批检验合格或者审核批准证明复印件，并加盖企业印章；销售进口疫苗的，还应当提供进口药品通关单复印件，并加盖企业印章。"

五、将第十八条修改为："疫苗生产企业应当依照药品管理法和国务院药品监督管理部门的规定，建立真实、完整的销售记录，并保存至超过疫苗有效期2年备查。

"疾病预防控制机构应当依照国务院卫生主管部门的规定，建立真实、完整的购进、储存、分发、供应记录，做到票、账、货、款一致，并保存至超过疫苗有效期2年备查。疾病预防控制机构接收或者购进疫苗时应当索要疫苗储存、运输全过程的温度监测记录；对不能提供全过程温度监测记录或者温度控制不符合要求的，不得接收或者购进，并应当立即向药品监督管理部门、卫生主管部门报告。"

六、将第二十三条第一款修改为："接种单位接收第一类疫苗或者购进第二类疫苗，应当索要疫苗储存、运输全过程的温度监测记录，建立并保存真实、完整的接收、购进记录，做到票、账、货、款一致。对不能提供全过程温度监测记录或者温度控制不符合要求的，接种单位不得接收或者购进，并应当立即向所在地县级人民政府药品监督管理部门、卫生主管部门报告。"

七、将第二十五条第二款修改为："医疗卫生人员应当对符合接种条件的受种者实施接种，并依照国务院卫生主管部门的规定，记录疫苗的品种、生产企业、最小包装单位的识别信息、有效期、接种时间、实施接种的医疗卫生人员、受种者等内容。接种记录保存时间不得少于5年。"

八、将第四十六条第二款修改为："因接种第一类疫苗引起预防接种异常反应需要对受种者予以补偿的，补偿费用由省、自治区、直辖市人民政府财政部门在预防接种工作经费中安排。因接种第二类疫苗引起预防接种异常反应需要对受种者予以补偿的，补偿费用由相关的疫苗生产企业承担。国家鼓励建立通过商业保险等形式对预防接种异常反应受种者予以补偿的机制。"

九、将第五十二条修改为："卫生主管部门、药品监督管理部门发现疫苗质量问题和预防接种异常反应以及其他情况时，应当及时互相通报，实现信息共享。"

十、增加一条，作为第五十四条："国家建立疫苗全程追溯制度。国务院药品监督管理部门会同国务院卫生主管部门制定统一的疫苗追溯体系技术规范。

"疫苗生产企业、疾病预防控制机构、接种单位应当依照药品管理法、本条例和国务院药品监督管理部门、卫生主管部门的规定建立疫苗追溯体系,如实记录疫苗的流通、使用信息,实现疫苗最小包装单位的生产、储存、运输、使用全过程可追溯。

"国务院药品监督管理部门会同国务院卫生主管部门建立疫苗全程追溯协作机制。"

十一、增加一条,作为第五十五条:"疾病预防控制机构、接种单位对包装无法识别、超过有效期、脱离冷链、经检验不符合标准、来源不明的疫苗,应当如实登记,向所在地县级人民政府药品监督管理部门报告,由县级人民政府药品监督管理部门会同同级卫生主管部门按照规定监督销毁。疾病预防控制机构、接种单位应当如实记录销毁情况,销毁记录保存时间不得少于 5 年。"

十二、将第五十四条改为第五十六条,修改为:"县级以上人民政府卫生主管部门、药品监督管理部门违反本条例规定,有下列情形之一的,由本级人民政府、上级人民政府卫生主管部门或者药品监督管理部门责令改正,通报批评;造成受种者人身损害,传染病传播、流行或者其他严重后果的,对直接负责的主管人员和其他直接责任人员依法给予处分;造成特别严重后果的,其主要负责人还应当引咎辞职;构成犯罪的,依法追究刑事责任:

"(一)未依照本条例规定履行监督检查职责,或者发现违法行为不及时查处的;

"(二)未及时核实、处理对下级卫生主管部门、药品监督管理部门不履行监督管理职责的举报的;

"(三)接到发现预防接种异常反应或者疑似预防接种异常反应的相关报告,未立即组织调查处理的;

"(四)擅自进行群体性预防接种的;

"(五)违反本条例的其他失职、渎职行为。"

十三、将第五十五条改为第五十七条，修改为："县级以上人民政府未依照本条例规定履行预防接种保障职责的，由上级人民政府责令改正，通报批评；造成传染病传播、流行或者其他严重后果的，对直接负责的主管人员和其他直接责任人员依法给予处分；发生特别严重的疫苗质量安全事件或者连续发生严重的疫苗质量安全事件的地区，其人民政府主要负责人还应当引咎辞职；构成犯罪的，依法追究刑事责任。"

十四、将第五十六条改为第五十八条，第一款修改为："疾病预防控制机构有下列情形之一的，由县级以上人民政府卫生主管部门责令改正，通报批评，给予警告；有违法所得的，没收违法所得；拒不改正的，对主要负责人、直接负责的主管人员和其他直接责任人员依法给予警告至降级的处分：

"（一）未按照使用计划将第一类疫苗分发到下级疾病预防控制机构、接种单位、乡级医疗卫生机构的；

"（二）未依照规定建立并保存疫苗购进、储存、分发、供应记录的；

"（三）接收或者购进疫苗时未依照规定索要温度监测记录，接收、购进不符合要求的疫苗，或者未依照规定报告的。"

十五、将第五十七条改为第五十九条，修改为："接种单位有下列情形之一的，由所在地的县级人民政府卫生主管部门责令改正，给予警告；拒不改正的，对主要负责人、直接负责的主管人员依法给予警告至降级的处分，对负有责任的医疗卫生人员责令暂停3个月以上6个月以下的执业活动：

"（一）接收或者购进疫苗时未依照规定索要温度监测记录，接收、购进不符合要求的疫苗，或者未依照规定报告的；

"（二）未依照规定建立并保存真实、完整的疫苗接收或者购进记录的；

"（三）未在其接种场所的显著位置公示第一类疫苗的品种和接种方法的；

"（四）医疗卫生人员在接种前，未依照本条例规定告知、询问受种者或者其监护人有关情况的；

"（五）实施预防接种的医疗卫生人员未依照规定填写并保存接种记录的；

"（六）未依照规定对接种疫苗的情况进行登记并报告的。"

十六、将第五十八条改为第六十条，修改为："疾病预防控制机构、接种单位有下列情形之一的，由县级以上地方人民政府卫生主管部门责令改正，给予警告；有违法所得的，没收违法所得；拒不改正的，对主要负责人、直接负责的主管人员和其他直接责任人员依法给予警告至撤职的处分；造成受种者人身损害或者其他严重后果的，对主要负责人、直接负责的主管人员依法给予开除的处分，并由原发证部门吊销负有责任的医疗卫生人员的执业证书；构成犯罪的，依法追究刑事责任：

"（一）违反本条例规定，未通过省级公共资源交易平台采购疫苗的；

"（二）违反本条例规定，从疫苗生产企业、县级疾病预防控制机构以外的单位或者个人购进第二类疫苗的；

"（三）接种疫苗未遵守预防接种工作规范、免疫程序、疫苗使用指导原则、接种方案的；

"（四）发现预防接种异常反应或者疑似预防接种异常反应，未依照规定及时处理或者报告的；

"（五）擅自进行群体性预防接种的；

"（六）未依照规定对包装无法识别、超过有效期、脱离冷链、经检验不符合标准、来源不明的疫苗进行登记、报告，或者未依照规定记录销毁情况的。"

十七、将第六十一条改为第六十三条，修改为："疫苗生产企业未依照规定建立并保存疫苗销售记录的，依照药品管理法第七十八条的规定处罚。"

十八、将第六十三条改为第六十五条，修改为："疫苗生产企业向县级疾病预防控制机构以外的单位或者个人销售第二类疫苗的，由药品监督管理部门没收违法销售的疫苗，并处违法销售的疫苗货值金额2倍以上5倍以下的罚款；有违法所得的，没收违法所得；其直接负责的主管人员和其他直接责任人员5年内不得从事药品生产经营活动；情节严重的，依法吊销疫苗生产资格或者撤销疫苗进口批准证明文件，其直接负责的主管人员和其他直接责任人员10年内不得从事药品生产经营活动；构成犯罪的，依法追究刑事责任。"

十九、将第六十四条改为第六十六条，修改为："疾病预防控制机构、接种单位、疫苗生产企业、接受委托配送疫苗的企业未在规定的冷藏条件下储存、运输疫苗的，由药品监督管理部门责令改正，给予警告，对所储存、运输的疫苗予以销毁；由卫生主管部门对疾病预防控制机构、接种单位的主要负责人、直接负责的主管人员和其他直接责任人员依法给予警告至撤职的处分，造成严重后果的，依法给予开除的处分，并吊销接种单位的接种资格；由药品监督管理部门依法责令疫苗生产企业、接受委托配送疫苗的企业停产、停业整顿，并处违反规定储存、运输的疫苗货值金额2倍以上5倍以下的罚款，造成严重后果的，依法吊销疫苗生产资格或者撤销疫苗进口批准证明文件，其直接负责的主管人员和其他直接责任人员10年内不得从事药品生产经营活动；构成犯罪的，依法追究刑事责任。"

二十、将第六十八条改为第七十条，修改为："违反本条例规定，疫苗生产企业、县级疾病预防控制机构以外的单位或者个人经营疫苗的，由药品监督管理部门依照药品管理法第七十二条的规定处罚。"

二十一、将第七十二条改为第七十四条，增加一款，作为第五款："疫苗生产企业，是指我国境内的疫苗生产企业以及向我国出口疫苗的境外疫苗厂商指定的在我国境内的代理机构。"

二十二、增加一条，作为第七十五条："出入境预防接种管理办法由国家出入境检验检疫部门另行制定。"

二十三、删除第十二条、第十三条、第十七条第二款、第三十三条、第四十九条、第六十二条中的"疫苗批发企业"。

二十四、将第六十条改为第六十二条，并将其中的"第八十七条"修改为"第八十六条"。

此外，对条文顺序和个别文字作相应调整和修改。

本决定自公布之日起施行。

《疫苗流通和预防接种管理条例》根据本决定作相应修改，重新公布。

疫苗流通和预防接种管理条例

(2005 年 3 月 24 日中华人民共和国国务院令第 434 号公布　根据 2016 年 4 月 23 日《国务院关于修改〈疫苗流通和预防接种管理条例〉的决定》修订)

第一章　总　则

第一条　为了加强对疫苗流通和预防接种的管理，预防、控制传染病的发生、流行，保障人体健康和公共卫生，根据《中华人民共和国药品管理法》（以下简称药品管理法）和《中华人民共和国传染病防治法》（以下简称传染病防治法），制定本条例。

第二条　本条例所称疫苗，是指为了预防、控制传染病的发生、流行，用于人体预防接种的疫苗类预防性生物制品。

疫苗分为两类。第一类疫苗，是指政府免费向公民提供，公民应当依照政府的规定受种的疫苗，包括国家免疫规划确定的疫苗，省、自治区、直辖市人民政府在执行国家免疫规划时增加的疫苗，以及县级以上人民政府或者其卫生主管部门组织的应急接种或者群体性预防接种所使用的疫苗；第二类疫苗，是指由公民自费并且自愿受种的其他疫苗。

第三条 接种第一类疫苗由政府承担费用。接种第二类疫苗由受种者或者其监护人承担费用。

第四条 疫苗的流通、预防接种及其监督管理适用本条例。

第五条 国务院卫生主管部门根据全国范围内的传染病流行情况、人群免疫状况等因素，制定国家免疫规划；会同国务院财政部门拟订纳入国家免疫规划的疫苗种类，报国务院批准后公布。

省、自治区、直辖市人民政府在执行国家免疫规划时，根据本行政区域的传染病流行情况、人群免疫状况等因素，可以增加免费向公民提供的疫苗种类，并报国务院卫生主管部门备案。

第六条 国家实行有计划的预防接种制度，推行扩大免疫规划。

需要接种第一类疫苗的受种者应当依照本条例规定受种；受种者为未成年人的，其监护人应当配合有关的疾病预防控制机构和医疗机构等医疗卫生机构，保证受种者及时受种。

第七条 国务院卫生主管部门负责全国预防接种的监督管理工作。县级以上地方人民政府卫生主管部门负责本行政区域内预防接种的监督管理工作。

国务院药品监督管理部门负责全国疫苗的质量和流通的监督管理工作。省、自治区、直辖市人民政府药品监督管理部门负责本行政区域内疫苗的质量和流通的监督管理工作。

第八条 经县级人民政府卫生主管部门依照本条例规定指定的医疗卫生机构（以下称接种单位），承担预防接种工作。县级人民政府卫生主管部门指定接种单位时，应当明确其责任区域。

县级以上人民政府应当对承担预防接种工作并作出显著成绩和贡献的接种单位及其工作人员给予奖励。

第九条 国家支持、鼓励单位和个人参与预防接种工作。各级人民政府应当完善有关制度，方便单位和个人参与预防接种工作的宣传、教育和捐赠等活动。

居民委员会、村民委员会应当配合有关部门开展与预防接种有关的宣传、教育工作，并协助组织居民、村民受种第一类疫苗。

第二章 疫苗流通

第十条 采购疫苗，应当通过省级公共资源交易平台进行。

第十一条 省级疾病预防控制机构应当根据国家免疫规划和本地区预防、控制传染病的发生、流行的需要，制定本地区第一类疫苗的使用计划（以下称使用计划），并向依照国家有关规定负责采购第一类疫苗的部门报告，同时报同级人民政府卫生主管部门备案。使用计划应当包括疫苗的品种、数量、供应渠道与供应方式等内容。

第十二条 依照国家有关规定负责采购第一类疫苗的部门应当依法与疫苗生产企业签订政府采购合同，约定疫苗的品种、数量、价格等内容。

第十三条 疫苗生产企业应当按照政府采购合同的约定，向省级疾病预防控制机构或者其指定的其他疾病预防控制机构供应第一类疫苗，不得向其他单位或者个人供应。

疫苗生产企业应当在其供应的纳入国家免疫规划疫苗的最小外包装的显著位置，标明"免费"字样以及国务院卫生主管部门规定的"免疫规划"专用标识。具体管理办法由国务院药品监督管理部门会同国务院卫生主管部门制定。

第十四条 省级疾病预防控制机构应当做好分发第一类疫

苗的组织工作，并按照使用计划将第一类疫苗组织分发到设区的市级疾病预防控制机构或者县级疾病预防控制机构。县级疾病预防控制机构应当按照使用计划将第一类疫苗分发到接种单位和乡级医疗卫生机构。乡级医疗卫生机构应当将第一类疫苗分发到承担预防接种工作的村医疗卫生机构。医疗卫生机构不得向其他单位或者个人分发第一类疫苗；分发第一类疫苗，不得收取任何费用。

传染病暴发、流行时，县级以上地方人民政府或者其卫生主管部门需要采取应急接种措施的，设区的市级以上疾病预防控制机构可以直接向接种单位分发第一类疫苗。

第十五条　第二类疫苗由省级疾病预防控制机构组织在省级公共资源交易平台集中采购，由县级疾病预防控制机构向疫苗生产企业采购后供应给本行政区域的接种单位。

疫苗生产企业应当直接向县级疾病预防控制机构配送第二类疫苗，或者委托具备冷链储存、运输条件的企业配送。接受委托配送第二类疫苗的企业不得委托配送。

县级疾病预防控制机构向接种单位供应第二类疫苗可以收取疫苗费用以及储存、运输费用。疫苗费用按照采购价格收取，储存、运输费用按照省、自治区、直辖市的规定收取。收费情况应当向社会公开。

第十六条　疾病预防控制机构、接种单位、疫苗生产企业、接受委托配送疫苗的企业应当遵守疫苗储存、运输管理规范，保证疫苗质量。疫苗储存、运输的全过程应当始终处于规定的温度环境，不得脱离冷链，并定时监测、记录温度。对于冷链运输时间长、需要配送至偏远地区的疫苗，省级疾病预防控制机构应当提出加贴温度控制标签的要求。

疫苗储存、运输管理的相关规范由国务院卫生主管部门、药品监督管理部门制定。

第十七条　疫苗生产企业在销售疫苗时，应当提供由药品检验机构依法签发的生物制品每批检验合格或者审核批准证明复印件，并加盖企业印章；销售进口疫苗的，还应当提供进口药品通关单复印件，并加盖企业印章。

疾病预防控制机构、接种单位在接收或者购进疫苗时，应当向疫苗生产企业索取前款规定的证明文件，并保存至超过疫苗有效期2年备查。

第十八条 疫苗生产企业应当依照药品管理法和国务院药品监督管理部门的规定，建立真实、完整的销售记录，并保存至超过疫苗有效期2年备查。

疾病预防控制机构应当依照国务院卫生主管部门的规定，建立真实、完整的购进、储存、分发、供应记录，做到票、账、货、款一致，并保存至超过疫苗有效期2年备查。疾病预防控制机构接收或者购进疫苗时应当索要疫苗储存、运输全过程的温度监测记录；对不能提供全过程温度监测记录或者温度控制不符合要求的，不得接收或者购进，并应当立即向药品监督管理部门、卫生主管部门报告。

第三章　疫　苗　接　种

第十九条 国务院卫生主管部门应当制定、公布预防接种工作规范，并根据疫苗的国家标准，结合传染病流行病学调查信息，制定、公布纳入国家免疫规划疫苗的免疫程序和其他疫苗的免疫程序或者使用指导原则。

省、自治区、直辖市人民政府卫生主管部门应当根据国务院卫生主管部门制定的免疫程序、疫苗使用指导原则，结合本行政区域的传染病流行情况，制定本行政区域的接种方案，并报国务院卫生主管部门备案。

第二十条 各级疾病预防控制机构依照各自职责，根据国家免疫规划或者接种方案，开展与预防接种相关的宣传、培训、技术指导、监测、评价、流行病学调查、应急处置等工作，并依照国务院卫生主管部门的规定作好记录。

第二十一条　接种单位应当具备下列条件：

（一）具有医疗机构执业许可证件；

（二）具有经过县级人民政府卫生主管部门组织的预防接种专业培训并考核合格的执业医师、执业助理医师、护士或者乡村医生；

（三）具有符合疫苗储存、运输管理规范的冷藏设施、设备和冷藏保管制度。

承担预防接种工作的城镇医疗卫生机构，应当设立预防接种门诊。

第二十二条　接种单位应当承担责任区域内的预防接种工作，并接受所在地的县级疾病预防控制机构的技术指导。

第二十三条　接种单位接收第一类疫苗或者购进第二类疫苗，应当索要疫苗储存、运输全过程的温度监测记录，建立并保存真实、完整的接收、购进记录，做到票、账、货、款一致。对不能提供全过程温度监测记录或者温度控制不符合要求的，接种单位不得接收或者购进，并应当立即向所在地县级人民政府药品监督管理部门、卫生主管部门报告。

接种单位应当根据预防接种工作的需要，制定第一类疫苗的需求计划和第二类疫苗的购买计划，并向县级人民政府卫生主管部门和县级疾病预防控制机构报告。

第二十四条　接种单位接种疫苗，应当遵守预防接种工作规范、免疫程序、疫苗使用指导原则和接种方案，并在其接种场所的显著位置公示第一类疫苗的品种和接种方法。

第二十五条　医疗卫生人员在实施接种前，应当告知受种者或者其监护人所接种疫苗的品种、作用、禁忌、不良反应以及注意事项，询问受种者的健康状况以及是否有接种禁忌等情况，并如实记录告知和询问情况。受种者或者其监护人应当了解预防接种的相关知识，并如实提供受种者的健康状况和接种禁忌等情况。

医疗卫生人员应当对符合接种条件的受种者实施接种，并依照国务院卫生主管部门的规定，记录疫苗的品种、生产企业、最小包装单位的识别信息、有效期、接种时间、实施接种的医疗卫生人员、受种者等内容。接种记录保存时间不得少于5年。

对于因有接种禁忌而不能接种的受种者，医疗卫生人员应当对受种者或者其监护人提出医学建议。

第二十六条 国家对儿童实行预防接种证制度。在儿童出生后1个月内，其监护人应当到儿童居住地承担预防接种工作的接种单位为其办理预防接种证。接种单位对儿童实施接种时，应当查验预防接种证，并作好记录。

儿童离开原居住地期间，由现居住地承担预防接种工作的接种单位负责对其实施接种。

预防接种证的格式由省、自治区、直辖市人民政府卫生主管部门制定。

第二十七条 儿童入托、入学时，托幼机构、学校应当查验预防接种证，发现未依照国家免疫规划受种的儿童，应当向所在地的县级疾病预防控制机构或者儿童居住地承担预防接种工作的接种单位报告，并配合疾病预防控制机构或者接种单位督促其监护人在儿童入托、入学后及时到接种单位补种。

第二十八条 接种单位应当按照国家免疫规划对居住在其责任区域内需要接种第一类疫苗的受种者接种，并达到国家免疫规划所要求的接种率。

疾病预防控制机构应当及时向接种单位分发第一类疫苗。

受种者或者其监护人要求自费选择接种第一类疫苗的同品种疫苗的，提供服务的接种单位应当告知费用承担、异常反应补偿方式以及本条例第二十五条规定的有关内容。

第二十九条 接种单位应当依照国务院卫生主管部门的规定对接种情况进行登记，并向所在地的县级人民政府卫生主管部门和县级疾病预防控制机构报告。接种单位在完成国家免疫规划后剩余第一类疫苗的，应当向原疫苗分发单位报告，并说明理由。

第三十条 接种单位接种第一类疫苗不得收取任何费用。

接种单位接种第二类疫苗可以收取服务费、接种耗材费，具体收费标准由所在地的省、自治区、直辖市人民政府价格主管部门核定。

第三十一条 县级以上地方人民政府卫生主管部门根据传染病监测和预警信息，为了预防、控制传染病的暴发、流行，需要在本行政区域内部分地区进行群体性预防接种的，应当报经本级人民政府决定，并向省、自治区、直辖市人民政府卫生主管部门备案；需要在省、自治区、直辖市行政区域全部范围内进行群体性预防接种的，应当由省、自治区、直辖市人民政府卫生主管部门报经本级人民政府决定，并向国务院卫生主管部门备案。需要在全国范围或者跨省、自治区、直辖市范围内进行群体性预防接种的，应当由国务院卫生主管部门决定。作出批准决定的人民政府或者国务院卫生主管部门应当组织有关部门做好人员培训、宣传教育、物资调用等工作。

任何单位或者个人不得擅自进行群体性预防接种。

第三十二条 传染病暴发、流行时，县级以上地方人民政府或者其卫生主管部门需要采取应急接种措施的，依照传染病防治法和《突发公共卫生事件应急条例》的规定执行。

第三十三条 国务院卫生主管部门或者省、自治区、直辖市人民政府卫生主管部门可以根据传染病监测和预警信息发布接种第二类疫苗的建议信息，其他任何单位和个人不得发布。

接种第二类疫苗的建议信息应当包含所针对传染病的防治知识、相关的接种方案等内容，但不得涉及具体的疫苗生产企业。

第四章 保障措施

第三十四条 县级以上人民政府应当将与国家免疫规划有

关的预防接种工作纳入本行政区域的国民经济和社会发展计划，对预防接种工作所需经费予以保障，保证达到国家免疫规划所要求的接种率，确保国家免疫规划的实施。

第三十五条　省、自治区、直辖市人民政府根据本行政区域传染病流行趋势，在国务院卫生主管部门确定的传染病预防、控制项目范围内，确定本行政区域与预防接种相关的项目，并保证项目的实施。

第三十六条　省、自治区、直辖市人民政府应当对购买、运输第一类疫苗所需经费予以保障，并保证本行政区域内疾病预防控制机构和接种单位冷链系统的建设、运转。

国家根据需要对贫困地区的预防接种工作给予适当支持。

第三十七条　县级人民政府应当保证实施国家免疫规划的预防接种所需经费，并依照国家有关规定对从事预防接种工作的乡村医生和其他基层预防保健人员给予适当补助。

省、自治区、直辖市人民政府和设区的市级人民政府应当对困难地区的县级人民政府开展与预防接种相关的工作给予必要的经费补助。

第三十八条　县级以上人民政府负责疫苗和有关物资的储备，以备调用。

第三十九条　各级财政安排用于预防接种的经费应当专款专用，任何单位和个人不得挪用、挤占。有关单位和个人使用用于预防接种的经费应当依法接受审计机关的审计监督。

第五章　预防接种异常反应的处理

第四十条　预防接种异常反应，是指合格的疫苗在实施规范接种过程中或者实施规范接种后造成受种者机体组织器官、功能损害，相关各方均无过错的药品不良反应。

第四十一条　下列情形不属于预防接种异常反应：

（一）因疫苗本身特性引起的接种后一般反应；

（二）因疫苗质量不合格给受种者造成的损害；

（三）因接种单位违反预防接种工作规范、免疫程序、疫苗使用指导原则、接种方案给受种者造成的损害；

（四）受种者在接种时正处于某种疾病的潜伏期或者前驱期，接种后偶合发病；

（五）受种者有疫苗说明书规定的接种禁忌，在接种前受种者或者其监护人未如实提供受种者的健康状况和接种禁忌等情况，接种后受种者原有疾病急性复发或者病情加重；

（六）因心理因素发生的个体或者群体的心因性反应。

第四十二条 疾病预防控制机构和接种单位及其医疗卫生人员发现预防接种异常反应、疑似预防接种异常反应或者接到相关报告的，应当依照预防接种工作规范及时处理，并立即报告所在地的县级人民政府卫生主管部门、药品监督管理部门。接到报告的卫生主管部门、药品监督管理部门应当立即组织调查处理。

第四十三条 县级以上地方人民政府卫生主管部门、药品监督管理部门应当将在本行政区域内发生的预防接种异常反应及其处理的情况，分别逐级上报至国务院卫生主管部门和药品监督管理部门。

第四十四条 预防接种异常反应争议发生后，接种单位或者受种方可以请求接种单位所在地的县级人民政府卫生主管部门处理。

因预防接种导致受种者死亡、严重残疾或者群体性疑似预防接种异常反应，接种单位或者受种方请求县级人民政府卫生主管部门处理的，接到处理请求的卫生主管部门应当采取必要的应急处置措施，及时向本级人民政府报告，并移送上一级人民政府卫生主管部门处理。

第四十五条 预防接种异常反应的鉴定参照《医疗事故处理条例》执行，具体办法由国务院卫生主管部门会同国务院药品监督管理部门制定。

第四十六条　因预防接种异常反应造成受种者死亡、严重残疾或者器官组织损伤的，应当给予一次性补偿。

因接种第一类疫苗引起预防接种异常反应需要对受种者予以补偿的，补偿费用由省、自治区、直辖市人民政府财政部门在预防接种工作经费中安排。因接种第二类疫苗引起预防接种异常反应需要对受种者予以补偿的，补偿费用由相关的疫苗生产企业承担。国家鼓励建立通过商业保险等形式对预防接种异常反应受种者予以补偿的机制。

预防接种异常反应具体补偿办法由省、自治区、直辖市人民政府制定。

第四十七条　因疫苗质量不合格给受种者造成损害的，依照药品管理法的有关规定处理；因接种单位违反预防接种工作规范、免疫程序、疫苗使用指导原则、接种方案给受种者造成损害的，依照《医疗事故处理条例》的有关规定处理。

第六章　监　督　管　理

第四十八条　药品监督管理部门依照药品管理法及其实施条例的有关规定，对疫苗在储存、运输、供应、销售、分发和使用等环节中的质量进行监督检查，并将检查结果及时向同级卫生主管部门通报。药品监督管理部门根据监督检查需要对疫苗进行抽查检验的，有关单位和个人应当予以配合，不得拒绝。

第四十九条　药品监督管理部门在监督检查中，对有证据证明可能危害人体健康的疫苗及其有关材料可以采取查封、扣押的措施，并在7日内作出处理决定；疫苗需要检验的，应当自检验报告书发出之日起15日内作出处理决定。

疾病预防控制机构、接种单位、疫苗生产企业发现假劣或者质量可疑的疫苗，应当立即停止接种、分发、供应、销售，并立即向所在地的县级人民政府卫生主管部门和药品监督管理部门报告，不得自行处理。接到报告的卫生主管部门应当立即组织疾病预防控制机构和接种单位采取必要的应急处置措施，同时向上级卫生主管部门报告；接到报告的药品监督管理部门应当对假劣或者质量可疑的疫苗依法采取查封、扣押等措施。

第五十条 县级以上人民政府卫生主管部门在各自职责范围内履行下列监督检查职责：

（一）对医疗卫生机构实施国家免疫规划的情况进行监督检查；

（二）对疾病预防控制机构开展与预防接种相关的宣传、培训、技术指导等工作进行监督检查；

（三）对医疗卫生机构分发和购买疫苗的情况进行监督检查。

卫生主管部门应当主要通过对医疗卫生机构依照本条例规定所作的疫苗分发、储存、运输和接种等记录进行检查，履行监督管理职责；必要时，可以进行现场监督检查。卫生主管部门对监督检查情况应当予以记录，发现违法行为的，应当责令有关单位立即改正。

第五十一条 卫生主管部门、药品监督管理部门的工作人员依法履行监督检查职责时，不得少于2人，并出示证明文件；对被检查人的商业秘密应当保密。

第五十二条 卫生主管部门、药品监督管理部门发现疫苗质量问题和预防接种异常反应以及其他情况时，应当及时互相通报，实现信息共享。

第五十三条 任何单位和个人有权向卫生主管部门、药品监督管理部门举报违反本条例规定的行为，有权向本级人民政府、上级人民政府有关部门举报卫生主管部门、药品监督管理部门未依法履行监督管理职责的情况。接到举报的有关人民政府、卫生主管部门、药品监督管理部门对有关举报应当及时核实、处理。

第五十四条 国家建立疫苗全程追溯制度。国务院药品监督管理部门会同国务院卫生主管部门制定统一的疫苗追溯体系技术规范。

疫苗生产企业、疾病预防控制机构、接种单位应当依照药品管理法、本条例和国务院药品监督管理部门、卫生主管部门的规定建立疫苗追溯体系，如实记录疫苗的流通、使用信息，实现疫苗最小包装单位的生产、储存、运输、使用全过程可追溯。

国务院药品监督管理部门会同国务院卫生主管部门建立疫苗全程追溯协作机制。

第五十五条　疾病预防控制机构、接种单位对包装无法识别、超过有效期、脱离冷链、经检验不符合标准、来源不明的疫苗，应当如实登记，向所在地县级人民政府药品监督管理部门报告，由县级人民政府药品监督管理部门会同同级卫生主管部门按照规定监督销毁。疾病预防控制机构、接种单位应当如实记录销毁情况，销毁记录保存时间不得少于 5 年。

第七章　法　律　责　任

第五十六条　县级以上人民政府卫生主管部门、药品监督管理部门违反本条例规定，有下列情形之一的，由本级人民政府、上级人民政府卫生主管部门或者药品监督管理部门责令改正，通报批评；造成受种者人身损害，传染病传播、流行或者其他严重后果的，对直接负责的主管人员和其他直接责任人员依法给予处分；造成特别严重后果的，其主要负责人还应当引咎辞职；构成犯罪的，依法追究刑事责任：

（一）未依照本条例规定履行监督检查职责，或者发现违法行为不及时查处的；

（二）未及时核实、处理对下级卫生主管部门、药品监督管理部门不履行监督管理职责的举报的；

（三）接到发现预防接种异常反应或者疑似预防接种异常反应的相关报告，未立即组织调查处理的；

（四）擅自进行群体性预防接种的；

（五）违反本条例的其他失职、渎职行为。

第五十七条 县级以上人民政府未依照本条例规定履行预防接种保障职责的，由上级人民政府责令改正，通报批评；造成传染病传播、流行或者其他严重后果的，对直接负责的主管人员和其他直接责任人员依法给予处分；发生特别严重的疫苗质量安全事件或者连续发生严重的疫苗质量安全事件的地区，其人民政府主要负责人还应当引咎辞职；构成犯罪的，依法追究刑事责任。

第五十八条 疾病预防控制机构有下列情形之一的，由县级以上人民政府卫生主管部门责令改正，通报批评，给予警告；有违法所得的，没收违法所得；拒不改正的，对主要负责人、直接负责的主管人员和其他直接责任人员依法给予警告至降级的处分：

（一）未按照使用计划将第一类疫苗分发到下级疾病预防控制机构、接种单位、乡级医疗卫生机构的；

（二）未依照规定建立并保存疫苗购进、储存、分发、供应记录的；

（三）接收或者购进疫苗时未依照规定索要温度监测记录，接收、购进不符合要求的疫苗，或者未依照规定报告的。

乡级医疗卫生机构未依照本条例规定将第一类疫苗分发到承担预防接种工作的村医疗卫生机构的，依照前款的规定给予处罚。

第五十九条 接种单位有下列情形之一的，由所在地的县级人民政府卫生主管部门责令改正，给予警告；拒不改正的，对主要负责人、直接负责的主管人员依法给予警告至降级的处分，对负有责任的医疗卫生人员责令暂停 3 个月以上 6 个月以下的执业活动：

（一）接收或者购进疫苗时未依照规定索要温度监测记录，接收、购进不符合要求的疫苗，或者未依照规定报告的；

（二）未依照规定建立并保存真实、完整的疫苗接收或者购进记录的；

（三）未在其接种场所的显著位置公示第一类疫苗的品种和接种方法的；

（四）医疗卫生人员在接种前，未依照本条例规定告知、询问受种者或者其监护人有关情况的；

（五）实施预防接种的医疗卫生人员未依照规定填写并保存接种记录的；

（六）未依照规定对接种疫苗的情况进行登记并报告的。

第六十条　疾病预防控制机构、接种单位有下列情形之一的，由县级以上地方人民政府卫生主管部门责令改正，给予警告；有违法所得的，没收违法所得；拒不改正的，对主要负责人、直接负责的主管人员和其他直接责任人员依法给予警告至撤职的处分；造成受种者人身损害或者其他严重后果的，对主要负责人、直接负责的主管人员依法给予开除的处分，并由原发证部门吊销负有责任的医疗卫生人员的执业证书；构成犯罪的，依法追究刑事责任：

（一）违反本条例规定，未通过省级公共资源交易平台采购疫苗的；

（二）违反本条例规定，从疫苗生产企业、县级疾病预防控制机构以外的单位或者个人购进第二类疫苗的；

（三）接种疫苗未遵守预防接种工作规范、免疫程序、疫苗使用指导原则、接种方案的；

（四）发现预防接种异常反应或者疑似预防接种异常反应，未依照规定及时处理或者报告的；

（五）擅自进行群体性预防接种的；

（六）未依照规定对包装无法识别、超过有效期、脱离冷链、经检验不符合标准、来源不明的疫苗进行登记、报告，或者未依照规定记录销毁情况的。

第六十一条　疾病预防控制机构、接种单位在疫苗分发、供应和接种过程中违反本条例规定收取费用的，由所在地的县级人民政府卫生主管部门监督其将违法收取的费用退还给原缴费的单位或者个人，并由县级以上人民政府价格主管部门依法给予处罚。

第六十二条　药品检验机构出具虚假的疫苗检验报告的，依照药品管理法第八十六条的规定处罚。

第六十三条　疫苗生产企业未依照规定建立并保存疫苗销售记录的，依照药品管理法第七十八条的规定处罚。

第六十四条　疫苗生产企业未依照规定在纳入国家免疫规划疫苗的最小外包装上标明"免费"字样以及"免疫规划"专用标识的，由药品监督管理部门责令改正，给予警告；拒不改正的，处5000元以上2万元以下的罚款，并封存相关的疫苗。

第六十五条　疫苗生产企业向县级疾病预防控制机构以外的单位或者个人销售第二类疫苗的，由药品监督管理部门没收违法销售的疫苗，并处违法销售的疫苗货值金额2倍以上5倍以下的罚款；有违法所得的，没收违法所得；其直接负责的主管人员和其他直接责任人员5年内不得从事药品生产经营活动；情节严重的，依法吊销疫苗生产资格或者撤销疫苗进口批准证明文件，其直接负责的主管人员和其他直接责任人员10年内不得从事药品生产经营活动；构成犯罪的，依法追究刑事责任。

第六十六条　疾病预防控制机构、接种单位、疫苗生产企业、接受委托配送疫苗的企业未在规定的冷藏条件下储存、运输疫苗的，由药品监督管理部门责令改正，给予警告，对所储存、运输的疫苗予以销毁；由卫生主管部门对疾病预防控制机构、接种单位的主要负责人、直接负责的主管人员和其他直接责任人员依法给予警告至撤职的处分，造成严重后果的，依法给予开除的处分，并吊销接种单位的接种资格；由药品监督管理部门依法责令疫苗生产企业、接受委托配送疫苗的企业停产、停业整顿，并处违反规定储存、运输的疫苗货值金额2倍以上5倍以下的罚款，造成严重后果的，依法吊销疫苗生产资格或者撤销疫苗进口批准证明文件，其直接负责的主管人员和其他直接责任人员10年内不得从事药品生产经营活动；构成犯罪的，依法追究刑事责任。

第六十七条 违反本条例规定发布接种第二类疫苗的建议信息的，由所在地或者行为发生地的县级人民政府卫生主管部门责令通过大众媒体消除影响，给予警告；有违法所得的，没收违法所得，并处违法所得1倍以上3倍以下的罚款；构成犯罪的，依法追究刑事责任。

第六十八条 未经卫生主管部门依法指定擅自从事接种工作的，由所在地或者行为发生地的县级人民政府卫生主管部门责令改正，给予警告；有违法持有的疫苗的，没收违法持有的疫苗；有违法所得的，没收违法所得；拒不改正的，对主要负责人、直接负责的主管人员和其他直接责任人员依法给予警告、降级的处分。

第六十九条 儿童入托、入学时，托幼机构、学校未依照规定查验预防接种证，或者发现未依照规定受种的儿童后未向疾病预防控制机构或者接种单位报告的，由县级以上地方人民政府教育主管部门责令改正，给予警告；拒不改正的，对主要负责人、直接负责的主管人员和其他直接责任人员依法给予处分。

第七十条 违反本条例规定，疫苗生产企业、县级疾病预防控制机构以外的单位或者个人经营疫苗的，由药品监督管理部门依照药品管理法第七十二条的规定处罚。

第七十一条 卫生主管部门、疾病预防控制机构、接种单位以外的单位或者个人违反本条例规定进行群体性预防接种的，由县级以上人民政府卫生主管部门责令立即改正，没收违法持有的疫苗，并处违法持有的疫苗货值金额2倍以上5倍以下的罚款；有违法所得的，没收违法所得。

第七十二条 单位和个人违反本条例规定，给受种者人身、财产造成损害的，依法承担民事责任。

第七十三条 以发生预防接种异常反应为由，寻衅滋事，扰乱接种单位的正常医疗秩序和预防接种异常反应鉴定工作的，依法给予治安管理处罚；构成犯罪的，依法追究刑事责任。

第八章　附　则

第七十四条　本条例中下列用语的含义：

国家免疫规划，是指按照国家或者省、自治区、直辖市确定的疫苗品种、免疫程序或者接种方案，在人群中有计划地进行预防接种，以预防和控制特定传染病的发生和流行。

冷链，是指为保证疫苗从疫苗生产企业到接种单位运转过程中的质量而装备的储存、运输冷藏设施、设备。

一般反应，是指在免疫接种后发生的，由疫苗本身所固有的特性引起的，对机体只会造成一过性生理功能障碍的反应，主要有发热和局部红肿，同时可能伴有全身不适、倦怠、食欲不振、乏力等综合症状。

疫苗生产企业，是指我国境内的疫苗生产企业以及向我国出口疫苗的境外疫苗厂商指定的在我国境内的代理机构。

第七十五条　出入境预防接种管理办法由国家出入境检验检疫部门另行制定。

第七十六条　本条例自 2005 年 6 月 1 日起施行。

国务院关于改革药品医疗器械审评审批制度的意见

国发〔2015〕44 号

各省、自治区、直辖市人民政府，国务院各部委、各直属机构：

近年来，我国医药产业快速发展，药品医疗器械质量和标准不断提高，较好地满足了公众用药需要。与此同时，药品医疗器械审评审批中存在的问题也日益突出，注册申请资料质量不高，审评过程中需要多次补充完善，严重影响审评审批效率；仿制药重复建设、重复申请，市场恶性竞争，部分仿制药质量与国际先进水平存在较大差距；临床急需新药的上市审批时间过长，药品研发机构和科研人员不能申请药品注册，影响药品创新的积极性。为此，现就改革药品医疗器械审评审批制度提出以下意见：

一、主要目标

（一）提高审评审批质量。建立更加科学、高效的药品医疗器械审评审批体系，使批准上市药品医疗器械的有效性、安全性、质量可控性达到或接近国际先进水平。

（二）解决注册申请积压。严格控制市场供大于求药品的审批。争取2016年底前消化完积压存量，尽快实现注册申请和审评数量年度进出平衡，2018年实现按规定时限审批。

（三）提高仿制药质量。加快仿制药质量一致性评价，力争2018年底前完成国家基本药物口服制剂与参比制剂质量一致性评价。

（四）鼓励研究和创制新药。鼓励以临床价值为导向的药物创新，优化创新药的审评审批程序，对临床急需的创新药加快审评。开展药品上市许可持有人制度试点。

（五）提高审评审批透明度。全面公开药品医疗器械注册的受理、技术审评、产品检验和现场检查条件与相关技术要求，公开受理和审批的相关信息，引导申请人有序研发和申请。

二、主要任务

（六）提高药品审批标准。将药品分为新药和仿制药。将新药由现行的"未曾在中国境内上市销售的药品"调整为"未在中国境内外上市销售的药品"。根据物质基础的原创性和新颖性，将新药分为创新药和改良型新药。将仿制药由现行的"仿已有国家标准的药品"调整为"仿与原研药品质量和疗效一致的药品"。根据上述原则，调整药品注册分类。仿制药审评审批要以原研药品作为参比制剂，确保新批准的仿制药质量和疗效与原研药品一致。对改革前受理的药品注册申请，继续按照原规定进行审评审批，在质量一致性评价工作中逐步解决与原研药品质量和疗效一致性问题；如企业自愿申请按与原研药品质量和疗效一致的新标准审批，可以设立绿色通道，按新的药品注册申请收费标准收费，加快审评审批。上述改革在依照法定程序取得授权后，在化学药品中进行试点。

（七）推进仿制药质量一致性评价。对已经批准上市的仿制药，按与原研药品质量和疗效一致的原则，分期分批进行质量一致性评价。药品生产企业应将其产品按照规定的方法与参比制剂进行质量一致性评价，并向食品药品监管总局报送评价结果。参比制剂由食品药品监管总局征询专家意见后确定，可以选择原研药品，也可以选择国际公认的同种药品。无参比制剂的，由药品生产企业进行临床有效性试验。在规定期限内未通过质量一致性评价的仿制药，不予再注册；通过质量一致性评价的，允许其在说明书和标签上予以标注，并在临床应用、招标采购、医保报销等方面给予支持。在质量一致性评价工作中，需改变已批准工艺的，应按《药品注册管理办法》的相关规定提出补充申请，食品药品监管总局设立绿色通道，加快审评审批。质量一致性评价工作首先在2007年修订的《药品注册管理办法》施行前批准上市的仿制药中进行。在国家药典中标注药品标准起草企业的名称，激励企业通过技术进步提高上市药品的标准和质量。提高中成药质量水平，积极推进中药注射剂安全性再评价工作。

（八）加快创新药审评审批。对创新药实行特殊审评审批制度。加快审评审批防治艾滋病、恶性肿瘤、重大传染病、罕见病等疾病的创新药，列入国家科技重大专项和国家重点研发计划的药品，转移到境内生产的创新药和儿童用药，以及使用先进制剂技术、创新治疗手段、具有明显治疗优势的创新药。加快临床急需新药的审评审批，申请注册新药的企业需承诺其产品在我国上市销售的价格不高于原产国或我国周边可比市场价格。

（九）开展药品上市许可持有人制度试点。允许药品研发机构和科研人员申请注册新药，在转让给企业生产时，只进行生产企业现场工艺核查和产品检验，不再重复进行药品技术审评。试点工作在依照法定程序取得授权后开展。

（十）落实申请人主体责任。按照国际通用规则制定注册申请规范，申请人要严格按照规定条件和相关技术要求申请。将现由省级食品药品监管部门受理、食品药品监管总局审评审批的药品注册申请，调整为食品药品监管总局网上集中受理。对于不符合规定条件与相关技术要求的注册申请，由食品药品监管总局一次性告知申请人需要补充的内容。进入技术审评程序后，除新药及首仿药品注册申请外，原则上不再要求申请人补充资料，只作出批准或不予批准的决定。

（十一）及时发布药品供求和注册申请信息。根据国家产业结构调整方向，结合市场供求情况，及时调整国家药品产业政策，严格控制市场供大于求、低水平重复、生产工艺落后的仿制药的生产和审批，鼓励市场短缺药品的研发和生产，提高药品的可及性。食品药品监管总局会同发展改革委、科技部、工业和信息化部、卫生计生委制定并定期公布限制类和鼓励类药品审批目录。食品药品监管总局及时向社会公开药品注册申请信息，引导申请人有序研发和控制低水平申请。

（十二）改进药品临床试验审批。允许境外未上市新药经批准后在境内同步开展临床试验。鼓励国内临床试验机构参与国际多中心临床试验，符合要求的试验数据可在注册申请中使用。对创新药临床试验申请，重点审查临床价值和受试者保护等内容。强化申请人、临床试验机构及伦理委员会保护受试者的责任。

（十三）严肃查处注册申请弄虚作假行为。加强临床试验全过程监管，确保临床试验数据真实可靠。申请人、研究机构在注册申请中，如存在报送虚假研制方法、质量标准、药理及毒理试验数据、临床试验结果等情况，对其药品医疗器械注册申请不予批准，已批准的予以撤销；对直接责任人依法从严处罚，对出具虚假试验结果的研究机构取消相关试验资格，处罚结果向社会公布。

（十四）简化药品审批程序，完善药品再注册制度。实行药品与药用包装材料、药用辅料关联审批，将药用包装材料、药用辅料单独审批改为在审批药品注册申请时一并审评审批。简化来源于古代经典名方的复方制剂的审批。简化药品生产企业之间的药品技术转让程序。将仿制药生物等效性试验由审批改为备案。对批准文号（进口药品注册证/医药产品注册证）有效期内未上市，不能履行持续考察药品质量、疗效和不良反应责任的，不予再注册，批准文号到期后予以注销。

（十五）改革医疗器械审批方式。鼓励医疗器械研发创新，将拥有产品核心技术发明专利、具有重大临床价值的创新医疗器械注册申请，列入特殊审评审批范围，予以优先办理。及时修订医疗器械标准，提高医疗器械国际标准的采标率，提升国产医疗器械产品质量。通过调整产品分类，将部分成熟的、安全可控的医疗器械注册审批职责由食品药品监管总局下放至省级食品药品监管部门。

（十六）健全审评质量控制体系。参照国际通用规则制定良好审评质量管理规范。组建专业化技术审评项目团队，明确主审人和审评员权责，完善集体审评机制，强化责任和时限管理。建立复审专家委员会，对有争议的审评结论进行复审，确保审评结果科学公正。加强技术审评过程中共性疑难问题研究，及时将研究成果转化为指导审评工作的技术标准，提高审评标准化水平，减少审评自由裁量权。

（十七）全面公开药品医疗器械审评审批信息。向社会公布药品医疗器械审批清单及法律依据、审批要求和办理时限。向申请人公开药品医疗器械审批进度和结果。在批准产品上市许可时，同步公布审评、检查、检验等技术性审评报告，接受社会监督。

三、保障措施

（十八）加快法律法规修订。及时总结药品上市许可持有人制度试点、药品注册分类改革试点进展情况，推动加快修订《中华人民共和国药品管理法》。结合行政审批制度改革，抓紧按程序修订《中华人民共和国药品管理法实施条例》和《药品注册管理办法》等。

（十九）调整收费政策。整合归并药品医疗器械注册、审批、登记收费项目。按照收支大体平衡原则，提高药品医疗器械注册收费标准，每五年调整一次。对小微企业申请创新药品医疗器械注册收费给予适当优惠。收费收入纳入财政预算，实行收支两条线管理。审评审批工作所需经费通过财政预算安排。

（二十）加强审评队伍建设。改革事业单位用人制度，面向社会招聘技术审评人才，实行合同管理，其工资和社会保障按照国家有关规定执行。根据审评需要，外聘相关专家参与有关的技术审评，明确其职责和保密责任及利益冲突回避等制度。建立首席专业岗位制度，科学设置体现技术审评、检查等特点的岗位体系，明确职责任务、工作标准和任职条件等，依照人员综合能力和水平实行按岗聘用。推进职业化的药品医疗器械检查员队伍建设。健全绩效考核制度，根据岗位职责和工作业绩，适当拉开收入差距，确保技术审评、检查人员引得进、留得住。将食品药品监管总局列为政府购买服务的试点单位，通过政府购买服务委托符合条件的审评机构、高校和科研机构参与医疗器械和仿制药技术审评、临床试验审评、药物安全性评价等技术性审评工作。

（二十一）加强组织领导。食品药品监管总局要会同中央编办、发展改革委、科技部、工业和信息化部、财政部、人力资源社会保障部、卫生计生委、中医药局、总后勤部卫生部等部门，建立药品医疗器械审评审批制度改革部际联席会议制度，加强对改革工作的协调指导，及时研究解决改革中遇到的矛盾和问题，各地区也要加强对改革的组织领导，重大情况及时报告国务院。

国务院
2015 年 8 月 9 日

国务院关于整合城乡居民基本医疗保险制度的意见

国发〔2016〕3 号

各省、自治区、直辖市人民政府，国务院各部委、各直属机构：

整合城镇居民基本医疗保险（以下简称城镇居民医保）和新型农村合作医疗（以下简称新农合）两项制度，建立统一的城乡居民基本医疗保险（以下简称城乡居民医保）制度，是推进医药卫生体制改革、实现城乡居民公平享有基本医疗保险权益、促进社会公平正义、增进人民福祉的重大举措，对促进城乡经济社会协调发展、全面建成小康社会具有重要意义。

在总结城镇居民医保和新农合运行情况以及地方探索实践经验的基础上，现就整合建立城乡居民医保制度提出如下意见。

一、总体要求与基本原则

（一）总体要求。

以邓小平理论、"三个代表"重要思想、科学发展观为指导，认真贯彻党的十八大、十八届二中、三中、四中、五中全会和习近平总书记系列重要讲话精神，落实党中央、国务院关于深化医药卫生体制改革的要求，按照全覆盖、保基本、多层次、可持续的方针，加强统筹协调与顶层设计，遵循先易后难、循序渐进的原则，从完善政策入手，推进城镇居民医保和新农合制度整合，逐步在全国范围内建立起统一的城乡居民医保制度，推动保障更加公平、管理服务更加规范、医疗资源利用更加有效，促进全民医保体系持续健康发展。

（二）基本原则。

1. 统筹规划、协调发展。要把城乡居民医保制度整合纳入全民医保体系发展和深化医改全局，统筹安排，合理规划，突出医保、医疗、医药三医联动，加强基本医保、大病保险、医疗救助、疾病应急救助、商业健康保险等衔接，强化制度的系统性、整体性、协同性。

2. 立足基本、保障公平。要准确定位，科学设计，立足经济社会发展水平、城乡居民负担和基金承受能力，充分考虑并逐步缩小城乡差距、地区差异，保障城乡居民公平享有基本医保待遇，实现城乡居民医保制度可持续发展。

3. 因地制宜、有序推进。要结合实际，全面分析研判，周密制订实施方案，加强整合前后的衔接，确保工作顺畅接续、有序过渡，确保群众基本医保待遇不受影响，确保医保基金安全和制度运行平稳。

4. 创新机制、提升效能。要坚持管办分开，落实政府责任，完善管理运行机制，深入推进支付方式改革，提升医保资金使用效率和经办管理服务效能。充分发挥市场机制作用，调动社会力量参与基本医保经办服务。

二、整合基本制度政策

（一）统一覆盖范围。

城乡居民医保制度覆盖范围包括现有城镇居民医保和新农合所有应参保（合）人员，即覆盖除职工基本医疗保险应参保人员以外的其他所有城乡居民。农民工和灵活就业人员依法参加职工基本医疗保险，有困难的可按照当地规定参加城乡居民医保。各地要完善参保方式，促进应保尽保，避免重复参保。

（二）统一筹资政策。

坚持多渠道筹资，继续实行个人缴费与政府补助相结合为主的筹资方式，鼓励集体、单位或其他社会经济组织给予扶持或资助。各地要统筹考虑城乡居民医保与大病保险保障需求，按照基金收支平衡的原则，合理确定城乡统一的筹资标准。现有城镇居民医保和新农合个人缴费标准差距较大的地区，可采取差别缴费的办法，利用2-3年时间逐步过渡。整合后的实际人均筹资和个人缴费不得低于现有水平。

完善筹资动态调整机制。在精算平衡的基础上，逐步建立与经济社会发展水平、各方承受能力相适应的稳定筹资机制。逐步建立个人缴费标准与城乡居民人均可支配收入相衔接的机制。合理划分政府与个人的筹资责任，在提高政府补助标准的同时，适当提高个人缴费比重。

（三）统一保障待遇。

遵循保障适度、收支平衡的原则，均衡城乡保障待遇，逐步统一保障范围和支付标准，为参保人员提供公平的基本医疗保障。妥善处理整合前的特殊保障政策，做好过渡与衔接。

城乡居民医保基金主要用于支付参保人员发生的住院和门诊医药费用。稳定住院保障水平，政策范围内住院费用支付比例保持在75%左右。进一步完善门诊统筹，逐步提高门诊保障水平。逐步缩小政策范围内支付比例与实际支付比例间的差距。

（四）统一医保目录。

统一城乡居民医保药品目录和医疗服务项目目录，明确药品和医疗服务支付范围。各省（区、市）要按照国家基本医保用药管理和基本药物制度有关规定，遵循临床必需、安全有效、价格合理、技术适宜、基金可承受的原则，在现有城镇居民医保和新农合目录的基础上，适当考虑参保人员需求变化进行调整，有增有减、有控有扩，做到种类基本齐全、结构总体合理。完善医保目录管理办法，实行分级管理、动态调整。

（五）统一定点管理。

统一城乡居民医保定点机构管理办法，强化定点服务协议管理，建立健全考核评价机制和动态的准入退出机制。对非公立医疗机构与公立医疗机构实行同等的定点管理政策。原则上由统筹地区管理机构负责定点机构的准入、退出和监管，省级管理机构负责制订定点机构的准入原则和管理办法，并重点加强对统筹区域外的省、市级定点医疗机构的指导与监督。

（六）统一基金管理。

城乡居民医保执行国家统一的基金财务制度、会计制度和基金预决算管理制度。城乡居民医保基金纳入财政专户，实行"收支两条线"管理。基金独立核算、专户管理，任何单位和个人不得挤占挪用。

结合基金预算管理全面推进付费总额控制。基金使用遵循以收定支、收支平衡、略有结余的原则，确保应支付费用及时足额拨付，合理控制基金当年结余率和累计结余率。建立健全基金运行风险预警机制，防范基金风险，提高使用效率。

强化基金内部审计和外部监督，坚持基金收支运行情况信息公开和参保人员就医结算信息公示制度，加强社会监督、民主监督和舆论监督。

三、理顺管理体制

（一）整合经办机构。

鼓励有条件的地区理顺医保管理体制，统一基本医保行政管理职能。充分利用现有城镇居民医保、新农合经办资源，整合城乡居民医保经办机构、人员和信息系统，规范经办流程，提供一体化的经办服务。完善经办机构内外部监督制约机制，加强培训和绩效考核。

（二）创新经办管理。

完善管理运行机制，改进服务手段和管理办法，优化经办流程，提高管理效率和服务水平。鼓励有条件的地区创新经办服务模式，推进管办分开，引入竞争机制，在确保基金安全和有效监管的前提下，以政府购买服务的方式委托具有资质的商业保险机构等社会力量参与基本医保的经办服务，激发经办活力。

四、提升服务效能

（一）提高统筹层次。

城乡居民医保制度原则上实行市（地）级统筹，各地要围绕统一待遇政策、基金管理、信息系统和就医结算等重点，稳步推进市（地）级统筹。做好医保关系转移接续和异地就医结算服务。根据统筹地区内各县（市、区）的经济发展和医疗服务水平，加强基金的分级管理，充分调动县级政府、经办管理机构基金管理的积极性和主动性。鼓励有条件的地区实行省级统筹。

（二）完善信息系统。

整合现有信息系统，支撑城乡居民医保制度运行和功能拓展。推动城乡居民医保信息系统与定点机构信息系统、医疗救助信息系统的业务协同和信息共享，做好城乡居民医保信息系统与参与经办服务的商业保险机构信息系统必要的信息交换和数据共享。强化信息安全和患者信息隐私保护。

（三）完善支付方式。

系统推进按人头付费、按病种付费、按床日付费、总额预付等多种付费方式相结合的复合支付方式改革，建立健全医保经办机构与医疗机构及药品供应商的谈判协商机制和风险分担机制，推动形成合理的医保支付标准，引导定点医疗机构规范服务行为，控制医疗费用不合理增长。

通过支持参保居民与基层医疗机构及全科医师开展签约服务、制定差别化的支付政策等措施，推进分级诊疗制度建设，逐步形成基层首诊、双向转诊、急慢分治、上下联动的就医新秩序。

（四）加强医疗服务监管。

完善城乡居民医保服务监管办法，充分运用协议管理，强化对医疗服务的监控作用。各级医保经办机构要利用信息化手段，推进医保智能审核和实时监控，促进合理诊疗、合理用药。卫生计生行政部门要加强医疗服务监管，规范医疗服务行为。

五、精心组织实施，确保整合工作平稳推进

（一）加强组织领导。

整合城乡居民医保制度是深化医改的一项重点任务，关系城乡居民切身利益，涉及面广、政策性强。各地各有关部门要按照全面深化改革的战略布局要求，充分认识这项工作的重要意义，加强领导，精心组织，确保整合工作平稳有序推进。各省级医改领导小组要加强统筹协调，及时研究解决整合过程中的问题。

（二）明确工作进度和责任分工。

各省（区、市）要于2016年6月底前对整合城乡居民医保工作作出规划和部署，明确时间表、路线图，健全工作推进和考核评价机制，严格落实责任制，确保各项政策措施落实到

位。各统筹地区要于 2016 年 12 月底前出台具体实施方案。综合医改试点省要将整合城乡居民医保作为重点改革内容，加强与医改其他工作的统筹协调，加快推进。

各地人力资源社会保障、卫生计生部门要完善相关政策措施，加强城乡居民医保制度整合前后的衔接；财政部门要完善基金财务会计制度，会同相关部门做好基金监管工作；保险监管部门要加强对参与经办服务的商业保险机构的从业资格审查、服务质量和市场行为监管；发展改革部门要将城乡居民医保制度整合纳入国民经济和社会发展规划；编制管理部门要在经办资源和管理体制整合工作中发挥职能作用；医改办要协调相关部门做好跟踪评价、经验总结和推广工作。

（三）做好宣传工作。

要加强正面宣传和舆论引导，及时准确解读政策，宣传各地经验亮点，妥善回应公众关切，合理引导社会预期，努力营造城乡居民医保制度整合的良好氛围。

国务院

2016 年 1 月 3 日

国务院关于第二批取消 152 项中央指定地方实施行政审批事项的决定

国发〔2016〕9 号

各省、自治区、直辖市人民政府，国务院各部委、各直属机构：

经研究论证，国务院决定第二批取消 152 项中央指定地方实施的行政审批事项。

各地区、各部门要抓紧做好取消事项的后续衔接工作，切实加强事中事后监管，特别是涉及安全生产和维护公共安全的，要进一步细化措施，明确责任主体和工作方法，做好跟踪督导工作。

以部门规章、规范性文件等形式设定的面向公民、法人和社会组织的审批事项已清理完毕。今后行政许可只能依据行政许可法的规定设定，不得把已取消的中央指定事项作为行政许可的设定依据。尚未制定法律、行政法规的，地方性法规可以设定行政许可；尚未制定法律、行政法规和地方性法规的，因行政管理的需要，确需立即实施行政许可的，省、自治区、直辖市人民政府规章可以设定临时性的行政许可。

附件：国务院决定第二批取消中央指定地方实施的行政审批事项目录（共计 152 项）（略）

国务院

2016 年 2 月 3 日

说明：

2016 年 2 月 3 日，国务院印发《关于第二批取消 152 项中央指定地方实施行政审批事项的决定》（国发〔2016〕9 号），规定取消从事第三方药品物流业务批准、对国家食品药品监督管理总局负责的麻醉药品和精神药品研究立项审批的初审、对国家食品药品监督管理总局负责的国产保健食品注册的初审、对国家食品药品监督管理总局负责的特殊用途化妆品审批的初审、对国家食品药品监督管理总局负责的处方药转换非处方药申报资料的初审、对国家食品药品监督管理总局负责的药品注册补充申请的初审、对国家食品药品监督管理总局负责的直接接触药品的包装材料和容器注册的初审等 7 项省级食品药品监督管理部门实施的审批事项。

国务院关于取消 13 项国务院部门行政许可事项的决定

国发〔2016〕10 号

各省、自治区、直辖市人民政府，国务院各部委、各直属机构：

经研究论证，国务院决定取消 13 项行政许可事项，现予公布。

附件：国务院决定取消的国务院部门行政许可事项目录（共计 13 项）

国务院

2016 年 2 月 3 日

附件

国务院决定取消的国务院部门行政许可事项目录

（共计 13 项）

序号	项目名称	审批部门	设定依据
1	价格鉴证师注册核准	国家发展改革委	《国务院对确需保留的行政审批项目设定行政许可的决定》（国务院令第412号）

序号	项目名称	审批部门	设定依据
2	甲级价格评估机构资质认定	国家发展改革委	《国务院对确需保留的行政审批项目设定行政许可的决定》（国务院令第412号）
3	开采黄金矿产资质认定	工业和信息化部	《矿产资源开采登记管理办法》（国务院令第241号） 《国务院关于对黄金矿产实行保护性开采的通知》（国发〔1988〕75号） 《关于解释重要矿产资源管理有关问题的复函》（中编办函〔1999〕107号）
4	地质资料保护登记	国土资源部	《地质资料管理条例》（国务院令第349号）
5	经营流通人民币审批	中国人民银行	《中华人民共和国人民币管理条例》（国务院令第280号）
6	进入全国银行间同业拆借市场审批	中国人民银行	《中华人民共和国中国人民银行法》 《同业拆借管理办法》（中国人民银行令〔2007〕第3号）
7	商业银行跨境调运人民币现钞审核	中国人民银行	《中华人民共和国国家货币出入境管理办法》（国务院令第108号） 《海关总署关于明确进出境货币现钞管理有关问题的通知》（署法〔1999〕394号）
8	中药材生产质量管理规范(GAP)认证	食品药品监管总局	《国务院对确需保留的行政审批项目设定行政许可的决定》（国务院令第412号）
9	被清算的外资金融机构提取生息资产审批	银监会	《国务院对确需保留的行政审批项目设定行政许可的决定》（国务院令第412号） 《中华人民共和国外资银行管理条例实施细则》（银监会令2015年第7号）

序号	项目名称	审批部门	设定依据
10	其他期货经营机构从事期货投资咨询业务资格审批	证监会	《期货交易管理条例》（国务院令第489号）
11	聘请外国专家单位资格认可	国家外专局	《国务院对确需保留的行政审批项目设定行政许可的决定》（国务院令第412号）
12	民航计量检定员资格认可	中国民航局	《中华人民共和国计量法实施细则》（1987年1月19日国务院批准，1987年2月1日国家计量局发布）
13	资产管理公司对外处置不良资产备案登记、汇兑核准	国家外汇局	《国务院对确需保留的行政审批项目设定行政许可的决定》（国务院令第412号）

国务院关于加强农村留守儿童关爱保护工作的意见

国发〔2016〕13号

各省、自治区、直辖市人民政府，国务院各部委、各直属机构：

近年来，随着我国经济社会发展和工业化、城镇化进程推进，一些地方农村劳动力为改善家庭经济状况、寻求更好发展、走出家乡务工、创业，但受工作不稳定和居住、教育、照料等客观条件限制，有的选择将未成年子女留在家乡交由他人监护照料，导致大量农村留守儿童出现。农村劳动力外出务工为我国经济建设作出了积极贡献，对改善自身家庭经济状况起到了重要作用，客观上为子女的教育和成长创造了一定的物质基础和条件，但也导致部分儿童与父母长期分离，缺乏亲情关爱和有效监护，出现心理健康问题甚至极端行为，遭受意外伤害甚至不法侵害。这些问题严重影响儿童健康成长，影响社会和谐稳定，各方高度关注，社会反响强烈。进一步加强农村留守儿童关爱保护工作，为广大农村留守儿童健康成长创造更好的环境，是一项重要而紧迫的任务。现提出以下意见：

一、充分认识做好农村留守儿童关爱保护工作的重要意义

留守儿童是指父母双方外出务工或一方外出务工另一方无监护能力、不满十六周岁的未成年人。农村留守儿童问题是我国经济社会发展中的阶段性问题，是我国城乡发展不均衡、公共服务不均等、社会保障不完善等问题的深刻反映。近年来，各地区、各有关部门积极开展农村留守儿童关爱保护工作，对促进广大农村留守儿童健康成长起到了积极作用，但工作中还存在一些薄弱环节，突出表现在家庭监护缺乏监督指导、关爱服务体系不完善、救助保护机制不健全等方面，农村留守儿童关爱保护工作制度化、规范化、机制化建设亟待加强。

农村留守儿童和其他儿童一样是祖国的未来和希望，需要全社会的共同关心。做好农村留守儿童关爱保护工作，关系到未成年人健康成长，关系到家庭幸福与社会和谐，关系到全面建成小康社会大局。党中央、国务院对做好农村留守儿童关爱保护工作高度重视。加强农村留守儿童关爱保护工作、维护未成年人合法权益，是各级政府的重要职责，也是家庭和全社会的共同责任。各地区、各有关部门要充分认识加强农村留守儿

童关爱保护工作的重要性和紧迫性，增强责任感和使命感，加大工作力度，采取有效措施，确保农村留守儿童得到妥善监护照料和更好关爱保护。

二、总体要求

（一）指导思想。全面落实党的十八大和十八届二中、三中、四中、五中全会精神，深入贯彻习近平总书记系列重要讲话精神，按照国务院决策部署，以促进未成年人健康成长为出发点和落脚点，坚持依法保护，不断健全法律法规和制度机制，坚持问题导向，强化家庭监护主体责任，加大关爱保护力度，逐步减少儿童留守现象，确保农村留守儿童安全、健康、受教育等权益得到有效保障。

（二）基本原则。

坚持家庭尽责。落实家庭监护主体责任，监护人要依法尽责，在家庭发展中首先考虑儿童利益；加强对家庭监护和委托监护的督促指导，确保农村留守儿童得到妥善监护照料、亲情关爱和家庭温暖。

坚持政府主导。把农村留守儿童关爱保护工作作为各级政府重要工作内容，落实县、乡镇人民政府属地责任，强化民政等有关部门的监督指导责任，健全农村留守儿童关爱服务体系和救助保护机制，切实保障农村留守儿童合法权益。

坚持全民关爱。充分发挥村（居）民委员会、群团组织、社会组织、专业社会工作者、志愿者等各方面积极作用，着力解决农村留守儿童在生活、监护、成长过程中遇到的困难和问题，形成全社会关爱农村留守儿童的良好氛围。

坚持标本兼治。既立足当前，完善政策措施，健全工作机制，着力解决农村留守儿童监护缺失等突出问题；又着眼长远，统筹城乡发展，从根本上解决儿童留守问题。

（三）总体目标。家庭、政府、学校尽职尽责，社会力量积极参与的农村留守儿童关爱保护工作体系全面建立，强制报告、应急处置、评估帮扶、监护干预等农村留守儿童救助保护机制有效运行，侵害农村留守儿童权益的事件得到有效遏制。到2020年，未成年人保护法律法规和制度体系更加健全，全社会关爱保护儿童的意识普遍增强，儿童成长环境更为改善、安全更有保障，儿童留守现象明显减少。

三、完善农村留守儿童关爱服务体系

（一）强化家庭监护主体责任。父母要依法履行对未成年子女的监护职责和抚养义务。外出务工人员要尽量携带未成年子女共同生活或父母一方留家照料，暂不具备条件的应当委托有监护能力的亲属或其他成年人代为监护，不得让不满十六周岁的儿童脱离监护单独居住生活。外出务工人员要与留守未成年子女常联系、多见面，及时了解掌握他们的生活、学习和心理状况，给予更多亲情关爱。父母或受委托监护人不履行监护职责的，村（居）民委员会、公安机关和有关部门要及时予以劝诫、制止；情节严重或造成严重后果的，公安等有关机关要依法追究其责任。

（二）落实县、乡镇人民政府和村（居）民委员会职责。县级人民政府要切实加强统筹协调和督促检查，结合本地实际制定切实可行的农村留守儿童关爱保护政策措施，认真组织开展关爱保护行动，确保关爱保护工作覆盖本行政区域内所有农村留守儿童。乡镇人民政府（街道办事处）和村（居）民委员会要加强对监护人的法治宣传、监护监督和指导，督促其履行监护责任，提高监护能力。村（居）民委员会要定期走访、全面排查，及时掌握农村留守儿童的家庭情况、监护情况、就学情况等基本信息，并向乡镇人民政府（街道办事处）报告；要为农村留守儿童通过电话、视频等方式与父母联系提供便利。乡镇人民政府（街道办事处）要建立翔实完备的农村留守儿童信息台账，一人一档案，实行动态管理、精准施策，为有关部门和社会力量参与农村留守儿童关爱保护工作提供支持；通过党员干部上门家访、驻村干部探访、专业社会工作者随访等方式，对重点对象进行核查，确保农村留守儿童得到妥善照料。县级民政部门及救助管理机构要对乡镇人民政府（街道办事处）、村（居）民委员会开展的监护监督等工作提供政策指导和技术支持。

（三）加大教育部门和学校关爱保护力度。县级人民政府要完善控辍保学部门协调机制，督促监护人送适龄儿童、少年入学并完成义务教育。教育行政部门要落实免费义务教育和教育资助政策，确保农村留守儿童不因贫困而失学；支持和指导中小学校加强心理健康教育，促进学生心理、人格积极健康发展，及早发现并纠正心理问题和不良行为；加强对农村留守儿童相对集中学校教职工的专题培训，着重提高班主任和宿舍管理人员关爱照料农村留守儿童的能力；会同公安机关指导和协助中小学校完善人防、物防、技防措施，加强校园安全管理，做好法治宣传和安全教育，帮助儿童增强防范不法侵害的意识、掌握预防意外伤害的安全常识。中小学校要对农村留守儿童受教育情况实施全程管理，利用电话、家访、家长会等方式加强与家长、受委托监护人的沟通交流，了解农村留守儿童生活情况和思想动态，帮助监护人掌握农村留守儿童学习情况，提升监护人责任意识和教育管理能力；及时了解无故旷课农村留守儿童情况，落实辍学学生登记、劝返复学和书面报告制度，劝返无效的，应书面报告县级教育行政部门和乡镇人民政府，依法采取措施劝返复学；帮助农村留守儿童通过电话、视频等方式加强与父母的情感联系和亲情交流。寄宿制学校要完善教职工值班制度，落实学生宿舍安全管理责任，丰富校园文化生活，引导寄宿学生积极参与体育、艺术、社会实践等活动，增强学校教育吸引力。

（四）发挥群团组织关爱服务优势。各级工会、共青团、妇联、残联、关工委等群团组织要发挥自身优势，积极为农村留守儿童提供假期日间照料、课后辅导、心理疏导等关爱服务。工会、共青团要广泛动员广大职工、团员青年、少先队员等开展多种形式的农村留守儿童关爱服务和互助活动。妇联要依托妇女之家、儿童之家等活动场所，为农村留守儿童和其他儿童提供关爱服务，加强对农村留守儿童父母、受委托监护人的家庭教育指导，引导他们及时关注农村留守儿童身心健康状况，加强亲情关爱。残联要组织开展农村留守残疾儿童康复等工作。关工委要组织动员广大老干部、老战士、老专家、老教师、老模范等离退休老同志，协同做好农村留守儿童的关爱与服务工作。

（五）推动社会力量积极参与。加快孵化培育社会工作专业服务机构、公益慈善类社会组织、志愿服务组织，民政等部门要通过政府购买服务等方式支持其深入城乡社区、学校和家庭，开展农村留守儿童监护指导、心理疏导、行为矫治、社会融入和家庭关系调适等专业服务。充分发挥市场机制作用，支持社会组织、爱心企业依托学校、社区综合服务设施举办农村留守儿童托管服务机构，财税部门要依法落实税费减免优惠政策。

四、建立健全农村留守儿童救助保护机制

（一）建立强制报告机制。学校、幼儿园、医疗机构、村（居）民委员会、社会工作服务机构、救助管理机构、福利机构及其工作人员，在工作中发现农村留守儿童脱离监护单独居住生活或失踪、监护人丧失监护能力或不履行监护责任、疑似遭受家庭暴力、疑似遭受意外伤害或不法侵害等情况的，应当在第一时间向公安机关报告。负有强制报告责任的单位和人员未履行报告义务的，其上级机关和有关部门要严肃追责。其他公民、社会组织积极向公安机关报告的，应及时给予表扬和奖励。

（二）完善应急处置机制。公安机关要及时受理有关报告，第一时间出警调查，有针对性地采取应急处置措施，强制

报告责任人要协助公安机关做好调查和应急处置工作。属于农村留守儿童单独居住生活的，要责令其父母立即返回或确定受委托监护人，并对父母进行训诫；属于监护人丧失监护能力或不履行监护责任的，要联系农村留守儿童父母立即返回或委托其他亲属监护照料；上述两种情形联系不上农村留守儿童父母的，要就近护送至其他近亲属、村（居）民委员会或救助管理机构、福利机构临时监护照料，并协助通知农村留守儿童父母立即返回或重新确定受委托监护人。属于失踪的，要按照儿童失踪快速查找机制及时开展调查。属于遭受家庭暴力的，要依法制止，必要时通知并协助民政部门将其安置到临时庇护场所、救助管理机构或者福利机构实施保护；属于遭受其他不法侵害、意外伤害的，要依法制止侵害行为、实施保护；对于上述两种情形，要按照有关规定调查取证，协助其就医、鉴定伤情，为进一步采取干预措施、依法追究相关法律责任打下基础。公安机关要将相关情况及时通报乡镇人民政府（街道办事处）。

（三）健全评估帮扶机制。乡镇人民政府（街道办事处）接到公安机关通报后，要会同民政部门、公安机关在村（居）民委员会、中小学校、医疗机构以及亲属、社会工作专业服务机构的协助下，对农村留守儿童的安全处境、监护情况、身心健康状况等进行调查评估，有针对性地安排监护指导、医疗救治、心理疏导、行为矫治、法律服务、法律援助等专业服务。对于监护人家庭经济困难且符合有关社会救助、社会福利政策的，民政及其他社会救助部门要及时纳入保障范围。

（四）强化监护干预机制。对实施家庭暴力、虐待或遗弃农村留守儿童的父母或受委托监护人，公安机关应当给予批评教育，必要时予以治安管理处罚，情节恶劣构成犯罪的，依法立案侦查。对于监护人将农村留守儿童置于无人监管和照看状态导致其面临危险且经教育不改的，或者拒不履行监护职责六个月以上导致农村留守儿童生活无着的，或者实施家庭暴力、虐待或遗弃农村留守儿童导致其身心健康严重受损的，其近亲属、村（居）民委员会、县级民政部门等有关人员或者单位要依法向人民法院申请撤销监护人资格，另行指定监护人。

五、从源头上逐步减少儿童留守现象

（一）为农民工家庭提供更多帮扶支持。各地要大力推进农民工市民化，为其监护照料未成年子女创造更好条件。符合落户条件的要有序推进其本人及家属落户。符合住房保障条件的要纳入保障范围，通过实物配租公共租赁住房或发放租赁补贴等方式，满足其家庭的基本居住需求。不符合上述条件的，要在生活居住、日间照料、义务教育、医疗卫生等方面提供帮助。倡导用工单位、社会组织和专业社会工作者、志愿者队伍等社会力量，为其照料未成年子女提供便利条件和更多帮助。公办义务教育学校要普遍对农民工未成年子女开放，要通过政府购买服务等方式支持农民工未成年子女接受义务教育；完善和落实符合条件的农民工子女在输入地参加中考、高考政策。

（二）引导扶持农民工返乡创业就业。各地要大力发展县域经济，落实国务院关于支持农民工返乡创业就业的一系列政策措施。中西部地区要充分发挥比较优势，积极承接东部地区产业转移，加快发展地方优势特色产业，加强基本公共服务，制定和落实财政、金融等优惠扶持政策，落实定向减税和普遍性降费政策，为农民工返乡创业就业提供便利条件。人力资源社会保障等有关部门要广泛宣传农民工返乡创业就业政策，加强农村劳动力的就业创业技能培训，对有意愿就业创业的，要有针对性地推荐用工岗位信息或创业项目信息。

六、强化农村留守儿童关爱保护工作保障措施

（一）加强组织领导。各地要将农村留守儿童关爱保护工作纳入重要议事日程，建立健全政府领导，民政部门牵头，教育、公安、司法行政、卫生计生等部门和妇联、共青团等群团

组织参加的农村留守儿童关爱保护工作领导机制，及时研究解决工作中的重大问题。民政部要牵头建立农村留守儿童关爱保护工作部际联席会议制度，会同有关部门在 2016 年上半年开展一次全面的农村留守儿童摸底排查，依托现有信息系统完善农村留守儿童信息管理功能，健全信息报送机制。各级妇儿工委和农民工工作领导小组要将农村留守儿童关爱保护作为重要工作内容，统筹推进相关工作。各地民政、公安、教育等部门要强化责任意识，督促有关方面落实相关责任。要加快推动完善未成年人保护相关法律法规，进一步明确权利义务和各方职责，特别要强化家庭监护主体责任，为农村留守儿童关爱保护工作提供有力法律保障。

（二）加强能力建设。统筹各方资源，充分发挥政府、市场、社会的作用，逐步完善救助管理机构、福利机构场所设施，满足临时监护照料农村留守儿童的需要。加强农村寄宿制学校建设，促进寄宿制学校合理分布，满足农村留守儿童入学需求。利用现有公共服务设施开辟儿童活动场所，提供必要托管服务。各级财政部门要优化和调整支出结构，多渠道筹措资金，支持做好农村留守儿童关爱保护工作。各地要积极引导社会资金投入，为农村留守儿童关爱保护工作提供更加有力的支撑。各地区、各有关部门要加强农村留守儿童关爱保护工作队伍建设，配齐配强工作人员，确保事有人干、责有人负。

（三）强化激励问责。各地要建立和完善工作考核和责任追究机制，对认真履责、工作落实到位、成效明显的，要按照国家有关规定予以表扬和奖励；对工作不力、措施不实、造成严重后果的，要追究有关领导和人员责任。对贡献突出的社会组织和个人，要适当给予奖励。

（四）做好宣传引导。加强未成年人保护法律法规和政策措施宣传工作，开展形式多样的宣传教育活动，强化政府主导、全民关爱的责任意识和家庭自觉履行监护责任的法律意识。建立健全舆情监测预警和应对机制，理性引导社会舆论，及时回应社会关切，宣传报道先进典型，营造良好社会氛围。

各省（区、市）要结合本地实际，制定具体实施方案。对本意见的执行情况，国务院将适时组织专项督查。

国务院

2016 年 2 月 4 日

国务院关于印发中医药发展战略规划纲要（2016-2030 年）的通知

国发〔2016〕15 号

各省、自治区、直辖市人民政府，国务院各部委、各直属机构：

现将《中医药发展战略规划纲要（2016-2030 年）》印发给你们，请认真贯彻执行。

国务院

2016 年 2 月 22 日

中医药发展战略规划纲要

（2016-2030 年）

中医药作为我国独特的卫生资源、潜力巨大的经济资源、具有原创优势的科技资源、优秀的文化资源和重要的生态资源，在经济社会发展中发挥着重要作用。随着我国新型工业化、信息化、城镇化、农业现代化深入发展，人口老龄化进程加快，健康服务业蓬勃发展，人民群众对中医药服务的需求越来越旺盛，迫切需要继承、发展、利用好中医药，充分发挥中医药在深化医药卫生体制改革中的作用，造福人类健康。为明确未来十五年我国中医药发展方向和工作重点，促进中医药事业健康发展，制定本规划纲要。

一、基本形势

新中国成立后特别是改革开放以来，党中央、国务院高度重视中医药工作，制定了一系列政策措施，推动中医药事业发展取得了显著成就。中医药总体规模不断扩大，发展水平和服务能力逐步提高，初步形成了医疗、保健、科研、教育、产业、文化整体发展新格局，对经济社会发展贡献度明显提升。截至2014年底，全国共有中医类医院（包括中医、中西医结合、民族医医院，下同）3732所，中医类医院床位75.5万张，中医类执业（助理）医师39.8万人，2014年中医类医院总诊疗人次5.31亿。中医药在常见病、多发病、慢性病及疑难病症、重大传染病防治中的作用得到进一步彰显，得到国际社会广泛认可。2014年中药生产企业达到3813家，中药工业总产值7302亿元。中医药已经传播到183个国家和地区。

另一方面，我国中医药资源总量仍然不足，中医药服务领域出现萎缩现象，基层中医药服务能力薄弱，发展规模和水平还不能满足人民群众健康需求；中医药高层次人才缺乏，继承不足、创新不够；中药产业集中度低，野生中药材资源破坏严重，部分中药材品质下降，影响中医药可持续发展；适应中医药发展规律的法律政策体系有待健全；中医药走向世界面临制约和壁垒，国际竞争力有待进一步提升；中医药治理体系和治理能力现代化水平亟待提高，迫切需要加强顶层设计和统筹规划。

当前，我国进入全面建成小康社会决胜阶段，满足人民群众对简便验廉的中医药服务需求，迫切需要大力发展健康服务业，拓宽中医药服务领域。深化医药卫生体制改革，加快推进健康中国建设，迫切需要在构建中国特色基本医疗制度中发挥中医药独特作用。适应未来医学从疾病医学向健康医学转变、医学模式从生物医学向生物—心理—社会模式转变的发展趋势，迫切需要继承和发展中医药的绿色健康理念、天人合一的整体观念、辨证施治和综合施治的诊疗模式、运用自然的防治手段和全生命周期的健康服务。促进经济转型升级，培育新的经济增长动能，迫切需要加大对中医药的扶持力度，进一步激发中医药原创优势，促进中医药产业提质增效。传承和弘扬中华优秀传统文化，迫切需要进一步普及和宣传中医药文化知识。实施"走出去"战略，推进"一带一路"建设，迫切需要推动中医药海外创新发展。各地区、各有关部门要正确认识形势，把握机遇，扎实推进中医药事业持续健康发展。

二、指导思想、基本原则和发展目标

（一）指导思想。

认真落实党的十八大和十八届二中、三中、四中、五中全会精神，深入贯彻习近平总书记系列重要讲话精神，紧紧围绕"四个全面"战略布局和党中央、国务院决策部署，牢固树立创新、协调、绿色、开放、共享发展理念，坚持中西医并重，从思想认识、法律地位、学术发展与实践运用上落实中医药与西医药的平等地位，充分遵循中医药自身发展规律，以推进继承创新为主题，以提高中医药发展水平为中心，以完善符合中医药特点的管理体制和政策机制为重点，以增进和维护人民群众健康为目标，拓展中医药服务领域，促进中西医结合，发挥中医药在促进卫生、经济、科技、文化和生态文明发展中的独特作用，统筹推进中医药事业振兴发展，为深化医药卫生体制改革、推进健康中国建设、全面建成小康社会和实现"两个一百年"奋斗目标作出贡献。

（二）基本原则。

坚持以人为本、服务惠民。以满足人民群众中医药健康需求为出发点和落脚点，坚持中医药发展为了人民、中医药成果惠及人民，增进人民健康福祉，保证人民享有安全、有效、方便的中医药服务。

坚持继承创新、突出特色。把继承创新贯穿中医药发展一切工作，正确把握好继承和创新的关系，坚持和发扬中医药特色优势，坚持中医药原创思维，充分利用现代科学技术和方法，推动中医药理论与实践不断发展，推进中医药现代化，在创新中不断形成新特色、新优势，永葆中医药薪火相传。

坚持深化改革、激发活力。改革完善中医药发展体制机制，充分发挥市场在资源配置中的决定性作用，拉动投资消费，推进产业结构调整，更好发挥政府在制定规划、出台政策、引导投入、规范市场等方面的作用，积极营造平等参与、公平竞争的市场环境，不断激发中医药发展的潜力和活力。

坚持统筹兼顾、协调发展。坚持中医与西医相互取长补短，发挥各自优势，促进中西医结合，在开放中发展中医药。统筹兼顾中医药发展各领域、各环节，注重城乡、区域、国内国际中医药发展，促进中医药医疗、保健、科研、教育、产业、文化全面发展，促进中医中药协调发展，不断增强中医药发展的整体性和系统性。

（三）发展目标。

到2020年，实现人人基本享有中医药服务，中医医疗、保健、科研、教育、产业、文化各领域得到全面协调发展，中医药标准化、信息化、产业化、现代化水平不断提高。中医药健康服务能力明显增强，服务领域进一步拓宽，中医医疗服务体系进一步完善，每千人口公立中医类医院床位数达到0.55张，中医药服务可得性、可及性明显改善，有效减轻群众医疗负担，进一步放大医改惠民效果；中医基础理论研究及重大疾病攻关取得明显进展，中医药防治水平大幅度提高；中医药人才教育培养体系基本建立，凝聚一批学术领先、医术精湛、医德高尚的中医药人才，每千人口卫生机构中医执业类（助理）医师数达到 0.4 人；中医药产业现代化水平显著提高，中药工业总产值占医药工业总产值 30% 以上，中医药产业成为国民经济重要支柱之一；中医药对外交流合作更加广泛；符合中医药发展规律的法律体系、标准体系、监督体系和政策体系基本建立，中医药管理体制更加健全。

到 2030 年，中医药治理体系和治理能力现代化水平显著提升，中医药服务领域实现全覆盖，中医药健康服务能力显著增强，在治未病中的主导作用、在重大疾病治疗中的协同作用、在疾病康复中的核心作用得到充分发挥；中医药科技水平显著提高，基本形成一支由百名国医大师、万名中医名师、百万中医师、千万职业技能人员组成的中医药人才队伍；公民中医健康文化素养大幅度提升；中医药工业智能化水平迈上新台阶，对经济社会发展的贡献率进一步增强，我国在世界传统医药发展中的引领地位更加巩固，实现中医药继承创新发展、统筹协调发展、生态绿色发展、包容开放发展和人民共享发展，为健康中国建设奠定坚实基础。

三、重点任务

（一）切实提高中医医疗服务能力。

1. 完善覆盖城乡的中医医疗服务网络。全面建成以中医类医院为主体、综合医院等其他类别医院中医药科室为骨干、基层医疗卫生机构为基础、中医门诊部和诊所为补充、覆盖城乡的中医医疗服务网络。县级以上地方人民政府要在区域卫生规划中合理配置中医医疗资源，原则上在每个地市级区域、县级区域设置 1 个市办中医类医院、1 个县办中医类医院，在综合医院、妇幼保健机构等非中医类医疗机构设置中医药科室。在乡镇卫生院和社区卫生服务中心建立中医馆、国医堂等中医综合服务区，加强中医药设备配置和中医药人员配备。加强中医医院康复科室建设，支持康复医院设置中医药科室，加强中医康复专业技术人员的配备。

2. 提高中医药防病治病能力。实施中医临床优势培育工程，加强在区域内有影响力、科研实力强的省级或地市级中医医院能力建设。建立中医药参与突发公共事件应急网络和应急救治工作协调机制，提高中医药应急救治和重大传染病防治能力。持续实施基层中医药服务能力提升工程，提高县级中医医院和基层医疗卫生机构中医优势病种诊疗能力、中医药综合服务能力。建立慢性病中医药监测与信息管理制度，推动建立融入中医药内容的社区健康管理模式，开展高危人群中医药健康干预，提升基层中医药健康管理水平。大力发展中医非药物疗法，充分发挥其在常见病、多发病和慢性病防治中的独特作用。建立中医医院与基层医疗卫生机构、疾病预防控制机构分工合作的慢性病综合防治网络和工作机制，加快形成急慢分治的分级诊疗秩序。

3. 促进中西医结合。运用现代科学技术，推进中西医资源整合、优势互补、协同创新。加强中西医结合创新研究平台建设，强化中西医临床协作，开展重大疑难疾病中西医联合攻关，形成独具特色的中西医结合诊疗方案，提高重大疑难疾病、急危重症的临床疗效。探索建立和完善国家重大疑难疾病中西医协作工作机制与模式，提升中西医结合服务能力。积极创造条件建设中西医结合医院。完善中西医结合人才培养政策措施，建立更加完善的西医学习中医制度，鼓励西医离职学习中医，加强高层次中西医结合人才培养。

4. 促进民族医药发展。将民族医药发展纳入民族地区和民族自治地方经济社会发展规划，加强民族医医疗机构建设，支持有条件的民族自治地方举办民族医医院，鼓励民族地区各类医疗卫生机构设立民族医药科，鼓励社会力量举办民族医院和诊所。加强民族医药传承保护、理论研究和文献的抢救与整理。推进民族药标准建设，提高民族药质量，加大开发推广力度，促进民族药产业发展。

5. 放宽中医药服务准入。改革中医医疗执业人员资格准入、执业范围和执业管理制度，根据执业技能探索实行分类管理，对举办中医诊所的，将依法实施备案制管理。改革传统医学师承和确有专长人员执业资格准入制度，允许取得乡村医生执业证书的中医药一技之长人员在乡镇和村开办中医诊所。鼓励社会力量举办连锁中医医疗机构，对社会资本举办只提供传统中医药服务的中医门诊部、诊所，医疗机构设置规划和区域卫生发展规划不作布局限制，支持有资质的中医专业技术人员特别是名老中医开办中医门诊部、诊所，鼓励药品经营企业举办中医坐堂医诊所。保证社会办和政府办中医医疗机构在准入、执业等方面享有同等权利。

6. 推动"互联网+"中医医疗。大力发展中医远程医疗、移动医疗、智慧医疗等新型医疗服务模式。构建集医学影像、检验报告等健康档案于一体的医疗信息共享服务体系，逐步建立跨医院的中医医疗数据共享交换标准体系。探索互联网延伸医嘱、电子处方等网络中医医疗服务应用。利用移动互联网等信息技术提供在线预约诊疗、候诊提醒、划价缴费、诊疗报告查询、药品配送等便捷服务。

（二）大力发展中医养生保健服务。

7. 加快中医养生保健服务体系建设。研究制定促进中医养生保健服务发展的政策措施，支持社会力量举办中医养生保健机构，实现集团化发展或连锁化经营。实施中医治未病健康工程，加强中医医院治未病科室建设，为群众提供中医健康咨询评估、干预调理、随访管理等治未病服务，探索融健康文化、健康管理、健康保险于一体的中医健康保障模式。鼓励中医医院、中医医师为中医养生保健机构提供保健咨询、调理和药膳等技术支持。

8. 提升中医养生保健服务能力。鼓励中医医疗机构、养生保健机构走进机关、学校、企业、社区、乡村和家庭，推广普及中医养生保健知识和易于掌握的理疗、推拿等中医养生保健技术与方法。鼓励中医药机构充分利用生物、仿生、智能等现代科学技术，研发一批保健食品、保健用品和保健器械器材。加快中医治未病技术体系与产业体系建设。推广融入中医治未病理念的健康工作和生活方式。

9. 发展中医药健康养老服务。推动中医药与养老融合发展，促进中医医疗资源进入养老机构、社区和居民家庭。支持养老机构与中医医疗机构合作，建立快速就诊绿色通道，鼓励中医医疗机构面向老年人群开展上门诊视、健康查体、保健咨询等服务。鼓励中医医师在养老机构提供保健咨询和调理服务。鼓励社会资本新建以中医药健康养老为主的护理院、疗养院，探索设立中医药特色医养结合机构，建设一批医养结合示范基地。

10. 发展中医药健康旅游服务。推动中医药健康服务与旅游产业有机融合，发展以中医药文化传播和体验为主题，融中医疗养、康复、养生、文化传播、商务会展、中药材科考与旅游于一体的中医药健康旅游。开发具有地域特色的中医药健康旅游产品和线路，建设一批国家中医药健康旅游示范基地和中医药健康旅游综合体。加强中医药文化旅游商品的开发生产。建立中医药健康旅游标准化体系，推进中医药健康旅游服务标准化和专业化。举办"中国中医药健康旅游年"，支持举办国际性的中医药健康旅游展览、会议和论坛。

（三）扎实推进中医药继承。

11. 加强中医药理论方法继承。实施中医药传承工程，全面系统继承历代各家学术理论、流派及学说，全面系统继承当代名老中医药专家学术思想和临床诊疗经验，总结中医优势病种临床基本诊疗规律。将中医古籍文献的整理纳入国家中华典籍整理工程，开展中医古籍文献资源普查，抢救濒临失传的珍稀与珍贵古籍文献，推动中医古籍数字化，编撰出版《中华医藏》，加强海外中医古籍影印和回归工作。

12. 加强中医药传统知识保护与技术挖掘。建立中医药传统知识保护数据库、保护名录和保护制度。加强中医临床诊疗技术、养生保健技术、康复技术筛选，完善中医医疗技术目录及技术操作规范。加强对传统制药、鉴定、炮制技术及老药工经验的继承应用。开展对中医药民间特色诊疗技术的调查、挖掘整理、研究评价及推广应用。加强对中医药百年老字号的保护。

13. 强化中医药师承教育。建立中医药师承教育培养体系，将师承教育全面融入院校教育、毕业后教育和继续教育。鼓励医疗机构发展师承教育，实现师承教育常态化和制度化。建立传统中医师管理制度。加强名老中医药专家传承工作室建设，吸引、鼓励名老中医药专家和长期服务基层的中医药专家通过师承模式培养多层次的中医药骨干人才。

（四）着力推进中医药创新。

14. 健全中医药协同创新体系。健全以国家和省级中医药科研机构为核心，以高等院校、医疗机构和企业为主体，以中医科学研究基地（平台）为支撑，多学科、跨部门共同参与的中医药协同创新体制机制，完善中医药领域科技布局。统筹利用相关科技计划（专项、基金等），支持中医药相关科技创新工作，促进中医药科技创新能力提升，加快形成自主知识产权，促进创新成果的知识产权化、商品化和产业化。

15. 加强中医药科学研究。运用现代科学技术和传统中医药研究方法，深化中医基础理论、辨证论治方法研究，开展经穴特异性及针灸治疗机理、中药药性理论、方剂配伍理论、中药复方药效物质基础和作用机理等研究，建立概念明确、结构合理的理论框架体系。加强对重大疑难疾病、重大传染病防治的联合攻关和对常见病、多发病、慢性病的中医药防治研究，形成一批防治重大疾病和治未病的重大产品和技术成果。综合运用现代科技手段，开发一批基于中医理论的诊疗仪器与设备。探索适合中药特点的新药开发新模式，推动重大新药创制。鼓励基于经典名方、医疗机构中药制剂等的中药新药研发。针对疾病新的药物靶标，在中药资源中寻找新的候选药物。

16. 完善中医药科研评价体系。建立和完善符合中医药特点的科研评价标准和体系，研究完善有利于中医药创新的激励政策。通过同行评议和引进第三方评估，提高项目管理效率和研究水平。不断提高中医药科研成果转化效率。开展中医临床疗效评价与转化应用研究，建立符合中医药特点的疗效评价体系。

（五）全面提升中药产业发展水平。

17. 加强中药资源保护利用。实施野生中药材资源保护工程，完善中药材资源分级保护、野生中药材物种分级保护制度，建立濒危野生药用动植物保护区、野生中药材资源培育基地和濒危稀缺中药材种植养殖基地，加强珍稀濒危野生药用动植物保护、繁育研究。建立国家级药用动植物种质资源库。建立普查和动态监测相结合的中药材资源调查制度。在国家医药储备中，进一步完善中药材及中药饮片储备。鼓励社会力量投资建立中药材科技园、博物馆和药用动植物园等保育基地。探索荒漠化地区中药材种植生态经济示范区建设。

18. 推进中药材规范化种植养殖。制定中药材主产区种植区域规划。制定国家道地药材目录，加强道地药材良种繁育基地和规范化种植养殖基地建设。促进中药材种植养殖业绿色发展，制定中药材种植养殖、采集、储藏技术标准，加强对中药材种植养殖的科学引导，大力发展中药材种植养殖专业合作社和合作联社，提高规模化、规范化水平。支持发展中药材生产保险。建立完善中药材原产地标记制度。实施贫困地区中药材产业推进行动，引导贫困户以多种方式参与中药材生产，推进精准扶贫。

19. 促进中药工业转型升级。推进中药工业数字化、网络化、智能化建设，加强技术集成和工艺创新，提升中药装备制造水平，加速中药生产工艺、流程的标准化、现代化，提升中药工业知识产权运用能力，逐步形成大型中药企业集团和产业集群。以中药现代化科技产业基地为依托，实施中医药大健康产业科技创业者行动，促进中药一二三产业融合发展。开展中成药上市后再评价，加大中成药二次开发力度，开展大规模、规范化临床试验，培育一批具有国际竞争力的名方大药。开发一批中药制造机械与设备，提高中药制造业技术水平与规模效益。推进实施中药标准化行动计划，构建中药产业全链条的优质产品标准体系。实施中药绿色制造工程，形成门类丰富的新兴绿色产业体系，逐步减少重金属及其化合物等物质的使用量，严格执行《中药类制药工业水污染物排放标准》（GB 21906-2008），建立中药绿色制造体系。

20. 构建现代中药材流通体系。制定中药材流通体系建设规划，建设一批道地药材标准化、集约化、规模化和可追溯的初加工与仓储物流中心，与生产企业供应商管理和质量追溯体系紧密相连。发展中药材电子商务。利用大数据加强中药材生产信息搜集、价格动态监测分析和预测预警。实施中药材质量保障工程，建立中药材生产流通全过程质量管理和质量追溯体系，加强第三方检测平台建设。

（六）大力弘扬中医药文化。

21. 繁荣发展中医药文化。大力倡导"大医精诚"理念，强化职业道德建设，形成良好行业风尚。实施中医药健康文化素养提升工程，加强中医药文物设施保护和非物质文化遗产传承，推动更多非药物中医诊疗技术列入联合国教科文组织非物质文化遗产名录和国家级非物质文化遗产目录，使更多古代中医典籍进入世界记忆名录。推动中医药文化国际传播，展示中华文化独特魅力，提升我国文化软实力。

22. 发展中医药文化产业。推动中医药与文化产业融合发展，探索将中医药文化纳入文化产业发展规划。创作一批承载中医药文化的创意产品和文化精品。促进中医药与广播影视、新闻出版、数字出版、动漫游戏、旅游餐饮、体育演艺等有效融合，发展新型文化产品和服务。培育一批知名品牌和企业，提升中医药与文化产业融合发展水平。

（七）积极推动中医药海外发展。

23. 加强中医药对外交流合作。深化与各国政府和世界卫生组织、国际标准化组织等的交流与合作，积极参与国际规则、标准的研究与制订，营造有利于中医药海外发展的国际环境。实施中医药海外发展工程，推动中医药技术、药物、标准和服务走出去，促进国际社会广泛接受中医药。本着政府支持、民间运作、服务当地、互利共赢的原则，探索建设一批中医药海外中心。支持中医药机构全面参与全球中医药各领域合作与竞争，发挥中医药社会组织的作用。在国家援外医疗中进一步增加中医药服务内容。推进多层次的中医药国际教育交流合作，吸引更多的海外留学生来华接受学历教育、非学历教育、短期培训和临床实习，把中医药打造成中外人文交流、民心相通的亮丽名片。

24. 扩大中医药国际贸易。将中医药国际贸易纳入国家对外贸易发展总体战略，构建政策支持体系，突破海外制约中医药对外贸易发展的法律、政策障碍和技术壁垒，加强中医药知识产权国际保护，扩大中医药服务贸易国际市场准入。支持中医药机构参与"一带一路"建设，扩大中医药对外投资和贸易。为中医药服务贸易发展提供全方位公共资源保障。鼓励中医药机构到海外开办中医医院、连锁诊所和中医养生保健机构。扶持中药材海外资源开拓，加强海外中药材生产流通质量管理。鼓励中医药企业走出去，加快打造全产业链服务的跨国公司和知名国际品牌。积极发展入境中医健康旅游，承接中医医疗服务外包，加强中医药服务贸易对外整体宣传和推介。

四、保障措施

（一）健全中医药法律体系。推动颁布并实施中医药法，研究制定配套政策法规和部门规章，推动修订执业医师法、药品管理法和医疗机构管理条例、中药品种保护条例等法律法规，进一步完善中医类别执业医师、中医医疗机构分类和管理、中药审批管理、中医药传统知识保护等领域相关法律规定，构建适应中医药发展需要的法律法规体系。指导地方加强中医药立法工作。

（二）完善中医药标准体系。为保障中医药服务质量安全，实施中医药标准化工程，重点开展中医临床诊疗指南、技术操作规范和疗效评价标准的制定、推广与应用。系统开展中医治未病标准、药膳制作标准和中医药保健品标准等研究制定。健全完善中药质量标准体系，加强中药质量管理，重点强化中药炮制、中药鉴定、中药制剂、中药配方颗粒以及道地药材的标准制定与质量管理。加快中药数字化标准及中药材标本建设。加快国内标准向国际标准转化。加强中医药监督体系建设，建立中医药监督信息数据平台。推进中医药认证管理，发挥社会力量的监督作用。

（三）加大中医药政策扶持力度。落实政府对中医药事业的投入政策。改革中医药价格形成机制，合理确定中医医疗服务收费项目和价格，降低中成药虚高药价，破除以药补医机制。继续实施不取消中药饮片加成政策。在国家基本药物目录中进一步增加中成药品种数量，不断提高国家基本药物中成药质量。地方各级政府要在土地利用总体规划和城乡规划中统筹考虑中医药发展需要，扩大中医医疗、养生保健、中医药健康养老服务等用地供给。

（四）加强中医药人才队伍建设。建立健全院校教育、毕业后教育、继续教育有机衔接以及师承教育贯穿始终的中医药人才培养体系。重点培养中医重点学科、重点专科及中医药临床科研领军人才。加强全科医生人才、基层中医药人才以及民族医药、中西医结合等各类专业技能人才培养。开展临床类别医师和乡村医生中医药知识与技能培训。建立中医药职业技能人员系列，合理设置中医药健康服务技能岗位。深化中医药教育改革，建立中医学专业认证制度，探索适应中医医师执业分类管理的人才培养模式，加强一批中医药重点学科建设，鼓励有条件的民族地区和高等院校开办民族医药专业，开展民族医药研究生教育，打造一批世界一流的中医药名校和学科。健全国医大师评选表彰制度，完善中医药人才评价机制。建立吸引、稳定基层中医药人才的保障和长效激励机制。

（五）推进中医药信息化建设。按照健康医疗大数据应用工作部署，在健康中国云服务计划中，加强中医药大数据应用。加强中医医院信息基础设施建设，完善中医医院信息系统。建立对患者处方真实有效性的网络核查机制，实现与人口健康信息纵向贯通、横向互通。完善中医药信息统计制度建设，建立全国中医药综合统计网络直报体系。

五、组织实施

（一）加强规划组织实施。进一步完善国家中医药工作部际联席会议制度，由国务院领导同志担任召集人。国家中医药工作部际联席会议办公室要强化统筹协调，研究提出中医药发展具体政策措施，协调解决重大问题，加强对政策落实的指导、督促和检查；要会同相关部门抓紧研究制定本规划纲要实施分工方案，规划建设一批国家中医药综合改革试验区，确保各项措施落到实处。地方各级政府要将中医药工作纳入经济社会发展规划，加强组织领导，健全中医药发展统筹协调机制和工作机制，结合实际制定本规划纲要具体实施方案，完善考核评估和监督检查机制。

（二）健全中医药管理体制。按照中医药治理体系和治理能力现代化要求，创新管理模式，建立健全国家、省、市、县级中医药管理体系，进一步完善领导机制，切实加强中医药管理工作。各相关部门要在职责范围内，加强沟通交流、协调配合，形成共同推进中医药发展的工作合力。

（三）营造良好社会氛围。综合运用广播电视、报刊等传统媒体和数字智能终端、移动终端等新型载体，大力弘扬中医药文化知识，宣传中医药在经济社会发展中的重要地位和作用。推动中医药进校园、进社区、进乡村、进家庭，将中医药基础知识纳入中小学传统文化、生理卫生课程，同时充分发挥社会组织作用，形成全社会"信中医、爱中医、用中医"的浓厚氛围和共同发展中医药的良好格局。

国务院关于落实《政府工作报告》重点工作部门分工的意见

国发〔2016〕20号

国务院各部委、各直属机构：

根据党的十八大和十八届三中、四中、五中全会精神，中央经济工作会议精神和十二届全国人大四次会议通过的《政府工作报告》，为做好今年政府工作，实现经济社会发展目标任务，现就《政府工作报告》确定的重点工作提出部门分工意见如下：

一、稳定和完善宏观经济政策，保持经济运行在合理区间

（一）稳定和完善宏观经济政策。坚持以新发展理念引领发展，坚持稳中求进工作总基调，适应经济发展新常态，实行宏观政策要稳、产业政策要准、微观政策要活、改革政策要实、社会政策要托底的总体思路，把握好稳增长与调结构的平衡，保持经济运行在合理区间，着力加强供给侧结构性改革，

加快培育新的发展动能，改造提升传统比较优势，抓好去产能、去库存、去杠杆、降成本、补短板，加强民生保障，切实防控风险，努力实现"十三五"时期经济社会发展良好开局。国内生产总值增长6.5%–7%，居民消费价格涨幅3%左右，进出口回稳向好，国际收支基本平衡，居民收入增长和经济增长基本同步。继续实施积极的财政政策和稳健的货币政策，创新宏观调控方式，加强区间调控、定向调控、相机调控，统筹运用财政、货币政策和产业、投资、价格等政策工具，采取结构性改革尤其是供给侧结构性改革举措，为经济发展营造良好环境。（发展改革委牵头，工业和信息化部、民政部、财政部、人力资源社会保障部、商务部、人民银行等按职责分工负责）

（二）加大力度实施积极的财政政策。

安排财政赤字2.18万亿元，比去年增加5600亿元，赤字率提高到3%。其中，中央财政赤字1.4万亿元，地方财政赤字7800亿元。安排地方专项债券4000亿元，继续发行地方政府置换债券。（财政部牵头，发展改革委、人民银行等按职责分工负责）

适度扩大财政赤字，主要用于减税降费，进一步减轻企业负担。全面实施营改增，从5月1日起，将试点范围扩大到建筑业、房地产业、金融业、生活服务业，并将所有企业新增不动产所含增值税纳入抵扣范围，确保所有行业税负只减不增。取消违规设立的政府性基金，停征和归并一批政府性基金，扩大水利建设基金等免征范围。将18项行政事业性收费的免征范围，从小微企业扩大到所有企业和个人。适当增加必要的财政支出和政府投资，加大对民生等薄弱环节的支持。创新财政支出方式，优化财政支出结构，应保尽保，应减尽减。（财政部、税务总局牵头，发展改革委、工业和信息化部、住房城乡建设部、人民银行等按职责分工负责）

加快财税体制改革。推进中央与地方事权和支出责任划分改革，合理确定增值税中央和地方分享比例。把适合作为地方收入的税种下划给地方，在税政管理权限方面给地方适当放权。进一步压缩中央专项转移支付规模，一般性转移支付规模增长12.2%。全面推开资源税从价计征改革。依法实施税收征管。建立规范的地方政府举债融资机制，对财政实力强、债务风险较低的，按法定程序适当增加债务限额。（财政部、税务总局牵头，发展改革委、国土资源部、人民银行等按职责分工负责）

（三）灵活适度实施稳健的货币政策。

广义货币M2预期增长13%左右，社会融资规模余额增长13%左右。统筹运用公开市场操作、利率、准备金率、再贷款等各类货币政策工具，保持流动性合理充裕，疏通传导机制，降低融资成本，加强对实体经济特别是小微企业、"三农"等支持。（人民银行牵头，发展改革委、财政部、银监会、证监会、保监会等按职责分工负责）

深化金融体制改革。加快改革完善现代金融监管体制，提高金融服务实体经济效率，实现金融风险监管全覆盖。深化利率市场化改革。继续完善人民币汇率市场化形成机制，保持人民币汇率在合理均衡水平上基本稳定。深化国有商业银行和开发性、政策性金融机构改革，发展民营银行，启动投贷联动试点。推进股票、债券市场改革和法治化建设，促进多层次资本市场健康发展，提高直接融资比重。适时启动"深港通"。建立巨灾保险制度。规范发展互联网金融。大力发展普惠金融和绿色金融。加强全口径外债宏观审慎管理。扎紧制度笼子，整顿规范金融秩序，严厉打击金融诈骗、非法集资和证券期货领域的违法犯罪活动，坚决守住不发生系统性区域性风险的底线。（中央编办、发展改革委、公安部、财政部、人民银行、法制办、银监会、证监会、保监会、外汇局等按职责分工负责）

二、加强供给侧结构性改革，增强持续增长动力

（四）推动简政放权、放管结合、优化服务改革向纵深发展。

切实转变政府职能、提高效能。继续大力削减行政审批事项，注重解决放权不同步、不协调、不到位问题，对下放的审批事项，要让地方能接得住、管得好。（国务院审改办牵头）深化商事制度改革，开展证照分离试点。（工商总局、法制办、国务院审改办等按职责分工负责）全面公布地方政府权力和责任清单，在部分地区试行市场准入负面清单制度。对行政事业性收费、政府定价或指导价经营服务性收费、政府性基金、国家职业资格，实行目录清单管理。加快建设统一开放、竞争有序的市场体系，打破地方保护。深化价格改革，加强价格监管。（中央编办、发展改革委、财政部、人力资源社会保障部、商务部、工商总局等按职责分工负责）修改和废止有碍发展的行政法规和规范性文件。（国务院办公厅、法制办等按职责分工负责）

创新事中事后监管方式，全面推行"双随机、一公开"监管，随机抽取检查对象，随机选派执法检查人员，及时公布查处结果。（工商总局牵头，海关总署、质检总局、食品药品监管总局等按职责分工负责）推进综合行政执法改革。（中央编办、法制办牵头）实施企业信用信息统一归集、依法公示、联合惩戒、社会监督。大力推行"互联网+政务服务"，实现部门间数据共享，让居民和企业少跑腿、好办事、不添堵。（发展改革委牵头，工业和信息化部、公安部、民政部、人力资源社会保障部、人民银行、税务总局、工商总局、质检总局、食品药品监管总局等按职责分工负责）

（五）充分释放全社会创业创新潜能。

着力实施创新驱动发展战略，促进科技与经济深度融合，提高实体经济的整体素质和竞争力。强化企业创新主体地位。

落实企业研发费用加计扣除和加速折旧政策，完善高新技术企业、科技企业孵化器等税收优惠政策。支持行业领军企业建设高水平研发机构。加快将国家自主创新示范区试点政策推广到全国，再建设一批国家自主创新示范区、高新区。（科技部牵头，发展改革委、工业和信息化部、财政部、国土资源部、住房城乡建设部、国资委、税务总局等按职责分工负责）

发挥大众创业、万众创新和"互联网+"集众智汇众力的乘数效应。打造众创、众包、众扶、众筹平台，构建大中小企业、高校、科研机构、创客多方协同的新型创业创新机制。建设一批"双创"示范基地，培育创业创新服务业，规范发展天使、创业、产业等投资。支持分享经济发展，提高资源利用效率，让更多人参与进来、富裕起来。（发展改革委牵头，科技部、工业和信息化部、财政部、人力资源社会保障部、人民银行、国资委、银监会、证监会、保监会等按职责分工负责）实施更积极、更开放、更有效的人才引进政策。（外专局牵头，外交部、发展改革委、教育部、科技部、公安部、财政部、人力资源社会保障部、侨办等按职责分工负责）加强知识产权保护和运用。（知识产权局牵头，工商总局、新闻出版广电总局等按职责分工负责）依法严厉打击侵犯知识产权和制假售假行为。（全国打击侵犯知识产权和制售假冒伪劣商品工作领导小组办公室牵头，领导小组成员单位按职责分工负责）

深化科技管理体制改革。扩大高校和科研院所自主权，砍掉科研管理中的繁文缛节。（科技部牵头，中央编办、发展改革委、教育部、工业和信息化部、财政部、中科院、工程院、自然科学基金会、国防科工局等按职责分工负责）实施支持科技成果转移转化的政策措施，完善股权期权税收优惠政策和分红奖励办法，鼓励科研人员创业创新。（发展改革委、科技部、财政部、人力资源社会保障部、国资委、税务总局、证监会等按职责分工负责）大力弘扬创新文化，厚植创新沃土，营造敢为人先、宽容失败的良好氛围，充分激发企业家精神，调动全社会创业创新积极性，汇聚成推动发展的磅礴力量。（科技部牵头，发展改革委、教育部、国资委、中科院、工程院、自然科学基金会、新闻办、网信办、中国科协等按职责分工负责）

（六）着力化解过剩产能和降本增效。重点抓好钢铁、煤炭等困难行业去产能，坚持市场倒逼、企业主体、地方组织、中央支持，运用经济、法律、技术、环保、质量、安全等手段，严格控制新增产能，坚决淘汰落后产能，有序退出过剩产能。采取兼并重组、债务重组或破产清算等措施，积极稳妥处置"僵尸企业"。完善财政、金融等支持政策，中央财政安排1000亿元专项奖补资金，重点用于职工分流安置。采取综合措施，降低企业交易、物流、财务、用能等成本，坚决遏制涉企乱收费，对违规行为严肃查处。（发展改革委牵头，工业和信息化部、财政部、人力资源社会保障部、国土资源部、环境保护部、交通运输部、商务部、人民银行、国资委、质检总局、安全监管总局、银监会、证监会、保监会、能源局、煤矿安监局等按职责分工负责）

（七）努力改善产品和服务供给。

提升消费品品质。加快质量安全标准与国际标准接轨，建立商品质量惩罚性赔偿制度。鼓励企业开展个性化定制、柔性化生产，培育精益求精的工匠精神，增品种、提品质、创品牌。（发展改革委、工业和信息化部、商务部、卫生计生委、国资委、工商总局、质检总局、食品药品监管总局、旅游局等按职责分工负责）

促进制造业升级。深入推进"中国制造+互联网"，建设若干国家级制造业创新平台，实施一批智能制造示范项目，启动工业强基、绿色制造、高端装备等重大工程，组织实施重大技术改造升级工程。（工业和信息化部牵头，发展改革委、科技部、财政部、国资委、税务总局等按职责分工负责）

加快现代服务业发展。启动新一轮国家服务业综合改革试点，实施高技术服务业创新工程，大力发展数字创意产业。放宽市场准入，提高生产性服务业专业化、生活性服务业精细化水平。建设一批光网城市，推进5万个行政村通光纤，让更多城乡居民享受数字化生活。（发展改革委牵头，科技部、工业和信息化部、财政部、农业部、商务部等按职责分工负责）

（八）大力推进国有企业改革。以改革促发展，坚决打好国有企业提质增效攻坚战。推动国有企业特别是中央企业结构调整，创新发展一批，重组整合一批，清理退出一批。推进股权多元化改革，开展落实企业董事会职权、市场化选聘经营者、职业经理人制度、混合所有制、员工持股等试点。深化企业用人制度改革，探索建立与市场化选任方式相适应的高层次人才和企业经营管理者薪酬制度。加快改组组建国有资本投资、运营公司。以管资本为主推进国有资产监管机构职能转变，防止国有资产流失，实现国有资产保值增值。赋予地方更多国有企业改革自主权。加快剥离国有企业办社会职能，解决历史遗留问题，让国有企业瘦身健体，增强核心竞争力。（国资委牵头，发展改革委、工业和信息化部、财政部、人力资源社会保障部、人民银行、审计署、法制办、银监会、证监会等按职责分工负责）

（九）更好激发非公有制经济活力。大幅放宽电力、电信、交通、石油、天然气、市政公用等领域市场准入，消除各种隐性壁垒，鼓励民营企业扩大投资、参与国有企业改革。在项目核准、融资服务、财税政策、土地使用等方面一视同仁。依法平等保护各种所有制经济产权，严肃查处侵犯非公有制企业及非公有制经济人士合法权益的行为，营造公平、公正、透明、稳定的法治环境，构建新型政商关系，促进各类企业各展其长、共同发展。（发展改革委牵头，工业和信息化部、公安部、司法部、财政部、国土资源部、住房城乡建设部、交通运输部、商务部、人民银行、国资委、税务总局、工商总局、法

制办、银监会、证监会、能源局、全国工商联等按职责分工负责）

三、深挖国内需求潜力，开拓发展更大空间

（十）增强消费拉动经济增长的基础作用。

适应消费升级趋势，破除政策障碍，优化消费环境，维护消费者权益。支持发展养老、健康、家政、教育培训、文化体育等服务消费。壮大网络信息、智能家居、个性时尚等新兴消费。（发展改革委、商务部牵头，教育部、民政部、文化部、卫生计生委、工商总局、体育总局等按职责分工负责）促进线上线下协调互动、平等竞争，推动实体商业创新转型。（商务部牵头，发展改革委、工业和信息化部、工商总局、质检总局、供销合作总社等按职责分工负责）

完善物流配送网络，促进快递业健康发展。加快建设城市停车场和充电设施。（发展改革委牵头，科技部、工业和信息化部、财政部、国土资源部、住房城乡建设部、交通运输部、商务部、能源局、铁路局、民航局、邮政局等按职责分工负责）活跃二手车市场，大力发展和推广以电动汽车为主的新能源汽车。（商务部、工业和信息化部牵头，发展改革委、科技部、公安部、财政部、环境保护部、交通运输部、税务总局、工商总局等按职责分工负责）

在全国开展消费金融公司试点，鼓励金融机构创新消费信贷产品。（银监会、人民银行牵头，保监会等按职责分工负责）降低部分消费品进口关税，增设免税店。（财政部牵头，商务部、海关总署、税务总局、旅游局等按职责分工负责）落实带薪休假制度，加强旅游交通、景区景点、自驾车营地等设施建设，规范旅游市场秩序。（人力资源社会保障部、旅游局牵头，发展改革委、财政部、交通运输部等按职责分工负责）

（十一）发挥有效投资对稳增长调结构的关键作用。启动

一批"十三五"规划重大项目。完成铁路投资 8000 亿元以上、公路投资 1.65 万亿元，建设水电核电、特高压输电、智能电网、油气管网、城市轨道交通等重大项目。中央预算内投资安排 5000 亿元。深化投融资体制改革，继续以市场化方式筹集专项建设基金，推动地方融资平台转型改制进行市场化融资，探索基础设施等资产证券化，扩大债券融资规模。（发展改革委牵头，科技部、财政部、国土资源部、住房城乡建设部、交通运输部、水利部、人民银行、证监会、能源局、铁路局、中国铁路总公司、开发银行、农业发展银行等按职责分工负责）再开工 20 项重大水利工程。（水利部、发展改革委牵头，财政部、国土资源部、环境保护部等按职责分工负责）完善政府和社会资本合作模式，用好 1800 亿元引导基金，依法严格履行合同，充分激发社会资本参与热情。（发展改革委、财政部等按职责分工负责）

（十二）深入推进新型城镇化。

加快农业转移人口市民化。深化户籍制度改革，放宽城镇落户条件。（公安部牵头，发展改革委等按职责分工负责）建立健全"人地钱"挂钩政策。（财政部、国土资源部牵头，发展改革委、人力资源社会保障部、住房城乡建设部等按职责分工负责）居住证要加快覆盖未落户的城镇常住人口，使他们依法享有居住地义务教育、就业、医疗等基本公共服务。（发展改革委、教育部、公安部、民政部、司法部、人力资源社会保障部、住房城乡建设部、卫生计生委、法制办等按职责分工负责）扩大新型城镇化综合试点范围。发展中西部地区中小城市和小城镇，容纳更多的农民工就近就业创业。（发展改革委牵头，人力资源社会保障部、住房城乡建设部等按职责分工负责）

推进城镇保障性安居工程建设和房地产市场健康发展。棚户区住房改造 600 万套，提高棚改货币化安置比例。完善支持居民住房合理消费的税收、信贷政策，适应住房刚性需求和改善性需求，因城施策化解房地产库存，促进房地产市场平稳运行。建立租购并举的住房制度，把符合条件的外来人口逐步纳入公租房供应范围。（住房城乡建设部牵头，发展改革委、财政部、国土资源部、人民银行、税务总局、银监会、开发银行、农业发展银行等按职责分工负责）

加强城市规划建设管理。增强城市规划的科学性、前瞻性、权威性、公开性，促进"多规合一"。开工建设城市地下综合管廊2000公里以上。积极推广绿色建筑和建材，大力发展钢结构和装配式建筑，加快标准化建设，提高建筑技术水平和工程质量。推进城市管理体制创新，打造智慧城市，完善公共交通网络，治理交通拥堵等突出问题，改善人居环境。（住房城乡建设部牵头，发展改革委、工业和信息化部、公安部、民政部、财政部、国土资源部、环境保护部、交通运输部等按职责分工负责）

（十三）优化区域发展格局。深入推进"一带一路"建设，落实京津冀协同发展规划纲要，加快长江经济带发展。制定实施西部大开发"十三五"规划，实施新一轮东北地区等老工业基地振兴战略，出台促进中部地区崛起新十年规划，支持东部地区在体制创新、陆海统筹等方面率先突破。促进资源型地区经济转型升级。支持革命老区、民族地区、边疆地区、贫困地区发展。（发展改革委牵头，工业和信息化部、国家民委、财政部、国土资源部、环境保护部、交通运输部、农业部、商务部、扶贫办等按职责分工负责）制定和实施国家海洋战略，维护国家海洋权益，保护海洋生态环境，拓展蓝色经济空间，建设海洋强国。（外交部、发展改革委、科技部、财政部、国土资源部、环境保护部、交通运输部、农业部、海洋局等按职责分工负责）

四、加快发展现代农业，促进农民持续增收

（十四）加快农业结构调整。

完善农产品价格形成机制，引导农民适应市场需求调整种

养结构，适当调减玉米种植面积。按照"市场定价、价补分离"原则，积极稳妥推进玉米收储制度改革，保障农民合理收益。多措并举消化粮食库存，大力支持农产品精深加工，发展畜牧业，延伸农业产业链条；制定新一轮退耕还林还草方案，退耕还林还草1500万亩以上。（发展改革委、农业部牵头，财政部、国土资源部、水利部、林业局、粮食局、农业发展银行、中储粮总公司等按职责分工负责）

积极发展多种形式农业适度规模经营，完善对家庭农场、专业大户、农民合作社等新型经营主体的扶持政策，培养新型职业农民，鼓励农户依法自愿有偿流转承包地，开展土地股份合作、联合或土地托管。深化农村集体产权、农垦、集体林权、国有林场、农田水利、供销社等改革。（农业部牵头，财政部、国土资源部、水利部、林业局、银监会、供销合作总社等按职责分工负责）

（十五）强化农业基础支撑。全面完成永久基本农田划定并实行特殊保护，加强高标准农田建设，增加深松土地1.5亿亩，新增高效节水灌溉面积2000万亩。（国土资源部牵头，发展改革委、财政部、水利部、农业部等按职责分工负责）探索耕地轮作休耕制度试点。加强农业科技创新与推广，深入开展粮食绿色高产高效创建，实施化肥农药零增长行动。（农业部牵头，发展改革委、科技部、财政部、国土资源部、林业局、中科院等按职责分工负责）保障财政对农业投入，建立全国农业信贷担保体系，完善农业保险制度和农村金融服务，引导带动更多资金投向现代农业建设。（财政部牵头，发展改革委、水利部、农业部、人民银行、林业局、银监会、保监会等按职责分工负责）

（十六）改善农村公共设施和服务。加大农村基础设施建设力度，新建改建农村公路20万公里，具备条件的乡镇和建制村加快通硬化路、通客车。抓紧新一轮农村电网改造升级，两年内实现农村稳定可靠供电服务和平原地区机井通电全覆盖。实施饮水安全巩固提升工程。推动电子商务进农村。开展农村人居环境整治，建设美丽宜居乡村。（发展改革委牵头，工业和信息化部、财政部、环境保护部、住房城乡建设部、交通运输部、水利部、农业部、商务部、林业局、能源局、供销合作总社等按职责分工负责）

（十七）实施脱贫攻坚工程。完成1000万以上农村贫困人口脱贫任务，其中易地搬迁脱贫200万人以上，继续推进贫困农户危房改造。中央财政扶贫资金增长43.4%。在贫困县推进涉农资金整合。坚持精准扶贫脱贫，因人因地施策。大力培育特色产业，支持就业创业。解决好通路、通水、通电、通网络等问题，增强集中连片特困地区和贫困人口发展能力。国家各项惠民政策和民生项目，向贫困地区倾斜。深入开展定点扶贫、东西协作扶贫，支持社会力量参与脱贫攻坚。（扶贫办牵头，发展改革委、教育部、工业和信息化部、国家民委、民政部、财政部、人力资源社会保障部、国土资源部、住房城乡建设部、交通运输部、水利部、农业部、卫生计生委、人民银行、国资委、统计局、旅游局、能源局、全国妇联、中国残联、全国工商联、开发银行、农业发展银行、农业银行等按职责分工负责）

五、推进新一轮高水平对外开放，着力实现合作共赢

（十八）扎实推进"一带一路"建设。统筹国内区域开发开放与国际经济合作，共同打造陆上经济走廊和海上合作支点，推动互联互通、经贸合作、人文交流。构建沿线大通关合作机制，建设国际物流大通道。推进边境经济合作区、跨境经济合作区、境外经贸合作区建设。坚持共商共建共享，使"一带一路"成为和平友谊纽带、共同繁荣之路。（发展改革委、外交部、商务部牵头，科技部、工业和信息化部、财政部、交通运输部、文化部、国资委、海关总署、质检总局等按

职责分工负责)

（十九）扩大国际产能合作。坚持企业为主、政府推动、市场化运作，实施一批重大示范项目。落实和完善财税金融支持政策，设立人民币海外合作基金，用好双边产能合作基金。推动装备、技术、标准、服务走出去，打造中国制造金字品牌。（发展改革委、商务部、外交部、人民银行、国资委、质检总局等负责）

（二十）促进外贸创新发展。

加快落实和完善政策。优化出口退税率结构，确保及时足额退税，严厉打击骗取退税。增加短期出口信用保险规模，实现成套设备出口融资保险应保尽保。（财政部牵头，商务部、税务总局、中国出口信用保险公司等按职责分工负责）

鼓励商业模式创新。扩大跨境电子商务试点，支持企业建设一批出口产品"海外仓"，促进外贸综合服务企业发展。（商务部牵头，发展改革委、财政部、海关总署等按职责分工负责）

优化贸易结构。开展服务贸易创新发展试点，增加服务外包示范城市，加快发展文化对外贸易。进一步整合优化海关特殊监管区域，促进加工贸易向中西部地区转移、向产业链中高端延伸。（商务部牵头，发展改革委、财政部、文化部、人民银行、海关总署、税务总局、质检总局、外汇局等按职责分工负责）

推进贸易便利化。全面推广国际贸易"单一窗口"。降低出口商品查验率。（商务部牵头，发展改革委、财政部、人民银行、海关总署、税务总局、质检总局、银监会等按职责分工负责）

实施更加积极的进口政策。扩大先进技术设备、关键零部件及紧缺能源原材料进口。（商务部牵头，发展改革委、工业和信息化部、财政部、海关总署、税务总局、能源局等按职责分工负责）

（二十一）提高利用外资水平。继续放宽投资准入，扩大服务业和一般制造业开放，简化外商投资企业设立程序，加大招商引资力度。创新内陆和沿边开放模式，打造新的外向型产业集群，引导外资更多投向中西部地区。营造更加公平、更为透明、更可预期的投资环境。（发展改革委、商务部、法制办等按职责分工负责）扩大自贸试验区试点。（商务部牵头，发展改革委、财政部、人民银行、海关总署、质检总局等按职责分工负责）创新开发区体制机制。（发展改革委、科技部、商务部、海关总署等按职责分工负责）

（二十二）加快实施自由贸易区战略。积极商签区域全面经济伙伴关系协定，加快中日韩自贸区等谈判，推进中美、中欧投资协定谈判，加强亚太自贸区联合战略研究。推进贸易投资自由化，共同构建均衡、共赢、包容的国际经贸体系。（商务部牵头，外交部、发展改革委、工业和信息化部、财政部等按职责分工负责）

六、加大环境治理力度，推动绿色发展取得新突破

（二十三）重拳治理大气雾霾和水污染。主要污染物排放继续减少。化学需氧量、氨氮排放量分别下降2%，二氧化硫、氮氧化物排放量分别下降3%，重点地区细颗粒物（PM2.5）浓度继续下降。着力抓好减少燃煤排放和机动车排放。加强煤炭清洁高效利用，减少散煤使用，推进以电代煤、以气代煤。全面实施燃煤电厂超低排放和节能改造。加快淘汰不符合强制性标准的燃煤锅炉。增加天然气供应，完善风能、太阳能、生物质能等发展扶持政策，提高清洁能源比重。鼓励秸秆资源化综合利用，限制直接焚烧。全面推广车用燃油国五标准，淘汰黄标车和老旧车380万辆。在重点区域实行大气污染联防联控。全面推进城镇污水处理设施建设与改造，加强农业面源污染和流域水环境综合治理。加大工业污染源治理力度，对排污企业全面实行在线监测。强化环境保护督察，做到

奖惩分明。严格执行新修订的环境保护法，依法严厉打击超排偷排者，依法严肃追究姑息纵容者。（环境保护部牵头，中央编办、发展改革委、科技部、工业和信息化部、公安部、财政部、国土资源部、住房城乡建设部、交通运输部、水利部、农业部、商务部、质检总局、法制办、气象局、能源局、海洋局等按职责分工负责）

（二十四）大力发展节能环保产业。单位国内生产总值能耗下降 3.4% 以上。扩大绿色环保标准覆盖面。完善扶持政策，支持推广节能环保先进技术装备，广泛开展合同能源管理和环境污染第三方治理，加大建筑节能改造力度，加快传统制造业绿色改造。开展全民节能、节水行动，推进垃圾分类处理，健全再生资源回收利用网络，把节能环保产业培育成我国发展的一大支柱产业。（发展改革委牵头，工业和信息化部、财政部、环境保护部、住房城乡建设部、水利部、商务部、质检总局等按职责分工负责）

（二十五）加强生态安全屏障建设。健全生态保护补偿机制。停止天然林商业性采伐，实行新一轮草原生态保护补助奖励政策。推进地下水超采区综合治理试点，实施湿地等生态保护与恢复工程，继续治理荒漠化、石漠化和水土流失。（发展改革委牵头，财政部、国土资源部、环境保护部、水利部、农业部、林业局等按职责分工负责）

七、切实保障改善民生，加强社会建设

（二十六）着力扩大就业创业。实施更加积极的就业政策，鼓励以创业带动就业。城镇新增就业 1000 万人以上，城镇登记失业率 4.5% 以内。今年高校毕业生将高达 765 万人，落实好就业促进计划和创业引领计划，促进多渠道就业创业。用好失业保险基金结余，增加稳就业资金规模，做好企业下岗职工技能培训和再就业工作，对城镇就业困难人员提供托底帮扶。完成 2100 万人次以上农民工职业技能提升培训任务。加

强对灵活就业、新就业形态的扶持。切实做好退役军人安置和就业创业服务工作。（人力资源社会保障部牵头，发展改革委、教育部、科技部、工业和信息化部、民政部、财政部、农业部、人民银行、国资委、税务总局、工商总局、统计局、共青团中央、中国残联等按职责分工负责）

（二十七）发展更高质量更加公平的教育。

公共教育投入加大向中西部和边远、贫困地区倾斜力度。统一城乡义务教育经费保障机制，改善薄弱学校和寄宿制学校办学条件。支持普惠性幼儿园发展。办好特殊教育。加快健全现代职业教育体系，分类推进中等职业教育免除学杂费。对贫困家庭学生率先免除普通高中学杂费。落实提高乡村教师待遇政策。加快推进远程教育，扩大优质教育资源覆盖面。（教育部牵头，发展改革委、工业和信息化部、国家民委、民政部、财政部、人力资源社会保障部、卫生计生委、扶贫办、中国残联等按职责分工负责）

提升高校教学水平和创新能力，推动具备条件的普通本科高校向应用型转变。继续扩大重点高校面向贫困地区农村招生规模，落实和完善农民工随迁子女在当地就学和升学考试政策。支持和规范民办教育发展。教育要促进学生德智体美全面发展，注重培养各类高素质创新型人才。（教育部牵头，中央编办、发展改革委、民政部、财政部、农业部、扶贫办等按职责分工负责）

（二十八）协调推进医疗、医保、医药联动改革。

实现大病保险全覆盖，政府加大投入，让更多大病患者减轻负担。中央财政安排城乡医疗救助补助资金160亿元，增长9.6%。整合城乡居民基本医保制度，财政补助由每人每年380元提高到420元。改革医保支付方式，加快推进基本医保全国联网和异地就医结算。（发展改革委、民政部、财政部、人力资源社会保障部、卫生计生委、保监会、国务院医改办等按职责分工负责）

扩大公立医院综合改革试点城市范围，协同推进医疗服务价格、药品流通等改革。（卫生计生委牵头，发展改革委、工业和信息化部、财政部、人力资源社会保障部、商务部、国资委、食品药品监管总局、国务院医改办等按职责分工负责）深化药品医疗器械审评审批制度改革。（食品药品监管总局牵头，发展改革委、科技部、工业和信息化部、财政部、人力资源社会保障部、卫生计生委、中医药局等按职责分工负责）

加快培养全科医生、儿科医生。在70%左右的地市开展分级诊疗试点。基本公共卫生服务经费财政补助从人均40元提高到45元，促进医疗资源向基层和农村流动。鼓励社会办医。发展中医药、民族医药事业。建立健全符合医疗行业特点的人事薪酬制度，保护和调动医务人员积极性。构建和谐医患关系。完善一对夫妇可生育两个孩子的配套政策。（卫生计生委牵头，中央编办、发展改革委、教育部、科技部、工业和信息化部、公安部、民政部、财政部、人力资源社会保障部、住房城乡建设部、商务部、国资委、食品药品监管总局、保监会、中医药局、国务院医改办、国务院妇儿工委、全国妇联等按职责分工负责）加快健全统一权威的食品药品安全监管体制，严守从农田到餐桌、从企业到医院的每一道防线。（国务院食品安全办牵头，中央编办、发展改革委、科技部、工业和信息化部、公安部、财政部、人力资源社会保障部、环境保护部、农业部、商务部、卫生计生委、海关总署、工商总局、质检总局、食品药品监管总局、林业局、粮食局、海洋局、中医药局等按职责分工负责）

（二十九）织密织牢社会保障安全网。继续提高退休人员基本养老金标准。各地要切实负起责任，确保养老金按时足额发放。制定划转部分国有资本充实社保基金办法。（人力资源社会保障部、财政部牵头，国资委、证监会、社保基金会等按职责分工负责）开展养老服务业综合改革试点，推进多种形式的医养结合。落实临时救助、特困人员救助供养等制度，合理确定救助供养标准，完善工作机制。城乡低保人均补助标准分别提高5%和8%。加快健全城乡社会救助体系。（民政部牵头，发展改革委、教育部、财政部、人力资源社会保障部、国土资源部、住房城乡建设部、农业部、卫生计生委、扶贫办、全国老龄办、中国残联等按职责分工负责）

（三十）推进文化改革发展。用中国梦和中国特色社会主义凝聚共识、汇聚力量，培育和践行社会主义核心价值观，加强爱国主义教育。实施哲学社会科学创新工程，发展文学艺术、新闻出版、广播影视、档案等事业。建设中国特色新型智库。加强文物和非物质文化遗产保护利用。深化群众性精神文明创建活动，倡导全民阅读，普及科学知识，弘扬科学精神，提高国民素质和社会文明程度。促进传统媒体与新兴媒体融合发展。培育健康网络文化。深化中外人文交流，加强国际传播能力建设。深化文化体制改革，引导公共文化资源向城乡基层倾斜，推动文化产业创新发展，繁荣文化市场，加强文化市场管理。推进数字广播电视户户通。做好北京冬奥会和冬残奥会筹办工作，倡导全民健身新时尚。（文化部牵头，外交部、教育部、科技部、财政部、新闻出版广电总局、体育总局、中科院、社科院、新闻办、网信办、文物局、档案局、中国科协等按职责分工负责）

（三十一）加强和创新社会治理。

做好基层基础工作，推进城乡社区建设，促进基层民主协商。支持工会、共青团、妇联等群团组织参与社会治理。加快行业协会商会与行政机关脱钩改革，依法规范发展社会组织，支持专业社会工作、志愿服务和慈善事业发展。加强社会信用体系建设。切实保障妇女、儿童、残疾人权益，加强对农村留守儿童和妇女、老人的关爱服务。（民政部牵头，中央编办、发展改革委、教育部、公安部、财政部、人力资源社会保障部、人民银行、工商总局、法制办、国务院妇儿工委、全国老龄办、全国妇联、中国残联等按职责分工负责）深化司法体制改革，开展法治宣传教育，启动实施"七五"普法规划，做好法律援助和社区矫正工作。完善国家网络安全保障体系。创新社会治安综合治理机制，以信息化为支撑推进社会治安防控体系建设，依法惩治违法犯罪行为，严厉打击暴力恐怖活动，增强人民群众的安全感。完善多元调解机制，有效化解矛盾纠纷，促进社会平安祥和。（公安部、工业和信息化部、安全部、司法部、网信办、信访局等按职责分工负责）

健全应急管理机制。编制国家突发事件应急体系建设"十三五"规划。健全预警信息发布机制，推进国家预警信息发布系统建设。完善应急预案体系，推动跨区域应急管理合作，加快应急产业发展。推动应急管理培训和科普宣教，强化全民安全意识教育，全面提升应急管理水平。（国务院办公厅牵头，发展改革委、教育部、科技部、工业和信息化部、行政学院、气象局等按职责分工负责）

坚持不懈抓好安全生产和公共安全。加强安全基础设施和防灾减灾能力建设，健全监测预警应急机制，提高气象服务水平，做好地震、测绘、地质等工作。完善和落实安全生产责任、管理制度和考核机制，实行党政同责、一岗双责，加大失职追责力度，严格监管执法，坚决遏制重特大安全事故发生，切实保障人民生命财产安全。（安全监管总局牵头，民政部、国土资源部、水利部、地震局、气象局、海洋局、测绘地信局等按职责分工负责）

加强和改进信访工作。强化国家信访信息系统应用。集中开展信访积案化解攻坚。积极推行信访事项简易办理。加强信访问题分析研判。推进信访法治化建设，依法分类处理群众信访诉求。严格落实信访工作责任制。（信访局牵头，公安部、民政部、人力资源社会保障部、国土资源部、住房城乡建设部、卫生计生委、法制办等按职责分工负责）

八、加强政府自身建设，提高施政能力和服务水平

（三十二）坚持依法履职，把政府活动全面纳入法治轨道。各级政府及其工作人员要带头严格遵守宪法和法律，自觉运用法治思维和法治方式推动工作，法定职责必须为，法无授权不可为。积极推行政府法律顾问制度。（法制办牵头，监察部、司法部等按职责分工负责）深入推进政务公开，充分发挥传统媒体、新兴媒体作用，利用好网络平台，及时回应社会关切，使群众了解政府做什么、怎么做。各级政府要依法接受同级人大及其常委会的监督，自觉接受人民政协的民主监督，接受社会和舆论监督，让权力在阳光下运行。（国务院办公厅牵头，中央编办、发展改革委、民政部、财政部、法制办、新闻办、网信办等按职责分工负责）

（三十三）坚持廉洁履职，深入推进反腐倡廉。认真落实党风廉政建设主体责任，严厉整治各种顶风违纪行为。加强行政监察，推进审计全覆盖。以减权限权、创新监管等举措减少寻租空间，铲除滋生腐败土壤。推动党风廉政建设向基层延伸，坚决纠正侵害群众利益的不正之风，坚定不移惩治腐败。（监察部、审计署等按职责分工负责）

（三十四）坚持勤勉履职，提高执行力和公信力。政府工作人员要恪尽职守、夙夜在公，主动作为、善谋勇为。深入践行"三严三实"，增强政治意识、大局意识、核心意识、看齐意识，加强作风和能力建设，打造高素质专业化的公务员队伍。（监察部、人力资源社会保障部、公务员局等按职责分工负责）健全并严格执行工作责任制，确保各项政策和任务不折不扣落到实处。健全督查问责机制，坚决整肃庸政懒政怠政行为，决不允许占着位子不干事。健全激励机制和容错纠错机制，给改革创新者撑腰鼓劲，让广大干部愿干事、敢干事、能

干成事。充分发挥中央和地方两个积极性。对真抓实干成效明显的地方，在建设资金安排、新增建设用地、财政沉淀资金统筹使用等方面，加大奖励支持力度。鼓励各地从实际出发干事创业，形成竞相发展的生动局面。（国务院办公厅、发展改革委、监察部、财政部、人力资源社会保障部、国土资源部、审计署、法制办、公务员局等按职责分工负责）

九、做好民族、宗教、侨务、国防、港澳台、外交工作

（三十五）继续支持少数民族和民族地区发展。坚持中国特色解决民族问题的正确道路，坚持和完善民族区域自治制度，严格执行党的民族政策，深入开展民族团结进步创建活动，推动建立各民族相互嵌入式的社会结构和社区环境，促进各民族交往交流交融。落实促进民族地区发展的差别化支持政策，加强对口帮扶，保护和发展少数民族优秀传统文化及特色村镇，加大扶持人口较少民族发展力度，大力实施兴边富民行动。（国家民委牵头，发展改革委、教育部、财政部、文化部、扶贫办等按职责分工负责）

（三十六）进一步做好宗教工作。全面贯彻党的宗教工作基本方针，坚持依法管理宗教事务，促进宗教关系和谐，发挥宗教界人士和信教群众在促进经济社会发展中的积极作用。（宗教局牵头，财政部、人力资源社会保障部等按职责分工负责）

（三十七）继续加强侨务工作。认真落实侨务政策，依法维护海外侨胞和归侨侨眷的合法权益，充分发挥他们的独特优势和重要作用，不断增强海内外中华儿女的向心力。（侨办牵头，外交部等按职责分工负责）

（三十八）积极支持国防和军队建设。加强后勤保障和装备发展。建设现代化武装警察部队。加强全民国防教育和国防动员建设。推动重要领域军民融合深度发展，在重要基础设

建设中充分考虑国防需求。发展国防科技工业。各级政府要大力支持国防和军队建设，走出一条新时期鱼水情深的军政军民团结之路。（发展改革委、科技部、工业和信息化部、公安部、民政部、财政部、交通运输部、海洋局、全国拥军优属拥政爱民工作领导小组等按职责分工负责）

（三十九）支持香港、澳门繁荣、稳定和发展。全面准确贯彻"一国两制"、"港人治港"、"澳人治澳"、高度自治的方针，严格依照宪法和基本法办事。全力支持香港、澳门特别行政区行政长官和政府依法施政。发挥港澳独特优势，提升港澳在国家经济发展和对外开放中的地位和功能。深化内地与港澳合作，促进港澳提升自身竞争力。（港澳办牵头，外交部、发展改革委、商务部等按职责分工负责）

（四十）拓展两岸关系和平发展新局面。继续坚持对台工作大政方针，坚持"九二共识"政治基础，坚决反对"台独"分裂活动，维护国家主权和领土完整，维护两岸关系和平发展和台海和平稳定。推进两岸经济融合发展。促进两岸文教、科技等领域交流，加强两岸基层和青年交流。秉持"两岸一家亲"理念，同台湾同胞共担民族大义，共享发展机遇，携手构建两岸命运共同体。（台办牵头，发展改革委、教育部、科技部、商务部、文化部等按职责分工负责）

（四十一）务实、开放做好外交工作。继续高举和平、发展、合作、共赢的旗帜，践行中国特色大国外交理念，维护国家主权、安全、发展利益。办好在我国举行的二十国集团领导人峰会，推动世界经济创新增长，完善全球经济金融治理。加强与各主要大国协调合作，建设良性互动、合作共赢的大国关系。秉持亲诚惠容的周边外交理念，与地区国家持久和平相处、联动融合发展。深化南南合作、促进共同发展，维护发展中国家正当合法权益。建设性参与解决全球性和热点问题。加快海外利益保护能力建设，切实保护我国公民和法人安全。与

国际社会一道，为人类和平与发展事业不懈努力。（外交部牵头，发展改革委、财政部、商务部、人民银行等按职责分工负责）

今年是全面建成小康社会决胜阶段的开局之年，也是推进结构性改革的攻坚之年，按照分工抓好《政府工作报告》确定的重点工作，具有十分重要的意义。各部门、各单位要以邓小平理论、"三个代表"重要思想、科学发展观为指导，深入贯彻习近平总书记系列重要讲话精神，按照"五位一体"总体布局和"四个全面"战略布局，根据《政府工作报告》部署和国务院常务会议要求，切实增强责任感和紧迫感，勤勉尽责抓好落实，不折不扣达成目标，确保兑现政府对人民的承诺。一是加强组织领导。各部门、各单位要充分发挥积极性、主动性，按照分工要求，强化责任，细化举措，抓紧制定落实重点工作的实施方案，逐项倒排工作时间表，明确时间节点和具体责任人，并于4月15日前报国务院。二是加强协作配合。各部门、各单位要立足全局，密切配合，加强协作，切实提高工作效率。涉及多部门参与的工作，牵头部门要发挥主导作用，协办部门要积极配合，形成工作合力。三是加强督促检查。对各项任务的落实，要有部署、有督促、有检查，做到日常跟踪督办、年中重点抽查、年底总结考核，确保完成全年经济社会发展的主要目标任务。对积极作为的要强化激励表扬，对消极怠工的要严查问责。国务院办公厅对落实情况要加强跟踪督促，适时汇总报告，对工作任务推进缓慢的，及时启动专项督查，推动各项工作落实。

国务院

2016 年 3 月 25 日

国务院办公厅转发民政部等部门关于进一步完善医疗救助制度 全面开展重特大疾病医疗救助工作意见的通知

国办发〔2015〕30号

各省、自治区、直辖市人民政府，国务院各部委、各直属机构：

民政部、财政部、人力资源社会保障部、卫生计生委、保监会《关于进一步完善医疗救助制度全面开展重特大疾病医疗救助工作的意见》已经国务院同意，现转发给你们，请认真贯彻执行。

国务院办公厅

2015年4月21日

关于进一步完善医疗救助制度 全面开展重特大疾病医疗救助 工作的意见

民政部 财政部 人力资源社会保障部

卫生计生委 保监会

为全面落实《社会救助暂行办法》有关规定，编密织牢保障基本民生安全网，根据国务院决策部署和有关工作安排，现就进一步完善医疗救助制度、全面开展重特大疾病医疗救助工作提出以下意见：

一、总体要求

（一）指导思想。

深入贯彻党的十八大和十八届二中、三中、四中全会精神，以健全社会救助体系、保障困难群众基本医疗权益为目标，进一步健全工作机制，完善政策措施，强化规范管理，加强统筹衔接，不断提高医疗救助管理服务水平，最大限度减轻困难群众医疗支出负担。

（二）基本原则。

托住底线。按照救助对象医疗费用、家庭困难程度和负担能力等因素，科学合理制定救助方案，确保其获得必需的基本医疗卫生服务；救助水平与经济社会发展水平相适应。

统筹衔接。推进医疗救助制度城乡统筹发展，加强与基本医疗保险、城乡居民大病保险、疾病应急救助及各类补充医疗保险、商业保险等制度的有效衔接，形成制度合力。加强与慈善事业有序衔接，实现政府救助与社会力量参与的高效联动和良性互动。

公开公正。公开救助政策、工作程序、救助对象以及实施情况，主动接受群众和社会监督，确保过程公开透明、结果公平公正。

高效便捷。优化救助流程，简化结算程序，加快信息化建设，增强救助时效，发挥救急难功能，使困难群众及时得到有效救助。

（三）目标任务。

城市医疗救助制度和农村医疗救助制度于 2015 年底前合并实施，全面开展重特大疾病医疗救助工作，进一步细化实化政策措施，实现医疗救助制度科学规范、运行有效，与相关社会救助、医疗保障政策相配套，保障城乡居民基本医疗权益。

二、完善医疗救助制度

（一）整合城乡医疗救助制度。各地要在 2015 年底前，将城市医疗救助制度和农村医疗救助制度整合为城乡医疗救助制度。要按照《城乡医疗救助基金管理办法》（财社〔2013〕217 号）的要求，合并原来在社会保障基金财政专户中分设的"城市医疗救助基金专账"和"农村医疗救助基金专账"，在政策目标、资金筹集、对象范围、救助标准、救助程序等方面加快推进城乡统筹，确保城乡困难群众获取医疗救助的权利公平、机会公平、规则公平、待遇公平。

（二）合理界定医疗救助对象。最低生活保障家庭成员和特困供养人员是医疗救助的重点救助对象。要逐步将低收入家庭的老年人、未成年人、重度残疾人和重病患者等困难群众（以下统称低收入救助对象），以及县级以上人民政府规定的其他特殊困难人员纳入救助范围。适当拓展重特大疾病医疗救助对象范围，积极探索对发生高额医疗费用、超过家庭承受能力、基本生活出现严重困难家庭中的重病患者（以下称因病致贫家庭重病患者）实施救助。在各类医疗救助对象中，要重点加大对重病、重残儿童的救助力度。

（三）资助参保参合。对重点救助对象参加城镇居民基本医疗保险或新型农村合作医疗的个人缴费部分进行补贴，特困供养人员给予全额资助，最低生活保障家庭成员给予定额资助，保障其获得基本医疗保险服务。具体资助办法由县级以上地方人民政府根据本地经济社会发展水平和医疗救助资金筹集情况等因素研究制定。

（四）规范门诊救助。门诊救助的重点是因患慢性病需要长期服药或者患重特大疾病需要长期门诊治疗，导致自负费用较高的医疗救助对象。卫生计生部门已经明确诊疗路径、能够通过门诊治疗的病种，可采取单病种付费等方式开展门诊救助。门诊救助的最高救助限额由县级以上地方人民政府根据当地救助对象需求和医疗救助资金筹集等情况研究确定。

（五）完善住院救助。重点救助对象在定点医疗机构发生的政策范围内住院费用中，对经基本医疗保险、城乡居民大病保险及各类补充医疗保险、商业保险报销后的个人负担费用，在年度救助限额内按不低于70%的比例给予救助。住院救助的年度最高救助限额由县级以上地方人民政府根据当地救助对象需求和医疗救助资金筹集等情况确定。定点医疗机构应当减免救助对象住院押金，及时给予救治；医疗救助经办机构要及时确认救助对象，并可向定点医疗机构提供一定额度的预付资金，方便救助对象看病就医。

三、全面开展重特大疾病医疗救助

（一）科学制定实施方案。各地要在评估、总结试点经验基础上，进一步完善实施方案，扩大政策覆盖地区，全面开展重特大疾病医疗救助工作。对重点救助对象和低收入救助对象经基本医疗保险、城乡居民大病保险及各类补充医疗保险、商业保险等报销后个人负担的合规医疗费用，直接予以救助；因病致贫家庭重病患者等其他救助对象负担的合规医疗费用，先由其个人支付，对超过家庭负担能力的部分予以救助。合规医疗费用主要参照当地基本医疗保险的有关规定确定，已经开展城乡居民大病保险的地区，也可以参照城乡居民大病保险的有关规定确定。

（二）合理确定救助标准。综合考虑患病家庭负担能力、个人自负费用、当地筹资情况等因素，分类分段设置重特大疾病医疗救助比例和最高救助限额。原则上重点救助对象的救助比例高于低收入救助对象，低收入救助对象高于其他救助对象；同一类救助对象，个人自负费用数额越大，救助比例越高。对重点救助对象应当全面取消救助门槛；对因病致贫家庭重病患者可设置起付线，对起付线以上的自负费用给予救助。

（三）明确就医用药范围。重特大疾病医疗救助的用药范围、诊疗项目等，原则上参照基本医疗保险和城乡居民大病保险的相关规定执行。对确需到上级医疗机构或跨县域异地医院就诊的医疗救助对象，应按规定履行转诊或备案手续。对已明确临床诊疗路径的重特大疾病病种，可采取按病种付费等方式给予救助。

（四）加强与相关医疗保障制度的衔接。民政、财政、人力资源社会保障、卫生计生、保险监管等部门要加强协作配合，共同做好重特大疾病医疗救助与基本医疗保险、城乡居民大病保险、疾病应急救助、商业保险的有效衔接，确保城乡居民大病保险覆盖所有贫困重特大疾病患者，帮助所有符合条件的困难群众获得保险补偿和医疗救助。加强重特大疾病医疗救助与疾病应急救助制度的高效联动，将救助关口前移，主动对符合条件的疾病应急救助对象进行救助。民政部门要会同有关部门以及城乡居民大病保险承办服务机构，进一步完善信息共享和业务协作机制，共同做好重特大疾病医疗救助相关基础工作。

四、健全工作机制

（一）健全筹资机制。各地要根据救助对象数量、患病率、救助标准、医药费用增长情况，以及基本医疗保险、城乡居民大病保险、商业保险报销水平等，科学测算医疗救助资金需求，加大财政投入，鼓励和引导社会捐赠，健全多渠道筹资机制。县级财政要根据测算的资金需求和上级财政补助资金情况，合理安排本级财政医疗救助资金，并纳入年度预算。省级和地市级财政应加大对本行政区域内经济困难地区的资金补助力度。中央财政在分配医疗救助补助资金时，将进一步加大对地方各级财政筹资情况的考核力度。各地应根据年度筹资情况及时调整救助方案，提高资金使用效益。

（二）健全"一站式"即时结算机制。做到医疗救助与基本医疗保险、城乡居民大病保险、疾病应急救助、商业保险等信息管理平台互联互享、公开透明，实现"一站式"信息交换和即时结算，救助对象所发生的医疗费用可先由定点医疗机构垫付医疗救助基金支付的部分，救助对象只支付自负部分。结合医保异地就医工作的推进，积极探索重特大疾病医疗救助异地就医管理机制。

（三）健全救助服务监管机制。要在基本医疗保险定点医疗机构范围内，按照公开平等、竞争择优的原则确定医疗救助定点医疗机构。民政部门要与医疗救助定点医疗机构签订委托合作协议，明确服务内容、服务质量、费用结算以及双方的责任义务，制定服务规范，并会同财政、人力资源社会保障、卫生计生等部门及商业保险机构做好对医疗服务行为质量的监督管理，防控不合理医疗行为和费用。对不按规定用药、诊疗以及提供医疗服务所发生的费用，医疗救助基金不予结算。对违反合作协议，不按规定提供医疗救助服务，造成医疗救助资金流失或浪费的，要终止定点合作协议，取消医疗救助定点医疗机构资格，并依法追究责任。

（四）健全社会力量参与的衔接机制。各地要加强医疗救助与社会力量参与的衔接机制建设，落实国家有关财税优惠、费用减免等政策规定，支持、引导社会力量通过捐赠资金、物资积极参与医疗救助特别是重特大疾病医疗救助，形成对政府救助的有效补充。要搭建信息共享平台，及时提供救助需求信息，为社会力量参与医疗救助创造条件、提供便利，形成工作合力。要从困难群众医疗保障需求出发，帮助他们寻求慈善帮扶。要注重发挥社会力量的专业优势，提供医疗费用补助、心理疏导、亲情陪护等形式多样的慈善医疗服务，帮助困难群众减轻医疗经济负担、缓解身心压力。

五、加强组织领导

完善医疗救助制度、全面开展重特大疾病医疗救助工作，缓解因病陷入困境群众的"不能承受之重",是政府的重要职责。县级以上地方各级人民政府要加强组织领导,细化政策措施,明确进度安排,落实管理责任,加大资金投入,强化督促检查,务求取得实效。要切实加强基层经办机构和能力建设,做到事有人管、责有人负,不断提高工作水平。

各级民政部门要主动加强与财政、人力资源社会保障、卫生计生、保险监管等部门的协调配合,做好医疗救助方案设计、政策调整等工作,更好地发挥医疗救助救急难作用。对于医疗救助政策难以解决的个案问题,要充分利用当地社会救助协调工作机制,专题研究解决措施,避免冲击社会道德和心理底线的事件发生。

国务院办公厅关于推进分级诊疗制度建设的指导意见

国办发〔2015〕70号

各省、自治区、直辖市人民政府,国务院各部委、各直属机构:

建立分级诊疗制度,是合理配置医疗资源、促进基本医疗卫生服务均等化的重要举措,是深化医药卫生体制改革、建立中国特色基本医疗卫生制度的重要内容,对于促进医药卫生事业长远健康发展、提高人民健康水平、保障和改善民生具有重要意义。为贯彻落实《中共中央关于全面深化改革若干重大问题的决定》和《中共中央 国务院关于深化医药卫生体制改革的意见》精神,指导各地推进分级诊疗制度建设,经国务院同意,现提出如下意见。

一、总体要求

（一）指导思想。全面贯彻党的十八大和十八届二中、三中、四中全会精神，认真落实党中央、国务院决策部署，立足我国经济社会和医药卫生事业发展实际，遵循医学科学规律，按照以人为本、群众自愿、统筹城乡、创新机制的原则，以提高基层医疗服务能力为重点，以常见病、多发病、慢性病分级诊疗为突破口，完善服务网络、运行机制和激励机制，引导优质医疗资源下沉，形成科学合理就医秩序，逐步建立符合国情的分级诊疗制度，切实促进基本医疗卫生服务的公平可及。

（二）目标任务。

到 2017 年，分级诊疗政策体系逐步完善，医疗卫生机构分工协作机制基本形成，优质医疗资源有序有效下沉，以全科医生为重点的基层医疗卫生人才队伍建设得到加强，医疗资源利用效率和整体效益进一步提高，基层医疗卫生机构诊疗量占总诊疗量比例明显提升，就医秩序更加合理规范。

到 2020 年，分级诊疗服务能力全面提升，保障机制逐步健全，布局合理、规模适当、层级优化、职责明晰、功能完善、富有效率的医疗服务体系基本构建，基层首诊、双向转诊、急慢分治、上下联动的分级诊疗模式逐步形成，基本建立符合国情的分级诊疗制度。

——基层首诊。坚持群众自愿、政策引导，鼓励并逐步规范常见病、多发病患者首先到基层医疗卫生机构就诊，对于超出基层医疗卫生机构功能定位和服务能力的疾病，由基层医疗卫生机构为患者提供转诊服务。

——双向转诊。坚持科学就医、方便群众、提高效率，完善双向转诊程序，建立健全转诊指导目录，重点畅通慢性期、恢复期患者向下转诊渠道，逐步实现不同级别、不同类别医疗机构之间的有序转诊。

——急慢分治。明确和落实各级各类医疗机构急慢病诊疗服务功能，完善治疗—康复—长期护理服务链，为患者提供科学、适宜、连续性的诊疗服务。急危重症患者可以直接到二级以上医院就诊。

——上下联动。引导不同级别、不同类别医疗机构建立目标明确、权责清晰的分工协作机制，以促进优质医疗资源下沉为重点，推动医疗资源合理配置和纵向流动。

二、以强基层为重点完善分级诊疗服务体系

（一）明确各级各类医疗机构诊疗服务功能定位。城市三级医院主要提供急危重症和疑难复杂疾病的诊疗服务。城市三级中医医院充分利用中医药（含民族医药，下同）技术方法和现代科学技术，提供急危重症和疑难复杂疾病的中医诊疗服务和中医优势病种的中医门诊诊疗服务。城市二级医院主要接收三级医院转诊的急性病恢复期患者、术后恢复期患者及危重症稳定期患者。县级医院主要提供县域内常见病、多发病诊疗，以及急危重症患者抢救和疑难复杂疾病向上转诊服务。基层医疗卫生机构和康复医院、护理院等（以下统称慢性病医疗机构）为诊断明确、病情稳定的慢性病患者、康复期患者、老年病患者、晚期肿瘤患者等提供治疗、康复、护理服务。

（二）加强基层医疗卫生人才队伍建设。通过基层在岗医师转岗培训、全科医生定向培养、提升基层在岗医师学历层次等方式，多渠道培养全科医生，逐步向全科医生规范化培养过渡，实现城乡每万名居民有2-3名合格的全科医生。加强全科医生规范化培养基地建设和管理，规范培养内容和方法，提高全科医生的基本医疗和公共卫生服务能力，发挥全科医生的居民健康"守门人"作用。建立全科医生激励机制，在绩效工资分配、岗位设置、教育培训等方面向全科医生倾斜。加强康复治疗师、护理人员等专业人员培养，满足人民群众多层次、多样化健康服务需求。

（三）大力提高基层医疗卫生服务能力。通过政府举办或

购买服务等方式，科学布局基层医疗卫生机构，合理划分服务区域，加强标准化建设，实现城乡居民全覆盖。通过组建医疗联合体、对口支援、医师多点执业等方式，鼓励城市二级以上医院医师到基层医疗卫生机构多点执业，或者定期出诊、巡诊，提高基层服务能力。合理确定基层医疗卫生机构配备使用药品品种和数量，加强二级以上医院与基层医疗卫生机构用药衔接，满足患者需求。强化乡镇卫生院基本医疗服务功能，提升急诊抢救、二级以下常规手术、正常分娩、高危孕产妇筛查、儿科等医疗服务能力。大力推进社会办医，简化个体行医准入审批程序，鼓励符合条件的医师开办个体诊所，就地就近为基层群众服务。提升基层医疗卫生机构中医药服务能力和医疗康复服务能力，加强中医药特色诊疗区建设，推广中医药综合服务模式，充分发挥中医药在常见病、多发病和慢性病防治中的作用。在民族地区要充分发挥少数民族医药在服务各族群众中的特殊作用。

（四）全面提升县级公立医院综合能力。根据服务人口、疾病谱、诊疗需求等因素，合理确定县级公立医院数量和规模。按照"填平补齐"原则，加强县级公立医院临床专科建设，重点加强县域内常见病、多发病相关专业，以及传染病、精神病、急诊急救、重症医学、肾脏内科（血液透析）、妇产科、儿科、中医、康复等临床专科建设，提升县级公立医院综合服务能力。在具备能力和保障安全的前提下，适当放开县级公立医院医疗技术临床应用限制。县级中医医院同时重点加强内科、外科、妇科、儿科、针灸、推拿、骨伤、肿瘤等中医特色专科和临床薄弱专科、医技科室建设，提高中医优势病种诊疗能力和综合服务能力。通过上述措施，将县域内就诊率提高到90%左右，基本实现大病不出县。

（五）整合推进区域医疗资源共享。整合二级以上医院现有的检查检验、消毒供应中心等资源，向基层医疗卫生机构和慢性病医疗机构开放。探索设置独立的区域医学检验机构、病理诊断机构、医学影像检查机构、消毒供应机构和血液净化机构，实现区域资源共享。加强医疗质量控制，推进同级医疗机构间以及医疗机构与独立检查检验机构间检查检验结果互认。

（六）加快推进医疗卫生信息化建设。加快全民健康保障信息化工程建设，建立区域性医疗卫生信息平台，实现电子健康档案和电子病历的连续记录以及不同级别、不同类别医疗机构之间的信息共享，确保转诊信息畅通。提升远程医疗服务能力，利用信息化手段促进医疗资源纵向流动，提高优质医疗资源可及性和医疗服务整体效率，鼓励二、三级医院向基层医疗卫生机构提供远程会诊、远程病理诊断、远程影像诊断、远程心电图诊断、远程培训等服务，鼓励有条件的地方探索"基层检查、上级诊断"的有效模式。促进跨地域、跨机构就诊信息共享。发展基于互联网的医疗卫生服务，充分发挥互联网、大数据等信息技术手段在分级诊疗中的作用。

三、建立健全分级诊疗保障机制

（一）完善医疗资源合理配置机制。强化区域卫生规划和医疗机构设置规划在医疗资源配置方面的引导和约束作用。制定不同级别、不同类别医疗机构服务能力标准，通过行政管理、财政投入、绩效考核、医保支付等激励约束措施，引导各级各类医疗机构落实功能定位。重点控制三级综合医院数量和规模，建立以病种结构、服务辐射范围、功能任务完成情况、人才培养、工作效率为核心的公立医院床位调控机制，严控医院床位规模不合理扩张。三级医院重点发挥在医学科学、技术创新和人才培养等方面的引领作用，逐步减少常见病、多发病复诊和诊断明确、病情稳定的慢性病等普通门诊，分流慢性病患者，缩短平均住院日，提高运行效率。对基层中医药服务能力不足及薄弱地区的中医医院应区别对待。支持慢性病医疗机构发展，鼓励医疗资源丰富地区的部分二级医院转型为慢性病医疗机构。

（二）建立基层签约服务制度。通过政策引导，推进居民或家庭自愿与签约医生团队签订服务协议。签约医生团队由二级以上医院医师与基层医疗卫生机构的医务人员组成，探索个体诊所开展签约服务。签约服务以老年人、慢性病和严重精神障碍患者、孕产妇、儿童、残疾人等为重点人群，逐步扩展到普通人群。明确签约服务内容和签约条件，确定双方责任、权利、义务及其他有关事项。根据服务半径和服务人口，合理划分签约医生团队责任区域，实行网格化管理。签约医生团队负责提供约定的基本医疗、公共卫生和健康管理服务。规范签约服务收费，完善签约服务激励约束机制。签约服务费用主要由医保基金、签约居民付费和基本公共卫生服务经费等渠道解决。签约医生或签约医生团队向签约居民提供约定的基本医疗卫生服务，除按规定收取签约服务费外，不得另行收取其他费用。探索提供差异性服务、分类签约、有偿签约等多种签约服务形式，满足居民多层次服务需求。慢性病患者可以由签约医生开具慢性病长期药品处方，探索多种形式满足患者用药需求。

（三）推进医保支付制度改革。按照分级诊疗工作要求，及时调整完善医保政策。发挥各类医疗保险对医疗服务供需双方的引导作用和对医疗费用的控制作用。推进医保支付方式改革，强化医保基金收支预算，建立以按病种付费为主，按人头付费、按服务单元付费等复合型付费方式，探索基层医疗卫生机构慢性病患者按人头打包付费。继续完善居民医保门诊统筹等相关政策。完善不同级别医疗机构的医保差异化支付政策，适当提高基层医疗卫生机构医保支付比例，对符合规定的转诊住院患者可以连续计算起付线，促进患者有序流动。将符合条件的基层医疗卫生机构和慢性病医疗机构按规定纳入基本医疗保险定点范围。

（四）健全医疗服务价格形成机制。合理制定和调整医疗服务价格，对医疗机构落实功能定位、患者合理选择就医机构形成有效的激励引导。根据价格总体水平调控情况，按照总量控制、结构调整、有升有降、逐步到位的原则，在降低药品和医用耗材费用、大型医用设备检查治疗价格的基础上，提高体现医务人员技术劳务价值的项目价格。理顺医疗服务比价关系，建立医疗服务价格动态调整机制。

（五）建立完善利益分配机制。通过改革医保支付方式、加强费用控制等手段，引导二级以上医院向下转诊诊断明确、病情稳定的慢性病患者，主动承担疑难复杂疾病患者诊疗服务。完善基层医疗卫生机构绩效工资分配机制，向签约服务的医务人员倾斜。

（六）构建医疗卫生机构分工协作机制。以提升基层医疗卫生服务能力为导向，以业务、技术、管理、资产等为纽带，探索建立包括医疗联合体、对口支援在内的多种分工协作模式，完善管理运行机制。上级医院对转诊患者提供优先接诊、优先检查、优先住院等服务。鼓励上级医院出具药物治疗方案，在下级医院或者基层医疗卫生机构实施治疗。对需要住院治疗的急危重症患者、手术患者，通过制定和落实入、出院标准和双向转诊原则，实现各级医疗机构之间的顺畅转诊。基层医疗卫生机构可以与二级以上医院、慢性病医疗机构等协同，为慢性病、老年病等患者提供老年护理、家庭护理、社区护理、互助护理、家庭病床、医疗康复等服务。充分发挥不同举办主体医疗机构在分工协作机制中的作用。

四、组织实施

（一）加强组织领导。分级诊疗工作涉及面广、政策性强，具有长期性和复杂性，地方各级政府和相关部门要本着坚持不懈、持之以恒的原则，切实加强组织领导，将其作为核心任务纳入深化医药卫生体制改革工作的总体安排，建立相关协调机制，明确任务分工，结合本地实际，研究制定切实可行的实施方案。

（二）明确部门职责。卫生计生行政部门（含中医药管理部门）要加强对医疗机构规划、设置、审批和医疗服务行为的监管，明确双向转诊制度，优化转诊流程，牵头制定常见疾病入、出院和双向转诊标准，完善新型农村合作医疗制度支付政策，指导相关学（协）会制定完善相关疾病诊疗指南和临床路径。发展改革（价格）部门要完善医药价格政策，落实分级定价措施。人力资源社会保障部门要加强监管，完善医保支付政策，推进医保支付方式改革，完善绩效工资分配机制。财政部门要落实财政补助政策。其他有关部门要按照职责分工，及时出台配套政策，抓好贯彻落实。

（三）稳妥推进试点。地方各级政府要坚持从实际出发，因地制宜，以多种形式推进分级诊疗试点工作。2015年，所有公立医院改革试点城市和综合医改试点省份都要开展分级诊疗试点，鼓励有条件的省（区、市）增加分级诊疗试点地区。以高血压、糖尿病、肿瘤、心脑血管疾病等慢性病为突破口，开展分级诊疗试点工作，2015年重点做好高血压、糖尿病分级诊疗试点工作。探索结核病等慢性传染病分级诊疗和患者综合管理服务模式。国家卫生计生委要会同有关部门对分级诊疗试点工作进行指导，及时总结经验并通报进展情况。

（四）强化宣传引导。开展针对行政管理人员和医务人员的政策培训，把建立分级诊疗制度作为履行社会责任、促进事业发展的必然要求，进一步统一思想、凝聚共识，增强主动性，提高积极性。充分发挥公共媒体作用，广泛宣传疾病防治知识，促进患者树立科学就医理念，提高科学就医能力，合理选择就诊医疗机构。加强对基层医疗卫生机构服务能力提升和分级诊疗工作的宣传，引导群众提高对基层医疗卫生机构和分级诊疗的认知度和认可度，改变就医观念和习惯，就近、优先选择基层医疗卫生机构就诊。

国务院办公厅

2015 年 9 月 8 日

附件

分级诊疗试点工作考核评价标准

到 2017 年，分级诊疗试点工作应当达到以下标准：

一、基层医疗卫生机构建设达标率≥95%，基层医疗卫生机构诊疗量占总诊疗量比例≥65%；

二、试点地区 30 万以上人口的县至少拥有一所二级甲等综合医院和一所二级甲等中医医院，县域内就诊率提高到 90%左右，基本实现大病不出县；

三、每万名城市居民拥有 2 名以上全科医生，每个乡镇卫生院拥有 1 名以上全科医生，城市全科医生签约服务覆盖率≥30%；

四、居民 2 周患病首选基层医疗卫生机构的比例≥70%；

五、远程医疗服务覆盖试点地区 50%以上的县（市、区）；

六、整合现有医疗卫生信息系统，完善分级诊疗信息管理功能，基本覆盖全部二、三级医院和 80%以上的乡镇卫生院和社区卫生服务中心；

七、由二、三级医院向基层医疗卫生机构、慢性病医疗机构转诊的人数年增长率在 10%以上；

八、全部社区卫生服务中心、乡镇卫生院与二、三级医院建立稳定的技术帮扶和分工协作关系；

九、试点地区城市高血压、糖尿病患者规范化诊疗和管理率达到40%以上；

十、提供中医药服务的社区卫生服务中心、乡镇卫生院、社区卫生服务站、村卫生室占同类机构之比分别达到100%、100%、85%、70%，基层医疗卫生机构中医诊疗量占同类机构诊疗总量比例≥30%。

国务院办公厅关于促进农村电子商务加快发展的指导意见

国办发〔2015〕78号

各省、自治区、直辖市人民政府，国务院各部委、各直属机构：

农村电子商务是转变农业发展方式的重要手段，是精准扶贫的重要载体。通过大众创业、万众创新，发挥市场机制作用，加快农村电子商务发展，把实体店与电商有机结合，使实体经济与互联网产生叠加效应，有利于促消费、扩内需，推动农业升级、农村发展、农民增收。经国务院批准，现就促进农村电子商务加快发展提出以下意见：

一、指导思想

全面贯彻党的十八大和十八届三中、四中、五中全会精神，落实国务院决策部署，按照全面建成小康社会目标和新型工业化、信息化、城镇化、农业现代化同步发展的要求，深化农村流通体制改革，创新农村商业模式，培育和壮大农村电子商务市场主体，加强基础设施建设，完善政策环境，加快发展线上线下融合、覆盖全程、综合配套、安全高效、便捷实惠的现代农村商品流通和服务网络。

二、发展目标

到 2020 年，初步建成统一开放、竞争有序、诚信守法、安全可靠、绿色环保的农村电子商务市场体系，农村电子商务与农村一二三产业深度融合，在推动农民创业就业、开拓农村消费市场、带动农村扶贫开发等方面取得明显成效。

三、重点任务

（一）积极培育农村电子商务市场主体。充分发挥现有市场资源和第三方平台作用，培育多元化农村电子商务市场主体，鼓励电商、物流、商贸、金融、供销、邮政、快递等各类社会资源加强合作，构建农村购物网络平台，实现优势资源的对接与整合，参与农村电子商务发展。

（二）扩大电子商务在农业农村的应用。在农业生产、加工、流通等环节，加强互联网技术应用和推广。拓宽农产品、民俗产品、乡村旅游等市场，在促进工业品、农业生产资料下乡的同时，为农产品进城拓展更大空间。加强运用电子商务大数据引导农业生产，促进农业发展方式转变。

（三）改善农村电子商务发展环境。硬环境方面，加强农村流通基础设施建设，提高农村宽带普及率，加强农村公路建设，提高农村物流配送能力；软环境方面，加强政策扶持，加强人才培养，营造良好市场环境。

四、政策措施

（一）加强政策扶持。深入开展电子商务进农村综合示范，优先在革命老区和贫困地区实施，有关财政支持资金不得用于网络交易平台的建设。制订出台农村电子商务服务规范和工作指引，指导地方开展工作。加快推进信息进村入户工作。

加快推进适应电子商务的农产品分等分级、包装运输标准制定和应用。把电子商务纳入扶贫开发工作体系，以建档立卡贫困村为工作重点，提升贫困户运用电子商务创业增收的能力，鼓励引导电商企业开辟革命老区和贫困地区特色农产品网上销售平台，与合作社、种养大户等建立直采直供关系，增加就业和增收渠道。

（二）鼓励和支持开拓创新。鼓励地方、企业等因地制宜，积极探索农村电子商务新模式。开展农村电子商务创新创业大赛，调动返乡高校毕业生、返乡青年和农民工、大学生村官、农村青年、巾帼致富带头人、退伍军人等参与农村电子商务的积极性。开展农村电子商务强县创建活动，发挥其带动和引领作用。鼓励供销合作社创建农产品电子商务交易平台。引导各类媒体加大农村电子商务宣传力度，发掘典型案例，推广成功经验。

（三）大力培养农村电商人才。实施农村电子商务百万英才计划，对农民、合作社和政府人员等进行技能培训，增强农民使用智能手机的能力，积极利用移动互联网拓宽电子商务渠道，提升为农民提供信息服务的能力。有条件的地区可以建立专业的电子商务人才培训基地和师资队伍，努力培养一批既懂理论又懂业务、会经营网店、能带头致富的复合型人才。引导具有实践经验的电子商务从业者从城镇返乡创业，鼓励电子商务职业经理人到农村发展。

（四）加快完善农村物流体系。加强交通运输、商贸流通、农业、供销、邮政等部门和单位及电商、快递企业对相关农村物流服务网络和设施的共享衔接，加快完善县乡村农村物流体系，鼓励多站合一、服务同网。鼓励传统农村商贸企业建设乡镇商贸中心和配送中心，发挥好邮政普遍服务的优势，发展第三方配送和共同配送，重点支持老少边穷地区物流设施建设，提高流通效率。加强农产品产地集配和冷链等设施建设。

（五）加强农村基础设施建设。完善电信普遍服务补偿机制，加快农村信息基础设施建设和宽带普及。促进宽带网络提速降费，结合农村电子商务发展，持续提高农村宽带普及率。以建制村通硬化路为重点加快农村公路建设，推进城乡客运一体化，推动有条件的地区实施农村客运线路公交化改造。

（六）加大金融支持力度。鼓励村级电子商务服务点、助农取款服务点相互依托建设，实现优势互补、资源整合，提高利用效率。支持银行业金融机构和支付机构研发适合农村特点的网上支付、手机支付、供应链贷款等金融产品，加强风险控制，保障客户信息和资金安全。加大对电子商务创业农民尤其是青年农民的授信和贷款支持。简化农村网商小额短期贷款手续。符合条件的农村网商，可按规定享受创业担保贷款及贴息政策。

（七）营造规范有序的市场环境。加强网络市场监管，强化安全和质量要求，打击制售假冒伪劣商品、虚假宣传、不正当竞争和侵犯知识产权等违法行为，维护消费者合法权益，促进守法诚信经营。督促第三方平台加强内部管理，规范主体准入，遏制"刷信用"等欺诈行为。维护公平竞争的市场秩序，推进农村电子商务诚信建设。

五、组织实施

各地区、各部门要进一步提高认识，加强组织领导和统筹协调，落实工作责任，完善工作机制，切实抓好各项政策措施的落实。

地方各级人民政府特别是县级人民政府要结合本地实际，因地制宜制订实施方案，出台具体措施；充分发挥农村基层组织的带头作用，整合农村各类资源，积极推动农村电子商务发展。同时，加强规划引导，防止盲目发展和低水平竞争。

各部门要明确分工，密切协作，形成合力。商务部要会同有关部门加强统筹协调、跟踪督查，及时总结和推广经验，确保各项任务措施落实到位。

国务院办公厅

2015 年 10 月 31 日

国务院办公厅转发卫生计生委等部门关于推进医疗卫生与养老服务相结合指导意见的通知

国办发〔2015〕84 号

各省、自治区、直辖市人民政府，国务院各部委、各直属机构：

卫生计生委、民政部、发展改革委、财政部、人力资源社会保障部、国土资源部、住房城乡建设部、全国老龄办、中医药局《关于推进医疗卫生与养老服务相结合的指导意见》已经国务院同意，现转发给你们，请认真贯彻执行。

国务院办公厅

2015 年 11 月 18 日

关于推进医疗卫生与养老服务
相结合的指导意见

卫生计生委　民政部　发展改革委　财政部　人力资源
社会保障部　国土资源部　住房城乡建设部
全国老龄办　中医药局

为贯彻落实《国务院关于加快发展养老服务业的若干意见》（国发〔2013〕35 号）和《国务院关于促进健康服务业发展的若干意见》（国发〔2013〕40 号）等文件要求，进一步推进医疗卫生与养老服务相结合，现提出以下意见。

一、充分认识推进医疗卫生与养老服务相结合的重要性

我国是世界上老年人口最多的国家，老龄化速度较快。失能、部分失能老年人口大幅增加，老年人的医疗卫生服务需求和生活照料需求叠加的趋势越来越显著，健康养老服务需求日益强劲，目前有限的医疗卫生和养老服务资源以及彼此相对独立的服务体系远远不能满足老年人的需要，迫切需要为老年人提供医疗卫生与养老相结合的服务。医疗卫生与养老服务相结合，是社会各界普遍关注的重大民生问题，是积极应对人口老龄化的长久之计，是我国经济发展新常态下重要的经济增长点。加快推进医疗卫生与养老服务相结合，有利于满足人民群众日益增长的多层次、多样化健康养老服务需求，有利于扩大内需、拉动消费、增加就业，有利于推动经济持续健康发展和社会和谐稳定，对稳增长、促改革、调结构、惠民生和全面建

成小康社会具有重要意义。

二、基本原则和发展目标

（一）基本原则。

保障基本，统筹发展。把保障老年人基本健康养老需求放在首位，对有需求的失能、部分失能老年人，以机构为依托，做好康复护理服务，着力保障特殊困难老年人的健康养老服务需求；对多数老年人，以社区和居家养老为主，通过医养有机融合，确保人人享有基本健康养老服务。推动普遍性服务和个性化服务协同发展，满足多层次、多样化的健康养老需求。

政府引导，市场驱动。发挥政府在制定规划、出台政策、引导投入、规范市场、营造环境等方面的引导作用，统筹各方资源，推动形成互利共赢的发展格局。充分发挥市场在资源配置中的决定性作用，营造平等参与、公平竞争的市场环境，充分调动社会力量的积极性和创造性。

深化改革，创新机制。加快政府职能转变，创新服务供给和资金保障方式，积极推进政府购买服务，激发各类服务主体潜力和活力，提高医养结合服务水平和效率。加强部门协作，提升政策引导、服务监管等工作的系统性和协同性，促进行业融合发展。

（二）发展目标。

到 2017 年，医养结合政策体系、标准规范和管理制度初步建立，符合需求的专业化医养结合人才培养制度基本形成，建成一批兼具医疗卫生和养老服务资质和能力的医疗卫生机构或养老机构（以下统称医养结合机构），逐步提升基层医疗卫生机构为居家老年人提供上门服务的能力，80% 以上的医疗机构开设为老年人提供挂号、就医等便利服务的绿色通道，50% 以上的养老机构能够以不同形式为入住老年人提供医疗卫生服务，老年人健康养老服务可及性明显提升。

到 2020 年，符合国情的医养结合体制机制和政策法规体系基本建立，医疗卫生和养老服务资源实现有序共享，覆盖城乡、规模适宜、功能合理、综合连续的医养结合服务网络基本形成，基层医疗卫生机构为居家老年人提供上门服务的能力明显提升。所有医疗机构开设为老年人提供挂号、就医等便利服务的绿色通道，所有养老机构能够以不同形式为入住老年人提供医疗卫生服务，基本适应老年人健康养老服务需求。

三、重点任务

（三）建立健全医疗卫生机构与养老机构合作机制。鼓励养老机构与周边的医疗卫生机构开展多种形式的协议合作，建立健全协作机制，本着互利互惠原则，明确双方责任。医疗卫生机构为养老机构开通预约就诊绿色通道，为入住老年人提供医疗巡诊、健康管理、保健咨询、预约就诊、急诊急救、中医养生保健等服务，确保入住老年人能够得到及时有效的医疗救治。养老机构内设的具备条件的医疗机构可作为医院（含中医医院）收治老年人的后期康复护理场所。鼓励二级以上综合医院（含中医医院，下同）与养老机构开展对口支援、合作共建。通过建设医疗养老联合体等多种方式，整合医疗、康复、养老和护理资源，为老年人提供治疗期住院、康复期护理、稳定期生活照料以及临终关怀一体化的健康和养老服务。

（四）支持养老机构开展医疗服务。养老机构可根据服务需求和自身能力，按相关规定申请开办老年病医院、康复医院、护理院、中医医院、临终关怀机构等，也可内设医务室或护理站，提高养老机构提供基本医疗服务的能力。养老机构设置的医疗机构要符合国家法律法规和卫生计生行政部门、中医药管理部门的有关规定，符合医疗机构基本标准，并按规定由相关部门实施准入和管理，依法依规开展医疗卫生服务。卫生计生行政部门和中医药管理部门要加大政策规划支持和技术指导力度。养老机构设置的医疗机构，符合条件的可按规定纳入城乡基本医疗保险定点范围。鼓励执业医师到养老机构设置的医疗机构多点执业，支持有相关专业特长的医师及专业人员在养老机构规范开展疾病预防、营养、中医调理养生等非诊疗行为的健康服务。

（五）推动医疗卫生服务延伸至社区、家庭。充分依托社区各类服务和信息网络平台，实现基层医疗卫生机构与社区养老服务机构的无缝对接。发挥卫生计生系统服务网络优势，结合基本公共卫生服务的开展为老年人建立健康档案，并为65岁以上老年人提供健康管理服务，到2020年65岁以上老年人健康管理率达到70%以上。鼓励为社区高龄、重病、失能、部分失能以及计划生育特殊家庭等行动不便或确有困难的老年人，提供定期体检、上门巡诊、家庭病床、社区护理、健康管理等基本服务。推进基层医疗卫生机构和医务人员与社区、居家养老结合，与老年人家庭建立签约服务关系，为老年人提供连续性的健康管理服务和医疗服务。提高基层医疗卫生机构为居家老年人提供上门服务的能力，规范为居家老年人提供的医疗和护理服务项目，将符合规定的医疗费用纳入医保支付范围。

（六）鼓励社会力量兴办医养结合机构。鼓励社会力量针对老年人健康养老需求，通过市场化运作方式，举办医养结合机构以及老年康复、老年护理等专业医疗机构。在制定医疗卫生和养老相关规划时，要给社会力量举办医养结合机构留出空间。按照"非禁即入"原则，凡符合规划条件和准入资质的，不得以任何理由加以限制。整合审批环节，明确并缩短审批时限，鼓励有条件的地方提供一站式便捷服务。通过特许经营、公建民营、民办公助等模式，支持社会力量举办非营利性医养结合机构。支持企业围绕老年人的预防保健、医疗卫生、康复护理、生活照料、精神慰藉等方面需求，积极开发安全有效的食品药品、康复辅具、日常照护、文化娱乐等老年人用品用具和服务产品。

（七）鼓励医疗卫生机构与养老服务融合发展。鼓励地方因地制宜，采取多种形式实现医疗卫生和养老服务融合发展。统筹医疗卫生与养老服务资源布局，重点加强老年病医院、康复医院、护理院、临终关怀机构建设，公立医院资源丰富的地区可积极稳妥地将部分公立医院转为康复、老年护理等接续性医疗机构。提高综合医院为老年患者服务的能力，有条件的二级以上综合医院要开设老年病科，做好老年慢性病防治和康复护理相关工作。提高基层医疗卫生机构康复、护理床位占比，鼓励其根据服务需求增设老年养护、临终关怀病床。全面落实老年医疗服务优待政策，医疗卫生机构要为老年人特别是高龄、重病、失能及部分失能老年人提供挂号、就诊、转诊、取药、收费、综合诊疗等就医便利服务。有条件的医疗卫生机构可以通过多种形式、依法依规开展养老服务。鼓励各级医疗卫生机构和医务工作志愿者定期为老年人开展义诊。充分发挥中医药（含民族医药，下同）的预防保健特色优势，大力开发中医药与养老服务相结合的系列服务产品。

四、保障措施

（八）完善投融资和财税价格政策。对符合条件的医养结合机构，按规定落实好相关支持政策。拓宽市场化融资渠道，探索政府和社会资本合作（PPP）的投融资模式。鼓励和引导各类金融机构创新金融产品和服务方式，加大金融对医养结合领域的支持力度。有条件的地方可通过由金融和产业资本共同筹资的健康产业投资基金支持医养结合发展。用于社会福利事业的彩票公益金要适当支持开展医养结合服务。积极推进政府购买基本健康养老服务，逐步扩大购买服务范围，完善购买服务内容，各类经营主体平等参与。

（九）加强规划布局和用地保障。各级政府要在土地利用总体规划和城乡规划中统筹考虑医养结合机构发展需要，做好用地规划布局。对非营利性医养结合机构，可采取划拨方式，优先保障用地；对营利性医养结合机构，应当以租赁、出让等有偿方式保障用地，养老机构设置医疗机构，可将在项目中配套建设医疗服务设施相关要求作为土地出让条件，并明确不得分割转让。依法需招标拍卖挂牌出让土地的，应当采取招标拍卖挂牌出让方式。

（十）探索建立多层次长期照护保障体系。继续做好老年人照护服务工作。进一步开发包括长期商业护理保险在内的多种老年护理保险产品，鼓励有条件的地方探索建立长期护理保险制度，积极探索多元化的保险筹资模式，保障老年人长期护理服务需求。鼓励老年人投保长期护理保险产品。建立健全长期照护项目内涵、服务标准以及质量评价等行业规范和体制机制，探索建立从居家、社区到专业机构等比较健全的专业照护服务提供体系。

落实好将偏瘫肢体综合训练、认知知觉功能康复训练、日常生活能力评定等医疗康复项目纳入基本医疗保障范围的政策，为失能、部分失能老年人治疗性康复提供相应保障。

（十一）加强人才队伍建设。做好职称评定、专业技术培训和继续医学教育等方面的制度衔接，对养老机构和医疗卫生机构中的医务人员同等对待。完善薪酬、职称评定等激励机制，鼓励医护人员到医养结合机构执业。建立医疗卫生机构与医养结合机构人员进修轮训机制，促进人才有序流动。将老年医学、康复、护理人才作为急需紧缺人才纳入卫生计生人员培训规划。加强专业技能培训，大力推进养老护理员等职业技能鉴定工作。支持高等院校和中等职业学校增设相关专业课程，加快培养老年医学、康复、护理、营养、心理和社会工作等方面专业人才。

（十二）强化信息支撑。积极开展养老服务和社区服务信息惠民试点，利用老年人基本信息档案、电子健康档案、电子病历等，推动社区养老服务信息平台与区域人口健康信息平台对接，整合信息资源，实现信息共享，为开展医养结合服务提供信息和技术支撑。组织医疗机构开展面向养老机构的远程医疗服务。鼓励各地探索基于互联网的医养结合服务新模式，提高服务的便捷性和针对性。

五、组织实施

（十三）加强组织领导和部门协同。各地区、各有关部门要高度重视，把推进医养结合工作摆在重要位置，纳入深化医药卫生体制改革和促进养老、健康服务业发展的总体部署，各地要及时制定出台推进医养结合的政策措施、规划制度和具体方案。各相关部门要加强协同配合，落实和完善相关优惠扶持政策，共同支持医养结合发展。发展改革部门要将推动医疗卫生与养老服务相结合纳入国民经济和社会发展规划。卫生计生、民政和发展改革部门要做好养老机构和医疗卫生机构建设的规划衔接，加强在规划和审批等环节的合作，制定完善医养结合机构及为居家老年人提供医疗卫生和养老服务的标准规范并加强监管。财政部门要落实相关投入政策，积极支持医养结合发展。人力资源社会保障、卫生计生部门要将符合条件的医养结合机构纳入城乡基本医疗保险定点范围。国土资源部门要切实保障医养结合机构的土地供应。城乡规划主管部门要统筹规划医养结合机构的用地布局。老龄工作部门要做好入住医养结合机构和接受居家医养服务老年人的合法权益保障工作。中医药管理部门要研究制定中医药相关服务标准规范并加强监管，加强中医药适宜技术和服务产品推广，加强中医药健康养老人才培养，做好中医药健康养老工作。

（十四）抓好试点示范。国家选择有条件、有代表性的地区组织开展医养结合试点，规划建设一批特色鲜明、示范性强的医养结合试点项目。各地要结合实际积极探索促进医养结合的有效形式，每个省（区、市）至少设1个省级试点地区，积累经验、逐步推开。卫生计生、民政部门要会同相关部门密切跟踪各地进展，帮助解决试点中的重大问题，及时总结推广好的经验和做法，完善相关政策措施。

（十五）加强考核督查。各地区、各有关部门要建立以落实医养结合政策情况、医养结合服务覆盖率、医疗卫生机构和养老机构无缝对接程度、老年人护理服务质量、老年人满意度等为主要指标的考核评估体系，加强绩效考核。卫生计生、民政部门要会同相关部门加强对医养结合工作的督查，定期通报地方工作进展情况，确保各项政策措施落到实处。

国务院办公厅关于开展仿制药质量和疗效一致性评价的意见

国办发〔2016〕8 号

各省、自治区、直辖市人民政府，国务院各部委、各直属机构：

开展仿制药质量和疗效一致性评价（以下简称一致性评价）工作，对提升我国制药行业整体水平，保障药品安全性和有效性，促进医药产业升级和结构调整，增强国际竞争能力，都具有十分重要的意义。根据《国务院关于改革药品医疗器械审评审批制度的意见》（国发〔2015〕44 号），经国务院同意，现就开展一致性评价工作提出如下意见：

一、明确评价对象和时限。化学药品新注册分类实施前批准上市的仿制药，凡未按照与原研药品质量和疗效一致原则审批的，均须开展一致性评价。国家基本药物目录（2012 年版）中 2007 年 10 月 1 日前批准上市的化学药品仿制药口服固体制剂，应在 2018 年底前完成一致性评价，其中需开展临床有效性试验和存在特殊情形的品种，应在 2021 年底前完成一致性评价；逾期未完成的，不予再注册。

化学药品新注册分类实施前批准上市的其他仿制药，自首家品种通过一致性评价后，其他药品生产企业的相同品种原则上应在3年内完成一致性评价；逾期未完成的，不予再注册。

二、确定参比制剂遴选原则。参比制剂原则上首选原研药品，也可以选用国际公认的同种药品。药品生产企业可自行选择参比制剂，报食品药品监管总局备案；食品药品监管总局在规定期限内未提出异议的，药品生产企业即可开展相关研究工作。行业协会可组织同品种药品生产企业提出参比制剂选择意见，报食品药品监管总局审核确定。对参比制剂存有争议的，由食品药品监管总局组织专家公开论证后确定。食品药品监管总局负责及时公布参比制剂信息，药品生产企业原则上应选择公布的参比制剂开展一致性评价工作。

三、合理选用评价方法。药品生产企业原则上应采用体内生物等效性试验的方法进行一致性评价。符合豁免生物等效性试验原则的品种，允许药品生产企业采取体外溶出度试验的方法进行一致性评价，具体品种名单由食品药品监管总局另行公布。开展体内生物等效性试验时，药品生产企业应根据仿制药生物等效性试验的有关规定组织实施。无参比制剂的，由药品生产企业进行临床有效性试验。

四、落实企业主体责任。药品生产企业是一致性评价工作的主体，应主动选购参比制剂开展相关研究，确保药品质量和疗效与参比制剂一致。完成一致性评价后，可将评价结果及调整处方、工艺的资料，按照药品注册补充申请程序，一并提交食品药品监管部门。国内药品生产企业已在欧盟、美国和日本获准上市的仿制药，可以国外注册申报的相关资料为基础，按照化学药品新注册分类申报药品上市，批准上市后视同通过一致性评价；在中国境内用同一生产线生产上市并在欧盟、美国和日本获准上市的药品，视同通过一致性评价。

五、加强对一致性评价工作的管理。食品药品监管总局负责发布一致性评价的相关指导原则，加强对药品生产企业一致性评价工作的技术指导；组织专家审核企业报送的参比制剂资料，分期分批公布经审核确定的参比制剂目录，建立我国仿制药参比制剂目录集；及时将按新标准批准上市的药品收入参比制剂目录集并公布；设立统一的审评通道，一并审评企业提交的一致性评价资料和药品注册补充申请。对药品生产企业自行购买尚未在中国境内上市的参比制剂，由食品药品监管总局以一次性进口方式批准，供一致性评价研究使用。

　　六、鼓励企业开展一致性评价工作。通过一致性评价的药品品种，由食品药品监管总局向社会公布。药品生产企业可在药品说明书、标签中予以标注；开展药品上市许可持有人制度试点区域的企业，可以申报作为该品种药品的上市许可持有人，委托其他药品生产企业生产，并承担上市后的相关法律责任。通过一致性评价的药品品种，在医保支付方面予以适当支持，医疗机构应优先采购并在临床中优先选用。同品种药品通过一致性评价的生产企业达到 3 家以上的，在药品集中采购等方面不再选用未通过一致性评价的品种。通过一致性评价药品生产企业的技术改造，在符合有关条件的情况下，可以申请中央基建投资、产业基金等资金支持。

　　各地区、各有关部门要高度重视，组织引导药品生产企业积极参与，科学规范开展一致性评价相关工作。食品药品监管总局要会同有关部门加强指导，落实相关配套政策，共同推动一致性评价工作。

国务院办公厅

2016 年 2 月 6 日

国务院办公厅关于促进医药产业
健康发展的指导意见

国办发〔2016〕11号

各省、自治区、直辖市人民政府，国务院各部委、各直属机构：

医药产业是支撑发展医疗卫生事业和健康服务业的重要基础，是具有较强成长性、关联性和带动性的朝阳产业，在惠民生、稳增长方面发挥了积极作用。大力发展医药产业，对于深化医药卫生体制改革、推进健康中国建设、培育经济发展新动力具有重要意义。改革开放以来，我国医药产业取得长足发展，产业规模快速增长，供给能力显著增强，但仍面临自主创新能力不强、产业结构不合理、市场秩序不规范等问题。当前，全球医药科技发展突飞猛进，医药产业深刻调整变革，人民群众健康需求持续增长，都对医药产业转型升级提出了迫切要求。为推动提升我国医药产业核心竞争力，促进医药产业持续健康发展，经国务院同意，现提出如下意见。

一、总体要求

（一）指导思想。全面贯彻党的十八大和十八届三中、四中、五中全会精神，按照党中央、国务院决策部署，牢固树立并切实贯彻创新、协调、绿色、开放、共享的发展理念，主动迎接新一轮产业变革，通过优化应用环境、强化要素支撑、调整产业结构、严格产业监管、深化开放合作，激发医药产业创新活力，降低医药产品从研发到上市全环节的成本，加快医药产品审批、生产、流通、使用领域体制机制改革，推动医药产业智能化、服务化、生态化，实现产业中高速发展和向中高端转型，不断满足人民群众多层次、多样化的健康需求。

（二）基本原则。

坚持市场主导、政府引导。强化企业市场主体地位，使市场在资源配置中起决定性作用和更好发挥政府作用。配合相关医改政策落实，完善产业政策和监管体系，规范市场秩序，注重产业升级与推广应用相互促进，营造公平竞争环境。

坚持创新驱动、开放合作。完善创新环境，推动政产学研用深度融合，加强医药技术创新能力建设，促进技术、产品和商业模式创新。加快医药产品管理、质量、标准、注册体系与国际接轨，充分利用国际资源要素，加强产业全球布局和国际合作。

坚持产业集聚、绿色发展。推动化学原料药向环境承载能力强、生产配套条件好的园区集聚。引导中药、民族药企业种植（养殖）、加工一体化。推行企业循环式生产、产业循环式组合、园区循环式改造，促进医药产业绿色改造升级和绿色安全发展。

坚持提升质量、保障供给。强化企业质量主体责任，完善质量标准和检测体系，确保产品安全有效。加强基本药物生产、供给能力建设，健全医药流通信息网络，建立市场短缺药品和创新药品审评审批及市场准入快速通道，提高供应保障能力。

（三）主要目标。到 2020 年，医药产业创新能力明显提高，供应保障能力显著增强，90% 以上重大专利到期药物实现仿制上市，临床短缺用药供应紧张状况有效缓解；产业绿色发展、安全高效，质量管理水平明显提升；产业组织结构进一步优化，体制机制逐步完善，市场环境显著改善；医药产业规模进一步壮大，主营业务收入年均增速高于10%，工业增加值增速持续位居各工业行业前列。

二、主要任务

（四）加强技术创新，提高核心竞争能力。

促进创新能力提升。加大科技体制改革力度，完善政产学研用的医药协同创新体系。加强原研药、首仿药、中药、新型制剂、高端医疗器械等创新能力建设，优化科技资源配置，打造布局合理、科学高效的科技创新基地。运用数据库、计算机筛选、互联网等信息技术，建设医药产品技术研发、产业化、安全评价、临床评价等公共服务平台。积极发展众创空间，大力推进大众创新创业，培育一批拥有特色技术、高端人才的创新型中小企业，推动研发外包企业向全过程创新转变，提高医药新产品研制能力。

推动重大药物产业化。继续推进新药创制，加快开发手性合成、酶催化、结晶控制等化学药制备技术，推动大规模细胞培养及纯化、抗体偶联、无血清无蛋白培养基培养等生物技术研发及工程化，提升长效、缓控释、靶向等新型制剂技术水平。以临床用药需求为导向，在肿瘤、心脑血管疾病、糖尿病、神经退行性疾病、精神性疾病、高发性免疫疾病、重大传染性疾病、罕见病等领域，重点开发具有靶向性、高选择性、新作用机理的治疗药物，重点仿制市场潜力大、临床急需的国外专利到期药品。加快新型抗体、蛋白及多肽等生物药研发和产业化。完善疫苗供应体系，积极创制手足口病疫苗、新型脊髓灰质炎疫苗、宫颈癌疫苗等急需品种及新型佐剂。针对儿童用药需求，开发符合儿童生理特征的新品种、剂型和规格。开展临床必需、用量小、市场供应短缺的基本药物定点生产，加强其生产能力建设和常态化储备，满足群众基本用药需求。

加快医疗器械转型升级。重点开发数字化探测器、超导磁体、高热容量 X 射线管等关键部件，手术精准定位与导航、数据采集处理和分析、生物三维（3D）打印等技术。研制核医学影像设备 PET-CT 及 PET-MRI、超导磁共振成像系统

（MRI）、多排螺旋 CT、彩色超声诊断、图像引导放射治疗、质子/重离子肿瘤治疗、医用机器人、健康监测、远程医疗等高性能诊疗设备。推动全自动生化分析仪、化学发光免疫分析仪、高通量基因测序仪、五分类血细胞分析仪等体外诊断设备和配套试剂产业化。发展心脏瓣膜、心脏起搏器、全降解血管支架、人工关节和脊柱、人工耳蜗等高端植介入产品，以及康复辅助器具中高端产品。积极探索基于中医学理论的医疗器械研发。

推进中医药现代化。开展中药、民族药及其临床应用技术标准研究，加强中药材种植（养殖）培育技术标准制定，建立中药道地药材标准体系，加强对中医药领域的地理标志产品保护。开展中药材良种繁育和现代种植（养殖）、生产技术推广，在适宜地区建设规范化种植（养殖）、规模化加工一体化基地。加快建立中药材资源动态监测体系，开展野生中药材资源利用的生态环境影响评估。加强中药材、中药生产、流通及使用追溯体系建设，提高中药产品质量和安全水平。开发现代中药提取纯化技术，研发符合中药特点的粘膜给药等制剂技术，推广质量控制、自动化和在线监测等技术在中药生产中的应用。在中医药优势治疗领域，推动经典名方二次开发及应用，研制一批疗效确切、安全性高、有效成分明确、作用机理清晰的中药产品。加强民族医药理论研究，推动藏药、维药、蒙药、傣药等民族药系统开发，提高民族医药医疗机构制剂水平，创制具有资源特色和疗效优势的新品种。

（五）加快质量升级，促进绿色安全发展。

严格生产质量管理。全面实施并严格执行新版药品生产质量管理规范（GMP），完善全生命周期和全产业链质量管理体系，实行全员、全过程、全方位质量管理，健全药品安全追溯体系。严格温控、洁净度等生产环境标准，加强管理标准、工作标准等文件管理，建立质量风险防控、供应商审计、持续稳定性考察、质量受权人等质量管理制度。强化医药企业质量安全第一责任人意识，落实质量主体责任。加强质量安全培训，严格环境、职业健康和安全（EHS）管理，提高员工素质。规范生产经营行为，着力解决重认证轻执行、重硬件轻软件等问题，加强基本药物质量监管，督促医药生产企业全面提升质量管理水平。

提升质量控制技术。建立科学有效的质量标准和控制方法，推广应用先进质量控制技术，改进产品设计，优化工艺路线，完善从原料到成品的全过程质量控制体系，有效提升药品质量。加快化学药杂质、溶解性能、溶剂残留和药物晶型等控制技术开发应用，提高产品纯度和稳定性。加强生物活性、等效性、利用度等生物药性能研究，增强发酵和细胞培养等生物学过程易变性控制能力，着力提高疫苗等生物产品的安全性、有效性。加大中药、民族药等传统医药产品物质基础研究力度，提高助溶剂质量稳定性，降低不良反应发生率。

完善质量标准体系。健全以《中华人民共和国药典》为核心的国家药品标准体系，实施药品、医疗器械标准提高行动计划，推动基本药物、高风险药品、药用辅料、包装材料及基础性、通用性和高风险医疗器械的质量标准升级，完善中药、民族药的药材及药品生产技术规范和质量控制标准，提高标准的科学性、合理性及可操作性，强化标准的权威性和严肃性。进一步完善药品质量评价体系，建立药品杂质数据库、质量评价方法和检测平台。健全仿制药一致性评价方法、技术规范，开展第三方检测、评价，提高仿制药质量。重点开展基本药物质量和疗效一致性评价，全面提高基本药物质量。开展中药有害残留物风险评估，加强中药注射剂安全性评价，维护中药产品质量安全。加快完善计量、标准、检验检测、认证认可等公共技术服务平台，鼓励建设第三方质量可靠性评价平台，促进企业加大投入，提升产品可靠性。

实施绿色改造升级。利用现代生物技术改进传统生产工艺，大力推广基因工程、生物催化等生物替代技术，积极采用生物发酵方法生产药用活性物质。开发生物转化、高效提取纯化、高产低耗菌种应用等清洁生产技术，加强发酵类大宗原料药污染防治。加快推广应用无毒无害原材料，加强对研发外包企业新化学物质的管理，推动环境污染源头治理。建设绿色工厂和循环经济园区，推动原料互供、资源共享，加强副产物循环利用、废弃物无害化处理和污染物综合治理。严格资源利用管理，实施能量系统优化工程，推广节能节水节地技术装备，淘汰落后工艺设备，加强高值医用耗材回收利用管理，提高能源资源利用效率和清洁生产水平。加强环境风险管控，排查治理环境安全隐患，防止发生突发环境事件。

（六）优化产业结构，提升集约发展水平。

调整产业组织结构。加大企业组织结构调整力度，推进企业跨行业、跨领域兼并重组，支持医药和化工、医疗器械和装备、中药材和中成药、原料药和制剂、生产和流通企业强强联合，形成上下游一体化的企业集团，真正解决小、散、乱问题。推动基本药物生产向优势企业集中，提升生产集约化水平，保障产品质量和稳定供应。以行业龙头企业为主，联合产品和技术相近的创新型企业、科研院所等单位，采取资金注入、技术入股等合作形式，组建产业联盟或联合体。发挥骨干企业资金、技术等优势，加强生产要素有效整合和业务流程再造，强化新产品研发、市场营销和品牌建设；发挥中小企业贴近市场、机制灵活等特点，发展技术精、质量高的医药中间体、辅料、包材等配套产品，形成大中小企业分工协作、互利共赢的产业组织结构。

推动区域协调发展。充分发挥区域要素资源优势，构建东中西部协调发展新格局。利用东部沿海地区资金、技术、人才等优势，建设国际先进的研发中心和总部基地，发展附加值高、资源消耗低的生物药物、药物制剂和医疗器械，引导缺乏比较优势的产品有序转出。发挥中部地区承东启西的区位优势，根据资源环境承载能力，积极承接东部地区产业转移，依托中心城市开展高端医药产品研发和产业化，因地制宜发展医用耗材等劳动密集型医疗器械产品。利用西部、东北地区药材资源和沿边区位优势，建设中药、民族药生产基地和面向周边国家的特色医药产品出口基地。

引导产业集聚发展。推动医药产业规模化、集约化、园区化，创建一批管理规范、环境友好、特色突出、产业关联度高的产业集聚区。引导优势企业在适宜药材生长的区域，按照中药材生产质量管理规范（GAP）开展规模化、规范化种植（养殖），在中药材资源地建设大型中药生产、加工基地，在少数民族聚居区建设特色民族药生产基地。结合化学原料药布局调整和产业转移，依托环境承载能力强、配套设施齐全、原料供应便捷的化工医药园区，建设高水平的化学原料药生产基地，在沿海、沿边地区建设符合国际标准的制剂出口加工基地。在具有人才、技术优势的中心城市，利用电子、信息和装备等产业的辐射效应，建设高端医疗器械研发和产业化基地。引导有条件的地区，统筹利用当地医疗、中医药、生态旅游等优势资源，发挥旅游市场作用，开发建设一批集养老、医疗、康复与旅游为一体的医药健康旅游示范基地，进一步健全社会养老、医疗、康复、旅游服务综合体系。

（七）发展现代物流，构建医药诚信体系。

建立现代营销模式。完善企业物流信息系统，充分利用省级药品集中采购平台信息资源，构建全国药品信息平台，向社会公开药品价格、用量、质量、流通等信息，接受群众监督，建立信息共享和反馈追溯机制。建立现代医药流通体系，推动大型企业建设遍及城乡的药品流通配送网络，充分发挥邮政企业、快递企业的寄递网络优势，提高基层和边远地区药品供应保障能力。推动中小流通企业专业化、特色化发展，做精做专，满足多层次市场需求。按照新版药品经营质量管理规范（GSP）要求，推动优势零售企业开展连锁经营，统一采购配送、质量管理、服务规范、信息管理和品牌标识，提高连锁药店规范化、规模化经营水平。推动建立医疗设备的通信协议、故障反馈、检测维护等环节的源代码开放制度，鼓励发展第三方专业维护保养、售后服务队伍。

加强诚信体系建设。健全医药诚信管理机制和制度，改善市场诚信环境。整合现有信用信息资源，建立医药研发、生产和流通企业信用记录档案，纳入国家统一的信用信息共享交换平台，并按照有关规定及时在"信用中国"网站、企业信用信息公示系统予以公开。制定信息收集、评价、披露等制度，建立失信企业"黑名单"。运用媒体宣传、市场准入等手段，加大对失信企业联合惩戒力度，提高失信成本。加快企业信用与商品质量保险体系建设，探索实施产品质量安全强制商业保险，强化企业自我约束。引导企业建立诚信管理体系，制定考核评价制度，主动开展守信承诺，自觉接受社会监督。

（八）紧密衔接医改，营造良好市场环境。

健全医疗服务体系。加快公立医院补偿机制改革，建立科学合理的考核奖惩制度，结合医药分开、取消药品加成等政策的实施，加强诊疗行为管理，防止过度治疗等不规范行为，控制医疗费用。医疗机构应当按照药品通用名开具处方，并主动向患者提供处方，保障患者的购药选择权；推进各类所有制医疗机构设备共享，推动医疗机构间检查结果互认，减少重复检查，减轻患者医疗负担。完善社会力量举办医疗机构的发展环境，在市场准入、社会保险定点、重点专科建设、职称评定、学术地位、等级评审等方面对所有医疗机构同等对待，加快形成多元化医疗服务格局，扩大患者选择权。推动医生多点执业，提升基层医疗机构服务能力，加快落实分级诊疗。

完善价格、医保政策。实施医疗、医保、医药联动改革，充分发挥市场机制作用，药品实际交易价格主要由市场竞争形成。加强价格、医保、招标采购等政策衔接，科学制定医保支付标准，强化医药费用和价格行为综合监管，健全药品价格监测体系，推动价格信息公开。积极稳妥推进医疗服务价格改革，建立以成本和收入结构变化为基础的价格动态调整机制，逐步理顺医疗服务比价关系，切实体现医务人员的技术劳务价值。根据"总量控制、结构调整、有升有降、逐步到位"的原则，合理调整医疗服务价格，调整后产生的费用按规定纳入医保支付范围，实现群众负担不增加。积极推动医保支付方式改革，强化医保基金收支预算，推行按病种、按人头等多种付费方式相结合的复合支付方式。根据医保基金承受能力，及时将符合条件、价格合理、具有自主知识产权的药品、医疗器械和诊疗项目按规定程序纳入医保支付范围。健全大病保障政策，全面开展重特大疾病医疗救助工作，大力发展商业健康保险，满足社会多样化健康保障和医药产品需求。

（九）深化对外合作，拓展国际发展空间。

优化产品出口结构。加快开发国际新兴医药市场，调整产品出口结构。发挥化学原料药国际竞争优势，推动维生素、青霉素、红霉素、头孢菌素等优势品种深加工产品出口，大力实施制剂国际化战略，加快首仿药、重组蛋白药物、抗体药物、疫苗等制剂产品出口，提高原料药、制剂组合出口能力，培育中国医药知名品牌。建立并完善境外销售和服务体系，推动PET-CT、X射线机、心电图机、B超等医疗器械出口，逐步提高出口附加值。加强中医药对外文化交流，提高国际社会认知度，增强中药国际标准制定话语权，推动天然药物、中成药等产品出口。

推动国际注册认证。引进和培养熟悉境外法律法规和市场环境的国际医药注册人才，提高国际注册能力。系统开展国际市场产品注册，推动已获得专利保护的国产原研药国际临床研究和注册，加快品牌仿制药物国际注册认证。积极开展与医疗器械相关的计量国际比对。按照国际标准，完善工艺路线、质量检测和分析方法，健全环境、职业健康和安全（EHS）管理体系，建立并实施原料和辅料备案管理制度。加快药品生产质量管理规范（GMP）等生产质量体系国际认证，推动企业建设符合国际质量规范的生产线，提高国际化生产经营管理水平，加快检测认证国际化进程。鼓励企业申请国外专利，形成有效的海外专利布局。

加快国际合作步伐。贯彻落实"一带一路"战略，着眼全球配置资源，加快"走出去"步伐。采用多种合作形式，推动医药优势企业开展境外并购和股权投资、创业投资，建立海外研发中心、生产基地、销售网络和服务体系，获取新产品、关键技术、生产许可和销售渠道，加快融入国际市场，创建一批具有国际影响力的知名品牌。鼓励企业积极参与国际公共卫生领域合作，不断拓展和巩固国际市场。完善投资环境，加强配套体系建设，加大"引进来"力度，鼓励海关特殊监管区域内的企业承接生物医药外包业务。推动跨国公司在华建设高水平的医药研发中心、生产中心、采购中心，加快产业合作由加工制造环节向研发设计、市场营销、品牌培育等高附加值环节延伸，提高国际合作水平。

（十）培育新兴业态，推动产业智能发展。

建设智能示范工厂。推进医药生产过程智能化，开展智能工厂和数字化车间建设示范。加快人机智能交互、工业机器人等技术装备在医药生产过程中的应用，推动制造工艺仿真优化、状态信息实时反馈和自适应控制。应用大数据、云计算、互联网、增材制造等技术，构建医药产品消费需求动态感知、众包设计、个性化定制等新型生产模式。加快医疗器械产品数字化、智能化，重点开发可穿戴、便携式等移动医疗和辅助器具产品，推动生物三维（3D）打印技术、数据芯片等新技术在植介入产品中的应用。推进医药生产装备智能化升级，加快工控系统、智能感知元器件等核心技术装备研发和产业化，支撑医药产业智能工厂建设。

开展智能医疗服务。发挥优质医疗资源的引领作用，鼓励社会力量参与，整合线上线下资源，规范医疗物联网和健康医疗应用程序（APP）管理。积极开展互联网在线健康咨询、预约诊疗、候诊提醒、划价缴费、诊疗报告查询等便捷服务。加强区域医疗卫生服务资源整合，鼓励医疗服务机构建立医疗保健信息服务平台，积极开展互联网医疗保健信息服务。引导医疗机构运用信息化、智能化技术装备，面向基层、偏远和欠发达地区，开展远程病理诊断、影像诊断、专家会诊、监护指导、手术指导等远程医疗服务。

三、加强政策保障和组织实施

（十一）强化财政金融支持。创新财政资金支持方式，利用奖励引导、资本金注入、应用示范补助等方式，支持应用示范和公共服务平台建设等具有较强公共服务性质的项目；运用和引导产业投资、风险投资等基金，支持创新产品研发、产业化建设等方面具有营利性、竞争性的项目，扶持具有创新发展能力的骨干企业和产业联盟，整合产业链上下游资源。探索医疗器械生产企业与金融租赁公司、融资租赁公司合作，为各类所有制医疗机构提供分期付款采购大型医疗设备的服务。研究制定国内短缺、有待突破的原料药重点产品目录，对目录中化学结构清晰、符合税则归类规则、满足监管要求的原料药，研究实施较低的暂定税率，健全研制、使用单位在医药产品创新、增值服务和示范应用等环节的激励机制。支持符合条件的创新型医药生产企业上市融资、发行债券、并购、重组。

（十二）支持创新产品推广。研究制定创新和优秀药品、医疗器械产品目录。加大对创新产品的宣传力度，增强临床医生与人民群众对具有自主知识产权医药产品的认同度。通过首台（套）重大技术装备保险补偿试点工作，支持符合条件的高端医疗装备应用推广，继续推动实施创新医疗器械产品应用示范工程（包括"十百千万工程"等），在部分省市开展大型医疗设备配置试点。进一步加大创新医疗器械产品推广力度，在不同层次的医疗机构开展试点示范应用。鼓励医药企业与大型医院合作建设创新药品、医疗器械示范应用基地、培训中心，形成示范应用—临床评价—技术创新—辐射推广的良性循环。

（十三）健全政府采购机制。按照公开透明、公平竞争的原则，完善招标采购机制，逐步将医药产品招标采购纳入公共资源交易平台。实行分类采购，科学设置评审因素，推动药品、高值医用耗材采购编码标准化，确保价格合理、保障供应、质量安全。规范竞争秩序，打破医药产品市场分割、地方保护。进一步完善双信封评价方法，对竞标价格明显偏低、可能存在质量和供应风险的药品，必须进行综合评估，避免恶性竞争。全面推进信息公开，建立对价格虚高药品的核查和动态调整机制，确保药品采购各环节在阳光下运行。根据区域卫生规划，制定完善各级医疗机构的医疗器械配备标准，严格控制财政性资金采购不合理的超标准、高档设备。严格落实《中华人民共和国政府采购法》规定，国产药品和医疗器械能够满足要求的，政府采购项目原则上须采购国产产品，逐步提高公立医疗机构国产设备配置水平。

（十四）深化审评审批改革。建立更加科学、高效的药品医疗器械审评审批体系。加强审评队伍建设，招聘有国际审评审批经验的专家学者。加大政府购买审评服务力度，加强技术审评协作能力建设，提高审评审批能力和效率。公开受理、审批相关信息，增加审评审批透明度。严格控制市场供大于求、低水平重复、生产工艺落后产品的审批，加快临床急需的创新药物、医疗器械产品审评，引导申请人有序研发、科学申报。加快制定新型诊疗技术的临床应用技术规范。对经确定为创新医疗器械的基因检测产品等，按照创新医疗器械审批程序优先审查，加快创新医疗服务项目进入医疗体系，促进新技术进入临床使用。加快药品上市许可持有人制度试点，推动药品研发与生产的专业化分工，加快科研成果转化。鼓励开展药品委托研发、生产，逐步放宽药品文号转移限制，引导优势企业兼并重组，减少同质化竞争和审评资源浪费。

（十五）加快人才队伍建设。深入实施人才优先发展战略，着眼于药物创新、医疗器械核心软硬件开发、中医药传承、医药产品国际注册等方面的需求，健全人才引进、培养、激励机制，营造人尽其才、才尽其用的良好环境。继续实施"千人计划"等引智工程，吸引海外产品创新、国际注册等方面高层次人才和团队来华创新创业。鼓励医药企业设立博士后科研工作站。以提高药品质量管理水平和企业竞争力为核心，积极开展多种形式的医药企业经营管理人员培训，培养一批领军型医药企业家。强化职业教育和技能培训，建设医药应用技术教育和实训基地，打造技艺精湛的技能人才队伍。完善医疗机构相关职称评定和岗位设置办法。支持企业与高等院校、医疗机构合作培养医疗器械工程师等实用型技术人才。鼓励设立创业创新中心等人才培养平台，加强协同创新。加强药学队伍建设，提升执业药师服务能力，促进安全合理用药。建立健全技术、技能等要素参与的收益分配机制，鼓励通过技术入股等形式，充分调动人才的积极性和创造性。

（十六）加强产业协同监管。完善监管部门、行业协会、医药企业沟通机制，健全横向到边、纵向到底的监管网络，形成全社会共治的监管格局。支持行业协会等社会团体开展产业运行监测分析、产业发展战略研究和行业信息发布。加强对药品和医疗器械使用过程中的管理，加强药物不良反应监测，落实企业产品上市后不良反应监测主体责任。健全药品上市后安全性评价工作机制，建立药品退市制度。建立健全以基本药物为重点的临床用药综合评价体系，完善药品短缺预警机制，动态掌握重点企业生产情况，提高供应保障能力和水平。加强药品和医疗器械监管法律法规体系建设，加大飞行检查力度，及时依法查处违法违规企业。严格安全、环保监管，坚决依法关停不符合要求的医药企业。对化学制药企业要开展反应风险分析，进行正规设计，装备可靠的自动化控制系统，提升本质安全水平。对使用危险化学品的其他制药企业，要建立健全危险化学品管理制度，加强员工培训，提高风险管控能力。加强医药知识产权保护，加快知识产权社会信用体系建设，加大对侵权行为的打击力度，建立惩罚性赔偿制度，降低企业维权成本。整顿规范医药市场，严厉打击生产经营假冒伪劣医药产品、实施商业贿赂、暗中操纵价格等违法违规行为。

各地区、各有关部门要充分认识促进医药产业健康发展的重要意义，加强组织领导，健全工作机制，形成工作合力。各地区要结合实际制定具体实施方案，精心组织实施，确保各项任务落到实处。各有关部门要按照职责分工抓紧制定配套政策，营造良好环境。国家发展改革委要加强统筹协调，明确各项政策措施落实的具体时间表，会同有关部门加强政策指导和督促检查，推动医药产业持续健康发展。

国务院办公厅

2016 年 3 月 4 日

国务院办公厅关于印发深化医药卫生体制改革 2016 年重点工作任务的通知

国办发〔2016〕26 号

各省、自治区、直辖市人民政府，国务院有关部门：

《深化医药卫生体制改革 2016 年重点工作任务》已经国务院同意，现印发给你们，请结合实际，认真组织实施。

国务院办公厅

2016 年 4 月 21 日

深化医药卫生体制改革
2016 年重点工作任务

新一轮医改启动以来，在党中央、国务院的正确领导下，各地区、各有关部门协力同心推进改革，顶层设计不断完善，重点难点逐步突破，群众看病难、看病贵问题得到明显缓解，深化医改取得重大阶段性成效。2015 年，人均预期寿命达到 76.34 岁，比 2010 年提高 1.51 岁，人民健康水平总体上达到中高收入国家平均水平，居民个人卫生支出占卫生总费用比重下降到 30% 以下，为近 20 年来的最低水平。医改取得的积极进展和成效，为持续深化改革奠定了坚实基础。

2016 年是"十三五"的开局之年，是到 2017 年实现深化医药卫生体制改革阶段性目标的攻坚之年，也是到 2020 年实现人人享有基本医疗卫生服务目标的关键之年。要全面贯彻党的十八大和十八届三中、四中、五中全会精神，认真落实党中央、国务院决策部署，牢固树立并切实贯彻创新、协调、绿色、开放、共享的发展理念，坚持保基本、强基层、建机制，进一步突出重点领域和关键环节，增强改革创新力度，进一步推进医疗、医保、医药三医联动，强化改革整体性、系统性和协同性，进一步提高改革行动能力，推进政策落实，为实施"十三五"医改规划确定的各项改革任务布好局、起好步，确保取得更大成效，促进建立覆盖城乡居民的基本医疗卫生制度，切实推进健康中国建设。

一、全面深化公立医院改革

（一）巩固完善县级公立医院综合改革。加强分类指导和示范引领，选择江苏省启东市、安徽省天长市、福建省尤溪县、青海省互助土族自治县，开展县级公立医院综合改革示范工作，带动面上改革完善。（卫生计生委、财政部负责，中央编办、发展改革委、人力资源社会保障部、中医药局参与。排在第一位的部门为牵头部门，下同）

（二）扩大城市公立医院综合改革试点。新增 100 个试点城市，使全国试点城市达到 200 个。中央财政对每个新增试点城市按照 2000 万元的标准予以一次性补助；对所有试点城市有公立医院的市辖区按照每个 100 万元的标准给予补助。同时，开展公立医院综合改革试点效果评价工作，建立评价结果与中央财政补助资金拨付挂钩机制。先行推动 10 所国家卫生计生委委属委管医院参加属地公立医院综合改革，并建立绩效考核机制。积极推进国有企业所办医院参与公立医院改革工作。研究制订军队医院参与城市公立医院综合改革试点的指导性文件。（卫生计生委、财政部、国资委、中央军委后勤保障部卫生局分别负责，中央编办、发展改革委、人力资源社会保障部、中医药局参与）

（三）落实政府责任。贯彻执行《国务院办公厅关于印发全国医疗卫生服务体系规划纲要（2015－2020 年）的通知》（国办发〔2015〕14 号），所有省、市、县分别制定并实施医疗卫生资源配置标准（医疗卫生服务体系规划）、区域卫生规划、县域医疗卫生服务体系规划。全面落实政府对公立医院投入责任。（卫生计生委、发展改革委、财政部分别负责）

（四）健全科学补偿机制。巩固公立医院取消药品加成的改革成果，新增试点城市所有公立医院取消药品加成（中药饮片除外）。健全调整医疗服务价格、增加政府补助、改革支付方式以及医院加强核算、节约运行成本等多方共担的补偿机制。落实国家有关医疗服务价格调整政策，建立以成本和收入结构变化为基础的医疗服务价格动态调整机制，按照"总量控制、结构调整、有升有降、逐步到位"的原则，逐步理顺不同级别医疗机构间和医疗服务项目的比价关系。按照"腾空间、调结构、保衔接"的步骤理顺医疗服务价格；通过集中采购、医保控费、规范诊疗行为等降低药品、器械、耗材等费用，严格控制不合理检查检验费用，为调整医疗服务价格腾出空间；分步调整医疗服务价格，不能仅针对取消药品加成部分调整价格，调整的部分按规定纳入医保支付范围；加强医疗服务价格、医保支付、医疗控费、分级诊疗等政策的统筹衔接，确保医疗机构发展可持续、医保基金可承受、总体上不增加群众负担。公立医院改革试点城市要开展医疗服务价格调整工作，综合医改试点省份要率先落实。（卫生计生委、发展改革委、人力资源社会保障部、财政部、中医药局分别负责）

（五）完善公立医院管理体制。制订建立现代医院管理制度的指导性文件，落实公立医院人事管理、内部分配、运营管理等自主权。试点城市要建立健全公立医院综合性绩效评价指标体系，引入第三方开展绩效评价。推动实现院长职业化、专业化，建立院长培训认证、任期目标责任考核和相应的激励约束机制。加强财务预算管理，对公立医院实行全面预算管理，推动三级公立医院落实总会计师制度。（卫生计生委、人力资源社会保障部、中央编办、财政部、教育部、中医药局负责）

（六）深化编制人事制度改革。在地方现有编制总量内，合理核定开展综合改革的公立医院编制总量。创新编制管理方式，完善编制备案管理办法，逐步实行编制备案制。在条件成熟的地方探索开展公立医院编制管理改革试点。在岗位设置、收入分配、职称评定、管理使用等方面，对编制内外人员待遇统筹考虑。按照国家规定推进养老保险制度改革。进一步完善聘用制度、岗位管理制度和公开招聘制度。对医院紧缺、高层次人才，可按规定由医院采取考察的方式予以招聘，结果公开。（中央编办、人力资源社会保障部、卫生计生委、财政部分别负责，中医药局参与）

（七）加快建立符合医疗卫生行业特点的薪酬制度。组织完善公立医院薪酬制度改革试点工作，加大探索力度，及时总结试点经验。鼓励试点城市探索制订公立医院绩效工资总量核定办法，建立与岗位职责、工作业绩、实际贡献紧密联系的分配激励机制，着力体现医务人员技术劳务价值，规范收入分配秩序，逐步提高医务人员收入待遇，调动医务人员积极性。公立医院院长的绩效工资可由政府办医机构确定。严禁给医务人员设定创收指标，医务人员薪酬不得与医院的药品、耗材、检查、化验等业务收入挂钩。（人力资源社会保障部、财政部、卫生计生委负责）

（八）严格控制医疗费用不合理增长。推动落实卫生计生委等部门《关于控制公立医院医疗费用不合理增长的若干意见》，各省（区、市）根据不同地区医疗费用水平和增长幅度以及不同类别医院的功能定位等，分类确定控费要求并进行动态调整。设定全国医疗费用增长控制目标。2016年6月底前，各地要结合实际合理确定并量化区域医疗费用增长幅度。加强督促检查，定期对各省（区、市）医疗费用控制情况进行排名公示。公立医院改革试点城市要列出具体清单，对辅助性、营养性等高价药品不合理使用情况实施重点监控，初步遏制医疗费用不合理增长的势头。（卫生计生委、发展改革委、人力资源社会保障部、财政部、中医药局、地方各级人民政府负责）

（九）同步推进公立中医医院综合改革。细化落实对中医医院投入倾斜政策，制定实施差别化的价格调整、绩效考核等政策，建立维护公益性、突出中医药特色优势的公立中医医院运行新机制。加强临床路径推广应用，指导各地科学合理调整中医医疗服务价格。（中医药局、卫生计生委、财政部、人力资源社会保障部、发展改革委负责）

（十）大力改善医疗服务。在各级各类医疗机构进一步落实改善医疗服务行动计划，重点做好预约诊疗、日间手术、信息推送、结算服务、药事服务、急诊急救、优质护理等工作，三级医院全面实施预约诊疗，提升医疗服务水平，改善就医感受，增强人民群众获得感。综合医改试点省份率先在城市三级医院试点推进日间手术，不断扩大日间手术病种范围。实施健康扶贫工程，保障贫困人口享有基本医疗卫生服务。建立健全医疗纠纷预防调解机制，依法保护医患双方合法权益，努力构建和谐医患关系。（卫生计生委、中医药局负责，中国残联参与）

（十一）为符合条件的公立医院医务人员就近提供公租房保障，具体条件和办法由县级以上人民政府制定。（住房城乡建设部、发展改革委、财政部、国土资源部、卫生计生委负责）

二、加快推进分级诊疗制度建设

（一）加快开展分级诊疗试点。按照"基层首诊、双向转诊、急慢分治、上下联动"的要求，以综合医改试点省份和公立医院综合改革试点城市为重点，加快推进分级诊疗，在70%左右的地市开展试点。试点地区高血压、糖尿病患者规范化诊疗和管理率达到30%以上。（卫生计生委、人力资源社会保障部、中医药局、试点地区人民政府负责，中国残联参与）

（二）扩大家庭医生签约服务。总结推广地方推进家庭医生签约服务的成熟经验，制订关于健全签约服务和管理的政策文件，建立健全全科医生制度。在200个公立医院综合改革试点城市开展家庭医生签约服务，鼓励其他有条件的地区积极开展试点。到2016年底，城市家庭医生签约服务覆盖率达到15%以上，重点人群签约服务覆盖率达到30%以上。明确签约服务内涵和标准，规范签约服务收费，完善签约服务激励约束机制。签约服务费用由医保基金、基本公共卫生服务经费和签约居民个人分担。（卫生计生委、人力资源社会保障部、财政部、发展改革委、中医药局负责，中国残联参与）

（三）提升基层服务能力。继续加强基层医疗卫生机构和县级医院能力建设，围绕县外转出率较高的病种，加强适宜技术推广工作，提升县级医院疾病诊疗能力。鼓励城市二级以上医院医师到基层医疗卫生机构多点执业。促进医疗资源向基层和农村流动。进一步完善基层医疗卫生机构绩效工资制度，可按照财务制度规定在核定的收支结余中提取职工福利基金和奖励基金。落实基层医疗卫生机构核定任务、核定收支、绩效考核补助的财务管理办法，加强绩效考核，采取有效措施，既调动基层医疗卫生机构和医务人员的积极性，又防止出现新的逐利行为。（卫生计生委、发展改革委、财政部、人力资源社会保障部、科技部、中医药局负责）

（四）完善配套政策。探索建立包括医疗联合体、对口支援在内的多种分工协作模式，完善推进和规范城市及县域内医疗联合体建设的政策措施。完善不同级别医疗机构的医保差异化支付政策，适当拉开不同级别医疗机构的起付线和支付比例差距，探索基层医疗卫生机构慢性病患者按人头打包付费，对医疗机构落实功能定位、患者合理选择就医机构形成有效的激励引导。制定常见肿瘤、冠心病和脑血管疾病分级诊疗以及独立设置的病理、检验、影像、血液透析机构相关技术文件，明确常见病种出入院标准和双向转诊规范，落实二三级综合医院功能定位，明确医疗服务能力标准。推动急慢分治。新制修订50个疾病的临床路径，扩大临床路径覆盖面，提高管理质量。力争全部三级医院、80%以上的二级医院开展临床路径管理工作。（卫生计生委、人力资源社会保障部、中医药局负责）

三、巩固完善全民医保体系

（一）推进建立稳定可持续的筹资和保障水平调整机制。基本医疗保险参保率稳定在95%以上，城乡居民医保人均政府补助标准提高到420元，人均个人缴费相应增加。新增筹资主要用于提高基本医疗保障水平，并加大对城乡居民大病保险的支持力度。城乡居民医保政策范围内住院费用报销比例稳定在75%左右。结合医保基金预算管理全面推进付费总额控制。

加快建立健全基本医疗保险稳定可持续的筹资和报销比例调整机制。积极推进基本医保统筹层次提升至地市级，鼓励有条件的地区实行省级统筹。加快推进基本医保全国联网和异地就医结算工作，建立完善国家级异地就医结算平台，逐步与各省份异地就医结算系统实现对接，基本实现跨省异地安置退休人员住院费用直接结算。到 2017 年，基本实现符合转诊规定的异地就医住院费用直接结算。推动基本医疗保险与生育保险合并实施的相关工作。研究改进职工医保个人账户。（人力资源社会保障部、卫生计生委、财政部分别负责）

（二）推进整合城乡居民基本医疗保险制度。根据国家统筹安排，2016 年 6 月底前，各省（区、市）要完成统筹推进城乡居民医保制度整合工作的总体部署。年内各统筹地区要出台具体实施方案并组织实施。鼓励有条件的地区理顺管理体制。创新经办管理，提高管理效率和服务水平。支持具有资质的商业保险机构等社会力量参与各地基本医保经办服务。（国务院医改办、人力资源社会保障部、卫生计生委、各省〔区、市〕人民政府分别负责，保监会参与）

（三）巩固完善城乡居民大病保险和医疗救助制度。实现大病保险全覆盖，让更多大病患者减轻负担。完善大病保险政策，对包括建档立卡贫困人口、五保供养对象和低保对象等在内的城乡贫困人口实行倾斜性支付政策，进一步扩大受益面，提高受益水平。鼓励各省（区、市）结合实际合理确定合规医疗费用范围，进一步减轻大病患者负担，有条件的地区实行大病保险省级统筹。规范大病保险经办业务，加强监督检查和考核评估，落实承办主体责任。中央财政安排城乡医疗救助补助资金 160 亿元。全面开展重特大疾病医疗救助，积极引导社会力量参与医疗救助。推动完善基本医保、大病保险、医疗救助、疾病应急救助、商业健康保险和慈善救助有效衔接的政策。完善疾病应急救助制度，指导地方规范开展工作。完善职工补充医疗保险措施。组织开展多层次、多形式的职工医疗互

助活动。（国务院医改办、人力资源社会保障部、卫生计生委、民政部、保监会、财政部分别负责，全国总工会、中国残联参与）

（四）进一步深化医保支付方式改革。制订深化医保支付方式改革的政策措施，加快推进支付方式改革，控制医疗费用不合理增长。推广地方成功经验，系统推进按人头付费、按病种付费、按床日付费、总额预付等多种付费方式相结合的复合支付方式改革。逐步将医保对医疗机构服务的监管延伸到对医务人员医疗服务行为的监管。支持开展日间手术等。（人力资源社会保障部、卫生计生委、财政部负责，中医药局参与）

（五）推进发展商业健康保险。指导保险业加强产品创新，丰富健康保险产品，提升服务水平。开展健康保险个人所得税优惠政策试点，不断完善优化试点方案。修订健康保险管理办法，健全健康保险相关监管制度，规范商业健康保险市场秩序。（保监会、人力资源社会保障部、财政部、卫生计生委负责）

四、健全药品供应保障机制

（一）巩固完善基本药物制度。研究基本药物目录、生产、标识、价格、配送、配备使用等方面实行政策统一的工作，鼓励地方先行开展探索。研究儿童基本用药适宜剂型、规格，加强基本药物临床应用和处方集培训，加大对贫困地区药事服务帮扶力度。推进仿制药质量和疗效一致性评价，做好基本药物全品种抽验工作。继续加强对国家基本药物品种的不良反应监测，及时向社会发布药品安全性信息。开展专项检查、飞行检查等多种形式的监督检查，对基本药物生产、经营过程中存在的违法违规行为，予以立案查处。增加艾滋病等特殊药物免费供给。推进保障老年人基本用药工作。（卫生计生委、财政部、发展改革委、科技部、工业和信息化部、食品药品监管总局、中医药局分别负责）

（二）全面推进公立医院药品集中采购。继续落实《国务院办公厅关于完善公立医院药品集中采购工作的指导意见》（国办发〔2015〕7号），实行分类采购，每种药品采购的剂型原则上不超过3种，每种剂型对应的规格原则上不超过2种。推广地方经验做法，鼓励和引导省际跨区域联合采购，综合医改试点省份内可鼓励一定区域间的带量联合采购。优化药品购销秩序，压缩流通环节，综合医改试点省份要在全省范围内推行"两票制"（生产企业到流通企业开一次发票，流通企业到医疗机构开一次发票），积极鼓励公立医院综合改革试点城市推行"两票制"，鼓励医院与药品生产企业直接结算药品货款、药品生产企业与配送企业结算配送费用，压缩中间环节，降低虚高价格。总结评估国家药品价格谈判试点工作，逐步增加谈判药品品种数量，合理降低专利药品和独家生产药品价格。总结地方经验，推进完善政策措施，进一步推进高值医用耗材集中采购、网上公开交易等。综合医改试点省份要选择地区开展高值医用耗材集中采购，率先取得突破。进一步完善国家药品供应保障综合管理信息平台和省级药品集中采购平台规范化建设，完善药品采购数据共享机制。（卫生计生委、食品药品监管总局、发展改革委、工业和信息化部、商务部、人力资源社会保障部、综合医改试点省份人民政府负责）

（三）健全药品价格形成机制。进一步完善药品价格形成机制。强化药品价格行为监管，健全药品价格监测体系，依法查处价格欺诈和垄断行为，切实维护药品市场价格秩序。根据国家有关政策要求，开展基本医保药品支付标准制定工作。采取多种形式推进医药分开，禁止医院限制处方外流，患者可自主选择在医院门诊药房或凭处方到零售药店购药。（发展改革委、卫生计生委、人力资源社会保障部分别负责）

（四）构建药品生产流通新秩序。进一步完善药品生产质量管理规范和药品经营质量管理规范等政策体系，并严格监督实施。严格药品经营企业准入，规范药品流通秩序。严厉打击药品购销中的违法违规行为，预防和遏制药品、医疗器械与耗材采购中的不正之风和腐败行为。试行零售药店分类分级管理，鼓励连锁药店发展，组织医疗机构处方信息、医保结算信息与药品零售消费信息共享试点，推动医药分开。（食品药品监管总局、商务部分别负责，人力资源社会保障部、卫生计生委、工业和信息化部参与）

（五）提高药品供应保障能力。强化短缺药品供应保障和预警，建立多部门会商联动机制，以省（区、市）为单位选择若干医院和基层医疗卫生机构作为短缺药品监测点，完善短缺药品信息报送制度。建立以基本药物为重点的临床用药综合评价体系。推动建立常态短缺药品储备制度。对已完成定点生产的4个品种，组织公立医疗机构按规定从定点生产企业采购，对中标企业的生产供应情况进行监测，及时解决出现的问题。扩大定点生产试点品种范围，新增5个左右品种。支持建设小品种生产基地。加大科技创新力度，实施促进我国医疗器械和医药产业发展的指导性政策。加快推进重大新药的自主创新与产业化，加快推进医疗器械国产化和品牌化发展。深化药品医疗器械审评审批制度改革。进一步畅通儿童、老年人等特殊人群用药以及罕见病用药、临床急需药品的审评审批专门通道，加快注册审评进度。建立生产、配送企业约谈制度，重点提高乡村、边远地区药品配送管理水平，完善短缺药品配送管理。（卫生计生委、工业和信息化部、发展改革委、食品药品监管总局、科技部负责）

（六）成立专题工作组，研究制订以深化药品审评审批制度改革为重点，完善药品生产、流通、使用政策文件，着力解决药品规范生产和流通秩序问题。强化部门合作，支持建立完善信息系统，加强不同信息系统对接。强化药品质量监管，启动建立药品出厂价格信息可追溯机制，相关价格信息要提供给价格、卫生计生、工业和信息化、医保管理等部门。推动建立药品出厂价格信息可追溯机制、"两票制"和医务人员激励机制等之间的联动机制，综合施策降低药品虚高价格。加大力度，推进药品生产流通企业优化整合，规范药品流通秩序。（食品药品监管总局、工业和信息化部、发展改革委、财政部、商务部、卫生计生委、中医药局负责）

（七）制订深化药品流通领域改革的意见。（卫生计生委、商务部、食品药品监管总局负责）

五、建立健全综合监管体系

（一）健全医药卫生监管法律体系。积极转变政府职能，进一步健全综合监管工作机制。加强事中事后监管，组织开展经常性督导检查。加强医疗质量监管，强化医疗服务收费和价格监督检查。（卫生计生委、法制办、食品药品监管总局、发展改革委、中医药局负责）

（二）建立医疗卫生机构医疗费用等信息公开机制。加强卫生全行业监管，将区域内所有医疗机构纳入所在地卫生计生行政部门的统一规划、统一监管。（卫生计生委、中医药局负责）

（三）加大医疗卫生行业监督执法力度，严厉打击各种形式的非法行医，严肃查处违法违规行为，加快推动医药卫生行业信用体系建设，促进各类医疗卫生机构依法执业。（卫生计生委、食品药品监管总局、中医药局负责）

六、加强卫生人才队伍建设

（一）继续加强以全科医生为重点的基层卫生人才培养。完善农村订单定向免费医学生就业、履约管理等相关政策。继续做好免费医学本科生的招生录取培养工作，计划招收5000名左右免费医学本科生。（卫生计生委、教育部、财政部、中医药局负责，人力资源社会保障部参与）

（二）全面组织实施住院医师规范化培训。新增规范化培训住院医师7万名，在培总量达到19万人。强化住院医师规范化培训基地内涵建设与动态管理，深入开展第三方评估，严格执行退出机制。开展专科医师规范化培训制度试点。（卫生计生委、财政部、发展改革委、中医药局负责，人力资源社会保障部参与）

（三）支持有条件的医学院校加强儿科、精神医学、助产等紧缺专业人才培养。采取推进高等院校儿科医学人才培养、住院医师规范化培训招生适当向儿科专业倾斜、开展县市级儿科医师转岗培训、增加全科医生儿科专业技能培训等措施，加强儿科医务人员队伍建设。根据毕业生数量和岗位需求，规范化培训儿科住院医师 5000 名。加大老年医学、康复、健康管理等方面的专门人才培养力度。创新高层次医学人才培养机制。（卫生计生委、教育部、财政部、中医药局、中国残联负责）

（四）各省（区、市）要制订完善基层卫生专业技术人员职称评审的实施细则。（各省〔区、市〕人民政府、人力资源社会保障部、卫生计生委负责）

（五）继续开展全科医生特设岗位试点。开展乡村医生队伍建设重大政策措施落实情况的监督检查，推动政策落实。启动乡村全科执业助理医师资格考试试点。加强医院院长职业化培训。继续推进中医药传承与创新人才工程。（卫生计生委、人力资源社会保障部、财政部、中医药局、试点地区人民政府负责）

七、稳固完善基本公共卫生服务均等化制度

（一）人均基本公共卫生服务经费财政补助标准提高到 45 元。优化现有服务项目，扩大服务覆盖面。（财政部、卫生计生委、中医药局负责）

（二）健全分工协作机制，落实专业公共卫生机构对基层医疗卫生机构实施基本公共卫生服务的业务管理与指导。加强项目绩效考核，完善考核方式，强化县区级考核，实行考核结

果与经费拨付挂钩。加强项目进展监测评价工作，完善项目资金管理和支付方式，按照服务数量和质量拨付资金。对基本公共卫生服务项目实施情况进行综合督查评估。（卫生计生委、财政部、中医药局负责）

（三）加强健康促进工作，制订加强健康促进与教育工作的指导性文件。继续实施妇幼健康行动计划等重大公共卫生服务项目。进一步强化出生缺陷综合防治，继续实施国家免费孕前优生健康检查项目。启动实施流动人口健康促进行动计划，全面推进流动人口基本公共卫生计生服务均等化工作。提供从婚检、孕前检查到孕产期保健、儿童保健等覆盖生育全过程的基本医疗保健服务。（卫生计生委、中医药局、中国残联负责）

（四）推进基层计生服务机构与妇幼机构整合。（卫生计生委、中央编办负责）

八、推进卫生信息化建设

（一）统筹推进国家、省、市、县级人口健康信息平台建设，加快建设公共卫生、计划生育、医疗服务、医疗保障、药品管理、综合管理等业务应用信息系统并实现互联互通。推动实现电子健康档案和电子病历的连续记录以及不同级别、不同类别医疗机构间的信息授权使用。（卫生计生委、发展改革委、财政部、中医药局负责，工业和信息化部、网信办、统计局参与）

（二）选择具备条件的地区和领域先行推进健康医疗大数据应用试点。整合健康管理及医疗信息资源，推动预约诊疗、线上支付、在线随访以及检查检验结果在线查询等服务，积极发展远程医疗、疾病管理、药事服务等业务应用。加强临床医学大数据应用发展工作。（卫生计生委、发展改革委、财政部、中医药局负责，工业和信息化部、网信办、统计局参与）

（三）选择部分省（市）开展医疗机构、医师、护士电子

证照试点工作。（卫生计生委、中医药局、试点省〔市〕人民政府负责）

九、加快发展健康服务业

（一）抓好社会办医政策落实，开展《国务院办公厅印发关于促进社会办医加快发展若干政策措施的通知》（国办发〔2015〕45号）落实情况督查。（发展改革委、卫生计生委负责，商务部、中医药局参与）

（二）稳步推进和规范医师多点执业，加快转变政府职能，放宽条件、简化程序，优化医师多点执业政策环境，发挥"鲶鱼效应"，搞活用人机制。鼓励医师到基层、边远地区、医疗资源稀缺地区和其他有需求的医疗机构多点执业，推进形成分级诊疗格局。医师与第一执业地点医疗机构在协商一致的基础上，签订聘用（劳动）合同，明确人事（劳动）关系和权利义务，并按照国家有关规定参加社会保险。第一执业地点医疗机构应当支持医师多点执业并完善内部管理。试点放开公立医院在职或退休主治以上医师到基层医疗卫生机构执业或开设工作室。（卫生计生委、中医药局负责，人力资源社会保障部参与）

（三）贯彻落实《国务院关于印发中医药发展战略规划纲要（2016-2030年）的通知》（国发〔2016〕15号）和《国务院办公厅关于印发中医药健康服务发展规划（2015-2020年）的通知》（国办发〔2015〕32号），积极发展中医药、民族医药事业，大力发展中医药健康服务。（中医药局、发展改革委、卫生计生委负责）

（四）贯彻落实《国务院办公厅转发卫生计生委等部门关于推进医疗卫生与养老服务相结合指导意见的通知》（国办发〔2015〕84号），建立健全医疗卫生机构与养老机构合作机制，促进中医药与养老服务结合。鼓励社会力量举办医养结合机构以及老年康复、老年护理等专业医疗机构。推动医疗卫生服务

延伸至社区、家庭。（卫生计生委、民政部、发展改革委、财政部、人力资源社会保障部、中医药局负责，商务部参与）

（五）完善政策措施，积极推进发展医疗旅游。（卫生计生委、中医药局负责）

十、加强组织实施

（一）建立健全强有力的医改组织领导体制和工作推进机制。深化医改是一项复杂的系统工程，当前改革进入深水区和攻坚期，各地区、各有关部门要树立大局意识，积极参与和支持医改，综合施策，形成合力攻坚克难。进一步加强组织领导，充分发挥医改领导小组的统筹协调作用，支持和鼓励建立医疗、医保、医药统一的管理体制。落实政府的领导责任、保障责任、管理责任、监督责任。建立将医改纳入对地方政府的考核要求等约束机制。紧扣改革目标，细化工作方案，强化政策落实，明确地方各级政府、各有关部门责任，制定时间表和路线图，推进改革政策和任务落实。加大督促指导力度，对工作不力或进展缓慢的，强化督查和问责。（卫生计生委、地方各级人民政府负责）

（二）进一步总结推广综合医改试点省份的经验做法。总结完善福建省三明市改革做法和经验，在安徽、福建等综合医改试点省份推广。新增若干综合医改试点省份，区域联动推进综合改革，进一步增强改革的整体性、系统性和协同性。（卫生计生委、财政部、综合医改试点省份人民政府负责）

（三）加强医改宣传等工作。坚持正确的舆论导向，加大医改政策解读和正面宣传力度，及时解疑释惑，回应社会关切，引导群众合理预期和就医行为。及时总结推广基层成熟经验。各省（区、市）要结合实际，强化经验总结，努力提炼可复制推广的改革模式。加强对三医联动及公共卫生等重大政策问题研究。推进科技与医疗协同，进一步完善国家临床医学研究中心和重大疾病协同研究网络布局，加强医改科技支撑。

（卫生计生委、中央宣传部、科技部、各省〔区、市〕人民政府负责）

附件：部分重点工作任务分工及进度安排表

附件

部分重点工作任务分工及进度安排表

序号	工作任务	牵头部门	时间进度
1	制订"十三五"医改规划	国务院医改办	2016 年 6 月底前完成
2	启动扩大城市公立医院综合改革试点和新增省级综合医改试点	国务院医改办	2016 年 5 月底前完成
3	制订建立现代医院管理制度的指导性文件	卫生计生委	2016 年 9 月底前完成
4	制订深化医保支付方式改革的政策措施	人力资源社会保障部、卫生计生委、财政部	2016 年 6 月底前完成
5	修订健康保险管理办法	保监会	2016 年 10 月底前完成
6	制订关于健全家庭医生签约服务和管理的政策文件	国务院医改办	2016 年 10 月底前完成
7	完善推进和规范城市及县域内医疗联合体建设的政策措施	卫生计生委	2016 年 9 月底前完成
8	研究制订以深化药品审评审批制度改革为重点，完善药品生产、流通、使用政策文件	食品药品监管总局、发展改革委、工业和信息化部、商务部、卫生计生委	2016 年 12 月底前完成
9	制订健全药品供应保障机制的政策措施	卫生计生委	2016 年 10 月底前完成

国务院办公厅关于印发药品上市许可持有人制度试点方案的通知

国办发〔2016〕41号

各省、自治区、直辖市人民政府，国务院各部委、各直属机构：

《药品上市许可持有人制度试点方案》已经国务院同意，现予印发。

开展药品上市许可持有人制度试点是药品审评审批制度改革的一项重要内容，对于鼓励药品创新、提升药品质量具有重要意义。各有关地区要高度重视，按照试点方案要求，认真组织实施。食品药品监管总局要会同相关部门完善配套政策，加强组织指导，强化监督检查，稳妥有序推进试点工作，确保试点品种药品的质量和安全，重大情况和问题及时报告国务院。

国务院办公厅

2016年5月26日

药品上市许可持有人制度试点方案

根据《全国人民代表大会常务委员会关于授权国务院在部分地方开展药品上市许可持有人制度试点和有关问题的决定》，在北京、天津、河北、上海、江苏、浙江、福建、山东、广东、四川等10个省（市）开展药品上市许可持有人制度试点。现就做好试点工作制定以下方案。

一、试点内容

试点行政区域内的药品研发机构或者科研人员可以作为药品注册申请人（以下简称申请人），提交药物临床试验申请、药品上市申请，申请人取得药品上市许可及药品批准文号的，可以成为药品上市许可持有人（以下简称持有人）。法律法规规定的药物临床试验和药品生产上市相关法律责任，由申请人和持有人相应承担。

持有人不具备相应生产资质的，须委托试点行政区域内具备资质的药品生产企业（以下称受托生产企业）生产批准上市的药品。持有人具备相应生产资质的，可以自行生产，也可以委托受托生产企业生产。

在药品注册申请审评审批期间或批准后，申请人或持有人可以提交补充申请，变更申请人、持有人或者受托生产企业。

二、试点药品范围

（一）本方案实施后批准上市的新药。具体包括：1. 按照现行《药品注册管理办法》注册分类申报的化学药品第1-4类、第5类（仅限靶向制剂、缓释制剂、控释制剂），中药及天然药物第1-6类，治疗用生物制品第1类、第7类和生物类似药；2. 化学药品注册分类改革实施后，按照新的化学药品注册分类（以下简称新注册分类）申报的化学药品第1-2类。

（二）按与原研药品质量和疗效一致的新标准批准上市的仿制药。具体包括：化学药品注册分类改革实施后，按照新注册分类申报的化学药品第3-4类。

（三）本方案实施前已批准上市的部分药品。具体包括：1. 通过质量和疗效一致性评价的药品；2. 试点行政区域内，药品生产企业整体搬迁或者被兼并后整体搬迁的，该企业持有药品批准文号的药品。

麻醉药品、精神药品、医疗用毒性药品、放射性药品、预防用生物制品、血液制品不纳入试点药品范围。

三、申请人和持有人条件

药品研发机构或者科研人员成为申请人和持有人的条件：

（一）基本条件。

1. 属于在试点行政区域内依法设立且能够独立承担责任的药品研发机构，或者在试点行政区域内工作且具有中华人民共和国国籍的科研人员。

2. 具备药品质量安全责任承担能力。

（二）申报资料。

1. 资质证明文件。

（1）药品研发机构应当提交合法登记证明文件（营业执照等）复印件。

（2）科研人员应当提交居民身份证复印件、个人信用报告、工作简历（包含教育背景、药品研发工作经历等信息）以及诚信承诺书。

2. 药品质量安全责任承担能力相关文件。

（1）科研人员申请药物临床试验的，应当提交药物临床试验风险责任承诺书，承诺在临床试验开展前，向其所在地省级药品监督管理部门提交与担保人签订的担保协议或者与保险机构签订的保险合同。

（2）药品研发机构或者科研人员申请成为持有人的，应当提交药品质量安全责任承诺书，承诺在药品上市销售前，向其所在地省级药品监督管理部门提交与担保人签订的担保协议或者与保险机构签订的保险合同；对于注射剂类药品，应当承诺在药品上市销售前提交保险合同。

四、受托生产企业条件

受托生产企业为在试点行政区域内依法设立、持有相应药品生产范围的《药品生产许可证》以及药品生产质量管理规范（GMP）认证证书的药品生产企业。

五、申请人和持有人的义务与责任

（一）履行《中华人民共和国药品管理法》（以下简称《药品管理法》）以及其他法律法规规定的有关药品注册申请人、药品生产企业在药物研发注册、生产、流通、监测与评价等方面的相应义务，并且承担相应的法律责任。

（二）持有人应当与受托生产企业签订书面合同以及质量协议，约定双方的权利、义务与责任。

（三）持有人应当委托受托生产企业或者具备资质的药品经营企业代为销售药品，约定销售相关要求，督促其遵守有关法律法规规定，并落实药品溯源管理责任。

（四）持有人应当通过互联网主动公开药品上市许可批准信息、药品说明书、合理用药信息等，方便社会查询。

（五）批准上市药品造成人身损害的，受害人可以向持有人请求赔偿，也可以向受托生产企业、销售者等请求赔偿。属于受托生产企业、销售者责任，持有人赔偿的，持有人有权向受托生产企业、销售者追偿；属于持有人责任，受托生产企业、销售者赔偿的，受托生产企业、销售者有权向持有人追偿。具体按照《中华人民共和国侵权责任法》等的规定执行。

六、受托生产企业的义务与责任

（一）履行《药品管理法》以及其他法律法规规定的有关药品生产企业在药品生产方面的义务，并且承担相应的法律责任。

（二）履行与持有人依法约定的相关义务，并且承担相应的法律责任。

七、持有人的申请

（一）新注册药品。

对于本方案实施后的新注册药品，符合试点要求的，申请人可以在提交药物临床试验申请或者药品上市申请的同时，申请成为持有人。

对于本方案实施前已受理临床试验申请或者上市申请、尚未批准上市的药物，符合试点要求的，申请人可以提交补充申请，申请成为持有人。

申请人拟委托受托生产企业生产的，在提交药品上市申请或者补充申请的同时，应当提交受托生产企业信息。

（二）已批准上市药品。

对于本方案实施前已批准上市的药品，符合试点要求的，申请人可以提交补充申请，申请成为持有人。

申请人拟委托受托生产企业生产的，在提交补充申请的同时，应当提交受托生产企业信息。

（三）变更申请。

持有人的药品上市申请获得批准后，可以提交补充申请，变更持有人及受托生产企业。在已受理药物临床试验申请或者药品上市申请、尚未批准阶段，申请人可以提交补充申请，变更申请人及受托生产企业。

变更持有人或者申请人的，由转让和受让双方共同向受让方所在地省级药品监督管理部门申请，由省级药品监督管理部门报食品药品监管总局审批；变更受托生产企业的，由持有人或者申请人向其所在地省级药品监督管理部门申请，由省级药品监督管理部门报食品药品监管总局审批。

（四）其他要求。

试点品种药品的批准证明文件应当载明持有人、受托生产企业等相关信息，并且注明持有人应当按照相关要求向其所在地省级药品监督管理部门提交与担保人签订的担保协议或者与保险机构签订的保险合同。

试点品种药品的说明书、包装标签中应标明持有人信息、生产企业信息等。

试点工作期间核发的药品批准文号，试点期满后，在药品注册批件载明的有效期内继续有效。

八、监督管理

（一）上市后监管。

持有人所在地省级药品监督管理部门负责对持有人及批准上市药品的监督管理，对不在本行政区域内的受托生产企业，应联合受托生产企业所在地省级药品监督管理部门进行延伸监管。加强对持有人履行保证药品质量、上市销售与服务、药品监测与评价、药品召回等义务情况的监督管理，督促持有人建立严格的质量管理体系，确保责任落实到位。

生产企业所在地省级药品监督管理部门应当加强对药品生产者在药品 GMP 条件下实施生产的监督检查，发现生产、经营环节存在风险的，及时采取控制措施。

药品监督管理部门发现批准上市药品存在质量风险的，应根据实际情况对持有人及相关单位采取约谈、发告诫信、限期整改、修订药品说明书、限制使用、监督召回药品、撤销药品批准证明文件以及暂停研制、生产、销售、使用等风险控制措施。

对于违反《药品管理法》等法律法规和本方案有关规定的持有人及受托生产企业，持有人所在地省级药品监督管理部门应当依法查处，追究相关责任人的责任。

（二）信息公开。

食品药品监管总局应当按规定主动公开试点品种药品的受理、审评、审批、上市后变更等相关信息。

省级药品监督管理部门应当主动公开持有人履行义务情况、日常监督检查情况和行政处罚等监督管理相关信息。

九、其他

本方案自印发之日起，实施至 2018 年 11 月 4 日。试点行政区域内的药品生产企业参照本方案中持有人的有关规定执行。

本方案由食品药品监管总局负责解释。

关于发布《抗疟药使用规范》等两项推荐性卫生行业标准的通告

国卫通〔2016〕4 号

现发布《抗疟药使用规范》等两项推荐性卫生行业标准，其编号和名称如下：

WS/T 485-2016 抗疟药使用规范；

WS/T 487-2016 隐孢子虫病的诊断。

上述标准自 2016 年 10 月 15 日起施行。

特此通告。

附件：WS/T 485-2016 抗疟药使用规范（略）

WS/T 487-2016 隐孢子虫病的诊断（略）

国家卫生计生委

2016 年 5 月 20 日

关于进一步加强卫生计生系统
行风建设的意见

国卫纠发〔2015〕1号

各省、自治区、直辖市卫生计生委、中医药管理局，新疆生产建设兵团卫生局，委（局）直属和联系单位，委（局）属（管）医院：

行风建设工作关系到卫生计生系统工作面貌，关系到卫生计生行业的服务水平和服务质量，同时也关系到广大人民群众基本健康权益。行风建设是卫生计生部门落实主体责任，促进行业发展的重要保障。为深入贯彻落实党的十八届三中、四中全会和十八届中央纪委五次全体会议精神，结合卫生计生系统行风建设的实际，制定本意见。

一、总体思路

以"四个全面"治国理政总纲要为指导，坚持"管行业必须管行风"和"谁主管谁负责"的原则，围绕中心、服务大局、标本兼治、纠建并举。通过不断加强行风建设，使卫生计生系统队伍宗旨意识有新的增强，工作作风有新的改进，服务水平有新的提高，行风建设的长效机制更加完善，群众反映强烈的行风问题得到有效整治。

二、主要任务

（一）教育先行，筑牢思想防线。切实加强理想信念教育、党性党风党纪教育和政治理论教育，践行社会主义核心价值体系。有针对性地开展法律法规、政策理论、业务知识培训，引导本系统广大党员干部和从业人员自觉遵守党的纪律规章。大力开展诚信教育和社会公德、职业道德教育，树立良好的职业操守。积极推进廉政文化建设，为行风建设营造良好的文化氛围。加强违纪违法案件的警示教育，构筑抵御不正之风的底线。

（二）建立并完善用制度管人、管事、管权的制度体系和工作机制，切实提高制度的执行力。贯彻落实行风建设"九不准"和公立医院药品集中采购等工作要求，完善重大案件问责、违规事件通报、不良执业行为记录等制度。健全行风建设工作责任制和责任追究制，完善检查考核评价机制。加强行业信用制度建设，完善以医疗执业准入注册、不良执业行为记录为基础的信用记录数据库，逐步实现全行业诚信信息资源共享。完善行风评议和患者就医体验满意度第三方评价机制。

（三）加强监督检查，切实转变行业作风。继续保持纠正医药购销和医疗服务中不正之风的高压态势，着力查处有关人员权钱交易、收受贿赂等违法犯罪行为。进一步加强对行业专项资金、重大项目的监督检查，加大对大额资金的实时监控。扎实推进公立医疗机构廉洁风险防控工作，完善监督措施，加大监督管理力度，防止假借改革之名，利用改革之机，滥用职权、违规操作、侵吞财产、谋取私利，造成国有资产流失和损害群众利益事件的发生。加强医务人员执业行为监管，规范诊疗服务行为。

（四）从重点领域、关键环节和影响范围大的事件中，找出卫生计生系统行风建设的特点和规律，以医改为动力，形成行风建设依法依规治理长效机制。推动医疗卫生服务价格改革，切断医疗服务与药械使用之间的利益关联。完善公立医院药品集中采购机制，实行分类采购，切实降低部分中标药品的虚高价格。建立健全相关法律法规，用法律的手段规避医药购销、基建、审核、审批等环节谋取不正当利益的行为。

（五）严肃查办典型行风案件，进一步遏制损害群众利益的不正之风。严肃查处顶风违纪的行为和情节严重、影响恶劣的案件。严肃查处利用医疗卫生和计划生育服务谋取不正当利益的违法违纪行为。涉嫌违法犯罪，依法移交司法部门追究刑事责任。标本兼治，规范医疗机构从业人员行为，落实医务人员医德考评制度，加大"九不准"执行力度。针对查办案件中发现的普遍性、严重性问题开展专项治理。开展控费专项治理，各级医疗卫生计生机构要把"合理检查、合理用药、合理治疗、规范收费"作为日常管理的重要内容，控制医疗费用不合理增长。严查骗取、套取新农合基金和公共卫生资金行为。

三、工作要求

（六）加强组织领导，落实工作机制。要充分认识纠风工作的重要性、必要性和紧迫性，切实把行风建设纳入本单位的整体工作格局。要进一步完善和落实党组（委）统一领导、各职能和业务部门各负其责、行风建设部门协调监督的工作机制，确保分工明确，责任落实。充分依靠职能部门的力量，不断形成和巩固各部门齐抓共管推进行风建设的良好局面。

（七）加强统筹协调，形成行风建设的工作合力。要进一步树立全局观念，把行风建设放在反腐倡廉建设的全局中来谋划，与教育、制度、监督、改革、惩治等各项工作有机结合起来，综合运用专项治理、宣传教育、制度建设、体制改革、案件查办等多种手段和方式，进一步优化行风建设的工作格局，在重点问题和关键环节上发挥行风建设的体系效应。

（八）加强调查研究，及时解决新情况新问题。要坚持纠风工作重心下移，深入基层、深入群众开展检查监督，努力在一线发现问题，解决问题。认真倾听群众呼声，动员群众积极参与，着力解决人民群众反映强烈的热点难点问题，力求人民群众满意的实际效果。要增强工作的敏锐性、前瞻性和创造性，及时洞悉不正之风的新动向和新特点，认真研究制订及时有效的应对措施，努力使问题解决在萌芽状态，消灭在成风之前。

（九）加强督促落实，确保行风建设取得实效。要把行风建设工作作为年度党风廉政建设责任制和目标责任考核的重要内容及评先评优的重要依据，做到严格落实、定期检查、认真考核，奖惩分明，确保工作落实到位，确保问题解决到位。对在监督检查中发现的有令不行、有禁不止、顶风违纪违法的典型问题，要严肃查处。对存在群众反映强烈、不正之风长期得不到有效纠治的地区和单位，依法依纪追究有关领导及相关责任人的责任。

请各地将行风建设工作与卫生计生工作同部署、同执行，落实工作责任制和考核评价制度，积极总结和宣传各地的有效经验和先进典型。各地实施过程中的工作动态请及时报我委纠风办，委纠风办将以《卫生计生行风建设工作简报》形式提供各地交流。

国家卫生计生委　国家中医药管理局
2015 年 5 月 12 日

国家卫生计生委关于取消第三类医疗技术临床应用准入审批有关工作的通知

国卫医发〔2015〕71 号

各省、自治区、直辖市卫生计生委，新疆生产建设兵团卫生局：

为贯彻落实国务院行政审批制度改革要求，根据《国务院关于取消非行政许可审批事项的决定》（国发〔2015〕27号），我委决定取消第三类医疗技术临床应用准入审批。目前我委正在按照"简政放权、放管结合、优化服务"的原则和"公开、透明、可监督"的方针，修订《医疗技术临床应用管理办法》。为保证医疗技术临床应用管理平稳衔接、有序过渡，保障医疗质量和安全，在《医疗技术临床应用管理办法》修订完成前，现就医疗技术临床应用管理有关工作通知如下：

一、根据国务院《关于取消非行政许可审批事项的决定》，取消第三类医疗技术临床应用准入审批。

二、医疗机构禁止临床应用安全性、有效性存在重大问题的医疗技术（如脑下垂体酒精毁损术治疗顽固性疼痛），或者存在重大伦理问题（如克隆治疗技术、代孕技术），或者卫生计生行政部门明令禁止临床应用的医疗技术（如除医疗目的以外的肢体延长术），以及临床淘汰的医疗技术（如角膜放射状切开术）。

涉及使用药品、医疗器械或具有相似属性的相关产品、制剂等的医疗技术，在药品、医疗器械或具有相似属性的相关产品、制剂等未经食品药品监督管理部门批准上市前，医疗机构不得开展临床应用。

三、对安全性、有效性确切，但是技术难度大、风险高，对医疗机构的服务能力、人员水平有较高要求，需要限定条件；或者存在重大伦理风险，需要严格管理的医疗技术，医疗机构应当限制临床应用。《限制临床应用的医疗技术（2015版）》见附件。

四、对于开展《限制临床应用的医疗技术（2015版）》在列医疗技术，且经过原卫生部第三类医疗技术临床应用审批的医疗机构，由核发其《医疗机构执业许可证》的卫生计生行政部门在该机构《医疗机构执业许可证》副本备注栏注明，并向省级卫生计生行政部门备案。

拟新开展《限制临床应用的医疗技术（2015版）》在列医疗技术临床应用的医疗机构，应当按照我委此前下发的相关医疗技术临床应用管理规范，经自我对照评估符合所规定条件的，按照上述程序进行备案。

五、取消第三类医疗技术临床应用准入审批后，医疗机构对本机构医疗技术临床应用和管理承担主体责任。各级各类医疗机构应当按照《医疗技术临床应用管理办法》（卫医政发〔2009〕18号）要求，强化主体责任意识，建立完善医疗技术临床应用管理制度，按照手术分级管理要求对医师进行手术授权并动态管理，建立健全医疗技术评估与管理档案制度。

六、各级卫生计生行政部门依据职责加强辖区内医疗机构医疗技术临床应用监管。各省级卫生计生行政部门应当自本通知下发之日起，全面清理辖区内医疗技术的临床应用；建立《限制临床应用的医疗技术（2015版）》在列医疗技术临床应用备案和公示制度，接受社会监督；研究建立医疗技术临床应用质量控制和评估制度以及重点医疗技术临床应用规范化培训制度，并对医疗机构医疗技术临床应用情况进行信誉评分；充分利用信息技术手段加强监管。

七、医疗机构未按本通知要求进行备案或开展禁止临床应用医疗技术的，由卫生计生行政部门按照《医疗机构管理条例》第四十七条和《医疗技术临床应用管理办法》第五十条的规定给予处罚。

八、法律法规已经设立行政许可的医疗技术，依照有关规定执行。开展医疗新技术临床研究，按照临床研究管理的相关规定执行。

九、各省级卫生计生行政部门应当按照国务院行政审批改革精神和有关工作部署，研究取消第二类医疗技术非行政许可审批后加强事中事后监管的工作措施，保证医疗质量和患者安全。

十、各省级卫生计生行政部门可以根据本通知要求制定具体的管理措施，并于 2015 年 12 月 31 日前将取消第三类医疗技术临床应用准入审批后加强事中事后监管的相关工作情况报我委医政医管局。

十一、2009 年 5 月 22 日发布的《首批允许临床应用的第三类医疗技术目录》同时废止。

联 系 人：医政医管局　杜冰、马旭东

联系电话：010-68792793

传真电话：010-68792067

附件：限制临床应用的医疗技术（2015 版）

国家卫生计生委

2015 年 6 月 29 日

附件

限制临床应用的医疗技术

（2015 版）

一、安全性、有效性确切，但是技术难度大、风险高，对医疗机构的服务能力和人员技术水平有较高要求，需要限定条件的医疗技术。如：造血干细胞（包括脐带血造血干细胞）移植治疗血液系统疾病技术，质子、重离子加速器放射治疗技术，放射性粒子植入治疗技术（包括口腔颌面部恶性肿瘤放射性粒子植入治疗技术），肿瘤深部热疗和全身热疗技术，肿瘤消融治疗技术，心室辅助装置应用技术，颅颌面畸形颅面外科矫治术，口腔颌面部肿瘤颅颌联合根治术，人工智能辅助诊断、治疗技术等。

二、存在重大伦理风险或使用稀缺资源，需要严格管理的医疗技术。如：同种胰岛移植治疗糖尿病技术，同种异体组织移植治疗技术（仅限于角膜、骨、软骨、皮肤移植治疗技术），性别重置技术等。

未在上述名单内的《首批允许临床应用的第三类医疗技术目录》其他在列技术，按照临床研究的相关规定执行。

关于印发加强儿童医疗卫生
服务改革与发展意见的通知

国卫医发〔2016〕21号

各省、自治区、直辖市及新疆生产建设兵团卫生计生委（卫生局）、发展改革委、教育厅（局）、财政（务）厅（局）、人力资源社会保障厅（局）、中医药管理局：

为贯彻落实《中共中央 国务院关于实施全面两孩政策改革完善计划生育服务管理的决定》和《国务院办公厅关于印发全国医疗卫生服务体系规划纲要（2015–2020年）的通知》（国办发〔2015〕14号）精神，深化医药卫生体制改革，缓解我国儿童医疗卫生服务资源短缺问题，促进儿童医疗卫生事业持续健康发展。经党中央、国务院同意，国家卫生计生委、国家发展改革委、教育部、财政部、人力资源社会保障部和国家中医药管理局制定了《关于加强儿童医疗卫生服务改革与发展的意见》，现印发你们，请各地认真贯彻落实。

国家卫生计生委　　国家发展改革委

教育部　　　　　　　财政部

人力资源社会保障部　国家中医药管理局

2016 年 5 月 18 日

关于加强儿童医疗卫生服务
改革与发展的意见

儿童健康事关家庭幸福和民族未来。加强儿童医疗卫生服务改革与发展，是健康中国建设和卫生计生事业发展的重要内容，对于保障和改善民生、提高全民健康素质具有重要意义。为贯彻落实《中共中央 国务院关于实施全面两孩政策 改革完善计划生育服务管理的决定》和《国务院办公厅关于印发全国医疗卫生服务体系规划纲要（2015–2020 年）的通知》（国办发〔2015〕14 号）精神，缓解我国儿童医疗卫生服务资源短缺问题，促进儿童医疗卫生事业持续健康发展，现就加强儿童医疗卫生服务改革与发展提出以下意见。

一、总体要求和主要目标

（一）总体要求。深入贯彻落实党的十八大和十八届三中、四中、五中全会精神，通过加强儿科医务人员培养和队伍建设，完善儿童医疗卫生服务体系，推动儿童医疗卫生服务领域改革与创新，促进儿童医疗卫生事业发展和儿童健康目标实现。"十三五"期间，制定实施儿科医务人员培养规划，通过"培养一批、转岗一批、提升一批"，增加儿科医务人员数量，提高队伍整体素质。通过调整结构、优化布局、提升能力，完善儿童医疗卫生服务体系，实现区域儿童医疗卫生资源均衡发展。通过深化体制机制改革，建立完善促进儿童医疗卫生事业发展的政策体系和激励机制，调动儿科医务人员积极性。坚持预防为主、防治结合、发挥基层作用，做好儿童医疗卫生服务工作，增强人民群众获得感。

（二）主要目标。到 2020 年，建立健全功能明确、布局合理、规模适当、富有效率的儿童医疗卫生服务体系，每千名儿童床位数增加到 2.2 张。加强儿科医务人员队伍建设，每千名儿童儿科执业（助理）医师数达到 0.69 名，每个乡镇卫生院和社区卫生服务机构至少有 1 名全科医生提供规范的儿童基本医疗服务，基本满足儿童医疗卫生需求。

二、加强儿科医务人员培养和队伍建设

（三）推进高等院校儿科医学人才培养。改革儿科学专业化教育，制定普通高校开展儿科学专业人才培训规划。儿科医疗资源短缺的地区可在有条件的高校举办儿科学本科专业教育。2016 年起在 39 所举办"5+3"一体化医学教育的高校开展一体化儿科医生培养。根据教学资源和岗位需求，扩大儿科学专业研究生招生规模，医疗机构优先招聘儿科学专业本科生和研究生。继续推进农村订单定向医学生免费培养工作，"十三五"期间每年为基层医疗卫生机构招收培养约 5000 名从事儿科等各科常见疾病诊疗服务的全科医学人才。

（四）扩大儿科专业住院医师规范化培训规模。根据临床医学、儿科学毕业生数量和岗位需求，住院医师规范化培训招生向儿科倾斜，到 2020 年累计招收培训儿科专业住院医师 3 万名以上。加强培训体系建设及培训过程管理，注重培养临床诊疗能力，提高临床技能水平，使培训合格的儿科专业住院医师具备独立从事儿科临床工作的能力。各地统筹使用住院医师规范化培训财政补助资金时，在生活补助等方面适当向儿科倾斜，鼓励各地探索订单式培养的有效途径。鼓励和吸引经过住

院医师规范化培训的中医、中西医结合专业住院医师从事中医儿科诊疗工作。

（五）开展儿科医师转岗培训。通过财政补助和医院自筹等方式拓宽经费来源，加大儿科医师转岗培训力度。对已转到其他岗位的儿科医师，鼓励和引导他们返回儿科岗位。开展市、县级医疗机构相关专业医师的儿科转岗培训，使其系统掌握儿科季节性疾病、常见病、多发病的病因、发病机理、临床表现、诊断及鉴别诊断、治疗、康复与预防等专业知识和技能。经转岗培训考核合格且符合条件的，在原专科执业范围的基础上增加儿科执业范围，并纳入相关专业和儿科专业医师定期考核。

三、完善儿童医疗卫生服务体系

（六）加强儿童医院、综合医院儿科和妇幼保健机构建设。将增加儿童医疗卫生资源供给作为"十三五"期间卫生计生服务体系建设的重点，进一步加大政府投入，重点支持地市级儿童医院、综合医院儿科和省、市、县妇幼保健机构建设，建成国家、省、市、县四级儿童医疗卫生服务体系。结合各地医疗卫生服务体系规划和医疗资源配置情况，省会城市设置1所儿童医院，其他常住人口超过300万的地级市可设置1所儿童医院；城市综合医院可根据医疗需求开设儿科门诊，需求较大的设置儿科病房；每个县至少有1所县级公立医院设置有病房的儿科，并根据实际需求合理确定病房床位数；各地可依托医学院校建设儿童医院。加强儿童医疗卫生服务资源的统筹利用，鼓励有条件的妇幼保健机构扩展强化产科、儿科等服务功能，提高资源配置效率和服务水平。

（七）优化优质儿童医疗资源区域布局。促进区域间儿科医疗服务同质化，减少患者跨区域流动，减轻患者看病就医负担。制定国家儿童医学中心设置规划、标准和程序，充分利用现有优质医疗资源，依托规模适宜、水平领先的儿童医院或者设有儿科的综合医院，结合国家临床重点专科建设项目，分区域设置国家儿童医学中心。发挥各中心的引领和辐射作用，提供儿童重大疾病、疑难复杂疾病和急危重症诊疗及康复服务；培养儿科师资力量和骨干人才；开展儿科临床转化研究，开发推广儿科高新技术和适宜技术。

（八）推动形成儿童医疗服务网络。统筹规划、合理布局区域内儿科医疗资源，形成儿童医疗服务网络。结合推进分级诊疗制度建设，明确各级医疗卫生机构服务功能定位，儿童医院和三级综合医院重点收治重大专科疾病和疑难复杂疾病患者，基层医疗卫生机构主要负责儿童疾病预防保健、基本医疗服务等。提升基层医疗卫生机构儿童服务能力，加强全科医生儿科专业技能培训。妇幼保健机构做好儿童医疗和预防保健工作。加强医疗机构与康复机构协作，做好残疾儿童早期干预。充分借助"互联网+"行动计划和国家大数据发展战略，利用信息网络技术，不断丰富儿童医疗卫生服务手段，健全完善儿童健康教育、医疗信息查询、在线咨询和远程医疗服务体系。

四、推进儿童医疗卫生服务领域改革

（九）合理调整儿科医疗服务价格。按照"总量控制、结构调整、有升有降、逐步到位"的原则，合理调整儿科医疗服务价格。对于儿童临床诊断中有创活检和探查、临床手术治疗等体现儿科医务人员技术劳务特点和价值的医疗服务项目，收费标准要高于成人医疗服务收费标准。调整后的医疗费用按规定纳入医保支付范围，避免增加患者就医负担。

（十）提高儿科医务人员薪酬待遇。大力提升儿科医务人员岗位吸引力。健全以服务质量、数量和患者满意度为核心的内部分配机制，做到优绩优酬、同工同酬。严禁把医务人员个人收入与医疗机构药品、耗材、检查和化验收入挂钩。在医疗机构内部分配中，要充分考虑儿科工作特点，合理确定儿科医务人员工资水平，儿科医务人员收入不低于本单位同级别医务人员收入平均水平。

（十一）促进儿科医务人员职业发展。经过住院医师规范化培训的儿科医师，可参照国家卫生计生委等部门《关于开展全科医生特设岗位计划试点工作的暂行办法》，在职称晋升和主治医师岗位聘用中给予适当倾斜。在卫生计生突出贡献专家选拔和其他评优评先工作中，对于符合条件的儿科医务人员，予以重点考虑。

（十二）推进优质儿童医疗资源下沉。通过组建医院集团、医疗联合体、对口支援等方式，促进优质儿童医疗资源下沉。鼓励儿童医院、二级以上综合医院和妇幼保健机构儿科医师到基层医疗卫生机构多点执业，或者定期出诊、巡诊，提高基层医疗卫生机构服务能力，方便患者就近就诊。通过远程医疗提高儿童医疗卫生服务可及性，通过进修教育、远程培训等，重点为中西部地区培训儿科骨干人才，促进区域间医疗服务能力均衡发展。

（十三）优先开展儿童家庭签约服务。建立基层医疗卫生机构家庭医生签约服务制度，优先与儿童家庭开展签约服务。有条件的基层医疗卫生机构，可以将儿童医院、综合医院和妇幼保健机构的儿科医师纳入签约团队，为儿童提供预防、医疗、康复、保健服务。

（十四）鼓励社会力量举办儿童专科医疗机构。引导和鼓励社会力量举办儿童医院、儿科诊所，形成多元办医格局，满足多样化儿童医疗卫生服务需求。进一步简化审批程序，缩短审批时限，优化审批流程，有条件的地方要提供一站式服务；在临床重点专科建设、人才培养等方面对社会办非营利性医疗机构，执行与公立医疗机构同等补助政策；通过特许经营、公建民营、民办公助等模式，支持社会力量举办非营利性儿童医院。各地可通过政府购买服务等方式，支持社会办儿童专科医疗机构为儿童提供基本医疗卫生服务，符合条件的医疗机构按规定纳入医保定点范围。鼓励公立医院与社会办儿童医院、儿科诊所开展合作，在确保医疗安全和满足医疗核心功能的前提下，实现医学影像、医学检验等资源共享。

（十五）开展贫困家庭儿童医疗救助。全面实施贫困地区新生儿疾病筛查项目，完善城乡医疗救助制度，加大贫困家庭儿童医疗救助力度，做好与城乡居民基本医保、大病保险、疾病应急救助等制度的衔接，进一步提高儿童重大疾病救治费用保障水平，减少贫困儿童家庭因病致贫、因病返贫。

（十六）做好儿童用药供应保障。建立儿童用药审评审批专门通道，对儿童用药价格给予政策扶持，优先支持儿童用药生产企业产品升级、技术改造。建立健全短缺药品供应保障预警机制，及时掌握短缺儿童用药生产动态，积极协调解决生产企业突出问题和困难，提高生产供应保障能力。

五、防治结合提高服务质量

（十七）促进儿童预防保健。各地要按照国家基本公共卫生服务规范开展儿童健康管理，做好预防接种，实施新生儿保健、生长发育监测、营养与喂养指导等，加强肺结核等儿童传染病防治。运用中医药方法对儿童常见健康问题进行保健指导和干预，促进儿童健康发育。开展健康知识和疾病预防知识宣传，提高家庭儿童保健意识。通过促进道路交通安全、环境整治等工作，减少儿童伤害。寄宿制学校或者600人以上的非寄宿制学校要设立卫生室（保健室），充分发挥幼儿园和学校校医作用，开展季节性疾病和常见病、多发病预防保健工作，减少季节性疾病暴发。

（十八）加强儿童急危重症救治能力建设。依托技术力量较强的儿童医院、综合医院儿科和妇幼保健机构，在城市和县域建立儿童急危重症救治中心。提高院前急救机构反应能力，及时将急危重症儿童转运至救治中心。儿童医院、综合医院和妇幼保健机构要开通急危重症儿童急诊绿色通道，提高救治能力，实现院前急救、院内急诊、重症监护无缝有效衔接。

（十九）有效应对高峰期医疗需求。各省级卫生计生部门（含中医药管理部门）和各级医疗机构要制定儿童就诊高峰期应对预案，在学生假期和季节性疾病高发期，根据儿童医疗服务需求，合理调配儿科医务人员力量，做好门诊和急诊的有效衔接，满足高峰期儿童患者医疗需求。组织开展二级以上综合医院内科高年资医师的儿科专业培训工作，使其具备儿科季节性疾病、常见病、多发病的临床诊疗能力，在儿童就诊高峰期充实儿科医疗力量。

（二十）加强中医儿科诊疗服务。分区域建设国家中医儿科诊疗中心，发挥中医药在儿科重大疾病、疑难重症诊疗方面的作用。在全国县级以上公立中医院普遍设立儿科，提供儿科常见病、多发病中医药诊疗服务。有条件的地市级以上中医院应当开设儿科病房。在基层医疗卫生机构大力推广运用中医药技术方法开展儿童基本医疗和预防保健。县级以上妇幼保健机构能够提供儿科中医药服务，省级和市级妇幼保健机构设置中医儿科。儿童医院能够提供儿科中医药服务，三级儿童医院和有条件的二级儿童医院应当设置中医儿科。

（二十一）构建和谐医患关系。儿童医院和综合医院儿科要针对儿童及其家属心理特点，开展社工和志愿者服务，加强医患沟通，及时释疑解惑，畅通医疗纠纷投诉渠道，建立投诉反馈制度。大力开展"平安医院"建设，推进实施院内调解、人民调解、司法调解和医疗责任保险制度，推动医疗纠纷依法解决。严厉打击伤害医务人员、医闹等涉医违法犯罪行为，为儿科医务人员创造良好执业环境。普及儿科疾病防病医学知识，引导居民形成合理就医预期。

六、组织实施

（二十二）加强组织领导。各地区、各有关部门要高度重视，强化落实责任，把加强儿童医疗卫生服务改革与发展摆在重要位置，纳入健康中国建设和实施全面两孩政策的总体部署，加强组织领导，密切协作配合，完善配套措施。地方各级人民政府要调查分析区域服务资源现状，2016 年 6 月底前制定儿科医务人员培养规划和加强儿童医疗卫生服务改革与发展的具体实施方案，确保各项政策措施取得实效。综合医改试点省份和公立医院综合改革试点城市要将儿童医疗卫生服务领域改革纳入医改整体规划，加强政策协调衔接，与各项改革重点工作统筹推进。

（二十三）强化部门协作。卫生计生部门（含中医药管理部门）要按照全国医疗卫生服务体系规划纲要（2015－2020年）和医疗机构设置规划，合理布局区域内儿童医疗卫生服务资源，推动开展规范化的儿科诊疗服务，加强儿童医疗卫生服务监管，提高医疗质量，确保医疗安全。发展改革部门要将加强儿童医疗卫生服务纳入国民经济和社会发展总体规划，加强医疗卫生机构建设，在医疗服务价格改革中，根据儿科服务特点科学核定儿科医疗服务价格。教育部门要加强儿科学专业医学生培养力度。财政部门要切实落实财政投入相关政策，并向儿童医院和儿科、儿童康复工作适当倾斜。人力资源社会保障部门、卫生计生部门要按规定将调整后的儿科医疗费用纳入医保支付范围，完善城乡居民基本医保制度，逐步提高保障水平。人力资源社会保障部门要会同有关部门加快推进公立医院薪酬制度改革，配合卫生计生部门指导公立医院完善内部分配机制，调动儿科医务人员积极性。

（二十四）加强社会宣传。各地区、各有关部门要高度重视儿童医疗卫生服务工作的社会宣传，充分运用多种宣传手段和宣传平台加强政策宣介和解读，引导全社会共同关注和支持儿童医疗卫生服务工作，营造良好舆论氛围。

（二十五）开展考核督查。国家卫生计生委要会同相关部门建立重点工作跟踪和定期督导制度，对重点任务设置年度指标，强化政策指导和督促检查，及时总结经验并定期通报工作进展。

附件：《关于加强儿童医疗卫生服务改革与发展指导意见》政策问答（略）

国家卫生计生委关于公立医疗机构改制后名称核定有关问题的批复

国卫医函〔2015〕280 号

河南省卫生计生委：

你委《关于医疗机构改制后名称核定有关问题的请示》（豫卫医〔2015〕23 号）收悉。经研究，现批复如下：

一、根据《医疗机构管理条例》及《医疗机构管理条例实施细则》有关医疗机构命名原则，各级地方人民政府设置的医疗机构的识别名称中应当含有省、市、县、区、街道、乡、镇、村等行政区划名称，其他医疗机构的识别名称中不得含有行政区划名称。按照原卫生部《关于印发〈卫生部关于医疗机构审批管理的若干规定〉的通知》（卫医发〔2008〕35 号）有关规定，"人民医院"、"中心医院"、"临床检验中心"等名称由各级人民政府或卫生行政部门设置的医疗机构使用。因此，政府办公立医疗机构改制为股份制医疗机构的，不应继续使用"人民医院"、"中心医院"及"XX 市"等含有行政区划名称的机构名称。

二、公立医疗机构改制后，要按照《事业单位登记管理暂行条例》有关规定向事业单位登记管理机关申请注销登记，并按照《医疗机构管理条例》、《民办非企业单位登记管理暂行条例》、《公司法》等有关规定进行重新登记或变更登记。

此复。

国家卫生计生委

2015 年 8 月 17 日

关于印发国家基本药物目录
管理办法的通知

国卫药政发〔2015〕52 号

各省、自治区、直辖市及新疆生产建设兵团卫生计生委（卫生局）、发展改革委、物价局、工业和信息化主管部门、财政厅（局）、人力资源社会保障厅（局）、商务厅（局）、食品药品监管局、中医药局：

为巩固完善基本药物制度，建立健全国家基本药物目录遴选调整管理机制，国家卫生计生委、国家发展改革委、工业和信息化部、财政部、人力资源社会保障部、商务部、食品药品监管总局、中医药局、总后勤部卫生部对《国家基本药物目录管理办法（暂行）》（卫药政发〔2009〕79 号）进行了修订，形成了《国家基本药物目录管理办法》（可从国家卫生计生委网站"药政管理"栏目下载）。现印发给你们，请遵照执行。

<table>
<tr><td>国家卫生计生委</td><td>国家发展改革委</td></tr>
<tr><td>工业和信息化部</td><td>财政部</td></tr>
<tr><td>人力资源社会保障部</td><td>商务部</td></tr>
</table>

食品药品监管总局　　　　　国家中医药局
　　　　　　　　　　　　　总后勤部卫生部
　　　　　　　　　　　　　2015 年 2 月 13 日

国家基本药物目录管理办法

根据《中共中央 国务院关于深化医药卫生体制改革的意见》精神，为巩固完善基本药物制度，建立健全国家基本药物目录遴选调整管理机制，制定本办法。

第一条　基本药物是适应基本医疗卫生需求，剂型适宜，价格合理，能够保障供应，公众可公平获得的药品。政府举办的基层医疗卫生机构全部配备和使用基本药物，其他各类医疗机构也都必须按规定使用基本药物。

第二条　国家基本药物目录中的药品包括化学药品、生物制品、中成药和中药饮片。化学药品和生物制品主要依据临床药理学分类，中成药主要依据功能分类。

第三条　国家基本药物工作委员会负责协调解决制定和实施国家基本药物制度过程中各个环节的相关政策问题，确定国家基本药物制度框架，确定国家基本药物目录遴选和调整的原则、范围、程序和工作方案，审核国家基本药物目录，各有关部门在职责范围内做好国家基本药物遴选调整工作。委员会由国家卫生计生委、国家发展改革委、工业和信息化部、财政部、人力资源社会保障部、商务部、国家食品药品监管总局、国家中医药局、总后勤部卫生部组成。办公室设在国家卫生计生委，承担国家基本药物工作委员会的日常工作。

第四条　国家基本药物遴选应当按照防治必需、安全有效、价格合理、使用方便、中西药并重、基本保障、临床首选和基层能够配备的原则，结合我国用药特点，参照国际经验，合理确定品种（剂型）和数量。

国家基本药物目录的制定应当与基本公共卫生服务体系、基本医疗服务体系、基本医疗保障体系相衔接。

第五条 国家基本药物目录中的化学药品、生物制品、中成药，应当是《中华人民共和国药典》收载的，国家食品药品监管部门、原卫生部公布药品标准的品种。除急救、抢救用药外，独家生产品种纳入国家基本药物目录应当经过单独论证。

化学药品和生物制品名称采用中文通用名称和英文国际非专利药名中表达的化学成分的部分，剂型单列；中成药采用药品通用名称。

第六条 下列药品不纳入国家基本药物目录遴选范围：

（一）含有国家濒危野生动植物药材的；

（二）主要用于滋补保健作用，易滥用的；

（三）非临床治疗首选的；

（四）因严重不良反应，国家食品药品监管部门明确规定暂停生产、销售或使用的；

（五）违背国家法律、法规，或不符合伦理要求的；

（六）国家基本药物工作委员会规定的其他情况。

第七条 按照国家基本药物工作委员会确定的原则，国家卫生计生委负责组织建立国家基本药物专家库，报国家基本药物工作委员会审核。专家库主要由医学、药学、药物经济学、药品监管、药品生产供应管理、医疗保险管理、卫生管理和价格管理等方面专家组成，负责国家基本药物的咨询和评审工作。

第八条 国家卫生计生委会同有关部门起草国家基本药物目录遴选工作方案和具体的遴选原则，经国家基本药物工作委员会审核后组织实施。制定国家基本药物目录的程序：

（一）从国家基本药物专家库中，随机抽取专家成立目录咨询专家组和目录评审专家组，咨询专家不参加目录评审工作，评审专家不参加目录制订的咨询工作；

（二）咨询专家组根据循证医学、药物经济学对纳入遴选范围的药品进行技术评价，提出遴选意见，形成备选目录；

（三）评审专家组对备选目录进行审核投票，形成目录初稿；

（四）将目录初稿征求有关部门意见，修改完善后形成送审稿；

（五）送审稿经国家基本药物工作委员会审核后，授权国家卫生和计划生育委员会发布。

第九条　国家基本药物目录在保持数量相对稳定的基础上，实行动态管理，原则上 3 年调整一次。必要时，经国家基本药物工作委员会审核同意，可适时组织调整。调整的品种和数量应当根据以下因素确定：

（一）我国基本医疗卫生需求和基本医疗保障水平变化；

（二）我国疾病谱变化；

（三）药品不良反应监测评价；

（四）国家基本药物应用情况监测和评估；

（五）已上市药品循证医学、药物经济学评价；

（六）国家基本药物工作委员会规定的其他情况。

第十条　属于下列情形之一的品种，应当从国家基本药物目录中调出：

（一）药品标准被取消的；

（二）国家食品药品监管部门撤销其药品批准证明文件的；

（三）发生严重不良反应，经评估不宜再作为国家基本药物使用的；

（四）根据药物经济学评价，可被风险效益比或成本效益比更优的品种所替代的；

（五）国家基本药物工作委员会认为应当调出的其他情形。

第十一条　国家基本药物目录的调整应当遵循本办法第四

条、第五条、第六条、第九条的规定，并按照本办法第八条规定的程序进行。属于第十条规定情形的品种，经国家基本药物工作委员会审核，调出目录。

第十二条 国家基本药物目录遴选调整应当坚持科学、公正、公开、透明。建立健全循证医学、药物经济学评价标准和工作机制，科学合理地制定目录。广泛听取社会各界的意见和建议，接受社会监督。

第十三条 中药饮片的基本药物管理暂按国务院有关部门关于中药饮片定价、采购、配送、使用和基本医疗保险给付等政策规定执行。

第十四条 鼓励科研机构、医药企业、社会团体等开展国家基本药物循证医学、药物经济学评价工作。

第十五条 本办法由国家卫生计生委负责解释。

第十六条 本办法自发布之日起施行。

附 《国家基本药物目录管理办法》修订说明

为进一步巩固基本药物制度，落实群众路线教育实践活动整改方案，经国家基本药物工作委员会报请国务院同意，对《国家基本药物目录管理办法（暂行）》进行了修订。

2009年，原卫生部等9部门制定了《国家基本药物目录管理办法（暂行）》（卫药政发〔2009〕79号，以下简称《目录管理办法》），先后发布了《国家基本药物目录·基层部分》（2009年版）和《国家基本药物目录》（2012年版），对推动基层医疗卫生机构综合改革发挥了重要作用，并促进了公立医院优先配备、合理使用基本药物。目录的结构趋于完整、剂型规格得到优化、并兼顾儿童等特殊人群用药，与常见病、慢性病和重大疾病保障做到了很好衔接。

2014年下半年，我委组织专家对多省市开展了基本药物目录实施评估调研。各地普遍反映，《目录管理办法》得到了较好贯彻，在新医改中发挥了重要作用，经过 5 年多的实践，结合群众路线教育实践活动中的相关意见和建议，文件应当成为长效的制度安排，以保持政策的稳定性和连续性。我委征求了国家基本药物工作委员会各成员单位的意见，各单位对《目录管理办法》给予了充分的肯定和积极的评价，并提出了部分修改意见。在此基础上，结合 2013 年机构改革后相关部门职能调整和转变，对基本药物工作委员会成员单位进行了调整，除对相关单位名称和部分文字等进行修改外，文件的框架和基本内容未做改变。《目录管理办法》的修订，有利于进一步建立健全基本药物遴选机制。

关于做好国家谈判药品集中采购的通知

国卫药政发〔2016〕19 号

各省、自治区、直辖市和新疆生产建设兵团卫生计生委、发展改革委、物价局、工业和信息化主管部门、人力资源社会保障厅（局）、商务厅（局）、工商局、食品药品监管局：

2015 年国家药品价格谈判结果已经药品价格谈判部际联席会议审议通过。为做好国家谈判药品集中采购工作，进一步健全药品价格谈判机制，提出以下意见。

一、统一思想认识。对部分专利药品和独家生产药品，建立公开透明、多方参与的价格谈判机制，是贯彻落实《国务院办公厅关于完善公立医院药品集中采购工作的指导意见》（国办发〔2015〕7 号）的重要举措，也是深化医药卫生体制改革的重要内容。做好国家谈判药品的集中采购工作，不断积累经验，逐步扩大谈判药品试点范围，有利于促进公立医院改革，降低药品虚高价格，减轻群众用药负担，维护群众健康权益，引导医药产业健康发展。

二、实行集中挂网采购。各地要及时将国家药品价格谈判结果在省级药品集中采购平台上公开挂网。医疗机构与企业签订采购合同，明确采购数量，按谈判价格直接网上采购。采购周期内，医疗机构的采购数量暂实行单独核算、合理调控。

三、完善配送结算服务。谈判药品的生产经营企业要确保药品的质量安全和供应保障。医疗机构从药品交货验收合格到付款的时间不得超过30天。促进"互联网+"和现代医药物流融合发展，鼓励生产企业改进结算方式和创新谈判药品配送服务，满足患者用药需求，保障药品供应及时。

四、开展临床综合评价。建立健全谈判药品临床用药综合评价标准和体系，促进合理用药。发挥各级医疗机构综合协同作用，运用循证医学和药物经济学，从临床用药的安全性、有效性、合理性、可负担性、依从性等方面，对谈判药品和其他同类药品费用进行比较分析，指导和规范专利药、原研药、仿制药的采购使用。充分发挥行业协会优势，推动医药协同。发挥药师在分级诊疗、处方审核和点评中的作用，科学细化用药指南，促进检验检测结果互认。

五、完善医保支付范围管理办法，做好国家药品谈判试点与医保支付政策衔接。将2015年国家药品价格谈判品种进行重点评审，科学合理确定合规费用范围。对谈判药品可负担性进行科学测算和评估，相应完善医保支付标准的制订规则。医保部门要进一步完善定点医药机构服务协议管理，加强对医疗机构诊疗、用药行为的监管，控制医疗费用增长，保障基金平稳运行。

六、加强综合监管。推进和巩固国家药品供应保障综合管理信息平台与省级药品集中采购平台互联互通，信息共享。强化药品不良反应监测，完善药品安全预警和应急处置机制。加强药品市场价格监管和反垄断执法，严厉查处扰乱市场价格秩序行为。坚决遏制药品购销领域腐败行为，抵制商业贿赂和行业不正之风。

七、加强宣传引导。各地要坚持正确导向，推进信息公开，接受社会和舆论监督。加强总结评估和舆情监测，积极回应社会关切，开展政策宣传和培训，努力营造良好社会舆论环境。

国家卫生计生委　　　　国家发展改革委
工业和信息化部　人力资源社会保障部
商务部　　　　　　工商总局
食品药品监管总局
2016 年 4 月 25 日

关于进一步规范社区卫生服务
管理和提升服务质量的
指导意见

国卫基层发〔2015〕93 号

各省、自治区、直辖市卫生计生委、中医药管理局，新疆生产建设兵团卫生局：

为落实《中共中央 国务院关于深化医药卫生体制改革的意见》、《国务院关于促进健康服务业发展的若干意见》（国发〔2013〕40 号）、《国务院关于加快发展养老服务业的若干意见》（国发〔2013〕35 号）、《国务院关于进一步推进户籍制度改革的意见》（国发〔2014〕25 号）、《国务院办公厅关于推进分级诊疗制度建设的指导意见》（国办发〔2015〕70号）等文件精神，现就进一步规范社区卫生服务管理，提升社区卫生服务质量和能力提出如下意见：

一、规范社区卫生服务机构设置与管理

（一）健全社区卫生服务机构网络。综合考虑区域内卫生计生资源、服务半径、服务人口以及城镇化、老龄化、人口流动迁移等因素，制定科学、合理的社区卫生服务机构设置规划，按照规划逐步健全社区卫生服务网络。在城市新建居住区或旧城改造过程中，要按有关要求同步规划建设社区卫生服务机构，鼓励与区域内养老机构联合建设。对流动人口密集地区，应当根据服务人口数量和服务半径等情况，适当增设社区卫生服务机构。对人口规模较大的县和县级市政府所在地，应当根据需要设置社区卫生服务机构或对现有卫生资源进行结构和功能改造，发展社区卫生服务。在推进农村社区建设过程中，应当因地制宜地同步完善农村社区卫生服务机构。城镇化进程中，村委会改居委会后，各地可根据实际情况，按有关标准将原村卫生室改造为社区卫生服务站或撤销村卫生室。

（二）充分发挥社会力量办医的积极作用。城市社区卫生服务网络的主体是社区卫生服务中心和社区卫生服务站，诊所、门诊部、医务室等其他承担初级诊疗任务的基层医疗卫生机构是社区卫生服务网络的重要组成部分。各地应当积极创造条件，鼓励社会力量举办基层医疗卫生机构，满足居民多样化的健康服务需求。鼓励各地积极探索通过政府购买服务的方式，对社会力量举办的基层医疗卫生机构提供的基本医疗卫生服务予以补助。

（三）规范全科医生执业注册。在社区卫生服务机构从事全科医疗（含中医）工作的临床医师，通过全科医师规范化培训或取得全科医学专业中高级技术职务任职资格的，注册为全科医学专业；通过省级卫生计生行政部门和中医药管理部门

认可的全科医师转岗培训和岗位培训，其执业范围注册为全科医学，同时可加注相应类别的其他专业。各地要在 2016 年 6 月底前完成现有符合条件人员的注册变更工作，具体注册办法由省级卫生计生行政部门、中医药管理部门制定。

（四）改善社区卫生服务环境。社区卫生服务机构要为服务对象创造良好的就诊环境，规范科室布局，明确功能分区，保证服务环境和设施干净、整洁、舒适、温馨，体现人文关怀。预防接种、儿童保健、健康教育和中医药服务区域应当突出特色，营造适宜服务氛围；挂号、分诊、药房等服务区域鼓励实行开放式窗口服务。鼓励使用自助挂号、电子叫号、化验结果自助打印、健康自测等设施设备，改善居民就诊体验。规范使用社区卫生服务机构标识，统一社区卫生服务机构视觉识别系统，统一工作服装、铭牌、出诊包等，机构内部各种标识须清晰易辨识。保护就诊患者隐私权，有条件的应当做到一医一诊室。完善机构无障碍设施，创造无烟机构环境，做到社区卫生服务机构内全面禁止吸烟。

二、加强社区基本医疗和公共卫生服务能力建设

（五）提升社区医疗服务能力。社区卫生服务机构应当重点加强全科医学及中医科室建设，提高常见病、多发病和慢性病的诊治能力。可根据群众需求，发展康复、口腔、妇科（妇女保健）、儿科（儿童保健）、精神（心理）等专业科室。综合考虑服务需求、老龄化进程、双向转诊需要和机构基础条件等因素，以市辖区为单位统筹规划社区卫生服务机构病床规模，合理设置每个社区卫生服务机构床位数，提高床位使用效率。社区卫生服务机构病床以护理、康复为主，有条件的可设置临终关怀、老年养护病床。乡镇卫生院转型为社区卫生服务中心的，其住院床位和内设科室可根据实际需要予以保留或调整。根据分级诊疗工作需要，按照有关规定和要求配备所需药品品种，满足患者用药需求。

（六）加强与公立医院上下联动。支持社区卫生服务机构与公立医院之间建立固定协作关系，探索推动医疗联合体建设。协作医院应当为社区卫生服务机构预留一定比例的门诊号源，开通转诊绿色通道，优先安排转诊患者就诊。鼓励公立医院医生到社区卫生服务机构多点执业，通过坐诊、带教、查房等多种方式，提升社区卫生服务能力。以高血压、糖尿病、结核病等疾病为切入点，搭建全科医生与公立医院专科医生联系沟通平台，加强分工协作，上下联动，探索社区首诊和双向转诊制度。逐步建立公立医院出院患者跟踪服务制度，为下转患者提供连续性服务。推进远程医疗系统建设，开展远程会诊、医学影像、心电诊断等远程医疗服务。充分利用公立医院等资源，发展集中检验，推动检查检验互认，减少重复就医。

（七）落实社区公共卫生服务。充分利用居民健康档案、卫生统计数据、专项调查等信息，定期开展社区卫生诊断，明确辖区居民基本健康问题，制订人群健康干预计划。实施好国家基本公共卫生服务项目，不断扩大受益人群覆盖面。严格执行各项公共卫生服务规范和技术规范，按照服务流程为特定人群提供相关基本公共卫生服务，提高居民的获得感。加强社区卫生服务机构与专业公共卫生机构的分工协作，合理设置公共卫生服务岗位，进一步整合基本医疗和公共卫生服务，推动防治结合。在稳步提高公共卫生服务数量的同时，注重加强对公共卫生服务质量的监测和管理，关注健康管理效果。

（八）大力发展中医药服务。在基本医疗和公共卫生服务以及慢性病康复中，充分利用中医药资源，发挥中医药的优势和作用。有条件的社区卫生服务中心集中设置中医药综合服务区。加强合理应用中成药的宣传和培训，推广针灸、推拿、拔罐、中医熏蒸等适宜技术。积极开展中医"治未病"服务，为社区居民提供中医健康咨询、健康状态辨识评估及干预服务，大力推广普及中医药健康理念和知识。

（九）加强社区卫生人才队伍建设。合理配置社区卫生服务机构人员岗位结构，加强以全科医生、社区护士为重点的社区卫生人员队伍建设。继续加大对全科医生规范化培训的支持力度，积极采取措施，鼓励医学毕业生参加全科医生规范化培训。大力推进全科医生转岗培训，充实全科医生队伍。以提高实用技能为重点，加强社区卫生在岗人员培训和继续医学教育，社区卫生技术人员每5年累计参加技术培训时间不少于3个月。各地要定期开展社区卫生服务机构管理人员培训，培养一批懂业务、会管理、群众满意的管理人员。

三、转变服务模式，大力推进基层签约服务

（十）加强签约医生团队建设。签约医生团队由二级以上医院医师与基层医疗卫生机构的医务人员组成。根据辖区服务半径和服务人口，合理划分团队责任区域，实行网格化管理。签约医生团队应当掌握辖区居民主要健康问题，开展健康教育和健康促进、危险因素干预和疾病防治，实现综合、连续、有效的健康管理服务。到2020年，力争实现让每个家庭拥有一名合格的签约医生，每个居民有一份电子化的健康档案。

（十一）大力推行基层签约服务。推进签约医生团队与居民或家庭签订服务协议，建立契约式服务关系。在签约服务起始阶段，应当以老年人、慢性病和严重精神障碍患者、孕产妇、儿童、残疾人等长期利用社区卫生服务的人群为重点，逐步扩展到普通人群。在推进签约服务的过程中，要注重签约服务效果，明确签约服务内容和签约条件，确定双方应当承担的责任、权利、义务等事项，努力让居民通过签约服务能够获得更加便利的医疗卫生服务，引导居民主动签约。探索提供差异性服务、分类签约、有偿签约等多种签约服务形式，满足居民多层次服务需求。完善签约服务激励约束机制，签约服务费用主要由医保基金、签约居民付费和基本公共卫生服务经费等渠道解决。

（十二）开展便民服务。社区卫生服务机构要合理安排就诊时间，有条件的社区卫生服务机构应当适当延长就诊时间和周末、节假日开诊，实行错时服务，满足工作人群就诊需求。鼓励各地以慢性病患者管理、预防接种、儿童保健、孕产妇保健等相关服务对象为重点，逐步开展分时段预约诊疗服务。对重点人群开展定期随访，对有需要的病人进行上门访视。大力发展社区护理，鼓励开展居家护理服务。

（十三）做好流动人口社区卫生服务。各地要将农民工及其随迁家属纳入社区卫生服务机构服务范围，根据实际服务人口合理配置卫生技术人员，方便流动人群就近获得医疗卫生服务。流动人口按有关规定与居住地户籍人口同等享受免费基本公共卫生服务。要深入流动人口集中区域，采取宣讲、壁报、发放材料、新媒体等多种形式开展宣传，使其了解国家基本公共卫生服务项目的服务对象、内容、流程等。针对流动人口的特点，应当重点加强健康教育、传染病防控、预防接种、孕产妇保健等公共卫生服务。

（十四）延伸社区卫生服务功能。根据社区人群基本医疗卫生需求，不断完善社区卫生服务内容，丰富服务形式，拓展服务项目。鼓励社区卫生服务机构与养老服务机构开展多种形式的合作，加强与相关部门配合，协同推进医养结合服务模式。鼓励社区卫生服务机构面向服务区域内的机关单位、学校、写字楼等功能社区人群，开展有针对性的基本医疗卫生服务。引导社区居民参与社区卫生服务，通过开展慢性病患者俱乐部或互助小组、培训家庭保健员等形式，不断提高居民自我健康管理意识。

四、加强社区卫生服务保障与监督管理

（十五）加强医疗质量安全保障。严格执行医疗质量管理的有关法律法规、规章制度及诊疗规范，加强医疗质量控制。加强一次性医疗用品、消毒剂、消毒器械等索证和验证工作。

对口腔科、消毒供应室、治疗室、换药室和清创室等重点部门医疗器械和环境要严格执行清理、消毒和灭菌。加强院内感染控制，严格执行消毒灭菌操作规范，按要求处理医疗废物，实行登记管理制度，保证医疗安全。严格遵守抗菌药物、激素的使用原则及联合应用抗菌药物指征。合理选用给药途径，严控抗菌药物、激素、静脉用药的使用比例，保证用药与诊断相符。完善医疗风险分担机制，鼓励社区卫生服务机构参加医疗责任保险。

（十六）加强信息技术支撑。推进使用居民就医"一卡通"，用活用好电子健康档案。以省（区、市）为单位，统筹社区卫生服务机构信息管理系统建设，进一步整合妇幼保健、计划生育、预防接种、传染病报告、严重精神障碍等各相关业务系统，避免数据重复录入。推动社区卫生信息平台与社区公共服务综合信息平台有效对接，促进社区卫生服务与其他社区公共服务、便民利民服务、志愿互助服务有机融合和系统集成。不断完善社区卫生服务信息管理系统功能，逐步实现预约、挂号、诊疗、转诊、公共卫生服务以及收费、医保结算、检验和药品管理等应用功能，加强机构内部信息整合共享，逐步通过信息系统实现服务数量和质量动态监管。加强区域卫生信息平台建设，推动各社区卫生服务机构与区域内其他医疗卫生机构之间信息互联互通、资源共享。充分利用移动互联网、智能客户端、即时通讯等现代信息技术，加强医患互动，改善居民感受，提高服务效能。

（十七）加强政策支持和绩效考核。各级卫生计生行政部门、中医药管理部门要推动落实社区卫生服务机构建设、财政补助、人事分配等相关保障政策，充分调动社区医务人员的积极性。进一步加强对社区卫生服务机构的监督管理，建立健全各项管理制度，加强社区卫生服务机构文化和医德医风建设。各地要不断完善绩效考核制度，将提升服务质量有关内容纳入社区卫生服务机构考核重点内容，推动社区卫生服务机构持续改善服务，提高居民信任度和利用率。

国家卫生计生委　国家中医药管理局
2015 年 11 月 17 日

关于印发控制公立医院医疗费用不合理增长的若干意见的通知

国卫体改发〔2015〕89 号

各省、自治区、直辖市、新疆生产建设兵团卫生计生委（卫生局），发展改革委，财政（务）厅（局），人力资源社会保障厅（局），中医药管理局：

国家卫生计生委、国家发展改革委、财政部、人力资源社会保障部和国家中医药管理局制定的《关于控制公立医院医疗费用不合理增长的若干意见》已经国务院同意，现印发你们，请各地认真贯彻落实。

国家卫生计生委　国家发展改革委　财政部
人力资源社会保障部　国家中医药管理局
2015 年 10 月 27 日

关于控制公立医院医疗费用不合理
增长的若干意见

新一轮医药卫生体制改革实施以来，随着基本医疗保障制度实现全覆盖，基层医疗卫生机构综合改革整体推进，公立医院改革逐步拓展，医院次均费用上涨幅度得到一定控制。但总体上看，医疗费用不合理增长问题仍然存在，突出表现在部分城市公立医院医疗费用总量增幅较快，药品收入占比较大，大型医用设备检查治疗和医用耗材的收入占比增加较快，不合理就医等导致的医疗服务总量增加较快等。为有效控制公立医院医疗费用不合理增长，切实减轻群众医药费用负担，进一步增强改革综合成效，现提出如下意见。

一、总体要求

将控制公立医院医疗费用不合理增长作为深化医改的重要目标和任务，统筹谋划，综合施策，强化规范医疗、完善医保、改革医药等政策联动，推动实现医疗费用增长与经济社会发展、医保基金运行和群众承受能力相协调，切实维护人民群众健康权益，促进医药卫生事业健康发展。坚持总量控制、结构调整，控制医疗费用总量增长速度，合理调整医疗服务价格，降低药品和耗材费用占比，优化公立医院收支结构，实现良性运行。坚持内外兼治、强化监管，加强公立医院内部管理和外部监督，建立健全医疗费用监控和公开机制，改革医保支付方式，规范和引导医疗服务行为。坚持系统治理、防治结合，优化医疗资源配置，逐步建立完善分级诊疗制度，加强疾病防控和健康管理，提高医疗服务体系整体运行效率。坚持立足实际、分层分类，从区域和医疗机构两个层面强化费用调控，根据不同地区医疗费用水平和增长幅度以及医院的功能定位，分类确定控费要求并进行动态调整。

到 2016 年 6 月底，各地结合实际合理确定并量化区域医疗费用增长幅度，定期公示主要监测指标，初步建立公立医院医疗费用监测体系，医疗费用不合理增长的势头得到初步遏制，城市公立医院医疗费用总量增幅和门诊病人次均医药费用、住院病人人均医药费用增幅有所下降。到 2017 年底，公立医院医疗费用控制监测和考核机制逐步建立健全，参保患者医疗费用中个人支出占比逐步降低，居民看病就医负担进一步减轻。

二、采取医疗费用控制综合措施

（一）规范医务人员诊疗行为。推行临床路径管理，采取处方负面清单管理，落实处方点评、抗生素使用、辅助用药、耗材使用管理等制度。加强中药饮片合理应用监管，建立中药饮片处方专项点评制度，促进合理用药。建立对辅助用药、医院超常使用的药品和高值医用耗材等的跟踪监控制度，明确需要重点监控的药品品规数，建立健全以基本药物为重点的临床用药综合评价体系。严格执行医疗机构明码标价和医药费用明晰清单制度。建立符合医疗卫生行业特点的人事薪酬制度。严禁给医务人员设定创收指标，医务人员个人薪酬不得与医院的药品、耗材、大型医用设备检查治疗等业务收入挂钩。

（二）强化医疗机构内控制度。加强预算约束，卫生计生行政部门和中医药管理部门或政府办医机构要根据行业发展规划和医疗费用控制目标，对医院预算进行审核。强化公立医院成本核算，探索建立医疗机构成本信息库。加强信息技术手段的运用，提高公立医院病案、临床路径、药品、耗材、费用审核、财务和预算等方面的精细化管理水平，控制不必要的费用支出。力争到 2017 年试点城市公立医院百元医疗收入（不含药品收入）中消耗的卫生材料降到 20 元以下。

（三）严格控制公立医院规模。按照《国务院办公厅关于印发全国医疗卫生服务体系规划纲要（2015-2020年）的通知》（国办发〔2015〕14号）要求以及省级卫生资源配置标准和医疗机构设置规划，合理把控公立医院床位规模，严禁擅自增设床位。严格实施大型医用设备配置规划，加强使用评价和监督管理。严禁公立医院举债建设，严格控制建设标准。

（四）降低药品耗材虚高价格。贯彻落实《国务院办公厅关于完善公立医院药品集中采购工作的指导意见》（国办发〔2015〕7号），实行药品分类采购。对临床用量大、采购金额高、多家企业生产的基本药物和非专利药品，发挥省级集中批量采购优势，由省级药品采购机构采取双信封制公开招标采购。对部分专利药品、独家生产药品，建立公开透明、多方参与的价格谈判机制。加强对药品价格执行情况的监督检查。实施高值医用耗材阳光采购，在保证质量的前提下鼓励采购国产高值医用耗材。严厉查处药品耗材购销领域商业贿赂行为。

（五）推进医保支付方式改革。逐步对统筹区域内所有定点医疗机构及其所有病种全面实行支付方式改革。强化医保基金收支预算，建立以按病种付费为主，按人头、按服务单元等复合型付费方式，逐步减少按项目付费。鼓励推行按疾病诊断相关组（DRGs）付费方式。完善并落实医保经办机构与医疗机构的谈判机制，动态调整支付标准，强化质量监管。充分发挥各类医疗保险对医疗服务行为和费用的调控引导与监督制约作用。在规范日间手术和中医非药物诊疗技术的基础上，逐步扩大纳入医保支付的日间手术和医疗机构中药制剂、针灸、治疗性推拿等中医非药物诊疗技术范围。对高额药品和耗材进入医保目录库进行严格的经济学评价及审查。综合考虑医疗服务质量安全、基本医疗需求等因素制定临床路径，加快推进临床路径管理。到2015年底，城市公立医院综合改革试点地区医保支付方式改革要覆盖区域内所有公立医院，实施临床路径管理的病例数达到公立医院出院病例数的30%，实行按病种付费的病种不少于100个。

（六）转变公立医院补偿机制。破除以药补医机制，理顺医疗服务价格，降低大型医用设备检查治疗价格，合理调整提升体现医务人员技术劳务价值的医疗服务价格。建立以成本和收入结构变化为基础的价格动态调整机制。坚持"总量控制、结构调整、有升有降、逐步到位"的原则，通过降低药品耗材费用和加强成本控制，留出空间用于调整医疗服务价格。切实落实政府对公立医疗机构各项投入政策，保证医保基金按规定及时足额结算，促进医疗费用结构合理化。公立医院药品收入占医疗收入比重逐年下降，力争到2017年试点城市公立医院药占比（不含中药饮片）总体下降到30%左右。

（七）构建分级诊疗体系。优化医疗资源结构和布局，促进优质医疗资源下沉，提高基层服务能力，合理确定各级各类医疗机构功能定位，完善分工协作机制。以患者为中心制定分级诊疗规范，综合运用行政、医保、价格等多种措施，推动建立基层首诊、双向转诊、急慢分治、上下联动的分级诊疗模式，引导患者合理就医，提高医疗资源利用效率和整体效益。在统一质量标准前提下，实行同级医疗机构医学检查检验结果互认。三级公立医院要逐步减少和下沉普通门诊服务，实现普通门诊占比逐年降低。基层中医药服务能力不足及薄弱地区的中医医院应区别对待。

（八）实施全民健康促进和健康管理。加强慢性疾病的预防控制工作，提高基本公共卫生服务和重大公共卫生服务项目绩效，实施全民健康促进战略，从源头上控制患病率和医疗费用增长。

三、建立医疗费用控制考核问责机制

（一）加强医疗费用监测。各级卫生计生行政部门和中医药管理部门要以区域和机构医疗费用增长情况、医疗资源利用效率、医疗收入结构、医疗服务效率等为核心，以本意见明确的主要监测指标为基础，建立医疗费用监测体系。各地要综合考虑医疗费用的历史情况、医疗服务需求、各级各类医疗机构功能定位及诊疗特点、物价变化、经济社会发展水平等因素，科学测算，合理确定各级各类公立医院医疗费用控制的年度和阶段性目标。各地医疗费用监测体系要以信息化为基础，建立本地区信息化监管平台，确保信息真实、准确、全面。

（二）加强医疗费用排序和公开。各级卫生计生行政部门和中医药管理部门根据费用指标监测情况，按地区、按医疗机构进行排序，每年定期按规定公示排序结果，加强信息公开和社会监督。国家卫生计生委定期公布主要监测指标各省（区、市）排序情况。国家卫生计生委预算管理公立医院和国家中医药局直属管公立中医医院按照属地化原则，纳入当地医疗费用控制监测和公开范围。公立医疗机构要落实医疗服务价格、药品价格和费用公示制度。

（三）严格实施考核问责。将控费目标实现情况与公立医院基建投入、设备购置投入、重点学（专）科建设投入、财政拨款预算安排等挂钩。对于控费目标排名靠前的医院予以优先考虑，对于达不到控费目标的医院，各级卫生计生行政部门会同发展改革、财政等部门根据情况核减或取消资金补助。

将医疗费用控制作为公立医院等级评审准入、新增床位审批和大型医用设备配置等的重要依据。对未达到控费目标要求的公立医院，暂停上述资格，经整改符合要求后再予启动评审及审批新增床位、大型医用设备配置等。

将医疗费用控制工作纳入对所属公立医院目标管理、院长年度绩效考核和院长任期考核范围，提高控费指标所占的考核权重，对未按照目标完成费用控制要求的院长，追究其相应的管理责任。

公立医疗机构要将合理诊疗行为作为对医务人员绩效考核评价的重要内容。探索建立医疗服务信息化监管体系，把合理检查、合理用药的执行情况与医务人员的评优、评先、晋升、聘用、绩效工资分配等挂钩，并纳入医疗服务信息化监管体系统一监管。

四、强化组织实施

（一）加强统筹协调。各级政府相关部门要进一步提高对控制医疗费用不合理增长重要性的认识，落实政府的领导责任、保障责任、管理责任、监督责任，明确工作部署，精心组织实施。地方各级卫生计生行政部门会同发展改革、财政、人力资源社会保障、中医药等部门依据本意见，结合实际情况，研究制订本地区的具体实施方案，确定具体的控费目标以及监督考核办法，积极稳妥推进。国家卫生计生委要加强对控费工作的统筹协调、行业监管、检查指导。

（二）强化部门协作。各级政府相关部门要加强协同配合，统筹推进医疗保障、医疗服务、药品供应、公共卫生、监管体制等综合改革，形成控制医疗费用不合理增长的长效机制。加大公立医院综合改革力度，敢于突破原有体制机制，建立起维护公益性、调动积极性、保障可持续的运行新机制，规范医疗行为，实现合理控费目标。各级发展改革（物价）、财政、人力资源社会保障、中医药等部门要按照职责分工，充分发挥在理顺医疗服务价格、落实财政投入和医保引导调控等方面的作用，注重政策衔接，形成工作合力。

附件：公立医院医疗费用控制主要监测指标及说明

一、主要监测指标

	医疗费用相关指标	指标要求
1	区域医疗费用增长	实现各地确定的区域医疗费用控制目标
2	门诊病人次均医药费用	监测比较

	医疗费用相关指标	指标要求
3	住院病人人均医药费用	监测比较
4	门诊病人次均医药费用增幅	逐步降低
5	住院病人人均医药费用增幅	逐步降低
6	10种典型单病种例均费用	监测比较
7	参保患者个人支出比例	逐步降低
8	医保目录外费用比例	监测比较
9	城市三级综合医院普通门诊就诊人次占比	逐步降低
10	住院的人次人头比	监测比较
11	手术类型构成比	监测比较
12	门诊收入占医疗收入的比重	监测比较
13	住院收入占医疗收入的比重	监测比较
14	药占比（不含中药饮片）	逐步降低
15	检查和化验收入占医疗收入比重	逐步降低
16	卫生材料收入占医疗收入比重	逐步降低
17	挂号、诊察、床位、治疗、手术和护理收入总和占医疗收入比重	逐步提高
18	百元医疗收入消耗的卫生材料费用	逐步降低
19	平均住院日	逐步降低
20	管理费用率	逐步降低
21	资产负债率	逐步降低

二、指标说明

（一）区域医疗费用增长即区域医疗机构医疗总收入增幅＝［（区域内医疗机构本年度住院收入＋本年度门诊收入）－（区域内医疗机构上年度住院收入＋上年度门诊收入）］／（区域内医疗机构上年度住院收入＋上年度门诊收入）×100%，用于反映区域医疗费用年度总体增长情况。

（二）门诊病人次均医药费用＝门诊收入/总诊疗人次数，用于反映医院门诊病人费用负担水平。

（三）住院病人人均医药费用＝住院收入/出院人数，用于反映医院住院病人费用负担水平。

（四）门诊病人次均医药费用增幅=（本年度门诊病人次均医药费用–上年度门诊病人次均医药费用）/上年度门诊病人次均医药费用×100%，用于反映医院门诊病人费用负担增长水平。

（五）住院病人人均医药费用增幅=（本年度住院病人人均医药费用–上年度住院病人人均医药费用）/上年度住院病人人均医药费用×100%，用于反映医院住院病人费用负担增长水平。

（六）10种典型单病种例均费用，各省（区、市）选择10种常见多发疾病，并对各医院各病种收治病例的平均医药费用进行统计，用于反映各医院相同或类似病种平均诊治费用的差异。

（七）参保患者个人支出比例=参保患者个人支付医疗费用/参保患者就医医疗费用×100%，用于反映患者看病就医负担水平。

（八）医保目录外费用比例=参保患者就医医保报销目录外医疗费用/参保患者就医医疗费用×100%，用于反映患者看病就医负担及医院诊疗和用药合理性。

（九）城市三级综合医院普通门诊就诊人次占比=城市三级综合医院普通门诊就诊人次/本医院诊疗人次，普通门诊是指副高职称以下医师提供的门诊服务，反映病人就医流向。

（十）住院的人次人头比=期内住院人次/期内住院人头数，用于反映在使用均次指标评价情况下，医院分解住院情况。

（十一）手术类型构成比=N类手术台数/手术总台数（N=Ⅰ，Ⅱ，Ⅲ，Ⅳ），用于评价医院住院患者的手术疑难程度，便于对不同医院人均住院费用和平均住院日等指标的差异化考核。

（十二）门诊收入占医疗收入的比重=医院门诊收入/医疗收入×100%，用于反映医院合理诊疗情况。

（十三）住院收入占医疗收入的比重=医院住院收入/医疗收入×100%，用于反映医院合理诊疗情况。

（十四）药占比（不含中药饮片）＝医院药品收入/医疗收入×100%，不含中药饮片，用于反映医院药品费用水平和收入结构。

（十五）检查和化验收入占医疗收入比重＝（医院检查收入＋化验收入）/医疗收入×100%，用于反映医院收入结构。

（十六）卫生材料收入占医疗收入比重＝医院卫生材料收入/医疗收入×100%，用于反映医院收入结构。

（十七）挂号、诊察、床位、治疗、手术和护理收入总和占医疗收入比重＝（医院挂号收入＋诊察收入＋床位收入＋治疗收入＋手术收入＋护理收入）/医疗收入×100%，用于反映医院收入结构。

（十八）百元医疗收入消耗的卫生材料费用＝（卫生材料支出/医疗收入）×100，用于反映医院卫生材料消耗程度和管理水平。

（十九）平均住院日＝出院者占用总床日数/出院人数，用于反映医院对住院患者的服务效率。

（二十）管理费用率＝管理费用/业务支出×100%，用于反映医院管理效率和管理成本控制情况。

（二十一）资产负债率＝负债总额/资产总额×100%，用于反映医院的资产中借债筹资的比重和债务风险。

关于进一步加强抗菌药物临床应用管理工作的通知

国卫办医发〔2015〕42号

各省、自治区、直辖市卫生计生委、中医药管理局，新疆生产建设兵团卫生局：

为落实深化医药卫生体制改革和"进一步改善医疗服务行动计划"有关要求，规范抗菌药物临床应用，保障医疗质量与安全，现就进一步加强抗菌药物临床应用管理工作提出以下要求：

一、严格落实抗菌药物临床应用管理有关法规要求

各地要严格落实《医疗机构管理条例》、《处方管理办法》、《医疗机构药事管理规定》、《抗菌药物临床应用管理办法》、《医院处方点评管理规范（试行）》等法规规定，加强抗菌药物管理。各医疗机构要落实抗菌药物管理责任，健全抗菌药物管理工作机构，明确工作职责，完善工作制度，细化工作流程，对抗菌药物品种、品规的遴选、采购、处方、调剂、临床应用和评价等各个环节进行全过程管理与监控。鼓励各地借鉴"负面清单"管理方式，创新模式，持续提高抗菌药物临床应用管理水平。

二、加强抗菌药物临床应用的综合管理

各地卫生计生行政部门、中医药管理部门和医疗机构要组织做好《抗菌药物临床应用指导原则（2015 年版）》的宣传、培训工作，提高医务人员合理应用抗菌药物的能力。要加强医德医风教育，营造风清气正的执业氛围；要建立科学、合理的绩效分配、奖惩制度，提高医务人员合理应用抗菌药物的积极性和主动性。各医疗机构要制订完善抗菌药物品种数量、抗菌药物使用强度、Ⅰ类切口手术预防用抗菌药物比例、微生物送检率等管控指标，并严格落实。地方各级卫生计生行政部门要按照《抗菌药物临床应用管理评价指标及要求》（见附件）对医疗机构进行检查、评价和考核。

三、切实作好抗菌药物处方点评工作

二级以上医疗机构要组织医学、药学、临床微生物、医疗

管理等多学科、多部门技术及管理人员对抗菌药物处方（医嘱）实施专项抽查点评。重点点评感染性疾病科、外科、呼吸科、重症医学科等临床科室以及Ⅰ类切口手术和介入诊疗病例。对点评中发现的问题，要进行跟踪管理和干预，实现持续改进。同时，将点评结果作为科室和医务人员处方权授予及绩效考核的重要依据。对出现抗菌药物超常处方3次以上且无正当理由的医师提出警告，限制其特殊使用级和限制使用级抗菌药物处方权；限制处方权后，仍出现超常处方且无正当理由的，取消其抗菌药物处方权，且6个月内不得恢复。基层医疗机构要参照上述要求，结合实际开展有效的抗菌药物处方检查管理工作。

四、完善抗菌药物合理应用技术支撑体系

二级以上医疗机构应当加强感染性疾病科建设，不断提高细菌及真菌感染性疾病的诊治能力。感染性疾病科应当参加院内包括细菌感染在内的各类疑难感染性疾病会诊，参与医院感染控制和抗菌药物临床应用管理。要采取综合措施，努力提高微生物标本质量，提高送检比例，保障检测结果的准确性，并依据临床微生物标本检测结果合理选用和调整抗菌药物。要加强药学部门建设和药师的培养，不断提高药师处方审核与干预能力、处方点评与超常预警能力，以及参与感染性疾病药物治疗和临床用药技术支持的能力。要积极组织开展有关科普知识宣教工作，营造抗菌药物合理应用氛围，提高群众对抗菌药物的认识，树立正确的用药观念。有条件的基层医疗机构要参照上述要求，结合实际加强抗菌药物应用管理支撑体系建设。各级卫生计生行政部门要组织做好相关培训、宣教工作，医疗机构应当组织相关人员积极参加。

五、开展抗菌药物临床应用监测和细菌耐药监测

二级以上医疗机构及有条件的基层医疗机构要参照《全

国抗菌药物临床应用监测技术方案》和《全国细菌耐药监测技术方案》（卫办医政发〔2012〕72号），制订本单位相应的监测方案。要明确责任部门，充分运用信息化手段，重点对抗菌药物使用量、使用强度及变化趋势，革兰氏阳性、阴性杆菌耐药形势、变化趋势以及抗菌药物使用合理性等进行监测和评价。要定期发布监测结果，根据监测结果及时发布相关预警信息，指导临床做好抗菌药物品种的选择和使用。有条件的医疗机构，应当参加抗菌药物临床应用监测网和细菌耐药监测网的相关数据监测，并保证上报监测数据的真实准确。

六、加大检查指导和公示力度

地方各级卫生计生行政部门和中医药管理部门要加强对辖区内抗菌药物临床应用管理工作的指导和检查。要督促医疗机构按照要求建立管理制度，落实工作责任。要利用各种方式采集医疗机构抗菌药物使用量、使用率和使用强度等数据信息，并在行业内进行公示。在工作中，要注重发掘抗菌药物临床应用合理、管理水平高的先进典型和工作经验，认真总结，加大宣传力度，予以推广。鼓励地方和医疗机构探索创新管理体制机制，推动抗菌药物管理制度不断完善。对于抗菌药物管理不力，违反有关规定并存在严重问题的医疗机构，要对其主要负责人进行诫勉谈话，督促整改，跟踪复查，对于整改落实不到位的，要严肃追究有关责任人的责任。国家卫生计生委将联合国家中医药管理局适时组织对地方卫生计生行政部门、中医药管理部门和医疗机构进行督导检查。

附件：抗菌药物临床应用管理评价指标及要求（略）

国家卫生计生委办公厅　国家中医药管理局办公室

2015年7月24日

国家卫生计生委办公厅关于进一步加强医疗机构儿童用药配备使用工作的通知

国卫办药政函〔2015〕719 号

各省、自治区、直辖市卫生计生委，新疆生产建设兵团卫生局：

为进一步加强医疗机构儿童用药配备使用工作，促进儿童用药安全科学合理使用，满足儿童基本用药需求，现将有关要求通知如下。

一、加强药品配备，满足临床需求

根据《处方管理办法》（原卫生部令第 53 号）关于医疗机构药品配备有关规定，儿童用药应当满足不同年龄层次患儿需求，属于因特殊诊疗需要使用其他剂型和剂量规格药品的情况，各医疗机构要放宽对儿童适宜品种、剂型、规格的配备限制。

二、完善采购工作，确保药品供应

进一步落实公立医院药品集中采购工作，对妇儿专科非专利药品等暂不列入招标采购的药品，各地可参照国家卫生计生委委托行业协会、学术团体公布的妇儿专科非专利药品遴选原则和示范药品，合理确定本地区药品的范围和具体剂型、规格，直接挂网采购，满足儿科临床需求。

三、规范处方行为，引导合理使用

各医疗机构要参照国家处方集、基本药物临床应用指南和处方集，规范处方行为，推进药品使用管理信息化，提高合理用药水平。要充分发挥药师作用，加强抗生素等重点药品应用管理和评价，建立用药处方、医嘱点评制度，将点评结果作为医师定期考核和绩效管理依据，确保儿童用药科学、规范、安全、合理。

国家卫生计生委办公厅

2015 年 8 月 24 日

关于开展社区卫生服务提升
工程的通知

国卫办基层函〔2015〕1021 号

各省、自治区、直辖市卫生计生委、中医药管理局，新疆生产建设兵团卫生局：

为贯彻落实《中共中央 国务院关于深化医药卫生体制改革的意见》、《国务院办公厅关于推进分级诊疗制度建设的指导意见》、《关于进一步规范社区卫生服务管理和提升服务质量的指导意见》等文件精神，进一步提高社区卫生服务水平和质量，增进居民对社区卫生服务感受度和认同感，结合"进一步改善医疗服务行动计划"，国家卫生计生委、国家中医药管理局决定从 2015 年起开展社区卫生服务提升工程。现将《社区卫生服务提升工程实施方案》印发给你们（可以从国家卫生计生委网站下载），请认真贯彻落实。

国家卫生计生委办公厅　国家中医药管理局办公室

2015 年 11 月 16 日

附件

社区卫生服务提升工程实施方案

为贯彻落实党中央、国务院关于深化医药卫生体制改革有关精神，进一步提高社区卫生服务水平和质量，增进居民对社区卫生服务感受度和认同感，结合"进一步改善医疗服务行动计划"工作，国家卫生计生委、国家中医药管理局决定启动"社区卫生服务提升工程"（以下简称"服务提升工程"）。现制定实施方案如下。

一、目标

到 2020 年，通过持续推进社区卫生服务提升工程，社区卫生服务机构环境得到明显改善，服务功能得到完善，服务质量大幅提升。辖区居民普遍与全科医生团队建立稳定的服务关系，居民首诊在社区的比例、社区卫生服务利用率、社区门急诊人次占比均有明显提高。居民通过社区卫生服务机构能够获得安全、有效、经济、方便、综合、连续的公共卫生和基本医疗服务。

二、原则

（一）坚持需求导向，完善服务。以居民的基本医疗卫生需求为导向，不断完善社区卫生服务功能，拓展服务内容，突出服务特色，方便群众就近获得基本医疗卫生服务。

（二）坚持以人为本，促进健康。以居民健康为中心，体现全生命周期健康管理服务，突出预防为主，防治结合，中西医并重，努力提高群众健康水平。

（三）坚持持续改进，提升质量。以提高居民感受度为重点，注重服务细节，持续改进服务，保证安全，提高服务质量和成效。

（四）坚持创新实践，完善制度。充分调动社区卫生服务机构和医务人员积极性，鼓励全员参与，自我完善，自我改进，探索建立提升服务质量的长效评价机制。

三、实施主体和主要内容

服务提升工程实施主体为社区卫生服务中心，社区卫生服务站参照社区卫生服务中心有关要求执行。具体内容包括：

（一）提升服务能力。开展常见病和多发病的门诊、急诊和住院服务，明确社区基本医疗服务标准，提高基本医疗服务能力，为二级以上医院下转患者提供必要的诊疗服务。推进社区卫生诊断，加强健康教育和健康档案管理，巩固预防接种率，强化重点人群、重点疾病健康管理服务效果。丰富计划生育、社区康复和中医药等服务内容。

（二）提升服务质量。大力推进家庭医生服务，组建责任医生团队，开展签约、预约、转诊和出诊等服务，提升服务的综合性、连续性和可及性。改善服务态度，保持环境整洁、卫生、温馨、舒适，保护患者隐私，提升群众就医感受度。严格执行医疗和公共卫生服务技术规范，保证质量安全，提升居民满意度。

（三）提升管理水平。加强社区卫生服务机构的人力资源、财务、信息、药械等要素管理，完善制度建设，确保机构规范运行。加强文化建设，弘扬医德医风，强化职业精神和法律意识，提高凝聚力和战斗力。

（四）提升保障条件。改善基础设施条件，加强安全设施建设。合理配置社区卫生服务人员数量，提高人员能力素质，满足社区卫生服务工作需要。推进社区协同管理，与当地政府部门、街道、居委会和驻区单位等建立沟通协调机制，提高社会认同度。开展患者教育服务和志愿服务等，提高社区居民参与度。

四、活动安排

（一）启动部署阶段。2015 年，国家卫生计生委、国家中医药管理局联合召开启动会，部署工作任务，组织开展相关培训，加强社会宣传，动员社区卫生服务机构积极参与。

（二）提升创建阶段。2016-2018 年，各地组织社区卫生服务机构按照《社区卫生服务质量评价指标体系（2015 年版）》（见附件）要求，全面开展服务提升活动。在市辖区、地级市、省（区、市）三个层级，每年创建一批优秀社区卫生服务机构作为示范单位，发挥示范引领作用。85% 以上社区卫生服务机构的服务质量和能力在现有基础上得到明显提升，管理更加规范。服务对象综合满意度达到 85% 以上。

（三）总结推广阶段。2019-2020 年，对服务提升工程进行评估，总结各地好的经验做法，建立社区卫生服务质量考核评价的长效机制。

五、组织实施

（一）组织管理。国家卫生计生委会同国家中医药管理局负责制定《社区卫生服务质量评价指标体系》及具体操作指南，并根据实际情况定期修订。各省（区、市）卫生计生行政部门和中医药管理部门要按照本实施方案要求，结合本地实际制订本地区社区卫生服务提升工程实施方案和年度工作计划，完善社区卫生服务质量评价指标和具体评价标准。

（二）全面提升。社区卫生服务机构应当根据本实施方案要求，进行对照检查，结合实际情况，有针对性地进行改进，逐步达到标准。鼓励社区卫生服务机构不断创新改进服务质量的方式方法，充分发挥主观能动性，积极吸纳居民和职工的意见和建议，采取多种措施完善服务内容和方式，满足居民健康服务需求。

（三）考核评价。各级卫生计生行政部门和中医药管理部门负责组织对社区卫生服务质量进行评价，将相关指标纳入社区卫生服务机构绩效考核内容。要将质量评价结果以适当形式向社会公布，提高群众认可度。各地要严格把握质量标准，鼓励委托第三方进行考核评价。

（四）激励措施。各级卫生计生行政部门和中医药管理部门要积极创造条件，对于服务质量优秀的社区卫生服务机构，在评先选优、人才培养、考核补助等方面给予激励和倾斜，充分调动社区卫生服务机构改善服务的积极性和主动性。

六、工作要求

（一）各级卫生计生行政部门和中医药管理部门要加强对社区卫生服务提升工程的组织领导，要将服务提升工程作为推进社区卫生综合改革、加强社区卫生服务机构建设、规范社区卫生服务管理的重要抓手，积极动员，扎实推进。

（二）各地要按照实施方案要求，认真部署实施，加强督导检查，确保取得实效。国家卫生计生委和国家中医药管理局每年组织对各地开展社区卫生服务提升工程实施情况进行督查，推进落实。

（三）各地要加强对社区卫生服务提升工程实施方案和社区卫生服务质量评价指标的培训和宣传，调动社区卫生服务机构参与服务提升工程的积极性，努力营造"比、学、赶、帮、超"的良好氛围。

（四）各地要及时总结交流服务提升工程的成功经验和典型做法，及时推广成果，以点带面，推动社区卫生服务机构持续改进，不断提档升级。

附件：社区卫生服务质量评价指标体系（2015 年版）
（略）

关于开展干细胞临床研究机构备案
工作的通知

国卫办科教函〔2015〕1071 号

各省、自治区、直辖市卫生计生委、食品药品监管局，新疆生
产建设兵团卫生局、食品药品监管局：

为推动《干细胞临床研究管理办法（试行）》和《干细胞
制剂质量控制和临床前研究指导原则（试行）》贯彻落实，加
强对干细胞临床研究机构管理，切实落实干细胞临床研究机构
的主体责任，确保符合条件的医疗机构规范地开展干细胞临床
研究，促进干细胞临床研究健康发展，国家卫生计生委和食品
药品监管总局将加快干细胞临床研究机构备案工作。具体事宜
通知如下：

一、申报条件

申报机构须符合《干细胞临床研究管理办法（试行）》第
七条各项要求。

二、申报材料

（一）符合《干细胞临床研究管理办法（试行）》附件 1
要求。具体提供材料如下：

1. 医疗机构执业许可证书复印件；

2. 药物临床试验机构资格认定证书复印件；

3. 机构干细胞临床研究组织管理体系（框架图）和各部门职责；

4. 机构干细胞临床研究管理主要责任人、质量受权人资质，以及相关人员接受培训情况；

5. 机构学术委员会和伦理委员会组成及其工作制度和标准操作规范；

6. 干细胞制备标准操作规程和设施设备、人员条件；

7. 干细胞临床研究质量管理及风险控制程序和相关文件（含质量管理手册、临床研究工作程序、标准操作规范和试验记录等）；

8. 干细胞临床研究审计体系，内审、外审制度，内审人员资质；

9. 干细胞质量评价标准和检测设备设施情况；

10. 防范干细胞临床研究风险的管理机制和处理不良反应、不良事件的措施；

11. 其他相关资料。

（二）主持或作为主要参加单位承担国家或省部级干细胞研究专项课题的证明材料和相关情况。

三、申报程序

（一）各省（区、市）两委局按照《干细胞临床研究管理办法（试行）》和《干细胞制剂质量控制及临床前研究指导原则（试行）》要求组织本地区干细胞临床研究机构申报工作。

（二）申报机构将申报材料（A4 纸双面打印并装订）一式两份和电子版光盘 2 个，报省（区、市）卫生计生委科研管理部门，由省（区、市）卫生计生委会同食品药品监管局审核。

（三）省（区、市）卫生计生委将省级两委局审核后的申报材料一式一份和电子版光盘 1 个，于 2015 年 12 月 10 日前报送国家干细胞临床研究专家委员会秘书处（地址：北京市东城区广渠家园 2 号楼 10 层 1013 室，邮编：100022，联系电话：010-62115986）。

（四）国家干细胞临床研究专家委员会受国家卫生计生委和食品药品监管总局委托，对申报备案材料进行技术审核。国家卫生计生委和食品药品监管总局将对备案机构进行公示。公示无异议的机构，可在医学研究登记备案信息系统进行干细胞临床研究机构登记备案。干细胞临床研究项目应当在已备案的机构实施。

联系人：国家卫生计生委科教司 尹旭珂、王锦倩
电话：010-68792955
传真：010-68792955
联系人：食品药品监管总局药化注册司 常卫红
电话：010-88330713
传真：010-68316572

国家卫生计生委办公厅 食品药品监管总局办公厅
2015 年 12 月 1 日

卫计委办公厅关于印发《中国公民健康素养——基本知识与技能（2015 年版）》的通知

国卫办宣传函〔2015〕1188 号

各省、自治区、直辖市卫生计生委，新疆生产建设兵团卫生

局、人口计生委，委机关各司局，委直属和联系单位：

健康素养是指个人获取和理解基本健康信息和服务，并运用这些信息和服务作出正确决策，以维护和促进自身健康的能力。2008 年，原卫生部发布了《中国公民健康素养——基本知识与技能（试行）》。针对近年来我国居民主要健康问题和健康需求的变化，我委组织专家进行修订，编制了《中国公民健康素养——基本知识与技能（2015 年版）》（可从国家卫生计生委网站下载）。现印发你们，请结合工作实际，做好宣传普及，推动提高全民健康素养水平。

国家卫生计生委办公厅

2015 年 12 月 30 日

中国公民健康素养
——基本知识与技能（2015 年版）

一、基本知识和理念

1. 健康不仅仅是没有疾病或虚弱，而是身体、心理和社会适应的完好状态。

2. 每个人都有维护自身和他人健康的责任，健康的生活方式能够维护和促进自身健康。

3. 环境与健康息息相关，保护环境，促进健康。

4. 无偿献血，助人利己。

5. 每个人都应当关爱、帮助、不歧视病残人员。

6. 定期进行健康体检。

7. 成年人的正常血压为收缩压 ≥90mmHg 且 <140 mmHg，舒张压 ≥60mmHg 且 <90 mmHg；腋下体温 36℃ ~37℃；平静呼吸 16 ~20 次/分；心率 60 ~100 次/分。

8. 接种疫苗是预防一些传染病最有效、最经济的措施，儿童出生后应当按照免疫程序接种疫苗。

9. 在流感流行季节前接种流感疫苗可减少患流感的机会或减轻患流感后的症状。

10. 艾滋病、乙肝和丙肝通过血液、性接触和母婴三种途径传播，日常生活和工作接触不会传播。

11. 肺结核主要通过病人咳嗽、打喷嚏、大声说话等产生的飞沫传播；出现咳嗽、咳痰2周以上，或痰中带血，应当及时检查是否得了肺结核。

12. 坚持规范治疗，大部分肺结核病人能够治愈，并能有效预防耐药结核的产生。

13. 在血吸虫病流行区，应当尽量避免接触疫水；接触疫水后，应当及时进行检查或接受预防性治疗。

14. 家养犬、猫应当接种兽用狂犬病疫苗；人被犬、猫抓伤、咬伤后，应当立即冲洗伤口，并尽快注射抗狂犬病免疫球蛋白（或血清）和人用狂犬病疫苗。

15. 蚊子、苍蝇、老鼠、蟑螂等会传播疾病。

16. 发现病死禽畜要报告，不加工、不食用病死禽畜，不食用野生动物。

17. 关注血压变化，控制高血压危险因素，高血压患者要学会自我健康管理。

18. 关注血糖变化，控制糖尿病危险因素，糖尿病患者应当加强自我健康管理。

19. 积极参加癌症筛查，及早发现癌症和癌前病变。

20. 每个人都可能出现抑郁和焦虑情绪，正确认识抑郁症和焦虑症。

21. 关爱老年人，预防老年人跌倒，识别老年期痴呆。

22. 选择安全、高效的避孕措施，减少人工流产，关爱妇女生殖健康。

23. 保健食品不是药品，正确选用保健食品。

24. 劳动者要了解工作岗位和工作环境中存在的危害因素，遵守操作规程，注意个人防护，避免职业伤害。

25. 从事有毒有害工种的劳动者享有职业保护的权利。

二、健康生活方式与行为

26. 健康生活方式主要包括合理膳食、适量运动、戒烟限酒、心理平衡四个方面。

27. 保持正常体重，避免超重与肥胖。

28. 膳食应当以谷类为主，多吃蔬菜、水果和薯类，注意荤素、粗细搭配。

29. 提倡每天食用奶类、豆类及其制品。

30. 膳食要清淡，要少油、少盐、少糖，食用合格碘盐。

31. 讲究饮水卫生，每天适量饮水。

32. 生、熟食品要分开存放和加工，生吃蔬菜水果要洗净，不吃变质、超过保质期的食品。

33. 成年人每日应当进行 6～10 千步当量的身体活动，动则有益，贵在坚持。

34. 吸烟和二手烟暴露会导致癌症、心血管疾病、呼吸系统疾病等多种疾病。

35. "低焦油卷烟"、"中草药卷烟"不能降低吸烟带来的危害。

36. 任何年龄戒烟均可获益，戒烟越早越好，戒烟门诊可提供专业戒烟服务。

37. 少饮酒，不酗酒。

38. 遵医嘱使用镇静催眠药和镇痛药等成瘾性药物，预防药物依赖。

39. 拒绝毒品。

40. 劳逸结合，每天保证 7～8 小时睡眠。

41. 重视和维护心理健康，遇到心理问题时应当主动寻求帮助。

42. 勤洗手、常洗澡、早晚刷牙、饭后漱口，不共用毛巾和洗漱用品。

43. 根据天气变化和空气质量，适时开窗通风，保持室内空气流通。

44. 不在公共场所吸烟、吐痰，咳嗽、打喷嚏时遮掩口鼻。

45. 农村使用卫生厕所，管理好人畜粪便。

46. 科学就医，及时就诊，遵医嘱治疗，理性对待诊疗结果。

47. 合理用药，能口服不肌注，能肌注不输液，在医生指导下使用抗生素。

48. 戴头盔、系安全带，不超速、不酒驾、不疲劳驾驶，减少道路交通伤害。

49. 加强看护和教育，避免儿童接近危险水域，预防溺水。

50. 冬季取暖注意通风，谨防煤气中毒。

51. 主动接受婚前和孕前保健，孕期应当至少接受 5 次产前检查并住院分娩。

52. 孩子出生后应当尽早开始母乳喂养，满 6 个月时合理添加辅食。

53. 通过亲子交流、玩耍促进儿童早期发展，发现心理行为发育问题要尽早干预。

54. 青少年处于身心发展的关键时期，要培养健康的行为生活方式，预防近视、超重与肥胖，避免网络成瘾和过早性行为。

三、基本技能

55. 关注健康信息，能够获取、理解、甄别、应用健康信息。

56. 能看懂食品、药品、保健品的标签和说明书。

57. 会识别常见的危险标识，如高压、易燃、易爆、剧毒、放射性、生物安全等，远离危险物。

58. 会测量脉搏和腋下体温。

59. 会正确使用安全套，减少感染艾滋病、性病的危险，防止意外怀孕。

60. 妥善存放和正确使用农药等有毒物品，谨防儿童接触。

61. 寻求紧急医疗救助时拨打120，寻求健康咨询服务时拨打12320。

62. 发生创伤出血量较多时，应当立即止血、包扎；对怀疑骨折的伤员不要轻易搬动。

63. 遇到呼吸、心跳骤停的伤病员，会进行心肺复苏。

64. 抢救触电者时，要首先切断电源，不要直接接触触电者。

65. 发生火灾时，用湿毛巾捂住口鼻、低姿逃生；拨打火警电话119。

66. 发生地震时，选择正确避震方式，震后立即开展自救互救。

关于加强医疗机构和医师注册联网管理系统维护使用工作的通知

国卫办医函〔2015〕963号

各省、自治区、直辖市卫生计生委、中医药管理局，新疆生产建设兵团卫生局：

2010年，医疗机构和医师注册联网管理系统（以下简称注册系统）在全国推行使用，对于严格医疗准入管理、规范医疗执业行为、保证医疗质量和医疗安全起到了重要作用。按照国家关于建立社会信用体系、推进政务信息公开的要求，为进一步加强注册系统维护使用工作，现就有关事项通知如下：

一、深化提高思想认识，严格履行工作责任

通过建立完善注册系统，对医疗机构和医师基本信息进行录入、维护、分析、利用和共享，可以实现医疗机构和医师准入情况及执业行为的全程、动态、科学管理。同时，对于推进我国医政管理信息化水平、探索医政管理业务网上办理、逐步实行电子证照工作也将起到积极促进作用。

各级卫生计生行政部门、中医药管理部门要按照《医疗机构管理条例》及其实施细则、《医师执业注册暂行办法》等规定，明确职责，加强领导，精心安排，在强化医疗机构和医师准入管理工作基础上，进一步做好注册系统的维护使用工作。

二、加强准入执业管理，做好信息录入维护

各级卫生计生行政部门、中医药管理部门要全面加强医疗机构和医师的准入执业管理工作，并将相关信息及时、完整、准确地录入注册系统，保证系统信息的时效性、便捷性和准确性。重点做好以下数据的录入维护工作：（一）医疗机构：1. 设置审批信息，包括名称、地址、级别、类别、经营性质、诊疗科目等；2. 执业登记信息，全面详实信息；3. 变更信息，包括名称、地址、法定代表人或者主要负责人、诊疗科目等；4. 校验信息，包括基本条件、执业状况、停业、歇业、注销等；5. 处罚信息，包括吊销《医疗机构执业许可证》等。（二）医师：注册、变更、注销等信息。

三、加强信用体系建设，提高信息利用效率

各级卫生计生行政部门、中医药管理部门要以完善注册系

统为抓手，逐步构建医疗机构和医师信用体系，实行内部信用分类管理，健全依法诚信激励制度和负面信息披露制度，分明信用优劣，警示医疗风险，净化医疗环境，塑造行业良好形象，保障患者合法权益，促进医疗事业发展。

各级卫生计生行政部门、中医药管理部门在医疗机构设置审批、执业登记、变更、校验和医师注册过程中，要充分利用注册系统有关数据，禁止不符合条件的组织或个人申请设立医疗机构或违法违规执业。要与其他部门积极配合，及时沟通，建立信用信息共享制度，形成失信行为联合惩戒机制。

四、切实推进信息公开，保障公众知情权利

各级卫生计生行政部门、中医药管理部门务必于 2015 年 12 月 15 日前完成对本辖区内医疗机构和医师信息的核实、清理、补充、修正工作，并通过注册系统进行实时报送。同时，在本单位网站向社会公示本辖区医疗机构和医师登记注册基本信息，供社会各界和公众个人查询、了解和监督。对于逾期未纳入注册系统的医疗机构和医师，卫生计生行政部门、中医药管理部门、监督管理部门等部门要进行重点核查监管。

对于注册系统维护使用有关情况，可及时与我委医政医管局、国家中医药管理局医政司进行沟通。涉及系统安装、人员培训、信息录入、数据上报等技术问题，请与国家卫生计生委医院管理研究所联系。

国家卫生计生委办公厅
国家中医药管理局办公室
2015 年 10 月 31 日

国家卫生计生委办公厅关于 2015 年血液安全技术核查的通报

国卫办医函〔2016〕243 号

各省、自治区、直辖市卫生计生委，新疆生产建设兵团卫生局：

为推动无偿献血和血液安全保障工作，2015 年 12 月我委组织开展了全国血液安全技术核查，对部分血站和卫生计生行政部门进行了核查。现将有关情况通报如下：

一、基本情况

（一）积极发挥部门联动机制推动无偿献血工作。各地、各部门认真贯彻落实《献血法》，不断健全政府领导、多部门合作、全社会参与的无偿献血工作机制，成立无偿献血领导小组，制定年度工作计划，定期召开会议，解决实际困难，推进无偿献血工作。河北、辽宁、内蒙古等 10 个省份成立由副省级领导任组长的工作机构；吉林、河南、江苏、甘肃等 22 个省份将无偿献血工作纳入政府目标管理或精神文明建设评价体系；河北、江苏等省份要求全省机关事业单位及各级文明单位每年组织无偿献血公益活动，河北省委组织部和宣传部领导同志带头献血，山东省公安厅每年 7 月 1 日组织团体无偿献血，青岛市确定全市公务员献血日。各级卫生计生行政部门认真做好监督管理工作，其中，省、地市、县卫生计生行政部门平均每年开展血液安全督导检查的频次分别为 1.6 次、2.1 次和 4.3 次，对发现的问题要求限期整改，情节较重的，予以相应行政处罚，形成督导、反馈、整改的工作促进体系，有效保证了血液质量和临床用血安全。

（二）着力提升血液供应保障能力。一是无偿献血网络逐步完善。各地根据当地实际情况，增加经费投入，完善献血网点布局。本次抽查33家血站，2010年、2015年设置固定采血点数量和2020年规划设置固定采血点数量平均为3.8个、5.6个和8.2个；采血车为3.3辆、3.9辆和4.8辆；送血车为4辆、4.5辆和5.7辆。二是无偿献血服务水平不断提升。各血站加强对献血者回访工作，强化与献血者沟通，不断提升服务质量，积极探索预约献血；河北、江苏等省份强化血液管理信息化系统建设，简化临床用血报销程序，实现省域内献血者及直系亲属出院时直接报销用血费用；成都市开通无偿献血公交专线；焦作市中心血站设立无偿献血爱心助学基金，每年拿出20万元资助品学兼优且热爱公益事业的贫困大学生。三是无偿献血宣传招募方式不断拓展。各血站通过电视、报刊、短信、节假日现场活动、印发宣传册等传统方式宣传无偿献血工作，发动当地企事业单位、高校、军队单位团体无偿献血。各血站完善信息公开和开放日制度，积极利用微信、微博、网站等网络媒体，开展无偿献血宣传招募工作，推动无偿献血动员向社区和农村延伸。甘肃省举办了全省采供血工作摄影及微电影征集活动；深圳市中心血站开发手机移动APP开展无偿献血宣传招募和服务；河南省驻马店市充分发挥乡镇党委政府的组织领导作用，开展无偿献血宣传动员工作，农村献血量占全市无偿献血总量的55%。

据统计，2015年全国共有1320万人次参加无偿献血，较2014年增长1.6%；采血总量达到2220余万单位（4440吨），基本保障临床用血需求。

（三）持续提升血液安全保障水平。一是实现血站核酸检测全覆盖。各省级卫生计生委均高度重视核酸检测工作，成立领导小组，制定血站核酸检测项目工作实施方案和应急预案，召开专项会议协调、部署、推进工作，抓紧核酸检测设备招标、采购以及实验室改造，2015 年实现了血站核酸检测全覆盖。其中，黑龙江、山东、广东等省级卫生计生委与各地市卫生计生委签订责任状，倒排时间表。山西、江西等省份将血站核酸检测工作纳入当地政府绩效考核体系，对进度缓慢地区的有关负责人进行约谈。二是完善质量管理体系。各血站按照有关技术规范要求，建立血液管理质量控制与持续改进体系，不断健全采供血全过程的血液质量管理制度，按期开展内审和管理评审工作，不合格血液产品不断减少，与血液质量相关的不良事件持续下降。三是人才队伍建设不断加强。各地按照核酸检测要求，加强核酸检测实验室人员配备，积极开展人员培训和考核，提高专业人才队伍素质。四是实验室质控水平不断提高。通过对新开展核酸检测血站的能力评估，血站实验室质控能力不断提升，整体上达到较高水平。

（四）不断推进临床合理用血工作。各地卫生计生行政部门对临床合理用血的认识和重视程度不断提高，强化指导、培训和监督检查，推进临床合理用血工作。本次抽查的医疗机构均能够认真贯彻落实《医疗机构临床用血管理办法》等规范要求，成立输血管理委员会，建立内部监督、管理、评价、公示制度，医务人员对临床合理用血的认识不断提高，在区域内临床合理用血工作中发挥示范和带动作用，多数地区医疗服务量快速上升的同时，临床用血量相对减少。

二、存在的主要问题

（一）部分地区无偿献血长效工作机制有待进一步强化。部分血站反映，当地部门间无偿献血协调工作存在薄弱环节，其设置固定采血点和停放采血车存在困难，影响血液采集工作。

（二）部分地区临床血液供应保障能力有待进一步提高。一是部分省份互助献血率较高。在互助献血较高的地区，临床用血存在供需矛盾，互助献血率位居前 5 名的省份为海南（35.6%）、广西（25.9%）、新疆（11.7%）、甘肃（9.5%）、广东（9.3%）。二是无偿献血宣传教育、知识普及等还需加强。调查发现，部分公众对无偿献血存在认知误区，甚至认为无偿献血有损健康，影响献血积极性。三是部分地区血站员工积极性有待提高。一些地区在实行绩效工资制度后，未建立与工作量和技术要素相衔接的激励机制，影响了血站员工的工作积极性和专业技术人员队伍的稳定。

（三）临床合理用血工作需要进一步加强。个别医疗机构输血科（血库）人员配备、设备配置、工作流程与医疗机构医疗服务功能不相适应；部分临床医生科学、合理、节约用血意识淡薄；个别医疗机构自体输血等血液保护性技术推广力度有待强化。

三、下一步工作要求

（一）继续做好血液保障工作。各地要深入贯彻落实《献血法》，健全政府领导、多部门合作、全社会参与的无偿献血长效工作机制，依法推动无偿献血工作。要继续加强血站服务体系建设，将血站服务体系建设与医疗卫生服务发展同规划、同部署、同促进、同落实，建立科学、高效的血站运行保障机制。要指导血站完善无偿献血宣传招募制度，逐步提高人口献血率，不断增加血液供应量。根据《献血法》规定，互助献血不得作为血站日常招募方式，互助献血率较高的地区，应当加强无偿献血组织、动员工作，仅在稀有血型和急救用血等情形下方可启动互助献血。各省应当制订和完善血液应急保障工作预案，并组织实施。

（二）加强血液质量管理工作。各地要巩固血站核酸检测全覆盖成果，指导血站建立健全质量管理体系，加强人才队伍建设，认真落实《血站技术操作规程（2015 版）》、《血站质量管理规范》和《血站实验室质量管理规范》等文件要求，加强血站实验室建设和管理，按照规定开展室内质控和室间质评。

（三）继续推进临床合理用血工作。各地要不断健全临床用血监督、管理和评价制度，指导医疗机构加强临床用血管理，制定应急状态临床用血方案，建立以单病种质量管理为基础的临床用血评价制度。开展继续教育培训，推广合理用血新理念，规范用血标准，严格用血指征。积极推广减少术中出血的成熟技术，节约血液资源。

国家卫生计生委办公厅

2016 年 3 月 15 日

国家中医药管理局关于全面推进中医药法治建设的指导意见

国中医药法监发〔2015〕9 号

各省、自治区、直辖市中医药管理局、中医处，新疆生产建设兵团卫生局，局各直属单位，局机关各部门：

为深入贯彻党的十八大、十八届三中、四中全会精神和习近平总书记系列重要讲话精神，全面落实《中共中央关于全面推进依法治国若干重大问题的决定》（以下简称《决定》），推动中医药事业改革发展，现就全面推进中医药行业法治建设提出如下意见：

一、深刻认识全面推进中医药法治建设的重要意义

全面推进中医药法治建设，是贯彻依法治国基本方略在中医药行业的具体实践，是全面建成法治政府、建设法治中国宏伟目标的重要组成部分。贯彻落实《决定》精神，加强中医药行业法治建设，对于促进中医药治理体系和治理能力现代化，推进中医药事业改革发展，进一步发挥好中医药的"五种资源"优势，服务经济社会发展，维护和增进人民群众健康有着重要而深远的意义。当前，中医药事业发展步入法制化轨道，中医药管理部门依法行政意识和能力不断增强，广大党员干部守法意识不断提高，人民群众健康权益得到有效维护，法治建设取得显著进步。但也必须清醒地看到，同全面推进依法治国的要求相比，中医药行业法治建设还面临许多问题和挑战，主要表现在：中医药相关的法律制度体系建设存在滞后与不足，还不能适应中医药改革发展需要；中医药执法监督体系尚不不完善，监督执法能力不足，还存在监督不到位的现象；部分党员干部包括一些领导干部依法办事观念不强、能力不足，法治意识还有待进一步提高。中医药管理部门和广大党员干部要自觉把思想和行动统一到党的十八届四中全会精神上来，全面贯彻落实《决定》的部署和要求，以强烈的使命感、紧迫感，在新的历史起点上全面推进中医药法治建设。

二、全面推进中医药法治建设的总体目标和基本要求

（一）总体目标

贯彻落实党的十八届四中全会精神，走中国特色社会主义法治道路，坚持立法先行，发挥立法引领和推动作用，力争到2020年形成有中医药特点、相对系统完整、与中医药发展相适应的中医药法律体系。中医药法律法规得到全面正确实施，党员干部法治思维和依法办事能力明显增强，中医药治理体系和治理能力基本实现现代化，为中医药事业科学发展提供有力

法治保障。

（二）基本要求

1. 坚持党对法治建设的领导。落实依法治国基本方略，建设法治政府，必须充分发挥党总揽全局、协调各方的作用，加强党对立法、执法、普法、守法各项工作领导。

2. 坚持中医药行业依法治理和全面深化改革统筹推进。谋划中医药事业重大改革，主动把法律因素考虑进来，做到重大改革于法有据。立法主动适应中医药改革发展，通过立法搞好顶层设计，引领和推动事业发展。

3. 坚持依法全面履行政府职能。坚持法定职责必须为、法无授权不可为，健全依法决策机制，深化职能转变，将职能更多转到制定法律法规，提供优质中医药服务和严格事中事后监管上来。

4. 坚持从实际出发，坚持改革方向、问题导向，主动认识、适应、引领中医药发展新常态，努力推动中医药法治建设理论和实践创新。

三、突出重点，明确任务，全面落实依法治国基本方略

（一）加强宪法法律实施，维护宪法法律权威

中医药行业必须以宪法为根本活动准则，坚决维护宪法法律尊严，坚持不懈抓好宪法法律实施。认真组织"12·4"国家宪法日活动，在中医药行业普遍开展宪法教育，弘扬宪法精神。中医药行业广大党员干部特别是领导干部要带头尊崇、带头学习、带头遵守宪法和法律，不断提高法治素养，做尊法、学法、守法、用法的模范。

（二）加快中医药立法进程，完善中医药法律体系

加快推进《中医药法》的立法进程，深入开展影响和制约中医药发展关键问题的系统研究，配合有关部门做好法律草案审议的准备工作，形成对《中医药法》制定工作的有力支

撑。做好《中医药法》实施前准备工作，开展《中医药法》相关配套文件的研究起草。落实全面深化改革和全面推进依法治国精神，加强顶层设计和体系研究，形成以宪法为基本依据、中医药专门法律为核心、相关法律和行政法规为重点、规章和规范性文件为基础、地方性法规为支撑的层次清晰、结构合理、系统完善的中医药法律体系。

（三）积极参与中医药相关法律法规制修订

建立协调工作机制，主动参与《执业医师法》、《药品管理法》、《医疗机构管理条例》、《野生药材资源保护管理条例》等相关法律、行政法规的修订完善。围绕传统中医师、传统中医诊所、中医药传统知识保护、传统中药制剂管理等亟须法律规制的重点领域，从中医药特点和工作实际出发，提出意见建议，协调推动有关部门研究制定相关法律法规。

（四）加强地方中医药立法工作

加强地方中医药法治工作，建立省级中医药管理部门与相关部门的立法工作协作机制，主动适应地方中医药事业发展和依法治理的新要求，修订完善现行中医药地方性法规。建立完善体现地方特点的中医药管理制度，地方中医药管理部门要积极协调出台配套的地方政府规章和规范性文件，民族地区负责民族医药管理的部门要结合民族医药发展需求和本地实际，协调有关部门起草制定体现民族医药特点的地方性法规。

（五）强化部门规章和规范性文件的起草制定

加强部门规章研究起草，重视部门规章层面的立法工作，着力将中医药相关法律法规的规定细化实化。按照规章制定程序，提高起草质量，完善与国家卫生计生委在规章制定和执行方面的工作协调机制，加强与相关部委共同制定发布规章，通过跨部门的充分有效协调，形成遵循中医药发展规律和符合实际需求的依法管理制度体系。

加强规范性文件的起草制定和管理，严格依法制定规范性文件，各类规范性文件不得设定行政许可、行政处罚等事项，不得违法增加公民、法人和其他组织的义务。建立规范性文件合法性审查制度，加强规范性文件的合法性审查工作。建立规范性文件定期清理制度，清理结果向社会公布。

四、深入推进依法行政，加快建设法治政府

（一）依法全面履行职能

各级中医药管理部门必须坚持法定职责必须为、法无授权不可为，推进机构、职能、权限、程序、责任法定化。明确界定职权行使边界，制定权力清单，明确权力行使依据、承办机构、公开形式、公开内容、风险级别，并依据权力清单，向社会全面公开部门职能、法律依据、职责权限、管理流程、监督方式等事项，坚决消除权力设租寻租空间，坚决纠正不作为、乱作为，坚决克服懒政、怠政，坚决惩处失职、渎职。

（二）健全依法决策机制

完善依法决策机制，建立重大行政决策公众参与、专家论证、风险评估、合法性审查、集体讨论决定的法定程序，建立行政机关内部重大决策合法性审查机制，未经合法性审查或经审查不合法的，不得提交会议讨论。推行政府法律顾问制度，吸收相关专家学者和律师充实法律顾问队伍，发挥法律顾问在参与决策论证、提供法律意见、促进依法办事、防范法律风险方面的作用。

（三）深化行政审批制度改革

认真执行《行政许可法》，深化行政审批制度改革，严格按照卫生法律法规、中医药法律法规以及国务院关于取消和调整行政审批事项的有关决定，进一步规范行政审批行为，加强对已下放的行政审批事项的监管。推行中医药行业行政审批事项清单制度并向社会公开公示，不得擅自增加行政审批事项或具有审批性质的管理事项。进一步简化和规范审批程序，创新服务方式，推行网上电子审批。

（四）强化对行政权力的制约和监督

自觉接受党内监督、人大监督、民主监督、行政监督、司法监督、审计监督、社会监督、舆论监督。健全行政复议和行政应诉制度，充分发挥行政复议在政府内部监督中的作用，坚决纠正违法或不当行政行为。完善中医药管理部门内部层级监督和专门监督，建立健全对下级中医药管理部门依法行政的监督检查制度。积极配合和支持司法机关对涉及中医药管理部门的行政诉讼案件的立案和审理工作，尊重并执行法院的相关生效裁判。

（五）全面推行政务公开

按照《政府信息公开条例》的规定，依法主动向社会发布信息，增强信息发布的权威性和及时性。凡涉及公民、法人或其他组织权利和义务的规范性文件，一律向社会公开。完善信息公开方式和程序，健全政府信息公开申请的受理和处置机制。拓展政府信息公开渠道和查阅场所，加强电子政务建设，发挥政府网站及政务微博、微信等新兴信息发布平台作用。全面推进办事公开，规范和监督中医药服务单位的办事公开工作，依法公开办事依据、条件、要求、过程和结果，充分告知办事项目有关信息，重点公开岗位职责、服务承诺、工作规范、办事纪律、监督渠道等内容。

（六）加强中医药执法监督工作

1. 完善中医药监督执法体制机制。推进在卫生计生行政执法体系下中医药监督体制机制建设，合理界定中医药执法权限，明确中医药执法责任，促进中医药监督执法与卫生计生综合监督执法相结合。建立健全中医药监督会商应对机制，加强与卫生计生委等相关部门的沟通协作，完善中医药监督相关突发事件的应急处置，推动重点难点案件办理。

2. 加强中医药监督执法能力建设。加强对从事中医药监督工作行政执法人员政治素质、职业道德和法律知识教育，全面提高其专业知识水平和业务工作能力。完善中医药监管手段，建立全面监督检查、重点监督检查、专项监督检查和日常监督检查相结合的监管制度。加强中医药监督执法信息化建设，推行执法流程网上管理，提高执法效率和规范化水平。

3. 推进严格规范公正文明执法。围绕群众关心的中医药服务问题，严厉查处非法行医、虚假违法广告以及其他危害人民群众健康、损害中医药声誉的违法行为。强化行政执法程序意识，严格按程序执法，保障程序公正。坚持文明执法，充分展现从事中医药监督工作的行政执法人员良好形象。

（七）健全化解医疗纠纷和依法维权机制

各级中医药管理部门要充分发挥行政机关在化解医疗纠纷中的作用，加强对中医医疗机构投诉管理的监督指导。中医医疗机构要建立畅通便捷的投诉渠道，规范投诉处理程序，及时反馈、妥善处理医疗纠纷。推进以人民调解为主体、院内调解、人民调解、司法调解、医疗风险分担机制有机结合的医疗纠纷预防与处理制度建设。积极与有关部门配合，大力推进医疗纠纷第三方调节和医疗责任保险制度的建立和完善。强化法律在维护群众健康权益、化解医疗纠纷中的权威地位，引导群众理性表达诉求、依法维护健康权益。

五、深入持久开展法治宣传教育，增强全系统法治观念

（一）推动领导干部带头尊法学法守法用法

坚持把领导干部带头学法、模范守法作为加强中医药法治建设的关键。建立完善中医药管理部门领导干部学法长效机制，创新领导干部学法形式，推进领导干部学法常态化、系统化、制度化。重点学习新公布的法律法规、党内法规与中医药工作密切相关的法律法规等，牢固树立社会主义法治理念，不断提高运用法治思维和法治方式深化改革、推动发展、化解矛盾的能力。

（二）健全中医药管理部门工作人员学法制度

开展公务员法律法规培训，把通用法律知识、新颁布法律

法规、履行职务相关的专门法律知识列入干部培训的重要内容。把依法决策、依法管理、依法办事能力和个人遵守党纪国法的情况纳入干部年终综合考评的重要内容，形成"德、能、勤、绩、廉、法"六位一体的考评机制。

（三）健全行业法治宣传教育机制

健全中医药行业媒体公益普法制度，强化媒体落实法治宣传教育的社会责任。落实"谁执法谁普法"的普法责任制，深入开展法律进中医药医疗机构活动，进一步增强中医药从业人员的法律素养，切实做到恪守职业道德，依法执业。将法律知识纳入中医药从业人员资格准入、在职培训和年度考核，比例不低于10%。

六、切实加强组织领导，推动任务落实

（一）健全领导机制

健全中医药管理部门领导法治建设的制度和工作机制。各级中医药管理部门主要领导要亲自抓，切实履行推进法治建设第一责任人职责，主持制定具体实施方案。设立全面推进法治建设领导机构，加强对法治工作的统一领导、统一部署、统筹协调。定期研究解决法治建设的重大问题，切实保障工作经费和条件。

（二）细化任务落实

健全统一领导和各方分工负责、齐抓共管的责任落实机制，将贯彻落实《决定》和本指导意见、推进中医药法治建设工作列入中医药事业中长期发展规划和年度工作计划，明确领导责任，分解工作任务，做到有布置、有督促、有检查，将各项任务落到实处。

（三）强化考核评估

各级中医药管理部门应当将法治工作与业务工作紧密结合起来，将依法行政情况纳入中医药目标责任考核，把法治建设成效作为衡量各级领导班子和领导干部工作实绩的重要内容。

把能不能遵守法律、依法办事作为考察干部的重要内容，将考核结果作为干部职务任免、升降、奖惩的重要依据。

国家中医药管理局
2015 年 4 月 22 日

完善中医药政策体系建设规划
（2015－2020 年）

国中医药法监发〔2015〕30 号

中医药政策是中医药事业发展的重要保障，进一步完善中医药政策体系是实现中医药治理能力和治理体系现代化的重要基础性工作之一。新中国成立特别是改革开放以来，党中央、国务院高度重视中医药工作，围绕影响和制约中医药事业发展的若干重大问题，制定了一系列扶持和促进中医药事业发展的政策措施，为中医药事业发展提供了强有力的政策机制保障。同时，我们也应看到，中医药政策体系还未全面形成，政策框架尚未建立，相关政策还不完善，政策研究缺乏统筹规划，投入力度不够，研究力量匮乏，研究水平不高，还不能适应事业发展的要求。当前，中医药事业发展处于难得的战略机遇期，中医药工作面临着许多新形势、新任务和新问题，对中医药行业管理工作提出了新的更高要求。为全面贯彻落实党的十八届三中全会提出的"完善中医药事业发展政策和机制"有关要求，加快完善中医药政策体系建设，为中医药事业发展提供政策支撑，制订本规划。

一、总体思路

（一）指导思想

以邓小平理论、"三个代表"重要思想、科学发展观为指导，深入贯彻习近平总书记系列重要讲话精神，紧紧围绕完善中医药事业发展政策机制的总体要求，以研究解决中医药事业发展中的重大理论和实践问题为着眼点，以夯实中医药政策研究基础工作为着力点，以改革的精神、创新的思维，坚持问题导向，推动政策研究体制机制建设和项目实施，逐步构建体现中医药特点规律、符合中医药发展要求的政策体系，不断适应和引领中医药发展新常态，促进中医药治理能力和治理体系现代化发展。

（二）基本原则

注重统筹现实性与前瞻性。立足落实《国务院关于扶持和促进中医药事业发展的若干意见》、《中医药健康服务发展规划（2015－2020 年）》、《中药材保护和发展规划（2015－2020 年）》以及深化医改等一系列政策措施的基本现实，在强化具体实践问题研究的同时，进一步加强相关领域的战略研究，做好长远谋划和战略储备。

注重兼顾全局性与系统性。以政策体系的构建统领研究专题，以政策系统的整体优化统领总体目标，充分发挥政策研究时效性强的特点，科学合理地组织、协调、安排研究任务。

注重突出重点与问题导向。以解决制约中医药事业发展的瓶颈、难点问题为重点，从中医药事业发展实际情况出发，坚持问题导向，在重大政策机制方面力争取得显著进展。

注重学术支撑与成果转化。充分发挥相关专业领域学术进展对政策研究的支撑作用，进一步促进政策研究的成果转化，使政策研究成果能够转化为实实在在的政策措施，为行政管理和科学决策提供坚实基础。

（三）总体目标

围绕建立健全中医药政策体系、不断完善中医药事业发展政策和机制的目标，通过组织实施一批政策研究项目，形成一批具有较高水平的研究成果，进一步提高转化应用水平，建设一支中医药政策研究骨干队伍和一批研究基地，搭建中医药政策交流传播平台，构建良好的协调运行机制。

二、主要任务和研究项目

（一）深化中医药政策基础研究

准确把握中医药自身发展规律，深入挖掘中医药特色优势的内涵，明确中医药在国家经济社会发展中的地位和作用，全面系统研究分析中医药发展面临的新形势、新任务，围绕中医药发展中的重大问题、难点问题，对中医药发展方式、模式以及中医药发展的指标体系等开展深入研究，提出中医药政策体系框架，力争在相关理论和实践问题的研究方面取得显著进展。

工程一：中医药政策基础研究

1. 中医药政策体系框架研究。开展中医药政策回顾、分析研究，明确中医药政策涉及的主要领域及其包含的主要专题，以及各专题所涉及的主要理论问题和实践问题，梳理各个问题之间的逻辑关系。

2. 中医药发展规律研究。系统梳理相关文献，对中国医学史进行再研究，努力揭示中医药自身发展规律以及中医药的本质特征。

3. 中医药特色优势研究。从中医药文化、人才培养、重点专科、诊疗技术、养生保健、中药产业等各个方面，深入挖掘中医药特色优势的内涵，并提出相关政策建议。

4. 中医药地位作用研究。中医药作为卫生、经济、科技、文化、生态"五种资源"，在保障和改善人民群众身体健康、促进国家经济社会发展等方面如何发挥作用。

5. 中医药面临形势研究。全面研究分析在经济社会发展新常态下，中医药面临的新形势、新任务和相关制约因素，并提出相关政策建议。

6. 中医药发展内涵及其主要指标研究。从医疗、保健、科研、教育、产业、文化等方面，立足于中医医疗预防保健服务体系、人才培养体系、继承创新体系、中医药资源保护体系以及文化传承和传播体系建设，对中医药发展方式、发展模式以及中医药发展的指标体系等开展研究。

（二）中医药健康服务政策

以保持发挥中医药特色优势、提高中医临床疗效为核心，以提升中医药服务能力，满足人民群众多样化、多层次的健康需求为目标，加强中医药资源的合理配置和优化，充分发挥中医药在医改中的作用，鼓励在医改中提供与利用中医药服务，探索创新中医药健康服务模式，充分发挥中医药在慢病管理中的优势，大力发展中医药养生保健服务，推进医养结合及健康旅游，鼓励社会力量办中医，促进中医医疗器械和健康器材产业发展，进一步拓宽中医药健康服务领域，充实中医药健康服务内涵，提升中医药健康服务能力，优化中医药健康服务发展环境。

工程二：中医药健康服务政策研究

1. 中医医疗服务体系研究。深入开展合理规划配置中医医疗资源、构建完善中医医疗服务体系政策研究和重大疾病中医药防治体系、防控机制，中医药应急救治、传染病防治工作机制等方面的政策研究，以及在健全基层医疗卫生服务体系中提高基层中医药服务覆盖面、改善服务条件、提升服务能力的相关政策研究。

2. 中医医疗服务模式研究。通过对多专业一体化诊疗和多种方法并用的中医综合治疗以及远程医疗、移动医疗、智慧医疗等的实践探索，深入开展中医医院办院模式、中医医疗服务模式政策研究，以及中医医疗机构评价体系、中医医疗技术管理与评价和中医护理内涵与服务模式政策研究。

3. 在医改中鼓励提供与利用中医药服务研究。重点是在公立医院改革和医药价格调整政策中鼓励提供和利用中医药服务政策研究，在国家基本药物制度中鼓励应用中药政策研究，中医分级诊疗相关政策研究，中医优势病种筛选、中医临床路径推广应用以及中医优势病种和重大疾病中医药治疗成本效果评价政策研究。

4. 医疗机构开展"治未病"服务研究。明确各级各类医疗机构在中医预防保健服务体系中的功能定位及业务划分，开展在医疗机构类别中设置"中医预防保健机构"、在卫生技术人员中增加中医技师序列的可行性研究，推动将医疗机构开展的中医"治未病"服务纳入基本公共卫生服务范围以及医疗机构收费项目和医疗保险支付范围。

5. 非医疗机构性质养生保健机构提供中医养生保健服务研究。研究制定促进中医养生保健服务健康发展的指导意见和中医养生保健机构提供保健咨询和调理等服务的管理办法，开展中医养生保健服务技术、产品的规范、标准及评价研究，探索中医养生保健服务监督管理的有效途径和方法。

6. 中医养生保健服务模式研究。开展中医医疗、养生保健与养老、旅游、文化、健康管理、健康保险有机融合政策研究，鼓励开办中医类别康复医院、老年病医院、护理院、临终关怀医院等医疗机构，推广中医养生保健适宜技术，研究中医药健康产品开发、审评、管理和有序发展的政策措施，开展中医药医养结合、健康旅游相关政策研究。

7. 中医养生保健人才队伍建设研究。重点研究在中医药院校设置中医养生保健相关专业、鼓励社会资本举办中医药职业院校、中医药养生保健职业技能人才培养等政策措施，加大中医养生保健人才培养和培训力度，完善中医养生保健职业技能人员分类等系列标准规范、管理办法等政策措施。

8. 慢性病中医药管理研究。重点研究在建立健全慢性病综合防治体系、工作机制、监测与信息管理制度中充分发挥中医药作用的政策措施，明确中医药优势领域，建立科学评价体系，促进开展慢性病中医药社区干预工作。

9. 社会力量办中医研究。重点是鼓励社会力量办中医、社会办中医模式以及监管方式等相关政策研究。

10. 中医医疗器械和健康器材产业发展研究。开展中医医疗器械和健康器材的产业体系、产业模式、市场需求及监管方式研究，制定出台《中医医疗器械管理办法》，促进相关产业发展。

（三）中西医结合与民族医药政策

大力推进中西医结合与民族医药事业发展，深入开展中西医结合与民族医药发展及服务模式、管理政策和人才培养等相关政策研究。

工程三：中西医结合与民族医药政策研究

1. 中西医结合相关政策研究。开展中西医结合内涵外延研究，探索中西医结合医院的功能定位、办院模式、服务模式，研究中西医临床协作、中西医结合人才定位及培养模式等相关政策。

2. 民族医药相关政策研究。开展民族医医院发展模式和服务模式研究，制定民族医医疗技术应用及管理政策，深入研究高层次民族医药人才培养和基层民族医药人才队伍建设问题以及未纳入国家医师资格考试体系的民族医从业人员和民间民族医从业人员合法执业政策，研究制定非民族地区设立和发展民族医医疗机构的标准及监管政策，开展民族医药相关产业政策研究。

（四）中医药科技创新政策

坚持中医药原创思维，深入探索中医药学术传承创新基本规律，开展中医药科技创新现状及创新体系建设需求分析，在中医药科技创新体系、学术传承体系、科研模式和运行机制等方面进行广泛而深入的研究，建立完善中医药学术传承工作机制，大力促进中医药理论与技术创新，不断提升中医药学术水平，推动中医药创新驱动发展。

工程四：中医药科技创新政策研究

1. 中医药科技创新研究。开展中医药科技创新现状及创新体系建设需求分析，研究中医药协同创新机制建设、中医药科技平台建设与资源优化配置相关政策，围绕完善中医药科技创新体制机制开展中医药科技人才引进、培养、评价和激励机制、多学科融合创新机制、中医药国际科技合作机制、区域中医药创新发展机制、中医药科技管理体制机制、中医药科技成果评价与成果转化应用机制等问题开展政策研究，进一步完善中医药科技创新激励与扶持政策。

2. 中医药学术传承研究。重点研究中医药学术传承思路、方法与模式等问题，建立中医药古籍资源库、知识库和名医名家医案知识库，推动名老中医学术思想、临证经验和技术专长传承工作持续深入开展，对传统中药鉴别、炮制、加工等技术和经验规范化以及民间特色诊疗技术和方药的挖掘整理总结并推广应用开展政策研究。

3. 中医药大健康信息化研究。开展国家中医药数据中心建设可行性研究，搭建全国中医药综合统计网络直报平台，加快推动中医药大健康数据库建设和应用，实现中医药医疗保障、医疗服务、健康管理等综合信息共享。

4. 中医药传统知识保护研究。重点是中医药传统知识保护的主体、客体、内容和方式及加强保护的相关政策研究。

（五）中医药人才队伍建设政策

遵循中医药人才成长规律，加强中医药人才资源配置和分类管理，培养一支规模适宜、素质优良、结构合理的中医药人才队伍，努力满足中医药事业发展人才需求，逐步完善中医药人才培养模式和评价体系、激励机制。

工程五：中医药人才队伍建设政策研究

1. 中医药人才培养模式研究。重点开展中医药院校教育、毕业后教育、继续教育三阶段有机衔接、师承教育贯穿始终的人才培养模式政策研究以及中医药职业技术培训体系基本构建政策研究。

2. 中医药人才资源配置研究。对中医药人才数量规模、素质提升、结构分布等方面的问题以及中医药人才供需平衡机制开展政策研究，加强对中医药高层次人才、基层人才、特色紧缺人才培养，引导中医药人才资源向基层有序流动。

3. 中医药人才评价和激励研究。重点开展符合中医药行业特点、适应行业发展需求的中医药专业技术人员岗位设置、考核评价、晋升评审等方面的政策研究，制定各级各类中医药人才激励政策。

4. 中医药从业人员分类管理制度研究。开展中医类别医师执业范围、执业资格以及中医药职业技术技能人员准入、使用、管理等相关政策研究，深入研究现代中医师和传统中医师执业范围、执业资格、执业管理等问题，建立完善符合中医药特点的中医人员资格准入和执业管理制度。

（六）中医药文化传承和传播政策

以发挥中医药文化在事业发展中的引领作用，弘扬中华传统文化、提升人民群众健康素养，培育和践行社会主义核心价值观为目标，开展中医药文化传承和传播、中医药文化知识普及以及中医药文化产业等相关政策研究，进一步加强中医药文化遗产保护与传承，确立中医药文化核心价值观，构建中医药文化传播体系，逐步形成更加成熟的中医药舆论导向体制机制。

工程六：中医药文化传承和传播政策研究

1. 中医药文化传播体系研究。重点是完善中医药文化传播体系、提升中医药文化传播能力以及中医药文化人才队伍建设、中医药文化宣传教育基地建设和中医药文化消费市场培育等相关政策研究。

2. 中医药文化遗产保护与传承研究。重点是中医药文化传承体系构建、中医药文化遗产保护与传承的激励和保障机制等相关政策研究。

3. 中医药文化核心价值观研究。开展中医药文化核心价值、行为规范、环境形象等方面的研究，构建富有时代特征的中医药核心价值体系，发挥中医药文化在事业发展中的引领作用。

4. 中医药舆论导向体制机制研究。深入研究探索中医药新闻宣传和科普模式，进一步拓宽中医药文化传播渠道，推动中医药新闻发布制度化。

5. 中医药文化产业研究。重点研究中医药文化业态、中医药文化资源开发利用、社会资本投资中医药文化产业、中医药文化品牌创建等政策措施。

（七）中药产业发展政策

以调整我国经济结构、促进就业、改善民生，保障中医药事业可持续发展为目标，深入开展中药资源保护、中药农业、现代中药产业体系、商业流通体系等相关政策研究，促进中药产业健康发展。

工程七：中药产业发展政策研究

1. 中药资源保护、开发利用研究。开展中药资源保护与开发利用、道地药材保护发展政策研究，推动中药资源保障体系建设，修订《野生药材资源保护管理条例》，实行野生中药材物种分级保护制度，开展中药资源动态监测体系、信息采集网络和中药资源预警系统建设，建立野生中药材保护区、资源培育基地、种子库、基因库。

2. 中药农业发展研究。重点研究促进中药材种植产业规范化标准化发展、加强道地药材良种繁育基地和规范化种养殖基地建设、实行道地药材专用标志制度以及中药材种植鼓励措施等方面的政策措施。

3. 中药工业产业发展研究。围绕中药剂型和品种创新、鼓励培育中药大品种以及中药饮片加工业、中成药工业、中药保健品产业发展等问题，开展政策研究，推动建立完善中药质量标准体系。

4. 现代中药商业发展研究。开展以电子商务和现代仓储物流体系为特征的规范化、现代化中药材流通体系建设相关政策研究，探索中药材期货交易等现代金融交易手段，研究建立中药材质量可追溯制度、中药材价格动态监测以及大品种中药材及饮片国家储备制度等方面的政策措施。

（八）中医药国际交流与合作政策

适应经济全球化发展新形势和国家全面对外开放的新需要，本着立足国内、以外促内、因地制宜、合作共赢的原则，坚持服从服务于国家外交大局、坚持服从服务于中医药事业发展大局，重点加强中医药国际交流与合作、"一带一路"中医药发展、中医药服务贸易和国际标准化体系建设等相关政策研究。

工程八：中医药国际交流与合作政策研究

1. 中医药"一带一路"建设研究。配合国家"一带一路"总体战略部署，重点研究发挥中医药在对"一带一路"区域国家外交、经济等方面作用的政策措施，加快在沿线国家建设中医药中心，推动中医药沿"一带一路"国家走出去。

2. 多双边交流与合作及国际标准化研究。重点是建立政府间稳定的交流合作对话机制，深化与世界卫生组织、国际标准化组织、联合国教科文组织等国际组织的合作，积极参与国际组织发展战略、运行规则、政策动态和标准规范的研究与制定。

3. 中医药服务贸易研究。重点是完善细化促进中医药服务贸易发展的相关政策，大力吸引境外消费者来华接受中医医疗、教育培训，整合中医药科研优势资源，为境外机构提供科研外包服务，扶持有实力的中医药机构到境外投资提供中医药服务。

（九）中医药法治体系建设政策

以推动依法治国，提升中医药行业治理能力为目标，加快中医药立法进程，完善中医药法治体系建设，加强《中医药法》配套法规、规章以及中医药标准体系建设、中医药监督体系建设等相关政策研究。

工程九：中医药法治体系建设政策研究

1. 中医药法律体系建设研究。深入研究《中医药法》相关配套法规和规章，建立系统完整的、与中医药发展相适应的法律体系。

2. 中医药标准化、信息化建设研究。重点是中医药标准体系建设、中医药标准化支撑体系建设、中医药标准应用推广与绩效评估、中医药国际标准以及中医药信息化建设相关政策研究。

3. 中医药服务监督管理机制研究。开展中医药服务监管方式、手段、能力、领域等相关政策研究，进一步健全中医药健康服务监督管理机制。

（十）中医药事业发展保障政策

以充分发挥中医药在维护人民群众健康中的独特作用和优势，保障中医药事业全面协调可持续发展为目标，深入开展中医药行业治理能力和治理体系现代化建设以及发展投入保障机制、投融资政策、财税价格等政策研究。

工程十：中医药事业发展保障政策研究

1. 中医药行业治理能力和治理体系现代化研究。重点加强中医药治理主体、治理手段、治理效果研究，推进中医药治理体系规范化、科学化、程序化建设。

2. 中医药政府投入保障机制研究。研究各级政府对中医药发展建立稳定的经费投入机制、财政补偿机制、各级财政对中医药的支出占卫生支出或总支出比例的相关政策措施。

3. 鼓励中医药服务提供与利用的医保政策。研究提出将各类中医服务项目逐步纳入基本医疗保险支付范围、降低中医药报销起付线以及提高中医药报销比例的政策措施。

4. 中医药投融资研究。研究在政府引导下，引进战略投资、拓宽融资渠道、打造金融平台等促进中医药健康服务发展的相关投融资政策。

5. 完善中医药财税价格政策。重点是对中医医疗机构建设、促进社会办中医、中医药价格形成机制、医保付费方式等相关财税优惠政策研究。

6. 中医药健康服务用地保障政策。重点开展中医药健康服务用地供需、审批及相关优惠措施等政策研究。

（十一）中医药政策研究支撑建设

以提高中医药政策研究能力和研究水平为核心，切实加强中医药政策研究队伍建设，搭建中医药政策研究交流平台，构建中医药政策研究运行机制，强化对中医药政策执行情况的监督评估，推动中医药政策贯彻落实，为中医药政策体系建设提供有力支撑。

工程十一：中医药政策研究支撑建设

1. 中医药政策研究运行机制建设。制定中医药政策研究项目管理办法，进一步强化项目管理，提高政策研究的时效性和能力水平，推进研究成果的应用转化，将研究报告及时报送有关领导和相关部门作决策参考。

2. 中医药政策研究队伍建设。积极探索各种有效渠道和方式方法，不断加大培养培训力度，努力打造一支高素质、高水平的政策研究骨干队伍，完善中医药政策研究专家咨询机制，建立中医药政策研究首席专家和特约研究员制度，加强中医药政策研究专家库建设。

3. 中医药政策研究交流平台建设。建设20个左右中医药政策研究基地，在中华中医药学会设立"中医药政策研究专业委员会"，开展中医药政策研究成果评选，在《中国中医药报》《中医药管理杂志》及《卫生政策研究》等报刊杂志开设中医药政策研究专栏，促进中医药政策研究成果交流推广、学习借鉴。

4. 重大政策实施监督评估。研究制定中医药政策贯彻落实及实施效果评价指标体系，定期开展监督评估工作，建立完善政策执行情况的督查机制。

5. 重大项目实施绩效评估。研究制定中医药重大项目实施效果评价指标体系，定期开展实施绩效评估工作，建立完善项目实施情况的督查机制。

6. 强化行业组织职能。梳理、加快政府向行业组织转移职能的范围、步伐和力度，引导行业组织转变职能、创新服务。

三、组织实施与保障措施

（一）加强规划实施组织领导。中医药政策体系建设是中医药工作的重要组成部分，通过有效统筹、有序推进，切实保障本规划的完成。本规划由国家中医药管理局组织实施，法监司牵头，局机关各部门和有关直属单位承担相应任务，动员各省（区、市）中医药管理部门、高等中医药院校和科研院所、中医医院以及社会各方面广泛参与。

（二）加强规划实施经费保障。国家中医药管理局在全国性中医药事业经费中设立中医药政策研究专项，并制定专项经费管理办法，提高使用效率。同时整合有关研究经费，积极支持相关单位和专家学者向有关方面申请相关课题（如科技部的软科学研究课题、自然科学基金的相关课题、地方政府及其相关部门设立的课题等），并加强与相关部门以及企业等的沟通合作，拓宽筹资渠道。

（三）加强规划实施监督检查。建立健全规划实施目标管理责任制和监督检查机制，确保规划各项任务和重点项目落到实处。法监司作为牵头部门，要切实履行职责，加强组织协调，定期及时向局领导报告规划实施情况。

国家中医药管理局

2015 年 11 月 5 日

国家卫生计生委、国家中医药管理局关于加强中医药监督管理工作的意见

国中医药法监发〔2016〕8 号

各省、自治区、直辖市卫生计生委、中医药管理局，新疆生产建设兵团卫生局：

为全面实施依法治国，推进健康中国建设，切实加强中医药监督管理工作，规范中医药服务和市场秩序，完善中医药监管与执法机制，严格中医药监管与执法责任，维护人民群众健康权益，根据《中华人民共和国中医药条例》、《关于进一步加强卫生计生综合监督行政执法工作的意见》，现提出以下意见。

一、充分认识加强中医药监督管理工作的重要性和紧迫性

加强中医药监督管理工作是深化医改、维护健康、改善民生的需要。中医药事业是中国特色医疗卫生事业的重要组成部分，加强中医药监督管理工作不仅是促进中医药事业健康发展的重要保障，也是当前我国深化医改、完善基本医疗卫生制度的必然要求，对于保障人民群众享有安全有效的中医药服务、

提高健康水平具有重要意义。

加强中医药监督管理工作是转变政府职能、提升中医药治理能力的需要。国务院关于简政放权、放管结合、优化服务和规范事中事后监管、加强市场活动监管等转变政府职能的要求，加强中医药监督管理工作，充分履行政府市场监管职能，规范引导中医药服务健康发展，已成为推进中医药治理能力建设的迫切需要。

加强中医药监督管理工作是做好卫生计生综合监督工作的需要。中医药监督工作是卫生计生综合监督工作的重要内容。当前，各类健康影响因素不断增加，危害群众健康的重大违法案件时有发生，卫生计生监督工作形势十分严峻。同时，中医药监督工作还存在着相关法律法规标准不够完善、监督体系不够健全、监督对象和内容不够明确、监督手段创新不足等问题。中医药监督与卫生计生综合监督行政执法体制机制亟须进一步统筹、协调和加强。

因此，各级卫生计生行政部门、中医药管理部门和卫生计生综合监督行政执法机构要充分认识加强中医药监督管理工作的重要性和紧迫性，从全局意识和责任意识出发，切实履行政府的监管职能，落实监管职责，维护好人民群众的健康权益。

二、总体思路

（一）指导思想

坚持以马克思列宁主义、毛泽东思想、邓小平理论、"三个代表"重要思想、科学发展观为指导，以全面推进依法治国为纲领，按照简政放权、依法监管、公正透明、社会共治的原则和政府监管、企业自治、行业自律、社会监督的新思路，以完善中医药监管体系，健全中医药监管长效机制，提高中医药监管能力和水平为抓手，进一步规范中医药服务和市场秩序，遏制非法行医等违法现象，净化中医医疗保健服务信息市场，维护人民群众健康权益，满足人民群众多层次多样化中医药健康服务需求。

（二）基本原则

坚持职权法定，执法有据。落实政府监管责任，规范监管与执法行为，确保中医药监管工作依法有序进行。

坚持以人为本，优化服务。提供政策咨询、业务指导、人员培训，促进中医药服务提供者实现良性发展。

坚持公开透明，公平公正。推进政务公开，明确检查事项，实行"双随机"抽查机制，保障市场主体权利平等、机会平等、规则平等。

坚持遵循规律，统筹兼顾。在法律法规制度范围内，以有利于中医药原创思维，有利于发挥中医药特色优势，有利于提升中医药健康服务能力为目标，对中医药实行差别化管理。

（三）主要目标

在卫生计生综合监督行政执法体系中，中医药监督行政执法体制机制建立健全；中医药监督管理和执法制度得到完善，工作内容和流程不断规范；卫生计生综合监督执法机构中医药监督能力全面提升；非法行医等违法违规现象得到有效遏制；养生保健服务内容和行为逐步规范。

三、推动中医药监督管理工作开展

（一）完善中医药监督管理工作相关法规标准

总结梳理中医药监督管理相关法律法规依据，针对不同类别、级别中医医疗机构及中医药从业人员制定中医药监督管理规章、规范性文件，明确中医药监督管理与中医药执法监督的工作内容，完善中医药监督工作相关程序与制度。加强中医药监督管理空白、模糊地带的问题研究。

完善中医药有关技术标准；研究制定中医养生保健机构、人员和服务的标准、规范；加强中医药相关标准监督管理工作规范的制定。

（二）加强中医医疗服务的监督管理

加强对开展中医医疗服务的各级各类医疗机构的监督管理。监督医疗机构对医疗卫生和中医药管理法律、法规、部门规章执行情况，重点加强医疗机构执业许可、诊疗科目设置、执业范围等情况的检查；监督医疗机构内部各项规章制度落实情况。

加强对中医医疗机构医师、护理人员、药学技术人员、医技人员及其他人员的监督管理。监督中医医疗机构从业人员行为规范情况，监督中医医疗服务从业人员的资质，特别是执业类别、资格、注册等情况。

加强对中医医疗机构执业活动和技术的监督管理。监督检查中医诊疗标准规范、护理规范、中药药事管理规范等执行情况。开展对中医药特色诊疗服务包括个性化的中医辨证论治、中药药事服务、非药物疗法等的监督管理。

整顿和规范中医医疗服务市场秩序，严厉打击各种非法行医和涉医违法行为，及时查处涉及中医医疗服务的大案要案，重点打击假借中医名义开展非法行医的各种机构。监督管理医疗气功活动。配合有关部门严厉打击"医托"等诈骗活动。

（三）加强中医养生保健等服务的监督管理

规范中医养生保健服务健康发展。对中医养生保健的内涵及外延、监管主体及对象、从业规则等予以明确，对养生机构服务内容、技术手段进行规范，严肃查处中医养生保健服务机构未经许可开展医疗服务的违法行为。加强对中医健身、中医药健康检测和监测等相关产品，以及中医健康辨识和干预、功能康复等器械设备的管理。

加强对中医药养生保健服务文化全媒体传播的监督管理，重点监管利用中医药文化元素开展特色旅游路线、进行养生体验、设立观赏基地的行为以及各种中医药养生保健服务展览和会议。

（四）加强中医医疗广告和中医医疗保健信息服务的监督管理

进一步强化中医医疗广告的审批制度，严格审查发布内容和发布形式。会同有关部门完善违法广告的案件移送制度和程序。规范"网络问诊"和"微博问诊"等服务的内容和范围。重点查处在互联网上发布虚假违法中医医疗保健信息的行为。

四、完善中医药监督管理行政执法机制

（一）综合协调、密切配合

地方各级卫生计生行政部门、中医药管理部门和综合监督行政执法机构要将中医药监督管理工作纳入本部门工作规划并督促实施。卫生计生行政部门要协调中医药监督管理工作，做到与卫生计生监督管理工作同步落实。中医药管理部门要确定一位主管领导主抓中医药监督管理工作，要指定专人负责中医药监督管理工作。建立和落实中医药监督管理经费的保障机制，切实保障中医药监督管理的日常办公和执法监督工作需要。有条件的综合监督行政执法机构应设立独立的中医药监督科室，尚不具备条件的应指定专人负责中医药监督工作。

（二）明确责任、各司其职

各级卫生计生、中医药管理部门应根据职能划分，加强对中医药监督工作的综合管理，重点做好行政监管措施的制定、中医药健康服务行为界定等工作。各级综合监督行政执法机构作为中医药监督工作的具体监督执法机构，负责中医药监督的具体执法任务，依据相关法律法规查处各类案件，严厉打击违法行为。同时中医药管理部门要加强与工商、食药监、公安等相关行业主管部门的协调配合，加强统筹协调，形成互为补充的中医药监管合力和风险处置能力。

五、加强中医药监督管理工作能力建设

（一）创新监管方式

落实简政放权、放管结合、优化服务要求，大力推广随机抽查监管，切实加强事中事后监管，营造公平竞争的发展环境。要依照法律法规制定中医药监督检查事项目录，并定期向社会公布，法律法规没有规定的，一律不得擅自开展监督检查。充分发挥行业自律，开展第三方质量和安全检验、检测、认证、评估等服务，培育和发展第三方医疗服务认证、医疗管理服务认证等服务评价模式，建立和完善中医药检验、检测体系。探索针对不同信用等级的市场主体采取不同的监督检查方式，将检查结果与市场主体的社会信用挂钩，让失信者一处违规，处处受限。

（二）强化服务意识

坚持监督执法与服务指导相结合，积极为中医药服务人员提供中医药政策、法律法规和相关知识的咨询服务和业务指导，增强其法制观念。通过网格化执法责任制建立与重点单位联系制度，加强日常沟通联系，不定期开展专门培训，提升中医药服务人员能力和水平。

（三）建立监管信息平台

促进信息资源的开放共享、互联互通，整合形成统一的监管信息平台，及时公开监管信息。逐步充实完善各类执法检查数据库，建立中医药健康服务机构的监管信息系统，建立不良执业记录制度、负面清单制度和失信联合惩戒机制。

（四）加强队伍建设

充实配备中医监督执法人员。加强中医药监督管理人员的法治教育、业务教育和廉政教育，全面提高其专业水平和业务能力。全方位、多角度、多形式加强中医药监督管理人员中医药知识培训，使其充分理解和尊重中医药特色优势，更好地为中医药的发展服务。

（五）提高舆情监测和处置能力

加强中医药相关信息的舆情监测，及时掌握社会信息动态，建立健全与中医药监督管理相关非常态信息的会商应对机制。要专人负责、随时监测、快速处理，做到早发现、早反馈、早处置，提高处理突发应急事件的能力水平，依法处置与中医药监督管理职责有关的突发事件。

国家卫生计生委　国家中医药管理局
2016 年 2 月 5 日

国家中医药管理局关于促进
中医养生保健服务发展的指导意见

国中医药医政发〔2016〕1 号

各省、自治区、直辖市卫生计生委、中医药管理局，新疆生产建设兵团卫生局：

中医养生保健服务，是运用中医药（民族医药）理念、方法和技术，开展的保养身心、预防疾病、改善体质、增进健康的活动，包括非医疗机构和医疗机构提供的相关服务。近年来，随着社会的进步、健康观念的转变、经济结构的调整，中医药正逐步形成医疗、保健、教育、科研、文化、产业、对外交流全面快速发展的新格局，中医养生保健服务成为生活性服务业的重要组成部分，在提高公众健康素养、提升人民健康水平、扩大服务消费、吸纳就业以及创新经济增长点、促进经济转型等方面发挥了积极作用。为贯彻落实《国务院关于促进健康服务业发展的若干意见》（国发〔2013〕40 号）和《国务院办公厅关于印发中医药健康服务发展规划（2015－2020年）的通知》（国办发〔2015〕32号）等文件要求，进一步促进中医养生保健服务健康发展，现提出如下意见：

一、指导思想和基本原则

以邓小平理论、"三个代表"重要思想、科学发展观为指导，深入贯彻党的十八大精神和习近平总书记系列重要讲话精神，以满足群众健康需求为目标，充分调动社会力量的积极性和创造性，释放中医养生保健服务潜力和活力，丰富服务内涵，规范服务行为，创新服务模式，提高服务质量，促进中医养生保健服务规范化和专业化。发挥中医药原创优势，加强资源整合，推进中医养生保健服务向产业化方向转型升级，促进中医养生保健服务可持续发展，推动健康中国建设，提高中医药在国民经济和社会发展中的贡献度。

二、发展目标

到2020年，基本建立社会非医疗性中医养生保健机构（以下简称"中医养生保健机构"）与医疗卫生机构协同发展的中医养生保健服务体系。促进中医养生保健服务的规范化、专业化、规模化发展，形成一批具有品牌效应的中医养生保健机构；中医养生保健服务从业人员素质明显提升，服务方式规范、技术方法灵活多样，安全性得到有效保障；中医药健康消费潜力不断得到释放，中医养生保健服务需求基本得到满足，中医养生保健服务对经济社会发展的贡献率明显提高，成为推动经济社会转型发展的重要力量。

三、加强规划引导，促进中医养生保健服务科学发展

根据区域经济、健康水平以及社会保障发展需要，将中医养生保健服务纳入区域服务业发展总体规划，进一步明确中医养生保健服务在区域服务体系中的功能定位，提升中医养生保

健服务在区域服务体系中的贡献度。

鼓励社会力量举办中医养生保健机构，在投融资引导、用地保障等方面予以支持，促进经营规范、服务优质、特色鲜明的中医养生保健机构发展，培育一批技术成熟、信誉良好的知名中医养生保健集团或连锁机构。

鼓励中医养生保健服务与现代高新技术产品相结合，促进中医养生保健与互联网、养老、旅游、体育、餐饮、酒店、会展、气象等其他产业融合并协同发展，形成自主创新能力强的新型产业。推进中医养生保健体验式服务融入特色商业街、文化圈等主题项目建设，不断拓展中医养生保健服务领域，丰富中医养生保健服务形式。

四、强化机构建设，促进服务场所和管理规范化

中医养生保健机构，应按照功能与用途进行合理区域划分，配备相应的中医养生保健服务设施设备，满足服务需要。咨询指导类和操作类用房应独立设置。开展操作类服务时，应独立设置消毒室，配备消毒设备设施。

中医养生保健机构的服务环境、用品用具应参照《公共场所卫生管理条例》、《室内空气质量标准》、《声环境质量标准》、《公共场所用品卫生标准》、《消毒技术规范》等有关规定执行。

中医养生保健机构应遵守国家有关法律法规，建立健全管理规章制度，加强对中医养生保健文化和知识的科学宣传，营造良好的中医药养生文化氛围。不得以涉及中医药预防、保健、养生、健康咨询等为名或假借中医理论和术语开展虚假宣传，不得宣传治疗作用。

五、明确服务内容，规范中医养生保健服务行为

中医养生保健机构可以提供中医健康状态辨识与评估、咨询指导、健康干预、健康管理等服务，对服务人群进行健康干

预时可以使用按摩、刮痧、拔罐、艾灸、熏洗等中医技术及以中医理论为指导的其他养生保健方法及产品等。中医健康状态辨识与评估类服务应由中医类别执业（助理）医师开展。

中医养生保健机构应建立技术服务目录、服务规范和操作规程，中医养生保健服务从业人员应按照服务规范和操作规程开展服务。

中医养生保健机构不得从事医疗和药品、医疗器械销售等活动。禁止使用针刺、瘢痕灸、发泡灸、牵引、扳法、中医微创类技术、中药灌洗肠以及其他具有创伤性、侵入性或者危险性的技术方法。

六、加强队伍建设，提高中医养生保健服务能力

中医养生保健机构的岗位设置可包括管理岗位和技术服务岗位等。管理岗位人员应加强卫生和中医药相关政策法规和管理知识培训；技术服务岗位人员应取得有关主管部门颁发的资质证书，开展的服务范围应与取得的资质相一致，同时应持健康合格证上岗。

针对不同岗位人员，探索院校教育及岗位培训等多形式、多层级的中医养生保健服务人员教育培训模式。鼓励医学高等院校培养健康管理等中医药健康服务专业人才，加强从事中医养生保健服务的中医师岗位培训。鼓励职业技术学校开设中医养生保健相关专业，促进校企合作办学，规范发展中医养生保健职业教育和职业技能培训，完善中医药行业特有工种职业技能培训鉴定机制，推进职业技能教育与就业岗位无缝对接。

适应中医养生保健与运动休闲、旅游、健康保险、文化传播等产业相融合的发展趋势，培养一批适合未来健康服务需求的高层次复合型人才。

七、创新服务模式，丰富中医养生保健服务内涵

鼓励中医养生保健机构研发、改进、推广中医健康状态辨识评估及干预技术与产品。探索集成现有健康状态辨识评估技术，运用云计算、移动互联网、物联网等信息技术开发智能化中医健康服务产品。为居民提供融中医健康监测、咨询评估、养生调理、跟踪管理于一体，高水平、个性化、便捷化的中医养生保健服务。鼓励保险公司开发中医养生保健类商业健康保险产品，创新中医健康保障模式。

推动中医养生保健机构与医疗卫生机构之间形成相互配合、优势互补的协同发展模式。医疗卫生机构应积极探索融医疗、养生、保健、康复于一体、全链条的医院发展模式。鼓励医疗卫生机构的"治未病"科室拓展服务领域，开展亚健康与慢性病风险评估以及生活方式、危险因素干预技术与方法研究。鼓励中医医疗机构发挥自身技术人才等资源优势，为中医养生保健机构规范发展提供技术支撑。

鼓励中医师在完成所在医疗机构工作任务的前提下，在中医养生保健机构提供保健咨询和调理等服务。鼓励医疗机构开展对中医养生保健机构从业人员的中医药知识与技能培训。允许中医养生保健机构有资质的职业技能人员经考核在医疗卫生机构提供调理服务。加大中医医疗机构中养生保健类中医技师队伍建设力度。

八、推动行业自律，加强中医养生保健服务监管

支持建立中医养生保健服务行业组织，提升中医养生保健服务业行业地位，畅通相关政策信息渠道，将适宜行业组织行使的职责委托或转移给行业组织。强化行业组织在中医养生保健服务质量、服务费用、服务内容等方面的自律作用，支持行业组织开展服务流程制订、质量鉴定、服务认证、教育培训、会展交流、咨询统计、信息发布、技能竞赛等工作。

发挥行业组织在从业人员执业行为规范、行业信誉维护等方面的作用。建立中医养生保健机构及其从业人员不良执业记录制度、失信惩戒以及退出机制，将中医养生保健机构及其从业人员诚信经营和执业情况纳入统一信用信息平台。

推动行业组织研究制定中医养生保健服务类规范和标准，逐步建立完善中医养生保健服务标准化体系。转变行政管理方式，推动负面清单制度和第三方认证作为市场管理的主要方式。建立中医药健康服务监管机制，依法严厉打击非法行医等违法违规行为，加快形成行政监管、行业自律、社会监督、公众参与的综合监管体系。

九、加强组织领导，保障中医养生保健服务健康发展

各级中医药管理部门应统一思想、统筹协调，把促进中医养生保健服务健康发展作为改善民生、扩大消费的一项重要工作，建立健全多部门联动工作机制，推行属地化管理，明确目标责任，推动工作落实。

各级中医药管理部门应加强对行业组织的服务指导，及时掌握中医养生保健服务业态的新情况、新趋势，着力完善相关政策与配套措施，注重解决发展中出现的新问题，努力为中医养生保健服务健康发展创造良好条件。

各级中医药管理部门应充分利用多种媒体，积极宣传中医养生保健服务的理念、方法与产品，定期向社会公布负面清单，不断增强社会对中医养生保健服务的认同感和接受度，培育和激发民众的中医养生保健服务需求，推动中医养生保健在增进健康、发展经济、服务社会等方面发挥更大的作用。

国家中医药管理局

2016 年 1 月 13 日

国家中医药管理局关于印发《中医师在养生保健机构提供保健咨询和调理等服务的暂行规定》的通知

国中医药医政发〔2016〕2号

各省、自治区、直辖市卫生计生委、中医药管理局，新疆生产建设兵团卫生局，中国中医科学院，北京中医药大学：

为指导养生保健机构规范开展中医养生保健服务，提高养生保健服务水平，促进养生保健市场健康发展，根据《国务院关于促进健康服务业发展的若干意见》和《中医药健康服务发展规划（2015-2020年)》等文件要求，国家中医药管理局制定了《中医师在养生保健机构提供保健咨询和调理等服务的暂行规定》，现印发给你们，请遵照执行。

国家中医药管理局

2016年1月13日

中医师在养生保健机构提供保健咨询和调理等服务的暂行规定

为指导养生保健机构规范开展中医养生保健服务，推广科学规范、安全有效、丰富多样的中医养生保健方法和技术，提高养生保健服务水平，促进养生保健市场健康发展，满足人民群众多层次、多样化的健康服务需求，根据《国务院关于促进健康服务业发展的若干意见》和《中医药健康服务发展规划（2015-2020年）》等文件要求，现就中医师在养生保健机构提供保健咨询和调理等服务规定如下：

一、基本条件

（一）本规定所称的中医师，是指能够熟练运用中医（民族医）理念、方法和技术提供保健咨询和调理等服务的取得中医类别执业医师（含执业助理医师）资格人员。

（二）本规定所称的养生保健机构，是指运用养生保健的理念、方法和技术，开展保养身心、预防疾病、改善体质、增进健康等服务的非医疗性质的服务机构；同时，应当取得《营业执照》、《税务登记证》等证照。

二、服务内容

（一）在中医理论指导下，通过中医体质辨识、经络评估、脏腑功能检测、血气状态分析、中医心理测量等对服务对象的健康状态进行辨识评估。

（二）为服务对象提供中医健康咨询服务，根据健康状态辨识及评估结果，提出针对性健康指导建议，制订个性化中医健康调养方案，开展中医心理咨询与情志调理服务、开展养生功法示范指导等。

（三）为服务对象提供按摩、刮痧、拔罐、艾灸、熏洗等以中医理论为指导的养生保健调理服务。

（四）为服务对象建立中医健康档案，开展健康监测、健康干预效果追踪与评估等健康管理工作。

（五）对养生保健机构从业人员进行中医养生保健知识与技能培训，指导其规范开展中医养生保健服务。

三、禁用项目

（一）不得从事医疗和药品、医疗器械销售等活动，不得宣传治疗作用。

（二）不得使用针刺、瘢痕灸、发泡灸、牵引、扳法、中医微创类技术、中药灌洗肠及其他具有创伤性、侵入性或者危险性的技术方法。

（三）不得给服务对象使用《既是食品又是药品的物品名单》、《可用于保健食品的物品名单》规定之外的中药饮片或者《保健食品禁用物品名单》规定禁用的中药饮片。

四、劳动管理

（一）中医师应当与拟服务的养生保健机构签订劳务协议，约定中医师在该机构的工作期限、时间安排、工作任务、薪酬待遇、承担责任、保险等，其中双方必须承诺不开展医疗活动。

（二）中医师应当在完成所在医疗机构工作任务（包括工作时间和工作量）的前提下，方可在养生保健机构提供保健咨询和调理等服务。医疗机构不得因中医师在养生保健机构提供保健咨询和调理等服务而影响其职称晋升及其他福利待遇等。

（三）在特殊情况下，如处理突发公共卫生事件、紧急医疗救治等，中医师应当服从所在医疗机构的工作安排，养生保健机构不得因此认定中医师违反双方约定的劳务协议。

（四）医疗机构和养生保健机构之间可签订协议，由医疗机构根据需求及工作安排，派出中医师到养生保健机构提供服务。

五、责任权益

（一）中医师在养生保健机构提供服务过程中如发生人身

损害或纠纷，应当由发生人身损害或纠纷的当事养生保健机构和中医师按照有关法律法规处理，其他非当事养生保健机构和中医师所在医疗机构不承担相关的损害或纠纷处理责任。养生保健机构和中医师应当通过合同或协议明确发生人身损害或纠纷时各自应当承担的责任及解决方法。

（二）中医师不得为谋取不当利益而损害所在医疗机构、养生保健机构及服务对象的合法权益。

（三）养生保健机构宣传资料中涉及中医师所在医疗机构名称等相关信息时，应当事先征得中医师所在医疗机构同意。

六、自律与管理

（一）在养生保健机构提供服务的中医师应当加强自身道德修养，维护医师的形象，规范提供保健咨询和调理等服务，引导行业健康发展。

（二）中医师在养生保健机构提供服务过程中开展本规定中禁用项目的，按照《执业医师法》、《医疗机构管理条例》、《药品管理法》、《医疗器械监督管理条例》等有关法律法规进行处理，涉嫌犯罪的，依法移送司法机关。

国家中医药管理局办公室关于印发 2015 年全国基层名老中医药专家 传承工作室建设项目实施方案的通知

国中医药办人教发〔2015〕25 号

各省、自治区、直辖市中医药管理局：

为贯彻落实《医药卫生中长期人才发展规划（2011-2020年)》和《中医药事业发展"十二五"规划》，传承基层名老中医药专家学术经验，探索基层名老中医药专家经验传承和基层中医药人才培养的有效方法及培养模式，我局将组织开展2015年全国基层名老中医药专家传承工作室建设项目，制定了《2015年全国基层名老中医药专家传承工作室建设项目实施方案》（以下简称《实施方案》)。为做好项目的组织实施工作，现将《实施方案》印发给你们，并将有关事项通知如下：

一、《实施方案》是组织开展基层名老中医药专家传承工作室建设项目的指南和依据，各省级中医药管理部门和有关单位要认真组织学习并贯彻执行。

二、2015年全国基层名老中医药专家传承工作室建设项目仅为在县级中医医疗机构从事中医临床工作的老中医专家建设工作室。各省级中医药管理部门按照《实施方案》的要求，认真做好老中医专家的遴选推荐工作，根据《2015年全国基层名老中医药专家传承工作室建设项目名额分配表》（附件1），按照1：1.2的比例，审核确定拟入选的老中医专家名单、进行排序并公示。

三、各省级中医药管理部门于2015年8月17日前将《国家中医药管理局2015年全国基层名老中医药专家传承工作室建设项目申报书》（一式3份）（附件2）、《2015年全国基层名老中医药专家传承工作室建设项目申报汇总表》（附件3）报送至我局人事教育司，将电子版发送至电子邮箱：scjjc@satcm.gov.cn。

四、《申报书》及相关表格可从国家中医药管理局网站（http：//www.satcm.gov.cn/）下载。

五、在执行过程中有何意见和建议，请与我局人事教育司师承继教处联系。

联系人：曾兴水

联系电话：010-59957647

电子邮箱：scjjc@ satcm. gov. cn
附件1. 2015年全国基层名老中医药专家传承工作室建设项目名额分配表（略）
附件2. 2015年全国基层名老中医药专家传承工作室建设项目申报书（略）
附件3. 2015年全国基层名老中医药专家传承工作室建设项目申报汇总表（略）

国家中医药管理局办公室
2015年7月28日

国家中医药管理局办公室关于印发国家中医药优势特色教育培训基地（中药）建设方案的通知

国中医药办人教发〔2015〕27号

各有关省、自治区、直辖市中医药管理局，中国中医科学院：

我局于2014年公布了36个国家中医药优势特色教育培训基地（中药）（国中医药人教函〔2014〕193号）（以下简称基地），为加强基地建设，依据《国家中医药优势特色教育培训基地项目管理办法（试行）》（国中医药人教发〔2015〕5号），我局又组织制定了《国家中医药优势特色教育培训基地（中药）建设方案》（以下简称《建设方案》），现印发给你们，并将有关事项通知如下：

一、《建设方案》是各基地开展建设工作的重要依据，请各省级中医药管理部门、有关单位积极组织相关人员认真学习并贯彻落实。

二、各基地按照《建设方案》要求，结合自身的优势特色，认真填写《国家中医药优势特色教育培训基地（中药）建设任务书》（以下简称《任务书》，见附件）（一式 3 份），报送省级中医药管理部门。

三、省级中医药管理部门对《任务书》进行审核并加盖公章，于 8 月 31 日前报送我局人事教育司师承继教处，电子版发送至邮箱 scjjc@ satcm. gov. cn。

四、《建设方案》和《任务书》电子版可在国家中医药管理局政府网站（http：//www. satcm. gov. cn）通知公告栏中下载。

五、在执行过程中有何意见和建议，请及时与我局人事教育司师承继教处联系。

联 系 人：付耕南 曾兴水

联系电话：010-59957647

邮 箱：scjjc@ satcm. gov. cn

国家中医药优势特色教育培训基地（中药）建设任务书（略）

国家中医药管理局办公室

2015 年 8 月 10 日

国家中医药优势特色教育培训基地（中药）建设方案

为传承推广中药（含民族药，下同）优势特色，加强中药人才队伍建设，提高中药人才的培养能力，国家中医药管理局将组织开展国家中医药优势特色教育培训基地（中药）建设项目，为保证建设项目的顺利实施，根据《国家中医药优势特色教育培训基地项目管理办法（试行）》（国中医药人教发〔2015〕5号）等文件精神，特制定本建设方案。

一、建设目标

根据《国家中医药管理局办公室关于公布国家中医药优势特色教育培训基地（中药、中医护理）的通知》（国中医药人教函〔2014〕193号），建设36个在中药栽培、鉴定、炮制、传统制药工艺、制剂、调剂、资源保护利用等方面优势特色突出、师资水平高、培训能力较强的国家中医药优势特色教育培训基地（中药）（以下简称基地），强化基地能力建设，传承推广中药优势特色，开展中药人才培养，提高中药人才队伍业务水平和服务能力，推进中医中药协同发展。

二、建设周期

项目周期3年。

三、建设内容

（一）条件建设。

1. 实训室。围绕基地的优势特色，根据培训的实际需求，建设1个突出优势特色、满足培训需求的中药实训室，按照"填平补齐、适用够用"的原则配置相应的教学实践设施，为开展实践教学创造良好的环境和条件。

2. 展示区。建设1个展示区域，集中展示本省区域的道地药材、满足培训需求的原生药材标本、饮片标本、真伪品标本。系统收集展示体现中药种植养殖、鉴定、炮制、传统制药工艺、制剂、调剂、资源保护利用等优势特色的传统工艺及相关设施，体现中医药文化。

（二）学术建设。

1. 总结提炼。整合本省区医疗、教育、科研机构、中药生产企业及中药材市场的中药优势特色资源，总结提炼形成中药优势特色学术思想和技术专长，建立 3 项以上相应的中药优势特色技术操作标准及规范。

2. 科学研究。对体现优势特色的学术思想和技术专长开展深入研究，在传承优势特色的基础上，推进中医药学术的发展。

（三）能力建设。

1. 师资队伍建设。建立具有优势特色、满足培训需求、符合发展趋势的师资人才梯队；采取师承、进修学习等多种方式，重点培养 3 名以上既能传承发展优势特色，又掌握发展前沿的师资骨干，提高师资队伍的业务水平和服务能力。

2. 培训教材（讲义）编制。根据本省区的优势特色资源，科学系统设计培训课程，编写培训教材（讲义），并建立培训考核评价标准。

3. 精品视频制作。总结凝练优势特色，利用优质师资资源，录制 2 门以上系列优势特色教育培训精品视频，构建培训资源共享平台，促进优势特色的广泛传承和发扬。具体要求见附 1。

4. 制度建设。制定基地建设规划，建立日常管理、经费使用、师资培养等制度，保障基地建设工作的顺利开展。

（四）人才培养。

1. 承担全国中药特色技术传承人才培训项目。按照《国家中医药管理局办公室关于印发全国中药特色技术传承人才培训项目实施方案及管理办法的通知》（国中医药办人教发〔2014〕39 号）要求，完成全国中药特色技术传承人才培训项目的培养任务。每年至少举办 3 期全国中药特色技术传承人才培训项目培训班。

民族药培训基地参照中药特色技术传承人才培训项目，培养一批高层次民族药特色技术传承人才。

2. 举办中医药继续教育项目。围绕优势特色技术，积极开展中医药继续教育活动，建设期内至少举办 3 期不少于 3 天的国家级中医药继续教育项目，共培养 100 名以上中药人员。

3. 提供专业人才培训服务。充分利用自身资源优势，为各机构和专业技术人员提供中药业务培训、岗位进修、能力提升等服务。

4. 开展中药人才培养模式研究。结合所承担的培训培养任务，开展不同类型、不同层次的中药人员培养标准和教学模式研究，提高中药人才培训质量和培训能力。

四、经费安排

中央财政安排各省（区、市）国家中医药优势特色教育培训基地（中药）建设专项经费 100 万元，主要用于培训基地的条件建设、师资培养、精品视频制作、教学实践活动、购置实训耗材及开展培训等。

五、组织管理

（一）国家中医药管理局负责建设项目的综合管理和统筹协调，制定建设方案，组织项目立项、过程管理和验收总结。

（二）省级中医药管理部门指导基地开展建设，组织本省区中药人员参加培训；负责本省区项目的过程管理、经费管理、组织开展验收等工作。

（三）所在单位具体负责基地的日常管理，明确基地负责人，提供人力、场地、设备等各方面的支持，并按照财政有关要求，组织设备招标采购工作。

（四）基地负责人为项目建设第一责任人，全面负责建设任务的落实和建设目标的实现，合理分配、统筹使用项目经费。

国家中医药优势特色教育培训基地
（中药）精品视频制作要求

一、录制场地要求

录制现场光线应充足，环境安静、整洁，并优先选择授课现场作为录制场地。

二、视频拍摄要求

（一）视频采用 H. 264／AVC（MPEG-4）编码；视频码流率：动态码流的最高码率不高于 8000kbps，最低码率不得低于 5000kbps。采用标清 4∶3 拍摄时，分辨率设定为 720×576，采用高清 16∶9 拍摄时，分辨率设定为 1920×1080 或 1280×720。视频帧率为 25 帧/秒。

（二）录制过程中使用的 PPT、板书、字幕等文字表述应准确无误，格式规范，符合拍摄要求，并确保成片中的 PPT 或板书完整、清晰。

（三）画面图像清晰，同步性能稳定，图像无抖动跳跃，色彩无突变，无明显杂波，白平衡正确，无明显偏色。

（四）声音和画面同步，且清晰、饱满、圆润。无失真、噪声、交流声或其他杂音等缺陷。

三、后期制作要求

（一）原则上单个视频时长应控制在 100 分钟内。

（二）视频应包括完整的片头、片尾。片头不超过 10 秒，包括基地名称、课程名称、主讲教师姓名、专业技术职务、单位等信息；片尾包括基地名称、录制时间等信息。

四、视频刻录要求

（一）所有视频文件刻录在 DVD-R 光盘上，并对刻录光盘做封口处理。

（二）每张 DVD-R 光盘只能刻录 1 讲内容，并在盘面上注明课程名称、主讲教师、时长等信息。

国家中医药管理局关于加强
中医理论传承创新的若干意见

国中医药科技发〔2016〕6 号

各省、自治区、直辖市卫生计生委、中医药管理局，新疆生产建设兵团卫生局，局各直属单位，北京中医药大学：

为加强中医（民族医）理论传承创新，更好地指导中医药临床和产业实践，提升中医药服务和创新能力，推动中医药学术进步和事业发展，根据《国务院关于扶持和促进中医药事业发展的若干意见》、《中医药创新发展规划纲要（2006-2020 年)》和《中共中央国务院关于深化体制机制改革加快实施创新驱动发展战略的若干意见》精神，提出如下意见：

一、充分认识中医理论传承创新的重要性和紧迫性

（一）中医药学是中国医学科学的瑰宝，也是打开中华文明宝库的钥匙。中医理论是中华民族在几千年生产生活实践和

与疾病做斗争中逐步形成并不断丰富发展的，对人与自然、人体生命活动、健康与疾病规律性认识的医学知识体系，是中医养生保健、防病治病和产业研发的指导思想和实践指南，是中医药学的基础与核心。加强中医理论传承创新，对于促进中医理论实践应用，发挥中医药原创优势，提高我国科技自主创新能力，保障中医药学术和事业健康发展，加快建设创新型国家，促进健康中国建设具有重要意义。

（二）近年来，中医理论传承创新取得了一定成绩，为深化研究奠定了良好基础。然而，随着经济社会进步、现代科技的快速发展与健康需求的增加，中医理论发展面临严峻的挑战。一是中医理论传承不足，缺乏对中医理论原创优势的研究，核心理论现代诠释与现代科学基础薄弱，理论对临床的指导作用弱化。二是中医理论创新不足，临床应用不系统，难以满足人民群众日益增长的健康需要。三是经费投入和成果凝练不足，研究平台条件薄弱，专业化人才队伍作用有待发挥，缺乏稳定的传承创新团队，体制机制和政策环境亟待优化。

二、指导思想和基本原则

（一）指导思想。贯彻落实创新驱动发展战略，把理论传承创新放在中医药发展的先导与战略地位，遵循中医药自身发展特点和规律，加强前瞻性部署与顶层设计，稳步推进实施，以满足人民群众对中医药服务的需求为出发点，传承创新中医理论内涵，丰富和发展中医理论体系，提升创新驱动发展能力，有效指导临床和产业实践，推动中医药学术和事业可持续发展，在传承中创新发展，在创新发展中服务人民。

（二）基本原则。

——坚持传承与创新相结合。坚持中医药原创优势，强化继承发掘中医理论精髓，有效利用现代科学技术、成果和方法，创新、丰富和发展中医理论。

——坚持理论与实践相结合。遵循"实践、总结、再实践、再总结"的基本规律，基于临床实践传承创新中医理论，通过传承创新提升中医理论指导实践的能力。

——坚持主体发展与协同创新相结合。增强学术自信，坚持中医理论的主体性，鼓励多学科交叉，兼收并蓄、协同创新，不断丰富中医理论宝库。

——坚持政策引导与多元投入相结合。完善政策机制，扶持培育与需求导向有机结合，形成深入系统的传承创新中医理论新格局。

（三）发展目标。到 2030 年，通过实施相关专项工程与计划，系统深入发掘一批古代医家学术思想与理论精华，基本阐明一批中医核心理论的现代科学内涵，全面提升一批中医药防治有优势疾病的理论认识，建设一批中医理论重点研究室，培养一批中医理论学术带头人，形成传承、创新、丰富、发展中医理论新格局，全面提高中医理论水平和防病治病能力。

三、主要任务

（一）加强中医药古籍文献整理研究。加强中医药古籍文献整理研究与保护利用，制定完善中医药古籍文献整理研究规范，推进《中华医藏》整理编制，加强海外中医药古籍文献回归与孤本医籍整理，强化中医药古籍文献整理研究平台建设，发掘中医药古籍文献精华，丰富创新中医理论。

（二）加强中医理论传承研究。理清中医理论源流与框架，阐发理论内涵，规范理论表述，建立和完善概念明确、结构合理的中医理论体系。加强对传承脉络清晰、理论特色鲜明的古代医家的学术思想研究，深入研究中医对生命、健康与疾病认知理论，系统总结中医养生保健、防病治病理论精华，提升中医理论指导临床实践和产品研发的能力，切实传承中医生命观、健康观、疾病观和预防治疗观。

（三）加强中医理论实践创新。推进基于临床实践的中医理论升华和应用研究，结合实践中面临的新问题、新需求，提出新观点，总结新规律，丰富中医理论；结合临床研究、新药与产品研发，促进中医理论与不同创新领域间的衔接与转化；运用中医理论加互联网、大数据等现代信息技术，推进中医理论的广泛应用。

（四）加强中医理论内涵诠释。结合临床和产业实践，利用现代生命科学等多学科理论、技术与方法，开展中医核心理论的现代诠释研究，阐发中医理论科学基础，科学表述中医认识生命、防治疾病的内在规律。

（五）加强中医理论重点领域研究。开展治未病、养生、藏象、经络腧穴、气血津液、病因病机、诊法与辨证论治、治则治法等理论研究，中药药性、方剂配伍和方药作用机理研究，针灸等非药物疗法作用机理研究，重大疑难疾病和新发传染病等疾病证治规律和理论研究，中医医家学术思想及传承研究，中医理论相关基础性工作与共性实验技术研究，中医理论文化内涵研究等。

（六）加强中医理论传承创新方法探索。深刻理解中医理论构建模式和方法学特点，广泛吸纳和借鉴现代科学方法与技术，探索建立适合中医理论传承创新的新模式与新方法，逐步形成中医理论传承创新的方法学体系和评价体系。

四、保障措施

（一）加强组织领导。提高认识，将中医理论传承创新作为影响中医药学术与事业发展的重要任务来抓，加强领导，创新机制，发挥政府主导作用，成立相应的领导小组或机构，鼓励将中医理论传承创新纳入本地区、本单位发展规划，设立专项，在人、财、物方面给予倾斜支持，建立长期投入的保障机制。

（二）加强平台建设。建设一批中医理论重点研究室，鼓励有条件的中医机构设立中医理论研究室（所），形成一批国家和省级中医理论传承创新基地。加强多层次、全方位、高水平的国际合作；吸引国内外优秀专家参与中医理论传承创新，推进多学科合作和协同创新。

（三）加强队伍建设。将中医理论传承创新人才培养纳入国家中医药创新体系建设，并给予重点扶持，设立专门面向优秀中医理论传承创新的人才计划，以高等院校和科研院所为主体，紧密结合临床和产业实践，加强高层次人才培养和后备队伍建设，加强对中医理论传承创新学术带头人的培育，构建不同层次的人才体系，形成一支中医信念坚定、理论素养深厚、专业能力突出并且相对稳定的传承创新队伍。

（四）完善政策支撑。立足中医理论传承创新特点，改进相应的评价和激励机制，给予有力的政策导向，制定向中医理论专业人才倾斜的绩效、项目、经费和人事等管理办法，调动多学科研究中医理论的积极性，提倡学术平等和学术争鸣，营造风清气正的研究文化，构建宽松的学术氛围。

（五）创新运行机制。坚持政府支持中医理论传承创新的主导作用，强化高等院校和科研院所在知识创新中的主体地位，发挥临床机构和企业的协同创新作用，完善多元投入机制，促进医教研产协同创新，切实保障中医理论传承创新全面协调可持续发展。

国家中医药管理局

2016 年 2 月 18 日

国家中医药管理局关于公布 2015 年全国中药特色技术传承人才培训项目培养对象名单的通知

国中医药人教函〔2015〕168 号

各省、自治区、直辖市中医药管理局，中国中医科学院：

根据《国家中医药管理局办公室关于开展 2015 年全国中药特色技术传承人才培训项目培养对象选拔工作的通知》（国中医药办人教函〔2015〕143 号）精神，在各省（区、市）和有关单位组织选拔考试、择优录取的基础上，经我局审核，确定穆桂荣等 310 人为 2015 年全国中药特色技术传承人才培训项目培养对象，现予公布，并将有关要求通知如下：

一、各省级中医药管理部门、有关单位要组织培养对象及其所在单位认真学习《全国中药特色技术传承人才培训项目实施方案》、《全国中药特色技术传承人才培训项目管理办法》（国中医药办人教发〔2014〕39 号）相关文件，明确项目培训目标、任务、要求，并认真执行。

二、项目自 2015 年 10 月 1 日起实施，周期 3 年。各省级中医药管理部门、有关单位要组织培养对象按时进岗，按要求参加游学轮转，每名培养对象每年度参加 5 个以上国家中医药优势特色教育培训基地（中药）的轮转培训。

三、各省级中医药管理部门、有关单位要按照《关于加强国家中医药优势特色教育培训基地管理及公布 2015 年第四季度培训计划的通知》（国中医药人教教育便函〔2015〕203 号）要求，组织培养对象参加 2015 年第四季度的游学轮转培训。

四、中西部地区各省级中医药管理部门要切实加强经费管理，制定经费管理细则，做到专款专用。东部 9 省（市）及中国中医科学院培养对象所在单位或省级中医药管理部门要参照中央财政补助标准落实解决培训经费。

五、其他事项

（一）《全国中药特色技术传承人才培训项目实施方案及管理办法》、《关于加强国家中医药优势特色教育培训基地管理及公布 2015 年第四季度培训计划的通知》请在国家中医药管理局政府网站（www. satcm. gov. cn）下载。

（二）各培训基地培训方案等相关材料可通过全国中药特色技术传承人才培训项目 QQ 群（245011211）下载。

（三）联系人及联系电话

国家中医药管理局人事教育司师承继教处

联 系 人：曾兴水

联系电话：010-59957647

电子邮箱：scjjc@ satcm. gov. cn gxbys@ mohrss. gov. cn

附件．2015 年全国中药特色技术传承人才培训项目培养对象名单（略）

国家中医药管理局

2015 年 9 月 18 日

国家中医药管理局办公室关于申报
国家中药标准化项目的通知

国中医药办科技函〔2015〕125 号

各省、自治区、直辖市及计划单列市中医药管理局，新疆生产建设兵团卫生局，各有关单位：

为贯彻落实《国务院关于加快培育和发展战略性新兴产业的决定》、《"十二五"国家战略性新兴产业发展规划》和"十二五"《生物产业发展规划》，推动中药产业链的标准化建设，根据《国家发展改革委关于实施新兴产业重大工程包的通知》（发改高技〔2015〕1303 号）要求，经商国家发展改革委，现就做好中药标准化项目申报工作有关事项通知如下：

一、指导思想

按照"问题导向、重点突破，强化基础、完善体系，社会参与、建立机制"的原则，以更好满足人民群众的健康需求为导向，以全面提高中药产品质量为目标，遵循市场规律，创新机制，持续推进中药产业链标准体系建设，加快形成中药标准化支撑服务体系，制定配套扶持政策，引领中药产业整体提质增效，切实保障百姓用药安全有效。

——问题导向，重点突破。针对中药标准化程度不高，标准体系不健全，缺乏优质质量评价技术标准等关键问题，在《国家基本药物目录》和《国家基本医疗保险、工伤保险和生育保险药品目录》中的中成药中，重点选择临床用量大、涵盖多种剂型的中成药及其原料和临床常用饮片作为示范，建立一批基础标准、分级标准及优质标准。

——强化基础，完善体系。依靠优势科技力量和社会资本，构建中药质量标准库和第三方质量检测技术平台，强化中药质量评价基础条件建设，增强标准化服务能力，形成中药标准化的技术服务支撑体系，保障中药产业持续发展。

——社会参与，建立机制。通过示范，建立优质中药评价体系，定期公告中药优质产品，发挥市场配置资源的决定性作用，引导社会广泛参与，建立中药标准化建设的长效机制，推动中药优质优价，促进中药产业"种好药、造好药、用好药"。

二、主要内容

（一）中药重点产品标准。

在《国家基本药物目录》和《国家基本医疗保险、工伤保险和生育保险药品目录》收录的中成药品种中，选择临床用量大、涵盖多种剂型的50%以上（约60种）中成药大品种，开展中成药生产全过程质量控制标准和产品标准制定工作（包括其涵盖的原料中药材及中药饮片）；开展50%以上（约100种）临床最常用饮片生产全过程质量控制标准和产品标准制定工作（包括其涵盖的原料中药材）。制定的标准通过相关标准化技术委员会认定，形成行业标准。具体内容包括：

1、中药材生产规范及标准制定。制定中药材良种繁育技术规范和中药材种子、种苗标准，建立无公害种植过程中田间管理、投入品施用（水、肥料、农药等）等操作环节的技术要求和控制标准；制定人工种植、养殖和野生中药材采收、产地加工规范及标准，制定中药材等级标准，制定中药材包装及仓储规范等。

2、中药饮片生产规范及标准制定。制定中药饮片炮制加工工艺技术标准、辅料质量标准和设备标准；针对不同储藏、运输特点的饮片，制定包材、包装等质量控制标准和规范；制定不同质量等级中药饮片产品辨识、检测技术和方法，建立中药饮片等级标准。

3、中成药生产规范及标准制定。制定中成药生产全过程所涉及的原料投料、提取、浓缩、干燥、成型等环节的质量控制规范与标准。对多家企业生产的同一品种，制定优质产品标准；对独家生产品种，制定先进标准。

申报中成药重点产品标准项目应包括上述1、2、3内容；申报中药饮片重点产品标准项目应包括上述1、2内容。

（二）中药标准化支撑体系建设。

建设可实现信息共享的中药质量标准库，建设独立、权威、具有公信力的第三方质量检测技术平台，为医疗机构、相关企业、药品采购机构、公众和新闻媒体等提供中药质量检测和信息服务。建立优质中药品种的质量评价体系和认证体系。引导行业协会、产业联盟或第三方机构发布中药产品质量信息，形成中药标准化建设长效机制。具体内容：

——中药质量标准库。支持建设1个中药质量标准库，涉及常用中药材、中药饮片及中成药标准实物库、化学成分库、基因库、定性定量信息和特征（指纹）图谱库等，为科学研究、标准制定、质量监督及大众查询等提供可靠的质量信息服务。

——第三方质量检测技术平台。在南北不同区域组建2家具有独立法人资质的中药质量第三方检验机构，开展优质中药种子种苗、中药材、中药饮片及中成药的质量检测工作，并获得中国计量认证（CMA）资质认定、中国合格评定国家认可委员会（CNAS）认可，实施检测项目不低于300项。

三、申报要求

（一）申报项目需符合国家发展改革委颁布的《国家高技术产业发展项目管理暂行办法》（国家发展改革委令第43号）和《国家发展改革委关于实施新兴产业重大工程包的通知》（发改高技〔2015〕1303号）要求。

（二）项目申报单位应在中华人民共和国注册，具有独立法人资格，具有完成项目相关工作基础和必要条件。项目申报人必须为申报单位在职工作人员。

（三）其他要求。

1、中药重点产品标准。

（1）中成药重点产品标准项目，应由中成药生产企业牵头，中药饮片重点产品标准项目，应由中药饮片生产企业牵头。鼓励与申报品种直接相关的生产企业、高等院校和科研院所联合申报。

（2）申报单位应具有相应经费投入能力，按照预算及筹资方案要求提供资金来源证明和匹配资金承诺书。申报独家生产中成药重点产品标准项目单位，申报品种近3年年均销售额不少于3亿元，企业近3年年均销售总额不少于10亿元；申报多家生产中成药重点产品标准项目单位，申报品种近3年年均销售额不少于2亿元，企业近3年年均销售额不少于5亿元；申报中药饮片重点产品标准项目单位，近3年累计销售收入应不少于2亿元。

（3）中成药重点产品标准项目，其中成药处方所涉及2/3以上中药材品种应有满足自身生产需求、相对稳定的中药材生产基地和种子种苗繁育基地，每种中药材生产基地面积不少于1000亩，种子种苗繁育基地不少于100亩（或有来源于同等面积种植养殖基地的证明）；动物药原料应有稳定的养殖和繁育基地。原则上，中药材生产基地应符合国家GAP要求。

中药饮片重点产品标准项目，其原料应有稳定的生产基地和种子种苗繁育基地，每种中药材生产基地面积应不少于1000亩，种子种苗繁育基地不少于100亩（或有来源于同等面积种植养殖基地的证明）；动物药原料应有稳定的养殖繁育生产基地。原则上，中药材生产基地应符合国家GAP要求。

2、中药标准化支撑体系建设。

中药质量标准库建设项目，应由中医药科研机构单独或联合国内优势单位申报。申报单位应具有资金匹配能力和长期稳定的资金投入筹措能力、较强的专职从业人员队伍、较好的标准研究工作基础和硬件条件。

第三方质量检测技术平台建设项目申报单位，应具备良好的中药质量研究与检测的软硬件条件及从事中药标准研究、制定或检测工作的专业人才队伍，具有多元化的资金匹配能力和长期稳定的资金投入筹措能力，具有满足运行、产权清晰的固定场所。

中药重点产品标准、中药标准化支撑体系建设两部分内容同步完成申报。

（四）资金安排。

项目所需资金应以项目承担单位自筹为主，国家资金支持比例一般不超过项目总投资的30%。

四、申报程序

（一）各省（自治区、直辖市）项目申请经省级中医药管理部门及省级发展改革部门审核同意后，由各省级中医药管理部门统一报送国家中医药管理局。国务院相关部门所属机构、中央企业项目申请经上级主管部门审核同意后报送国家中医药管理局。

（二）项目可行性报告（格式见附件，A4纸打印，同附件材料于左侧平装成册）一式8份（含2份原件），及相应电子版（光盘形式，WORD格式，与纸质材料确保一致）1份，应于2015年8月31日前报送至国家中医药管理局科技司（邮编：100027，地址：北京市东城区工体西路1号）。

（三）国家中医药管理局将按相关程序，组织专家对申报的项目进行评审。

附件：

1. 中药标准行动计划项目可行性报告（申报书）中药重点产品标准（略）

2. 中药标准行动计划项目可行性报告（申报书）中药质量标准库（略）

3. 中药标准行动计划项目可行性报告（申报书）第三方质量检测技术平台（略）

国家中医药管理局办公室

2015年7月9日

关于进一步加强国家级中医药继续
教育项目管理的通知

国中医药继教办〔2015〕1 号

各省、自治区、直辖市中医药管理局，各直报单位：

每年度国家级中医药继续教育项目公布后，省级中医药管理部门、直报单位高度重视，各主办单位认真组织实施，项目进展顺利。但部分项目在执行过程中，存在以会代训、任意更改学时数等问题。为进一步加强国家级中医药继续教育项目的管理，提高项目质量，现将有关要求通知如下：

一、进一步规范项目实施方式及学时计算

（一）按照《国家级中医药继续教育项目管理办法》（国中医药继教委发〔2007〕2 号）规定，国家级中医药继续教育项目实施形式主要包括培训班、研修班、现代远程教育等，不得以学术会议、论坛、学术讲座等方式代替。

（二）国家级中医药继续教育项目在当年度执行，每个项目原则上限于举办 1–2 期。

（三）学时计算一般为每个学时 50 分钟左右，半天 4 学时，每天不超过 8 学时。报到、撤离等与教学无关的时间不计入学时数。

二、进一步加强项目过程管理

（一）主办单位、项目名称、授予学分数按文件规定执行，不得随意变更。

（二）项目学时要严格按照文件核准的数量执行，缩短学时者，由国家中医药管理局中医药继续教育委员会办公室（以下简称继续教育办公室）核减其相应的学分，并进行登记备案。

（三）在项目执行完毕的 10 个工作日内，主办单位按文件要求，将执行情况总结等相关材料发送到继续教育办公室电子邮箱。

（四）每年度国家级中医药继续教育项目要求于当年 12 月 31 日前执行完毕，不得延至下一年度执行。

三、进一步加强学分证书规范管理

（一）继续教育办公室免费发放国家级中医药继续教育学分证书。学分证书不得买卖，不得以任何与学分证书有关的名义收取费用。

（二）要严格按照实际参加培训且考核合格的学员人数颁发学分证书，并做好培训学员基本信息、学分证书编号登记工作，做到一人一证、人与证的信息一致。

（三）在项目实施前的 15 个工作日内，主办单位将学分证书申领表、开班通知和授课安排表传真至继续教育办公室，经核准后，采用自取或快递的方式进行学分证书领取。未使用、错误的学分证书应于项目结束后的 10 个工作日内退回继续教育办公室。

四、进一步做好项目抽查评估工作

（一）各省级中医药管理部门、直报单位要加强对项目主办单位的指导和督查，对国家级中医药继续教育项目实施情况进行抽查评估，抽查项目数不低于举办项目总数的 10%，项目数在 10 项以内的，抽查 1 项。

（二）抽查评估结果作为下一年度继续教育项目申报、评审依据。凡抽查不合格或连续 2 年因缩短学时被核减学分的主办单位，将取消其申报下一年度国家级中医药继续教育项目的资格。

（三）12 月 31 日前，各省级中医药管理部门、直报单位要将项目执行情况工作总结等相关材料，报送继续教育办公室。

联系人：曾兴水

联系电话：010-59957647

传真：010-59957699

电子邮箱：scjjc@satcm.gov.cn

地　址：北京市东城区工体西路 1 号

邮政编码：100027

国家中医药管理局

中医药继续教育委员会办公室

2015 年 8 月 3 日

国家食品药品监督管理总局令

第 13 号

《药品经营质量管理规范》已于 2015 年 5 月 18 日经国家食品药品监督管理总局局务会议审议通过，现予公布，自公布之日起施行。

局　长　　毕井泉

2015 年 6 月 25 日

药品经营质量管理规范

第一章 总 则

第一条 为加强药品经营质量管理，规范药品经营行为，保障人体用药安全、有效，根据《中华人民共和国药品管理法》、《中华人民共和国药品管理法实施条例》，制定本规范。

第二条 本规范是药品经营管理和质量控制的基本准则，企业应当在药品采购、储存、销售、运输等环节采取有效的质量控制措施，确保药品质量。

第三条 药品经营企业应当严格执行本规范。

药品生产企业销售药品、药品流通过程中其他涉及储存与运输药品的，也应当符合本规范相关要求。

第四条 药品经营企业应当坚持诚实守信，依法经营。禁止任何虚假、欺骗行为。

第二章 药品批发的质量管理

第一节 质量管理体系

第五条 企业应当依据有关法律法规及本规范的要求建立质量管理体系，确定质量方针，制定质量管理体系文件，开展质量策划、质量控制、质量保证、质量改进和质量风险管理等活动。

第六条 企业制定的质量方针文件应当明确企业总的质量目标和要求，并贯彻到药品经营活动的全过程。

第七条 企业质量管理体系应当与其经营范围和规模相适

应，包括组织机构、人员、设施设备、质量管理体系文件及相应的计算机系统等。

第八条　企业应当定期以及在质量管理体系关键要素发生重大变化时，组织开展内审。

第九条　企业应当对内审的情况进行分析，依据分析结论制定相应的质量管理体系改进措施，不断提高质量控制水平，保证质量管理体系持续有效运行。

第十条　企业应当采用前瞻或者回顾的方式，对药品流通过程中的质量风险进行评估、控制、沟通和审核。

第十一条　企业应当对药品供货单位、购货单位的质量管理体系进行评价，确认其质量保证能力和质量信誉，必要时进行实地考察。

第十二条　企业应当全员参与质量管理。各部门、岗位人员应当正确理解并履行职责，承担相应质量责任。

第二节　组织机构与质量管理职责

第十三条　企业应当设立与其经营活动和质量管理相适应的组织机构或者岗位，明确规定其职责、权限及相互关系。

第十四条　企业负责人是药品质量的主要责任人，全面负责企业日常管理，负责提供必要的条件，保证质量管理部门和质量管理人员有效履行职责，确保企业实现质量目标并按照本规范要求经营药品。

第十五条　企业质量负责人应当由高层管理人员担任，全面负责药品质量管理工作，独立履行职责，在企业内部对药品质量管理具有裁决权。

第十六条　企业应当设立质量管理部门，有效开展质量管理工作。质量管理部门的职责不得由其他部门及人员履行。

第十七条　质量管理部门应当履行以下职责：

（一）督促相关部门和岗位人员执行药品管理的法律法规及本规范；

（二）组织制订质量管理体系文件，并指导、监督文件的执行；

（三）负责对供货单位和购货单位的合法性、购进药品的合法性以及供货单位销售人员、购货单位采购人员的合法资格进行审核，并根据审核内容的变化进行动态管理；

（四）负责质量信息的收集和管理，并建立药品质量档案；

（五）负责药品的验收，指导并监督药品采购、储存、养护、销售、退货、运输等环节的质量管理工作；

（六）负责不合格药品的确认，对不合格药品的处理过程实施监督；

（七）负责药品质量投诉和质量事故的调查、处理及报告；

（八）负责假劣药品的报告；

（九）负责药品质量查询；

（十）负责指导设定计算机系统质量控制功能；

（十一）负责计算机系统操作权限的审核和质量管理基础数据的建立及更新；

（十二）组织验证、校准相关设施设备；

（十三）负责药品召回的管理；

（十四）负责药品不良反应的报告；

（十五）组织质量管理体系的内审和风险评估；

（十六）组织对药品供货单位及购货单位质量管理体系和服务质量的考察和评价；

（十七）组织对被委托运输的承运方运输条件和质量保障能力的审查；

（十八）协助开展质量管理教育和培训；

（十九）其他应当由质量管理部门履行的职责。

第三节　人员与培训

第十八条　企业从事药品经营和质量管理工作的人员，应当符合有关法律法规及本规范规定的资格要求，不得有相关法律法规禁止从业的情形。

第十九条 企业负责人应当具有大学专科以上学历或者中级以上专业技术职称，经过基本的药学专业知识培训，熟悉有关药品管理的法律法规及本规范。

第二十条 企业质量负责人应当具有大学本科以上学历、执业药师资格和 3 年以上药品经营质量管理工作经历，在质量管理工作中具备正确判断和保障实施的能力。

第二十一条 企业质量管理部门负责人应当具有执业药师资格和 3 年以上药品经营质量管理工作经历，能独立解决经营过程中的质量问题。

第二十二条 企业应当配备符合以下资格要求的质量管理、验收及养护等岗位人员：

（一）从事质量管理工作的，应当具有药学中专或者医学、生物、化学等相关专业大学专科以上学历或者具有药学初级以上专业技术职称；

（二）从事验收、养护工作的，应当具有药学或者医学、生物、化学等相关专业中专以上学历或者具有药学初级以上专业技术职称；

（三）从事中药材、中药饮片验收工作的，应当具有中药学专业中专以上学历或者具有中药学中级以上专业技术职称；从事中药材、中药饮片养护工作的，应当具有中药学专业中专以上学历或者具有中药学初级以上专业技术职称；直接收购地产中药材的，验收人员应当具有中药学中级以上专业技术职称。

经营疫苗的企业还应当配备 2 名以上专业技术人员专门负责疫苗质量管理和验收工作，专业技术人员应当具有预防医学、药学、微生物学或者医学等专业本科以上学历及中级以上专业技术职称，并有 3 年以上从事疫苗管理或者技术工作经历。

第二十三条 从事质量管理、验收工作的人员应当在职在岗，不得兼职其他业务工作。

第二十四条 从事采购工作的人员应当具有药学或者医学、生物、化学等相关专业中专以上学历，从事销售、储存等工作的人员应当具有高中以上文化程度。

第二十五条 企业应当对各岗位人员进行与其职责和工作内容相关的岗前培训和继续培训，以符合本规范要求。

第二十六条 培训内容应当包括相关法律法规、药品专业知识及技能、质量管理制度、职责及岗位操作规程等。

第二十七条 企业应当按照培训管理制度制定年度培训计划并开展培训，使相关人员能正确理解并履行职责。培训工作应当做好记录并建立档案。

第二十八条 从事特殊管理的药品和冷藏冷冻药品的储存、运输等工作的人员，应当接受相关法律法规和专业知识培训并经考核合格后方可上岗。

第二十九条 企业应当制定员工个人卫生管理制度，储存、运输等岗位人员的着装应当符合劳动保护和产品防护的要求。

第三十条 质量管理、验收、养护、储存等直接接触药品岗位的人员应当进行岗前及年度健康检查，并建立健康档案。患有传染病或者其他可能污染药品的疾病的，不得从事直接接触药品的工作。身体条件不符合相应岗位特定要求的，不得从事相关工作。

第四节 质量管理体系文件

第三十一条 企业制定质量管理体系文件应当符合企业实际。文件包括质量管理制度、部门及岗位职责、操作规程、档案、报告、记录和凭证等。

第三十二条 文件的起草、修订、审核、批准、分发、保管，以及修改、撤销、替换、销毁等应当按照文件管理操作规程进行，并保存相关记录。

第三十三条　文件应当标明题目、种类、目的以及文件编号和版本号。文字应当准确、清晰、易懂。

文件应当分类存放，便于查阅。

第三十四条　企业应当定期审核、修订文件，使用的文件应当为现行有效的文本，已废止或者失效的文件除留档备查外，不得在工作现场出现。

第三十五条　企业应当保证各岗位获得与其工作内容相对应的必要文件，并严格按照规定开展工作。

第三十六条　质量管理制度应当包括以下内容：

（一）质量管理体系内审的规定；

（二）质量否决权的规定；

（三）质量管理文件的管理；

（四）质量信息的管理；

（五）供货单位、购货单位、供货单位销售人员及购货单位采购人员等资格审核的规定；

（六）药品采购、收货、验收、储存、养护、销售、出库、运输的管理；

（七）特殊管理的药品的规定；

（八）药品有效期的管理；

（九）不合格药品、药品销毁的管理；

（十）药品退货的管理；

（十一）药品召回的管理；

（十二）质量查询的管理；

（十三）质量事故、质量投诉的管理；

（十四）药品不良反应报告的规定；

（十五）环境卫生、人员健康的规定；

（十六）质量方面的教育、培训及考核的规定；

（十七）设施设备保管和维护的管理；

（十八）设施设备验证和校准的管理；

（十九）记录和凭证的管理；

（二十）计算机系统的管理；

（二十一）执行药品电子监管的规定；

（二十二）其他应当规定的内容。

第三十七条 部门及岗位职责应当包括：

（一）质量管理、采购、储存、销售、运输、财务和信息管理等部门职责；

（二）企业负责人、质量负责人及质量管理、采购、储存、销售、运输、财务和信息管理等部门负责人的岗位职责；

（三）质量管理、采购、收货、验收、储存、养护、销售、出库复核、运输、财务、信息管理等岗位职责；

（四）与药品经营相关的其他岗位职责。

第三十八条 企业应当制定药品采购、收货、验收、储存、养护、销售、出库复核、运输等环节及计算机系统的操作规程。

第三十九条 企业应当建立药品采购、验收、养护、销售、出库复核、销后退回和购进退出、运输、储运温湿度监测、不合格药品处理等相关记录，做到真实、完整、准确、有效和可追溯。

第四十条 通过计算机系统记录数据时，有关人员应当按照操作规程，通过授权及密码登录后方可进行数据的录入或者复核；数据的更改应当经质量管理部门审核并在其监督下进行，更改过程应当留有记录。

第四十一条 书面记录及凭证应当及时填写，并做到字迹清晰，不得随意涂改，不得撕毁。更改记录的，应当注明理由、日期并签名，保持原有信息清晰可辨。

第四十二条 记录及凭证应当至少保存5年。疫苗、特殊管理的药品的记录及凭证按相关规定保存。

第五节　设施与设备

第四十三条 企业应当具有与其药品经营范围、经营规模相适应的经营场所和库房。

第四十四条 库房的选址、设计、布局、建造、改造和维护应当符合药品储存的要求，防止药品的污染、交叉污染、混淆和差错。

第四十五条 药品储存作业区、辅助作业区应当与办公区和生活区分开一定距离或者有隔离措施。

第四十六条 库房的规模及条件应当满足药品的合理、安全储存，并达到以下要求，便于开展储存作业：

（一）库房内外环境整洁，无污染源，库区地面硬化或者绿化；

（二）库房内墙、顶光洁，地面平整，门窗结构严密；

（三）库房有可靠的安全防护措施，能够对无关人员进入实行可控管理，防止药品被盗、替换或者混入假药；

（四）有防止室外装卸、搬运、接收、发运等作业受异常天气影响的措施。

第四十七条 库房应当配备以下设施设备：

（一）药品与地面之间有效隔离的设备；

（二）避光、通风、防潮、防虫、防鼠等设备；

（三）有效调控温湿度及室内外空气交换的设备；

（四）自动监测、记录库房温湿度的设备；

（五）符合储存作业要求的照明设备；

（六）用于零货拣选、拼箱发货操作及复核的作业区域和设备；

（七）包装物料的存放场所；

（八）验收、发货、退货的专用场所；

（九）不合格药品专用存放场所；

（十）经营特殊管理的药品有符合国家规定的储存设施。

第四十八条 经营中药材、中药饮片的，应当有专用的库房和养护工作场所，直接收购地产中药材的应当设置中药样品室（柜）。

第四十九条　经营冷藏、冷冻药品的，应当配备以下设施设备：

（一）与其经营规模和品种相适应的冷库，经营疫苗的应当配备两个以上独立冷库；

（二）用于冷库温度自动监测、显示、记录、调控、报警的设备；

（三）冷库制冷设备的备用发电机组或者双回路供电系统；

（四）对有特殊低温要求的药品，应当配备符合其储存要求的设施设备；

（五）冷藏车及车载冷藏箱或者保温箱等设备。

第五十条　运输药品应当使用封闭式货物运输工具。

第五十一条　运输冷藏、冷冻药品的冷藏车及车载冷藏箱、保温箱应当符合药品运输过程中对温度控制的要求。冷藏车具有自动调控温度、显示温度、存储和读取温度监测数据的功能；冷藏箱及保温箱具有外部显示和采集箱体内温度数据的功能。

第五十二条　储存、运输设施设备的定期检查、清洁和维护应当由专人负责，并建立记录和档案。

第六节　校准与验证

第五十三条　企业应当按照国家有关规定，对计量器具、温湿度监测设备等定期进行校准或者检定。

企业应当对冷库、储运温湿度监测系统以及冷藏运输等设施设备进行使用前验证、定期验证及停用时间超过规定时限的验证。

第五十四条　企业应当根据相关验证管理制度，形成验证控制文件，包括验证方案、报告、评价、偏差处理和预防措施等。

第五十五条　验证应当按照预先确定和批准的方案实施，

验证报告应当经过审核和批准，验证文件应当存档。

第五十六条 企业应当根据验证确定的参数及条件，正确、合理使用相关设施设备。

第七节　计算机系统

第五十七条 企业应当建立能够符合经营全过程管理及质量控制要求的计算机系统，实现药品质量可追溯，并满足药品电子监管的实施条件。

第五十八条 企业计算机系统应当符合以下要求：

（一）有支持系统正常运行的服务器和终端机；

（二）有安全、稳定的网络环境，有固定接入互联网的方式和安全可靠的信息平台；

（三）有实现部门之间、岗位之间信息传输和数据共享的局域网；

（四）有药品经营业务票据生成、打印和管理功能；

（五）有符合本规范要求及企业管理实际需要的应用软件和相关数据库。

第五十九条 各类数据的录入、修改、保存等操作应当符合授权范围、操作规程和管理制度的要求，保证数据原始、真实、准确、安全和可追溯。

第六十条 计算机系统运行中涉及企业经营和管理的数据应当采用安全、可靠的方式储存并按日备份，备份数据应当存放在安全场所，记录类数据的保存时限应当符合本规范第四十二条的要求。

第八节　采　购

第六十一条 企业的采购活动应当符合以下要求：

（一）确定供货单位的合法资格；

（二）确定所购入药品的合法性；

（三）核实供货单位销售人员的合法资格；

（四）与供货单位签订质量保证协议。

采购中涉及的首营企业、首营品种，采购部门应当填写相关申请表格，经过质量管理部门和企业质量负责人的审核批准。必要时应当组织实地考察，对供货单位质量管理体系进行评价。

第六十二条 对首营企业的审核，应当查验加盖其公章原印章的以下资料，确认真实、有效：

（一）《药品生产许可证》或者《药品经营许可证》复印件；

（二）营业执照复印件及其上一年度企业年度报告公示情况；

（三）《药品生产质量管理规范》认证证书或者《药品经营质量管理规范》认证证书复印件；

（四）相关印章、随货同行单（票）样式；

（五）开户户名、开户银行及账号；

（六）《税务登记证》和《组织机构代码证》复印件。

第六十三条 采购首营品种应当审核药品的合法性，索取加盖供货单位公章原印章的药品生产或者进口批准证明文件复印件并予以审核，审核无误的方可采购。

以上资料应当归入药品质量档案。

第六十四条 企业应当核实、留存供货单位销售人员以下资料：

（一）加盖供货单位公章原印章的销售人员身份证复印件；

（二）加盖供货单位公章原印章和法定代表人印章或者签名的授权书，授权书应当载明被授权人姓名、身份证号码，以及授权销售的品种、地域、期限；

（三）供货单位及供货品种相关资料。

第六十五条 企业与供货单位签订的质量保证协议至少包括以下内容：

（一）明确双方质量责任；

（二）供货单位应当提供符合规定的资料且对其真实性、有效性负责；

（三）供货单位应当按照国家规定开具发票；

（四）药品质量符合药品标准等有关要求；

（五）药品包装、标签、说明书符合有关规定；

（六）药品运输的质量保证及责任；

（七）质量保证协议的有效期限。

第六十六条 采购药品时，企业应当向供货单位索取发票。发票应当列明药品的通用名称、规格、单位、数量、单价、金额等；不能全部列明的，应当附《销售货物或者提供应税劳务清单》，并加盖供货单位发票专用章原印章、注明税票号码。

第六十七条 发票上的购、销单位名称及金额、品名应当与付款流向及金额、品名一致，并与财务账目内容相对应。发票按有关规定保存。

第六十八条 采购药品应当建立采购记录。采购记录应当有药品的通用名称、剂型、规格、生产厂商、供货单位、数量、价格、购货日期等内容，采购中药材、中药饮片的还应当标明产地。

第六十九条 发生灾情、疫情、突发事件或者临床紧急救治等特殊情况，以及其他符合国家有关规定的情形，企业可采用直调方式购销药品，将已采购的药品不入本企业仓库，直接从供货单位发送到购货单位，并建立专门的采购记录，保证有效的质量跟踪和追溯。

第七十条 采购特殊管理的药品，应当严格按照国家有关规定进行。

第七十一条 企业应当定期对药品采购的整体情况进行综合质量评审，建立药品质量评审和供货单位质量档案，并进行动态跟踪管理。

第九节 收货与验收

第七十二条 企业应当按照规定的程序和要求对到货药品逐批进行收货、验收，防止不合格药品入库。

第七十三条 药品到货时，收货人员应当核实运输方式是否符合要求，并对照随货同行单（票）和采购记录核对药品，做到票、账、货相符。

随货同行单（票）应当包括供货单位、生产厂商、药品的通用名称、剂型、规格、批号、数量、收货单位、收货地址、发货日期等内容，并加盖供货单位药品出库专用章原印章。

第七十四条 冷藏、冷冻药品到货时，应当对其运输方式及运输过程的温度记录、运输时间等质量控制状况进行重点检查并记录。不符合温度要求的应当拒收。

第七十五条 收货人员对符合收货要求的药品，应当按品种特性要求放于相应待验区域，或者设置状态标志，通知验收。冷藏、冷冻药品应当在冷库内待验。

第七十六条 验收药品应当按照药品批号查验同批号的检验报告书。供货单位为批发企业的，检验报告书应当加盖其质量管理专用章原印章。检验报告书的传递和保存可以采用电子数据形式，但应当保证其合法性和有效性。

第七十七条 企业应当按照验收规定，对每次到货药品进行逐批抽样验收，抽取的样品应当具有代表性。

（一）同一批号的药品应当至少检查一个最小包装，但生产企业有特殊质量控制要求或者打开最小包装可能影响药品质量的，可不打开最小包装；

（二）破损、污染、渗液、封条损坏等包装异常以及零货、拼箱的，应当开箱检查至最小包装；

（三）外包装及封签完整的原料药、实施批签发管理的生物制品，可不开箱检查。

第七十八条 验收人员应当对抽样药品的外观、包装、标签、说明书以及相关的证明文件等逐一进行检查、核对；验收结束后，应当将抽取的完好样品放回原包装箱，加封并标示。

第七十九条 特殊管理的药品应当按照相关规定在专库或者专区内验收。

第八十条 验收药品应当做好验收记录，包括药品的通用名称、剂型、规格、批准文号、

批号、生产日期、有效期、生产厂商、供货单位、到货数量、到货日期、验收合格数量、验收结果等内容。验收人员应当在验收记录上签署姓名和验收日期。

中药材验收记录应当包括品名、产地、供货单位、到货数量、验收合格数量等内容。中药饮片验收记录应当包括品名、规格、批号、产地、生产日期、生产厂商、供货单位、到货数量、验收合格数量等内容，实施批准文号管理的中药饮片还应当记录批准文号。

验收不合格的还应当注明不合格事项及处置措施。

第八十一条 对实施电子监管的药品，企业应当按规定进行药品电子监管码扫码，并及时将数据上传至中国药品电子监管网系统平台。

第八十二条 企业对未按规定加印或者加贴中国药品电子监管码，或者监管码的印刷不符合规定要求的，应当拒收。监管码信息与药品包装信息不符的，应当及时向供货单位查询，未得到确认之前不得入库，必要时向当地食品药品监督管理部门报告。

第八十三条 企业应当建立库存记录，验收合格的药品应当及时入库登记；验收不合格的，不得入库，并由质量管理部门处理。

第八十四条 企业按本规范第六十九条规定进行药品直调的，可委托购货单位进行药品验收。购货单位应当严格按照本规范的要求验收药品和进行药品电子监管码的扫码与数据上

传，并建立专门的直调药品验收记录。验收当日应当将验收记录相关信息传递给直调企业。

第十节 储存与养护

第八十五条 企业应当根据药品的质量特性对药品进行合理储存，并符合以下要求：

（一）按包装标示的温度要求储存药品，包装上没有标示具体温度的，按照《中华人民共和国药典》规定的贮藏要求进行储存；

（二）储存药品相对湿度为35%～75%；

（三）在人工作业的库房储存药品，按质量状态实行色标管理：合格药品为绿色，不合格药品为红色，待确定药品为黄色；

（四）储存药品应当按照要求采取避光、遮光、通风、防潮、防虫、防鼠等措施；

（五）搬运和堆码药品应当严格按照外包装标示要求规范操作，堆码高度符合包装图示要求，避免损坏药品包装；

（六）药品按批号堆码，不同批号的药品不得混垛，垛间距不小于5厘米，与库房内墙、顶、温度调控设备及管道等设施间距不小于30厘米，与地面间距不小于10厘米；

（七）药品与非药品、外用药与其他药品分开存放，中药材和中药饮片分库存放；

（八）特殊管理的药品应当按照国家有关规定储存；

（九）拆除外包装的零货药品应当集中存放；

（十）储存药品的货架、托盘等设施设备应当保持清洁，无破损和杂物堆放；

（十一）未经批准的人员不得进入储存作业区，储存作业区内的人员不得有影响药品质量和安全的行为；

（十二）药品储存作业区内不得存放与储存管理无关的物品。

第八十六条 养护人员应当根据库房条件、外部环境、药品质量特性等对药品进行养护，主要内容是：

（一）指导和督促储存人员对药品进行合理储存与作业；

（二）检查并改善储存条件、防护措施、卫生环境；

（三）对库房温湿度进行有效监测、调控；

（四）按照养护计划对库存药品的外观、包装等质量状况进行检查，并建立养护记录；对储存条件有特殊要求的或者有效期较短的品种应当进行重点养护；

（五）发现有问题的药品应当及时在计算机系统中锁定和记录，并通知质量管理部门处理；

（六）对中药材和中药饮片应当按其特性采取有效方法进行养护并记录，所采取的养护方法不得对药品造成污染；

（七）定期汇总、分析养护信息。

第八十七条 企业应当采用计算机系统对库存药品的有效期进行自动跟踪和控制，采取近效期预警及超过有效期自动锁定等措施，防止过期药品销售。

第八十八条 药品因破损而导致液体、气体、粉末泄漏时，应当迅速采取安全处理措施，防止对储存环境和其他药品造成污染。

第八十九条 对质量可疑的药品应当立即采取停售措施，并在计算机系统中锁定，同时报告质量管理部门确认。对存在质量问题的药品应当采取以下措施：

（一）存放于标志明显的专用场所，并有效隔离，不得销售；

（二）怀疑为假药的，及时报告食品药品监督管理部门；

（三）属于特殊管理的药品，按照国家有关规定处理；

（四）不合格药品的处理过程应当有完整的手续和记录；

（五）对不合格药品应当查明并分析原因，及时采取预防措施。

第九十条 企业应当对库存药品定期盘点，做到账、货相符。

第十一节 销　售

第九十一条　企业应当将药品销售给合法的购货单位，并对购货单位的证明文件、采购人员及提货人员的身份证明进行核实，保证药品销售流向真实、合法。

第九十二条　企业应当严格审核购货单位的生产范围、经营范围或者诊疗范围，并按照相应的范围销售药品。

第九十三条　企业销售药品，应当如实开具发票，做到票、账、货、款一致。

第九十四条　企业应当做好药品销售记录。销售记录应当包括药品的通用名称、规格、剂型、批号、有效期、生产厂商、购货单位、销售数量、单价、金额、销售日期等内容。按照本规范第六十九条规定进行药品直调的，应当建立专门的销售记录。

中药材销售记录应当包括品名、规格、产地、购货单位、销售数量、单价、金额、销售日期等内容；中药饮片销售记录应当包括品名、规格、批号、产地、生产厂商、购货单位、销售数量、单价、金额、销售日期等内容。

第九十五条　销售特殊管理的药品以及国家有专门管理要求的药品，应当严格按照国家有关规定执行。

第十二节 出　库

第九十六条　出库时应当对照销售记录进行复核。发现以下情况不得出库，并报告质量管理部门处理：

（一）药品包装出现破损、污染、封口不牢、衬垫不实、封条损坏等问题；

（二）包装内有异常响动或者液体渗漏；

（三）标签脱落、字迹模糊不清或者标识内容与实物不符；

（四）药品已超过有效期；

（五）其他异常情况的药品。

第九十七条 药品出库复核应当建立记录，包括购货单位、药品的通用名称、剂型、规格、数量、批号、有效期、生产厂商、出库日期、质量状况和复核人员等内容。

第九十八条 特殊管理的药品出库应当按照有关规定进行复核。

第九十九条 药品拼箱发货的代用包装箱应当有醒目的拼箱标志。

第一百条 药品出库时，应当附加盖企业药品出库专用章原印章的随货同行单（票）。

企业按照本规范第六十九条规定直调药品的，直调药品出库时，由供货单位开具两份随货同行单（票），分别发往直调企业和购货单位。随货同行单（票）的内容应当符合本规范第七十三条第二款的要求，还应当标明直调企业名称。

第一百零一条 冷藏、冷冻药品的装箱、装车等项作业，应当由专人负责并符合以下要求：

（一）车载冷藏箱或者保温箱在使用前应当达到相应的温度要求；

（二）应当在冷藏环境下完成冷藏、冷冻药品的装箱、封箱工作；

（三）装车前应当检查冷藏车辆的启动、运行状态，达到规定温度后方可装车；

（四）启运时应当做好运输记录，内容包括运输工具和启运时间等。

第一百零二条 对实施电子监管的药品，应当在出库时进行扫码和数据上传。

第十三节 运输与配送

第一百零三条 企业应当按照质量管理制度的要求，严格执行运输操作规程，并采取有效措施保证运输过程中的药品质量与安全。

第一百零四条 运输药品，应当根据药品的包装、质量特性并针对车况、道路、天气等因素，选用适宜的运输工具，采取相应措施防止出现破损、污染等问题。

第一百零五条 发运药品时，应当检查运输工具，发现运输条件不符合规定的，不得发运。运输药品过程中，运载工具应当保持密闭。

第一百零六条 企业应当严格按照外包装标示的要求搬运、装卸药品。

第一百零七条 企业应当根据药品的温度控制要求，在运输过程中采取必要的保温或者冷藏、冷冻措施。

运输过程中，药品不得直接接触冰袋、冰排等蓄冷剂，防止对药品质量造成影响。

第一百零八条 在冷藏、冷冻药品运输途中，应当实时监测并记录冷藏车、冷藏箱或者保温箱内的温度数据。

第一百零九条 企业应当制定冷藏、冷冻药品运输应急预案，对运输途中可能发生的设备故障、异常天气影响、交通拥堵等突发事件，能够采取相应的应对措施。

第一百一十条 企业委托其他单位运输药品的，应当对承运方运输药品的质量保障能力进行审计，索取运输车辆的相关资料，符合本规范运输设施设备条件和要求的方可委托。

第一百一十一条 企业委托运输药品应当与承运方签订运输协议，明确药品质量责任、遵守运输操作规程和在途时限等内容。

第一百一十二条 企业委托运输药品应当有记录，实现运输过程的质量追溯。记录至少包括发货时间、发货地址、收货单位、收货地址、货单号、药品件数、运输方式、委托经办人、承运单位，采用车辆运输的还应当载明车牌号，并留存驾驶人员的驾驶证复印件。记录应当至少保存 5 年。

第一百一十三条　已装车的药品应当及时发运并尽快送达。委托运输的，企业应当要求并监督承运方严格履行委托运输协议，防止因在途时间过长影响药品质量。

第一百一十四条　企业应当采取运输安全管理措施，防止在运输过程中发生药品盗抢、遗失、调换等事故。

第一百一十五条　特殊管理的药品的运输应当符合国家有关规定。

第十四节　售后管理

第一百一十六条　企业应当加强对退货的管理，保证退货环节药品的质量和安全，防止混入假冒药品。

第一百一十七条　企业应当按照质量管理制度的要求，制定投诉管理操作规程，内容包括投诉渠道及方式、档案记录、调查与评估、处理措施、反馈和事后跟踪等。

第一百一十八条　企业应当配备专职或者兼职人员负责售后投诉管理，对投诉的质量问题查明原因，采取有效措施及时处理和反馈，并做好记录，必要时应当通知供货单位及药品生产企业。

第一百一十九条　企业应当及时将投诉及处理结果等信息记入档案，以便查询和跟踪。

第一百二十条　企业发现已售出药品有严重质量问题，应当立即通知购货单位停售、追回并做好记录，同时向食品药品监督管理部门报告。

第一百二十一条　企业应当协助药品生产企业履行召回义务，按照召回计划的要求及时传达、反馈药品召回信息，控制和收回存在安全隐患的药品，并建立药品召回记录。

第一百二十二条　企业质量管理部门应当配备专职或者兼职人员，按照国家有关规定承担药品不良反应监测和报告工作。

第三章　药品零售的质量管理

第一节　质量管理与职责

第一百二十三条　企业应当按照有关法律法规及本规范的要求制定质量管理文件，开展质量管理活动，确保药品质量。

第一百二十四条　企业应当具有与其经营范围和规模相适应的经营条件，包括组织机构、人员、设施设备、质量管理文件，并按照规定设置计算机系统。

第一百二十五条　企业负责人是药品质量的主要责任人，负责企业日常管理，负责提供必要的条件，保证质量管理部门和质量管理人员有效履行职责，确保企业按照本规范要求经营药品。

第一百二十六条　企业应当设置质量管理部门或者配备质量管理人员，履行以下职责：

（一）督促相关部门和岗位人员执行药品管理的法律法规及本规范；

（二）组织制订质量管理文件，并指导、监督文件的执行；

（三）负责对供货单位及其销售人员资格证明的审核；

（四）负责对所采购药品合法性的审核；

（五）负责药品的验收，指导并监督药品采购、储存、陈列、销售等环节的质量管理工作；

（六）负责药品质量查询及质量信息管理；

（七）负责药品质量投诉和质量事故的调查、处理及报告；

（八）负责对不合格药品的确认及处理；

（九）负责假劣药品的报告；

（十）负责药品不良反应的报告；

（十一）开展药品质量管理教育和培训；

（十二）负责计算机系统操作权限的审核、控制及质量管理基础数据的维护；

（十三）负责组织计量器具的校准及检定工作；

（十四）指导并监督药学服务工作；

（十五）其他应当由质量管理部门或者质量管理人员履行的职责。

第二节　人员管理

第一百二十七条　企业从事药品经营和质量管理工作的人员，应当符合有关法律法规及本规范规定的资格要求，不得有相关法律法规禁止从业的情形。

第一百二十八条　企业法定代表人或者企业负责人应当具备执业药师资格。

企业应当按照国家有关规定配备执业药师，负责处方审核，指导合理用药。

第一百二十九条　质量管理、验收、采购人员应当具有药学或者医学、生物、化学等相关专业学历或者具有药学专业技术职称。从事中药饮片质量管理、验收、采购人员应当具有中药学中专以上学历或者具有中药学专业初级以上专业技术职称。

营业员应当具有高中以上文化程度或者符合省级食品药品监督管理部门规定的条件。中药饮片调剂人员应当具有中药学中专以上学历或者具备中药调剂员资格。

第一百三十条　企业各岗位人员应当接受相关法律法规及药品专业知识与技能的岗前培训和继续培训，以符合本规范要求。

第一百三十一条　企业应当按照培训管理制度制定年度培训计划并开展培训，使相关人员能正确理解并履行职责。培训工作应当做好记录并建立档案。

第一百三十二条　企业应当为销售特殊管理的药品、国家有专门管理要求的药品、冷藏药品的人员接受相应培训提供条件，使其掌握相关法律法规和专业知识。

第一百三十三条　在营业场所内，企业工作人员应当穿着整洁、卫生的工作服。

第一百三十四条　企业应当对直接接触药品岗位的人员进行岗前及年度健康检查，并建立健康档案。患有传染病或者其他可能污染药品的疾病的，不得从事直接接触药品的工作。

第一百三十五条　在药品储存、陈列等区域不得存放与经营活动无关的物品及私人用品，在工作区域内不得有影响药品质量和安全的行为。

第三节　文　件

第一百三十六条　企业应当按照有关法律法规及本规范规定，制定符合企业实际的质量管理文件。文件包括质量管理制度、岗位职责、操作规程、档案、记录和凭证等，并对质量管理文件定期审核、及时修订。

第一百三十七条　企业应当采取措施确保各岗位人员正确理解质量管理文件的内容，保证质量管理文件有效执行。

第一百三十八条　药品零售质量管理制度应当包括以下内容：

（一）药品采购、验收、陈列、销售等环节的管理，设置库房的还应当包括储存、养护的管理；

（二）供货单位和采购品种的审核；

（三）处方药销售的管理；

（四）药品拆零的管理；

（五）特殊管理的药品和国家有专门管理要求的药品的管理；

（六）记录和凭证的管理；

（七）收集和查询质量信息的管理；

（八）质量事故、质量投诉的管理；

（九）中药饮片处方审核、调配、核对的管理；

（十）药品有效期的管理；

（十一）不合格药品、药品销毁的管理；

（十二）环境卫生、人员健康的规定；

（十三）提供用药咨询、指导合理用药等药学服务的管理；

（十四）人员培训及考核的规定；

（十五）药品不良反应报告的规定；

（十六）计算机系统的管理；

（十七）执行药品电子监管的规定；

（十八）其他应当规定的内容。

第一百三十九条 企业应当明确企业负责人、质量管理、采购、验收、营业员以及处方审核、调配等岗位的职责，设置库房的还应当包括储存、养护等岗位职责。

第一百四十条 质量管理岗位、处方审核岗位的职责不得由其他岗位人员代为履行。

第一百四十一条 药品零售操作规程应当包括：

（一）药品采购、验收、销售；

（二）处方审核、调配、核对；

（三）中药饮片处方审核、调配、核对；

（四）药品拆零销售；

（五）特殊管理的药品和国家有专门管理要求的药品的销售；

（六）营业场所药品陈列及检查；

（七）营业场所冷藏药品的存放；

（八）计算机系统的操作和管理；

（九）设置库房的还应当包括储存和养护的操作规程。

第一百四十二条 企业应当建立药品采购、验收、销售、陈列检查、温湿度监测、不合格药品处理等相关记录，做到真实、完整、准确、有效和可追溯。

第一百四十三条 记录及相关凭证应当至少保存 5 年。特殊管理的药品的记录及凭证按相关规定保存。

第一百四十四条 通过计算机系统记录数据时，相关岗位人员应当按照操作规程，通过授权及密码登录计算机系统，进行数据的录入，保证数据原始、真实、准确、安全和可追溯。

第一百四十五条 电子记录数据应当以安全、可靠方式定期备份。

第四节 设施与设备

第一百四十六条 企业的营业场所应当与其药品经营范围、经营规模相适应，并与药品储存、办公、生活辅助及其他区域分开。

第一百四十七条 营业场所应当具有相应设施或者采取其他有效措施，避免药品受室外环境的影响，并做到宽敞、明亮、整洁、卫生。

第一百四十八条 营业场所应当有以下营业设备：

（一）货架和柜台；

（二）监测、调控温度的设备；

（三）经营中药饮片的，有存放饮片和处方调配的设备；

（四）经营冷藏药品的，有专用冷藏设备；

（五）经营第二类精神药品、毒性中药品种和罂粟壳的，有符合安全规定的专用存放设备；

（六）药品拆零销售所需的调配工具、包装用品。

第一百四十九条 企业应当建立能够符合经营和质量管理要求的计算机系统，并满足药品电子监管的实施条件。

第一百五十条 企业设置库房的，应当做到库房内墙、顶光洁，地面平整，门窗结构严密；有可靠的安全防护、防盗等措施。

第一百五十一条 仓库应当有以下设施设备：

（一）药品与地面之间有效隔离的设备；

（二）避光、通风、防潮、防虫、防鼠等设备；

（三）有效监测和调控温湿度的设备；

（四）符合储存作业要求的照明设备；

（五）验收专用场所；

（六）不合格药品专用存放场所；

（七）经营冷藏药品的，有与其经营品种及经营规模相适应的专用设备。

第一百五十二条 经营特殊管理的药品应当有符合国家规定的储存设施。

第一百五十三条 储存中药饮片应当设立专用库房。

第一百五十四条 企业应当按照国家有关规定，对计量器具、温湿度监测设备等定期进行校准或者检定。

第五节 采购与验收

第一百五十五条 企业采购药品，应当符合本规范第二章第八节的相关规定。

第一百五十六条 药品到货时，收货人员应当按采购记录，对照供货单位的随货同行单（票）核实药品实物，做到票、账、货相符。

第一百五十七条 企业应当按规定的程序和要求对到货药品逐批进行验收，并按照本规范第八十条规定做好验收记录。

验收抽取的样品应当具有代表性。

第一百五十八条 冷藏药品到货时，应当按照本规范第七十四条规定进行检查。

第一百五十九条 验收药品应当按照本规范第七十六条规定查验药品检验报告书。

第一百六十条 特殊管理的药品应当按照相关规定进行验收。

第一百六十一条 验收合格的药品应当及时入库或者上

架，实施电子监管的药品，还应当按照本规范第八十一条、第八十二条的规定进行扫码和数据上传，验收不合格的，不得入库或者上架，并报告质量管理人员处理。

第六节 陈列与储存

第一百六十二条 企业应当对营业场所温度进行监测和调控，以使营业场所的温度符合常温要求。

第一百六十三条 企业应当定期进行卫生检查，保持环境整洁。存放、陈列药品的设备应当保持清洁卫生，不得放置与销售活动无关的物品，并采取防虫、防鼠等措施，防止污染药品。

第一百六十四条 药品的陈列应当符合以下要求：

（一）按剂型、用途以及储存要求分类陈列，并设置醒目标志，类别标签字迹清晰、放置准确；

（二）药品放置于货架（柜），摆放整齐有序，避免阳光直射；

（三）处方药、非处方药分区陈列，并有处方药、非处方药专用标识；

（四）处方药不得采用开架自选的方式陈列和销售；

（五）外用药与其他药品分开摆放；

（六）拆零销售的药品集中存放于拆零专柜或者专区；

（七）第二类精神药品、毒性中药品种和罂粟壳不得陈列；

（八）冷藏药品放置在冷藏设备中，按规定对温度进行监测和记录，并保证存放温度符合要求；

（九）中药饮片柜斗谱的书写应当正名正字；装斗前应当复核，防止错斗、串斗；应当定期清斗，防止饮片生虫、发霉、变质；不同批号的饮片装斗前应当清斗并记录；

（十）经营非药品应当设置专区，与药品区域明显隔离，并有醒目标志。

第一百六十五条 企业应当定期对陈列、存放的药品进行检查，重点检查拆零药品和易变质、近效期、摆放时间较长的药品以及中药饮片。发现有质量疑问的药品应当及时撤柜，停止销售，由质量管理人员确认和处理，并保留相关记录。

第一百六十六条 企业应当对药品的有效期进行跟踪管理，防止近效期药品售出后可能发生的过期使用。

第一百六十七条 企业设置库房的，库房的药品储存与养护管理应当符合本规范第二章第十节的相关规定。

第七节 销 售 管 理

第一百六十八条 企业应当在营业场所的显著位置悬挂《药品经营许可证》、营业执照、执业药师注册证等。

第一百六十九条 营业人员应当佩戴有照片、姓名、岗位等内容的工作牌，是执业药师和药学技术人员的，工作牌还应当标明执业资格或者药学专业技术职称。在岗执业的执业药师应当挂牌明示。

第一百七十条 销售药品应当符合以下要求：

（一）处方经执业药师审核后方可调配；对处方所列药品不得擅自更改或者代用，对有配伍禁忌或者超剂量的处方，应当拒绝调配，但经处方医师更正或者重新签字确认的，可以调配；调配处方后经过核对方可销售；

（二）处方审核、调配、核对人员应当在处方上签字或者盖章，并按照有关规定保存处方或者其复印件；

（三）销售近效期药品应当向顾客告知有效期；

（四）销售中药饮片做到计量准确，并告知煎服方法及注意事项；提供中药饮片代煎服务，应当符合国家有关规定。

第一百七十一条 企业销售药品应当开具销售凭证，内容包括药品名称、生产厂商、数量、价格、批号、规格等，并做好销售记录。

第一百七十二条 药品拆零销售应当符合以下要求：

（一）负责拆零销售的人员经过专门培训；

（二）拆零的工作台及工具保持清洁、卫生，防止交叉污染；

（三）做好拆零销售记录，内容包括拆零起始日期、药品的通用名称、规格、批号、生产厂商、有效期、销售数量、销售日期、分拆及复核人员等；

（四）拆零销售应当使用洁净、卫生的包装，包装上注明药品名称、规格、数量、用法、用量、批号、有效期以及药店名称等内容；

（五）提供药品说明书原件或者复印件；

（六）拆零销售期间，保留原包装和说明书。

第一百七十三条 销售特殊管理的药品和国家有专门管理要求的药品，应当严格执行国家有关规定。

第一百七十四条 药品广告宣传应当严格执行国家有关广告管理的规定。

第一百七十五条 非本企业在职人员不得在营业场所内从事药品销售相关活动。

第一百七十六条 对实施电子监管的药品，在售出时，应当进行扫码和数据上传。

第八节 售后管理

第一百七十七条 除药品质量原因外，药品一经售出，不得退换。

第一百七十八条 企业应当在营业场所公布食品药品监督管理部门的监督电话，设置顾客意见簿，及时处理顾客对药品质量的投诉。

第一百七十九条 企业应当按照国家有关药品不良反应报告制度的规定，收集、报告药品不良反应信息。

第一百八十条 企业发现已售出药品有严重质量问题，应当及时采取措施追回药品并做好记录，同时向食品药品监督管理部门报告。

第一百八十一条 企业应当协助药品生产企业履行召回义务，控制和收回存在安全隐患的药品，并建立药品召回记录。

第四章 附 则

第一百八十二条 药品零售连锁企业总部的管理应当符合本规范药品批发企业相关规定，门店的管理应当符合本规范药品零售企业相关规定。

第一百八十三条 本规范为药品经营质量管理的基本要求。对企业信息化管理、药品储运温湿度自动监测、药品验收管理、药品冷链物流管理、零售连锁管理等具体要求，由国家食品药品监督管理总局以附录方式另行制定。

第一百八十四条 本规范下列术语的含义是：

（一）在职：与企业确定劳动关系的在册人员。

（二）在岗：相关岗位人员在工作时间内在规定的岗位履行职责。

（三）首营企业：采购药品时，与本企业首次发生供需关系的药品生产或者经营企业。

（四）首营品种：本企业首次采购的药品。

（五）原印章：企业在购销活动中，为证明企业身份在相关文件或者凭证上加盖的企业公章、发票专用章、质量管理专用章、药品出库专用章的原始印记，不能是印刷、影印、复印等复制后的印记。

（六）待验：对到货、销后退回的药品采用有效的方式进行隔离或者区分，在入库前等待质量验收的状态。

（七）零货：指拆除了用于运输、储藏包装的药品。

（八）拼箱发货：将零货药品集中拼装至同一包装箱内发货的方式。

（九）拆零销售：将最小包装拆分销售的方式。

（十）国家有专门管理要求的药品：国家对蛋白同化制剂、肽类激素、含特殊药品复方制剂等品种实施特殊监管措施的药品。

第一百八十五条 医疗机构药房和计划生育技术服务机构的药品采购、储存、养护等质量管理规范由国家食品药品监督管理总局商相关主管部门另行制定。

互联网销售药品的质量管理规定由国家食品药品监督管理总局另行制定。

第一百八十六条 药品经营企业违反本规范的，由食品药品监督管理部门按照《中华人民共和国药品管理法》第七十九条的规定给予处罚。

第一百八十七条 本规范自发布之日起施行，卫生部2013年6月1日施行的《药品经营质量管理规范》（中华人民共和国卫生部令第90号）同时废止。

国家食品药品监督管理总局令

第 14 号

《药品医疗器械飞行检查办法》已于 2015 年 5 月 18 日经国家食品药品监督管理总局局务会议审议通过，现予公布，自2015 年 9 月 1 日起施行。

局　长　　毕井泉

2015 年 6 月 29 日

药品医疗器械飞行检查办法

第一章 总 则

第一条 为加强药品和医疗器械监督检查，强化安全风险防控，根据《中华人民共和国药品管理法》《中华人民共和国药品管理法实施条例》《医疗器械监督管理条例》等有关法律法规，制定本办法。

第二条 本办法所称药品医疗器械飞行检查，是指食品药品监督管理部门针对药品和医疗器械研制、生产、经营、使用等环节开展的不预先告知的监督检查。

第三条 国家食品药品监督管理总局负责组织实施全国范围内的药品医疗器械飞行检查。地方各级食品药品监督管理部门负责组织实施本行政区域的药品医疗器械飞行检查。

第四条 药品医疗器械飞行检查应当遵循依法独立、客观公正、科学处置的原则，围绕安全风险防控开展。

第五条 被检查单位对食品药品监督管理部门组织实施的药品医疗器械飞行检查应当予以配合，不得拒绝、逃避或者阻碍。

第六条 食品药品监督管理部门应当按照政府信息公开的要求公开检查结果，对重大或者典型案件，可以采取新闻发布等方式向社会公开。

第七条 食品药品监督管理部门及有关工作人员应当严格遵守有关法律法规、廉政纪律和工作要求，不得向被检查单位提出与检查无关的要求，不得泄露飞行检查相关情况、举报人信息及被检查单位的商业秘密。

第二章 启 动

第八条 有下列情形之一的，食品药品监督管理部门可以开展药品医疗器械飞行检查：

（一）投诉举报或者其他来源的线索表明可能存在质量安全风险的；

（二）检验发现存在质量安全风险的；

（三）药品不良反应或者医疗器械不良事件监测提示可能存在质量安全风险的；

（四）对申报资料真实性有疑问的；

（五）涉嫌严重违反质量管理规范要求的；

（六）企业有严重不守信记录的；

（七）其他需要开展飞行检查的情形。

第九条 开展飞行检查应当制定检查方案，明确检查事项、时间、人员构成和方式等。需要采用不公开身份的方式进行调查的，检查方案中应当予以明确。

必要时，食品药品监督管理部门可以联合公安机关等有关部门共同开展飞行检查。

第十条 食品药品监督管理部门派出的检查组应当由2名以上检查人员组成，检查组实行组长负责制。检查人员应当是食品药品行政执法人员、依法取得检查员资格的人员或者取得本次检查授权的其他人员；根据检查工作需要，食品药品监督管理部门可以请相关领域专家参加检查工作。

参加检查的人员应当签署无利益冲突声明和廉政承诺书；所从事的检查活动与其个人利益之间可能发生矛盾或者冲突的，应当主动提出回避。

第十一条 检查组应当调查核实被检查单位执行药品和医疗器械监管法律法规的实际情况，按照检查方案明确现场检查重点，并可以根据风险研判提出风险管控预案。

第十二条　检查组成员不得事先告知被检查单位检查行程和检查内容，指定地点集中后，第一时间直接进入检查现场；直接针对可能存在的问题开展检查；不得透露检查过程中的进展情况、发现的违法线索等相关信息。

第十三条　上级食品药品监督管理部门组织实施飞行检查的，可以适时通知被检查单位所在地食品药品监督管理部门。被检查单位所在地食品药品监督管理部门应当派员协助检查，协助检查的人员应当服从检查组的安排。

第十四条　组织实施飞行检查的食品药品监督管理部门应当加强对检查组的指挥，根据现场检查反馈的情况及时调整应对策略，必要时启动协调机制，并可以派相关人员赴现场协调和指挥。

第三章　检　查

第十五条　检查组到达检查现场后，检查人员应当出示相关证件和受食品药品监督管理部门委派开展监督检查的执法证明文件，通报检查要求及被检查单位的权利和义务。

第十六条　被检查单位及有关人员应当及时按照检查组要求，明确检查现场负责人，开放相关场所或者区域，配合对相关设施设备的检查，保持正常生产经营状态，提供真实、有效、完整的文件、记录、票据、凭证、电子数据等相关材料，如实回答检查组的询问。

第十七条　检查组应当详细记录检查时间、地点、现场状况等；对发现的问题应当进行书面记录，并根据实际情况收集或者复印相关文件资料、拍摄相关设施设备及物料等实物和现场情况、采集实物以及询问有关人员等。询问记录应当包括询问对象姓名、工作岗位和谈话内容等，并经询问对象逐页签字或者按指纹。

记录应当及时、准确、完整，客观真实反映现场检查情况。

飞行检查过程中形成的记录及依法收集的相关资料、实物等，可以作为行政处罚中认定事实的依据。

第十八条 需要抽取成品及其他物料进行检验的，检查组可以按照抽样检验相关规定抽样或者通知被检查单位所在地食品药品监督管理部门按规定抽样。抽取的样品应当由具备资质的技术机构进行检验或者鉴定，所抽取样品的检验费、鉴定费由组织实施飞行检查的食品药品监督管理部门承担。

第十九条 检查组认为证据可能灭失或者以后难以取得的，以及需要采取行政强制措施的，可以通知被检查单位所在地食品药品监督管理部门。被检查单位所在地食品药品监督管理部门应当依法采取证据保全或者行政强制措施。

第二十条 有下列情形之一的，检查组应当立即报组织实施飞行检查的食品药品监督管理部门及时作出决定：

（一）需要增加检查力量或者延伸检查范围的；

（二）需要采取产品召回或者暂停研制、生产、销售、使用等风险控制措施的；

（三）需要立案查处的；

（四）涉嫌犯罪需要移送公安机关的；

（五）其他需要报告的事项。

需要采取风险控制措施的，被检查单位应当按照食品药品监督管理部门的要求采取相应措施。

第二十一条 现场检查时间由检查组根据检查需要确定，以能够查清查实问题为原则。

经组织实施飞行检查的食品药品监督管理部门同意后，检查组方可结束检查。

第二十二条 检查结束时，检查组应当向被检查单位通报检查相关情况。被检查单位有异议的，可以陈述和申辩，检查组应当如实记录。

第二十三条 检查结束后，检查组应当撰写检查报告。检查报告的内容包括：检查过程、发现问题、相关证据、检查结论和处理建议等。

第二十四条　检查组一般应当在检查结束后 5 个工作日内，将检查报告、检查记录、相关证据材料等报组织实施飞行检查的食品药品监督管理部门。必要时，可以抄送被检查单位所在地食品药品监督管理部门。

第四章　处　理

第二十五条　根据飞行检查结果，食品药品监督管理部门可以依法采取限期整改、发告诚信、约谈被检查单位、监督召回产品、收回或者撤销相关资格认证认定证书，以及暂停研制、生产、销售、使用等风险控制措施。风险因素消除后，应当及时解除相关风险控制措施。

第二十六条　国家食品药品监督管理总局组织实施的飞行检查发现违法行为需要立案查处的，国家食品药品监督管理总局可以直接组织查处，也可以指定被检查单位所在地食品药品监督管理部门查处。

地方各级食品药品监督管理部门组织实施的飞行检查发现违法行为需要立案查处的，原则上应当直接查处。

由下级食品药品监督管理部门查处的，组织实施飞行检查的食品药品监督管理部门应当跟踪督导查处情况。

第二十七条　飞行检查发现的违法行为涉嫌犯罪的，由负责立案查处的食品药品监督管理部门移送公安机关，并抄送同级检察机关。

第二十八条　食品药品监督管理部门有权在任何时间进入被检查单位研制、生产、经营、使用等场所进行检查，被检查单位不得拒绝、逃避。

被检查单位有下列情形之一的，视为拒绝、逃避检查：

（一）拖延、限制、拒绝检查人员进入被检查场所或者区域的，或者限制检查时间的；

（二）无正当理由不提供或者延迟提供与检查相关的文件、记录、票据、凭证、电子数据等材料的；

（三）以声称工作人员不在、故意停止生产经营等方式欺骗、误导、逃避检查的；

（四）拒绝或者限制拍摄、复印、抽样等取证工作的；

（五）其他不配合检查的情形。

检查组对被检查单位拒绝、逃避检查的行为应当进行书面记录，责令改正并及时报告组织实施飞行检查的食品药品监督管理部门；经责令改正后仍不改正、造成无法完成检查工作的，检查结论判定为不符合相关质量管理规范或者其他相关要求。

第二十九条 被检查单位因违法行为应当受到行政处罚，且具有拒绝、逃避监督检查或者伪造、销毁、隐匿有关证据材料等情形的，由食品药品监督管理部门按照《中华人民共和国药品管理法》《中华人民共和国药品管理法实施条例》《医疗器械监督管理条例》等有关规定从重处罚。

第三十条 被检查单位有下列情形之一，构成违反治安管理行为的，由食品药品监督管理部门商请公安机关依照《中华人民共和国治安管理处罚法》的规定进行处罚：

（一）阻碍检查人员依法执行职务，或者威胁检查人员人身安全的；

（二）伪造、变造、买卖或者使用伪造、变造的审批文件、认证认定证书等的；

（三）隐藏、转移、变卖、损毁食品药品监督管理部门依法查封、扣押的财物的；

（四）伪造、隐匿、毁灭证据或者提供虚假证言，影响依法开展检查的。

第三十一条 上级食品药品监督管理部门应当及时将其组织实施的飞行检查结果通报被检查单位所在地食品药品监督管

理部门。

下级食品药品监督管理部门应当及时将其组织实施的飞行检查中发现的重大问题书面报告上一级食品药品监督管理部门，并于每年年底前将该年度飞行检查的总结报告报上一级食品药品监督管理部门。

第三十二条 针对飞行检查中发现的区域性、普遍性或者长期存在、比较突出的问题，上级食品药品监督管理部门可以约谈被检查单位所在地食品药品监督管理部门主要负责人或者当地人民政府负责人。

被约谈的食品药品监督管理部门应当及时提出整改措施，并将整改情况上报。

第三十三条 食品药品监督管理部门及有关工作人员有下列情形之一的，应当公开通报；对有关工作人员按照干部管理权限给予行政处分和纪律处分，或者提出处理建议；涉嫌犯罪的，依法移交司法机关处理：

（一）泄露飞行检查信息的；

（二）泄露举报人信息或者被检查单位商业秘密的；

（三）出具虚假检查报告或者检验报告的；

（四）干扰、拖延检查或者拒绝立案查处的；

（五）违反廉政纪律的；

（六）有其他滥用职权或者失职渎职行为的。

第五章 附 则

第三十四条 各级食品药品监督管理部门应当将药品医疗器械飞行检查所需费用及相关抽检费用纳入年度经费预算，并根据工作需要予以足额保障。

第三十五条 本办法自 2015 年 9 月 1 日起施行。

国家食品药品监督管理总局令

第 21 号

《食品药品投诉举报管理办法》已经 2015 年 12 月 22 日国家食品药品监督管理总局局务会议审议通过，现予公布，自 2016 年 3 月 1 日起施行。

局长　毕井泉

2016 年 1 月 12 日

食品药品投诉举报管理办法

第一章　总　则

第一条　为规范食品药品投诉举报管理工作，推动食品药品安全社会共治，加大对食品药品违法行为的惩治力度，保障公众身体健康和生命安全，根据《中华人民共和国食品安全法》及其实施条例、《中华人民共和国药品管理法》及其实施条例、《医疗器械监督管理条例》、《化妆品卫生监督条例》等法律法规的规定，制定本办法。

第二条　食品药品投诉举报是指公民、法人或者其他组织向各级食品药品监督管理部门反映生产者、经营者等主体在食品（含食品添加剂）生产、经营环节中有关食品安全方面，药品、医疗器械、化妆品研制、生产、经营、使用等环节中有关产品质量安全方面存在的涉嫌违法行为。

第三条 食品药品投诉举报管理工作实行统一领导、属地管理、依法行政、社会共治的原则。

各级食品药品监督管理部门应当加强对食品药品投诉举报管理工作的指导协调，加强宣传，落实举报奖励制度，鼓励并支持公众投诉举报食品药品违法行为。

第四条 国务院食品药品监督管理部门主管全国食品药品投诉举报管理工作，主要履行下列职责：

（一）制定食品药品投诉举报管理制度和政策并监督实施；

（二）调查处理全国范围内有重大影响的食品药品投诉举报并发布相关信息；

（三）通报全国食品药品投诉举报管理工作情况；

（四）协调指导同级食品药品投诉举报机构的具体工作。

第五条 地方各级食品药品监督管理部门主管本行政区域的食品药品投诉举报管理工作，主要履行下列职责：

（一）根据本办法制定本行政区域的食品药品投诉举报管理制度和政策并监督实施；

（二）调查处理本行政区域的食品药品投诉举报并发布相关信息；

（三）通报并向上级报告本行政区域的食品药品投诉举报管理工作情况；

（四）协调指导同级食品药品投诉举报机构的具体工作。

第六条 国务院食品药品监督管理部门投诉举报机构负责全国食品药品投诉举报管理的具体工作，主要履行下列职责：

（一）对直接收到的食品药品投诉举报进行受理、转办、移送、跟踪、督促、审核等；

（二）收集、汇总全国食品药品投诉举报信息，定期发布全国食品药品投诉举报分析报告；

（三）制定食品药品投诉举报管理工作程序、标准和规范，对地方各级食品药品投诉举报机构进行业务指导；

（四）承担全国食品药品投诉举报管理的宣传、培训工作。

第七条 地方各级食品药品监督管理部门投诉举报机构负责本行政区域的食品药品投诉举报管理的具体工作，主要履行下列职责：

（一）对直接收到的食品药品投诉举报进行受理、转办、移送、跟踪、督促、审核等；

（二）对上级转办的食品药品投诉举报进行转办、移送、跟踪、督促、审核、上报等；

（三）对下级食品药品投诉举报机构进行业务指导；

（四）收集、汇总、分析本行政区域的食品药品投诉举报信息，按要求定期向上一级食品药品投诉举报机构报告；

（五）承担本行政区域的食品药品投诉举报宣传、培训工作。

第八条 各级食品药品监督管理部门应当畅通"12331"电话、网络、信件、走访等投诉举报渠道，建立健全一体化投诉举报信息管理系统，实现全国食品药品投诉举报信息互联互通。

第九条 各级食品药品监督管理部门应当按照相关法律法规规定，对受理的投诉举报进行调查处理，并将处理结果反馈投诉举报人，及时解决和回应公众诉求。

第二章 受 理

第十条 食品药品投诉举报机构负责统一受理食品药品投诉举报。

对直接收到的食品药品投诉举报，食品药品监督管理部门应当自收到之日起 5 日内转交同级食品药品投诉举报机构；无同级食品药品投诉举报机构的，应当自收到之日起 5 日内转交负责投诉举报管理工作的部门。

第十一条　投诉举报人应当提供客观真实的投诉举报材料及证据，说明事情的基本经过，提供被投诉举报对象的名称、地址、涉嫌违法的具体行为等详细信息。

提倡实名投诉举报。投诉举报人不愿提供自己的姓名、身份、联系方式等个人信息或者不愿公开投诉举报行为的，应当予以尊重。

第十二条　对符合本办法第二条规定的投诉举报，食品药品投诉举报机构或者管理部门应当依法予以受理。

投诉举报具有下列情形之一的，不予受理并以适当方式告知投诉举报人：

（一）无具体明确的被投诉举报对象和违法行为的；

（二）被投诉举报对象及违法行为均不在本食品药品投诉举报机构或者管理部门管辖范围的；

（三）不属于食品药品监督管理部门监管职责范围的；

（四）投诉举报已经受理且仍在调查处理过程中，投诉举报人就同一事项重复投诉举报的；

（五）投诉举报已依法处理，投诉举报人在无新线索的情况下以同一事实或者理由重复投诉举报的；

（六）违法行为已经超过法定追诉时限的；

（七）应当通过诉讼、仲裁、行政复议等法定途径解决或者已经进入上述程序的；

（八）其他依法不应当受理的情形。

投诉举报中同时含有应当受理和不应当受理的内容，能够作区分处理的，对不应当受理的内容不予受理。

第十三条　投诉举报人应当向有管辖权的食品药品投诉举报机构进行投诉举报。属于县级食品药品监督管理部门职责的，投诉举报人应当向涉嫌违法主体所在地或者涉嫌违法行为发生地县级食品药品投诉举报机构进行投诉举报。

对食品药品投诉举报实行统一受理的省、自治区、直辖市，投诉举报人可以向省、自治区、直辖市食品药品投诉举报机构提出投诉举报。

两个以上食品药品投诉举报机构或者管理部门均有管辖权的，由最先收到投诉举报的食品药品投诉举报机构或者管理部门管辖。

第十四条 食品药品投诉举报机构或者管理部门之间因管辖权发生争议的，由涉及的食品药品投诉举报机构或者管理部门协商决定；协商不成的，由共同的上一级食品药品投诉举报机构或者管理部门指定受理的食品药品投诉举报机构或者管理部门。

第十五条 食品药品投诉举报机构或者管理部门收到投诉举报后应当统一编码，并于收到之日起5日内作出是否受理的决定。

食品药品投诉举报机构或者管理部门决定不予受理投诉举报或者不予受理投诉举报的部分内容的，应当自作出不予受理决定之日起15日内以适当方式将不予受理的决定和理由告知投诉举报人，投诉举报人联系方式不详的除外。

未按前款规定告知的，投诉举报自食品药品投诉举报机构或者管理部门收到之日起第5日即为受理。

第十六条 对受理的投诉举报，按照重要投诉举报和一般投诉举报分类办理。

投诉举报符合下列情形之一的，为重要投诉举报：

（一）声称已致人死亡、严重伤残、多人伤残等严重后果的；

（二）可能造成严重食源性或者药源性安全隐患的；

（三）可能涉及国家利益或者造成重大社会影响的；

（四）可能引发系统性、区域性风险的；

（五）食品药品投诉举报机构或者管理部门认为重要的其他投诉举报。

第三章　办理程序

第十七条　各级食品药品投诉举报机构受理一般投诉举报后，应当依据属地管理原则和监管职责划分，自受理之日起3日内转交有关部门办理。

各级食品药品投诉举报机构受理重要投诉举报后，应当2日内转交同级食品药品监督管理部门提出处理意见。

第十八条　各级食品药品监督管理部门应当建立健全多部门沟通协调机制，及时研究办理投诉举报。

对涉及食品药品监督管理部门内部多部门监管职责的投诉举报，食品药品投诉举报机构应当提出拟办意见，上报同级食品药品监督管理部门。同级食品药品监督管理部门应当及时明确办理意见，组织协调投诉举报的办理。

第十九条　投诉举报承办部门应当对投诉举报线索及时调查核实，依法办理，并将办理结果以适当方式反馈投诉举报人，投诉举报人联系方式不详的除外。

第二十条　投诉举报承办部门应当自投诉举报受理之日起60日内向投诉举报人反馈办理结果；情况复杂的，在60日期限届满前经批准可适当延长办理期限，并告知投诉举报人正在办理。办结后，应当告知投诉举报人办理结果。

投诉举报延期办理的，延长期限一般不超过30日。法律、行政法规、规章另有规定的，从其规定。

下列时间不计算在投诉举报办理期限内：

（一）确定管辖的食品药品投诉举报机构或者管理部门所需时间；

（二）投诉举报承办部门办理投诉举报过程中因检验检测、鉴定、专家评审或者论证所需时间；

（三）其他部门协助调查所需时间。

特别复杂疑难的投诉举报，需要继续延长办理期限的，应当书面报请投诉举报承办部门负责人批准，并将延期情况及时告知投诉举报人和向其转办投诉举报的食品药品投诉举报机构或者管理部门。

投诉举报人在投诉举报办理过程中对办理进展情况进行咨询的，投诉举报承办部门应当以适当方式告知其正在办理。

第二十一条　食品药品投诉举报机构应当及时跟踪了解转办的投诉举报办理情况，下级食品药品投诉举报机构或者投诉举报承办部门应当予以配合。

投诉举报自受理之日起超过 50 日尚未办结的，食品药品投诉举报机构可以督促投诉举报承办部门及时办理，但经批准延期办理的除外。

投诉举报办理时限届满后未及时办结或者未向投诉举报人反馈办理结果的，食品药品投诉举报机构可以视情形提请投诉举报承办部门的上一级业务主管部门进行督办。

第二十二条　投诉举报承办部门应当将投诉举报延期办理情况和办理结果反馈转交其办理的食品药品投诉举报机构，重要投诉举报案件信息应当即时反馈，一般投诉举报案件信息应当在办理完结或者作出延期决定后 5 日内反馈。

地方各级食品药品投诉举报机构应当自收到投诉举报办理结果 5 日内，通过投诉举报信息管理系统将投诉举报办理结果上报上级食品药品投诉举报机构。

第二十三条　食品药品投诉举报机构发现有下列情形之一的，可以向投诉举报承办部门提出改进工作的建议：

（一）未在规定时限内办理投诉举报的；

（二）未将办理结果反馈投诉举报人及食品药品投诉举报机构，或者反馈不当的。

第二十四条　食品药品投诉举报机构根据工作需要，可以对投诉举报办理情况进行回访，听取投诉举报人意见和建议，并记录回访结果。

第二十五条　食品药品投诉举报机构及投诉举报承办部门

应当依照《中华人民共和国档案法》等法律法规规定，对有保存价值的文字、音像等资料立卷归档，留档备查。

第四章　信息管理

第二十六条　国务院食品药品监督管理部门负责建设全国食品药品投诉举报数据中心，省、自治区、直辖市食品药品监督管理部门负责建设本级食品药品投诉举报数据中心。省、自治区、直辖市食品药品投诉举报机构或者管理部门应当通过投诉举报信息管理系统将本行政区域的投诉举报和涉及投诉举报管理的咨询、意见和建议等信息定期上报至全国食品药品投诉举报数据中心。

各级食品药品监督管理部门应当充分利用投诉举报信息管理系统，规范各级食品药品投诉举报机构受理、转办、跟踪、协调、汇总、分析、反馈、通报等工作，加强对投诉举报信息的监测和管控，及时进行预警，有效防范食品药品安全风险。

第二十七条　地方各级食品药品投诉举报机构应当定期汇总、分析本行政区域的投诉举报和涉及投诉举报管理的咨询、意见和建议等信息，发现薄弱环节，提出监管措施和建议，并报同级食品药品监督管理部门和上一级食品药品投诉举报机构。

第二十八条　投诉举报人提出的有关食品药品安全隐患、风险信息、监管建议，各级食品药品投诉举报机构应当及时报送相关部门参考。

省、自治区、直辖市食品药品监督管理部门投诉举报机构应当实时将带有倾向性、风险性和群体性食品药品安全问题等投诉举报信息，报送国务院食品药品监督管理部门投诉举报机构，同时抄报本级食品药品监督管理部门负责人及稽查等相关部门；每月分析本行政区域的重要投诉举报信息和投诉举报热点、难点问题，报送国务院食品药品监督管理部门投诉举报机构。国务院食品药品监督管理部门投诉举报机构应当及时汇总分析相关情况，报告国务院食品药品监督管理部门。

第二十九条　国务院食品药品监督管理部门投诉举报机构应当定期汇总、分析全国范围的投诉举报信息，对具有规律性、普遍性的问题，及时形成监管建议，上报国务院食品药品监督管理部门。

第三十条　国务院食品药品监督管理部门投诉举报机构和省、自治区、直辖市食品药品监督管理部门投诉举报机构应当定期通报下列情况：

（一）投诉举报信息统计分析结果；

（二）投诉举报承办部门办理投诉举报的总体情况；

（三）下一级食品药品投诉举报机构工作情况；

（四）其他应当予以通报的情况。

第五章　监督与责任

第三十一条　各级食品药品监督管理部门应当向社会公布投诉举报渠道及投诉举报管理工作相关规定。

各级食品药品投诉举报机构应当自觉接受社会监督。

各级食品药品监督管理部门应当对本行政区域的投诉举报受理和办理情况实施考核。

第三十二条　各级食品药品监督管理部门应当加强投诉举报管理工作人员培训教育，编制培训计划，规范培训内容，对投诉举报管理工作人员进行分级分类培训。

第三十三条　各级食品药品投诉举报机构及投诉举报承办部门应当依法保护投诉举报人、被投诉举报对象的合法权益，遵守下列工作准则：

（一）与投诉举报内容或者投诉举报人、被投诉举报对象有直接利害关系的，应当回避；

（二）投诉举报登记、受理、处理、跟踪等各个环节，应当依照有关法律法规严格保密，建立健全工作责任制，不得私自摘抄、复制、扣押、销毁投诉举报材料；

（三）严禁泄露投诉举报人的相关信息；严禁将投诉举报人信息透露给被投诉举报对象及与投诉举报案件查处无关的人员，不得与无关人员谈论投诉举报案件情况；

（四）投诉举报办理过程中不得泄露被投诉举报对象的信息。

第三十四条 各级食品药品投诉举报机构、投诉举报承办部门工作人员在投诉举报管理工作中滥用职权、玩忽职守、徇私舞弊，或者违反本办法规定造成严重后果的，应当依法追究相关人员责任；构成犯罪的，移送司法机关处理。

第三十五条 投诉举报人反映情况及提供的材料应当客观真实，不得诬告陷害他人；投诉举报人应当依法行使投诉举报权利，不得采取暴力、胁迫或者其他违法手段干扰食品药品投诉举报机构、投诉举报承办部门正常工作秩序。违反治安管理法律法规的，交由公安机关处理；构成犯罪的，移送司法机关处理。

第六章 附 则

第三十六条 省、自治区、直辖市食品药品监督管理部门可以结合本地区实际，制定实施办法。

第三十七条 本办法所称的食品药品投诉举报机构或者管理部门，是指负责食品药品投诉举报受理、转办、跟踪、协调、汇总、分析、反馈、通报等工作的机构或者部门，包括：

（一）食品药品监督管理部门独立设置的食品药品投诉举报机构；

（二）无独立设置的食品药品投诉举报机构的，由食品药品监督管理部门指定的内设机构或者其他机构。

本办法所称的投诉举报承办部门，是指具体负责投诉举报调查、作出最终处理决定的食品药品监督管理部门。

第三十八条　本办法规定的投诉举报受理、办理等期限以工作日计算，不含法定节假日。

第三十九条　本办法由国家食品药品监督管理总局负责解释。

第四十条　本办法自 2016 年 3 月 1 日起施行。

食品药品监管总局关于进一步规范药品注册受理工作的通知

食药监药化管〔2015〕122 号

各省、自治区、直辖市食品药品监督管理局：

为进一步规范药品注册受理工作，现印发《药品注册形式审查补充要求》（见附件），请遵照执行，并将有关要求通知如下：

一、各省级局应严格按照《药品注册管理办法》及相关规定，在 5 个工作日内完成对申报资料的形式审查，一次性告知申请人需要补正的全部内容，补正后仍不符合规定的，不予受理。

二、各省级局应严格按照《药品注册管理办法》及相关规定，在受理申请后 30 个工作日内完成申报资料审查、注册现场核查、生产现场检查、抽取样品和通知药品检验机构进行注册检验。确认上述核查、检查结果符合相关规定后，提出审查意见连同核查报告和申报资料一并报送总局。核查、检查及样品检验结果不符合规定的，退回申报资料。

三、所有审查、核查、现场检查、检验均应注明具体经办人员，对其审查、核查等工作的真实性承担法律责任。如发现有失职、渎职、造假的，总局将立案问责。

四、各地对发现受理资料不完整、注册分类不准确、抢号占号和受理超时限等问题，要及时给予纠正。

五、所有参加上述审查、核查、现场检查、检验的人员，均应参加培训，并经考试合格方可上岗。对不能胜任者要及时调整。受理工作中遇到的新问题，要及时报告总局。

六、总局将对各省级局的受理情况进行检查，对已明确规定不得受理但仍予以受理的、超出工作时限要求且无合理说明的，予以通报批评，并追究相关人员的责任及所在省级局分管负责同志的领导责任。问题严重的，暂停其受理资格。

七、为进一步指导药品注册申请和受理工作，总局将继续发布过度重复品种公告，各省级局要引导企业理性申报。

附件：药品注册形式审查补充要求

食品药品监管总局

2015 年 7 月 30 日

附件

药品注册形式审查补充要求

一、关于新药注册申请

（一）新药及按照新药程序申请的国产药品和进口药品，应按程序首先提交临床试验申请，获得批准后再次提交申报生产/进口注册申请。

肌肉注射的普通或特异性人免疫球蛋白、人血白蛋白、复方电解质注射液、血容量扩充剂等产品可直接提交申报生产/进口注册申请。

（二）申报《药品注册管理办法》附件2化学药品第1.6、3.4类增加适应症的注册申请，其品种应与已上市药品活性成份、剂型及给药途径相同。

申报化学药品第1.6、3.4类增加新适应症的注册申请，应由已持有该品种药品批准文号、进口药品注册证、医药产品注册证的申请人提出；不持有上述药品批准证明文件的申请人申报此类增加新适应症的注册申请，应在提出该品种的仿制药注册申请的同时或之后提出。

（三）新药进入监测期之日起不再受理其他申请人的相同品种/改剂型但不改变给药途径品种的临床试验申请；已批准临床的，可受理申报生产/进口注册申请。

（四）国产化学新药及按照新药程序申请的进口化学药品在提交生产/进口注册申请时，应提供药品通用名称的命名证明文件。

二、关于仿制药注册申请

（五）按照化学药品6类申报的注册申请，首次申报按照申报生产注册程序申请，经审评可以减免临床的，可直接批准上市；不能减免临床的，批准临床试验。

（六）申报的药品与已上市药品活性成份、剂型、适应症相同但规格、用法用量不同的，按照仿制药程序受理。

三、关于进口药注册申请

（七）提出进口中药或天然药物再注册申请时，若尚未确定或形成详细的规模化生产工艺文件作为批准证明文件附件的，由总局药品审评中心进行技术审评，原则上不按核档程序申请。

四、关于补充申请

（八）《药品注册管理办法》附件 4 中药品补充申请注册事项第 20 项涉及药品实际生产地址变更的，申请人应按照《药品技术转让注册管理规定》（国食药监注〔2009〕518 号）附件"第二部分生产技术转让"中"5. 药学研究资料"的技术要求补充提供相应研究资料。

（九）核减药品功能主治、适应症的，按照《药品注册管理办法》附件 4 中药品补充申请注册事项第 3 项的程序和要求办理。

（十）申请人根据药品批准证明文件要求完成上市后相关技术研究的，按照《药品注册管理办法》附件 4 药品补充申请注册事项第 18 项办理。

（十一）眼用制剂申请变更最小制剂单位装量的补充申请，按照《药品注册管理办法》附件 4 药品补充申请注册事项第 5 项的程序和要求办理。

（十二）申请撤销商品名称的补充申请，按照《药品注册管理办法》附件 4 药品补充申请注册事项第 36 项办理，并应符合《关于办理撤销商品名补充申请有关事项的通知》（食药监办注〔2012〕130 号）相关要求。

（十三）药品批准证明文件已失效的，相关品种的补充申请不予受理。

（十四）同一品种不同制剂规格的补充申请，应按照不同制剂规格逐一受理。

五、关于原料药与制剂关联申报

（十五）按照国产化学药品 1–5 类提出的新药制剂临床试验申请（1.6、3.4 类除外）及仿制药制剂注册申请，受理时应审核其所用原料药来源，所用原料药未获准上市的，应提供原料药注册申请的受理通知书复印件，并关联相关原料药的受理号，相关原料药与制剂合并审评。原料药申报时，应提供已关联的制剂厂家相关信息。

仅提出国产新药原料药临床试验申请（包括按照新药程序申请的进口原料药），后续未提出相应制剂临床/申报生产注册申请的，不予批准。单独提出已获准进口制剂所用原料药的注册申请除外。

（十六）原料药和制剂分别按化学药品 3 类和 5 类申报的，原料药及制剂首次申报均应按新药临床注册程序申请。

（十七）原料药和制剂分别按化学药品 3 类和 6 类申报的，3 类原料药按新药临床注册程序申请。经审评制剂可以减免临床试验直接批准上市的，由药品技术审评部门通知申请人补充原料药上市注册申请程序所要求的其他相关材料；经审评制剂需要进行临床试验的，原料与制剂同时批准临床试验。完成临床试验后，原料药按照申报生产注册申请程序申报。

六、其他

（十八）已开展临床试验的申请，提出后续注册申请时应同时提交按照《关于药物临床试验信息平台的公告》（第 28 号）要求已进行临床试验登记与信息公示的相关材料。

（十九）在审评过程中，药品注册申请的申请人机构更名（主体不变）、联系方式变更（仅限于申请人联系电话、传真、电子邮箱地址的变更）、注册地址变更（不改变生产地址）、拟使用的商品名称增加或改变的，由原受理部门审核后通知药品技术审评部门。

食品药品监管总局关于进一步加强药物临床试验数据自查核查的通知

食药监药化管〔2015〕266号

各省、自治区、直辖市食品药品监督管理局：

国家食品药品监督管理总局发布《关于开展药物临床试验数据自查核查工作的公告》（2015年第117号）以来，药物临床试验数据自查核查工作陆续展开。海南、山东、广东等多数省局专门组织召开了申请人、药物临床试验机构、合同研究组织负责人的会议，督促各方认真自查。但也有个别省局对核查工作重视不够，核查质量不高。近期，总局针对部分试验项目多、收费低的药物临床试验机构的数据进行现场核查，发现大部分试验项目存在数据不真实、不完整、不规范问题，而这些项目都经过了所在省局现场核查，也经过了第117号公告发布后的自查和复核，这反映了有些自查核查工作不扎实、不细致。为了进一步做好自查核查工作，现将有关事项通知如下：

一、各省局应当按照总局《关于发布药物临床试验数据现场核查要点的公告》（2015年第228号）的核查要点，对第117号公告所列注册申请中仍待审评审批的项目的药物临床试验数据重新组织核查，并于12月底前由省局负责人签署后向总局报送核查结果。各省局应当组织属地药物临床试验机构对所承担的第117号公告及其后所有注册申请的药物临床试验进行自查，自查情况于2016年1月10日前完成。

二、核查中发现药物临床试验数据存在不真实、不完整等问题的，省局要责令申请人撤回注册申请；药物临床试验机构、合同研究组织主动报告临床试验数据不真实、不完整的，省局要约谈申请人撤回；申请人拒不撤回的，省局要说明不真实、不完整的具体情况，提出处理意见报总局；同时，省局要对其不真实情况进行立案调查，立案调查情况报总局备案。对主动撤回的注册申请，申请人可按新的要求重新组织开展临床试验。

三、严格区分数据不真实和不规范、不完整的问题。数据不真实问题，属于主观故意的，必须严肃查处，追究申请人、药物临床试验责任人和管理人、合同研究组织责任人的责任并对外公布；不规范、不完整确属技术水平和一般缺陷问题的，只作不予批准的处理。对药物临床试验数据造假的，不得混同不规范问题，大事化小、重事轻处；对不规范问题，要防止错判为数据造假。对真实性存疑而申请人、药物临床试验机构或合同研究组织有证据证明其数据真实，经查证属实的，不视为故意造假。

四、总局继续组织药物临床试验数据核查，核查中发现存在不真实、不完整问题的，将同时追究未能有效履职的省局核查人员的责任，并公开处理结果。

五、各省局要组织对第 117 号公告后申报注册的药物临床试验进行数据核查，并于 2016 年 1 月底前报告核查结果。总局对第 117 号公告后的注册申请仍发现数据造假的申请人、药物临床试验责任人和管理人、合同研究组织责任人从重处理并追究未能有效履职的省局核查人员的责任。

六、落实药物临床试验数据真实性、完整性的责任。申请人是药物临床试验的发起者和受益者，对注册申报的数据承担全部法律责任；药物临床试验机构具体项目承担者（研究者）和合同研究组织是受申请人委托，从事药物临床试验的具体承担者，也是数据真实性、规范性、完整性等问题的实施者，属于直接责任人；药物临床试验机构是临床试验行为的管理者，属于间接责任人；省局是药物临床试验数据的核查检查的实施者，负有监督责任。各省局要严格按照《药品注册现场核查管理规定》等有关要求，切实承担起属地管理责任和监督责任。省局不得将核查工作委托给其他省局或者下放给地市局承担。

七、各省局要高度重视药品注册管理工作。要按照"最严谨标准、最严格监管、最严厉处罚、最严肃问责"的要求，建立长效工作机制，确保药物临床试验数据真实可靠。要配齐配强核查人员，使核查力量与本省注册申报的数量相适应；要加强核查人员的管理，对有违法违规行为的严肃处理。总局将各地履行现场核查职责的情况纳入对地方政府食品药品监管工作的年度考核。

食品药品监管总局

2015 年 12 月 17 日

总局关于解决药品注册申请
积压实行优先审评审批的意见

食药监药化管〔2016〕19 号

各省、自治区、直辖市食品药品监督管理局，新疆生产建设兵团食品药品监督管理局：

为加强药品注册管理，加快具有临床价值的新药和临床急需仿制药的研发上市，解决药品注册申请积压的矛盾，现提出以下意见。

一、优先审评审批的范围

（一）具有明显临床价值，符合下列情形之一的药品注册申请：

1. 未在中国境内外上市销售的创新药注册申请。

2. 转移到中国境内生产的创新药注册申请。

3. 使用先进制剂技术、创新治疗手段、具有明显治疗优势的药品注册申请。

4. 专利到期前 3 年的药品临床试验申请和专利到期前 1 年的药品生产申请。

5. 申请人在美国、欧盟同步申请并获准开展药物临床试验的新药临床试验申请；在中国境内用同一生产线生产并在美国、欧盟药品审批机构同步申请上市且通过了其现场检查的药品注册申请。

6. 在重大疾病防治中具有清晰的临床定位的中药（含民族药）注册申请。

7. 列入国家科技重大专项或国家重点研发计划的新药注册申请。

（二）防治下列疾病且具有明显临床优势的药品注册申请：

1. 艾滋病；

2. 肺结核；

3. 病毒性肝炎；

4. 罕见病；

5. 恶性肿瘤；

6. 儿童用药品；

7. 老年人特有和多发的疾病。

（三）其他

1. 在仿制药质量一致性评价中，需改变已批准工艺重新申报的补充申请；

2. 列入《关于开展药物临床试验数据自查核查工作的公告》（食品药品监管总局2015年第117号）的自查核查项目，申请人主动撤回并改为按与原研药质量和疗效一致的标准完善后重新申报的仿制药注册申请；

3. 临床急需、市场短缺的药品注册申请。具体品种名单由国家卫生计生委和工业和信息化部提出，食品药品监管总局药品审评中心（以下简称药审中心）组织相关部门和专家论证后确定。

二、优先审评审批的程序

（一）申请。注册申请转入药审中心后，由申请人通过"申请人之窗"向药审中心提交优先审评审批的申请（申请表见附件1），说明品种信息及纳入优先审评审批的理由。

（二）审核。对申请人提交的优先审评审批申请，由药审中心每月组织专家审核论证，并将审核结果和理由以及拟定优先审评的品种具体信息予以公示。公示5日（指工作日，下同）内无异议的即优先进入审评程序；对公示品种提出异议的，应在5日内向药审中心提交书面意见并说明理由（异议表见附件2）；药审中心在10日内另行组织论证后作出决定并通知各相关方。

对于临床急需、市场短缺的仿制药申请，自该品种公示之日起，不再接受活性成分和给药途径相同的新申报品种优先审评审批申请。

（三）审评。药审中心对列入优先审评审批的药品注册申请，按照注册申请转入药审中心的时间顺序优先配置资源进行审评。

1. 新药临床试验申请。

申请人可在递交临床试验注册申请前，对现有研究数据是否充分支持拟开展Ⅰ期临床试验、临床试验受试者风险是否可控等重大技术问题提出与药审中心的沟通交流申请。药审中心在收到沟通交流的申请后，组成审评团队并形成初步意见，于30日内安排与申请人的沟通交流，沟通结果以当场形成的会议纪要明确议定事项。

在申报前经过充分的沟通交流且申报资料规范、完整的前提下，药审中心自临床试验注册申请被确认列入优先审评审批之日起10日内启动技术审评。

在Ⅰ期、Ⅱ期临床试验完成后，申请人及时提交试验结果及下一期临床试验方案。药审中心自收到资料后30日内安排与申请人的沟通交流。未发现安全性问题的，可在与药审中心沟通后转入下一期临床试验。对于试验结果显示没有优于已上市药物趋势的品种，不再予以优先。

对于罕见病或其他特殊病种，可以在申报临床试验时提出减少临床试验病例数或者免做临床试验的申请。药审中心根据技术审评需要及中国患者实际情况做出是否同意其申请的审评意见。

2. 新药生产注册申请。

在提交新药生产注册申请前，申请人应就现有研究数据是否支持新药生产申请与药审中心进行沟通。药审中心收到申请后30日内安排会议与申请人沟通交流。药审中心自药品注册申请被列入优先审评审批之日起10日内启动技术审评。对申报资料如有异议或需补充内容时，应一次性告知申请人需要补充的事项。药审中心在收到补充资料后5日内重新启动技术审评。

药审中心在技术审评完成后即通知食品药品监管总局食品药品审核查验中心（以下简称核查中心）和申请人进行生产现场检查。现场检查应于药审中心通知发出后20日内进行，检查结论需于检查完成后10日内作出并送达药审中心。现场抽样检验的样品，应于5日内送达药品检验机构。药品检验机构应优先安排样品检验，在最长不超过90日内出具检验结论。

3. 仿制药注册申请。

药审中心自仿制药注册申请被列入优先审评审批之日起10日

内启动技术审评。需要申请人补充资料的，应一次性告知补充事项。药审中心在收到补充资料后5日内重新启动技术审评。

4. 对于治疗严重危及生命的疾病且尚无有效治疗手段、对解决临床需求具有重大意义的新药，申请人做好准备工作后可随时提出与药审中心当面沟通的申请，审评人员应在10日内安排会议交换意见。在临床试验阶段，药审中心应保持与申请人的沟通交流，指导并促进新药临床试验的开展；若根据早期临床试验数据，可合理预测或判断其临床获益且较现有治疗手段具有明显优势，允许在完成Ⅲ期确证性临床试验前有条件批准上市。

（四）报送。药审中心在收到样品生产现场检查报告和样品检验结果后5日内完成综合审评报告，3日内报送食品药品监管总局审批。对于在综合审评过程中发现需要重新审评的情况，则根据具体情况优先安排。

（五）审批。食品药品监管总局在接到药审中心报送的审核材料后10日内作出审批决定。

三、优先审评审批工作要求

（一）药审中心对优先审评审批的新药注册申请，应建立与申请人的会议沟通机制和网络咨询平台。审评人员不与申请人私自交流。对于优先审评审批的药品注册申请，食品药品监管总局将优先进行药物临床试验数据真实性的核查。

（二）核定优先审评审批的药品时，对原料和制剂关联申报的，应二者均同时申报。如二者接收时间不同步，以最后接收时间为准。

（三）申请人在提交优先审评审批申请前，申报材料应符合相关的技术原则要求并做好接受现场检查的准备工作。对于申报资料存在较大缺陷、临床试验数据失真或未能按期接受现场检查或送检样品的，直接作出不予批准的决定；对于申报资料存在真实性问题的，3年内不再接受申请人对其他品种优先审评审批的申请。

（四）在技术审评过程中，发现纳入优先审评审批范围的品种申报材料不能满足优先审评条件的，药审中心将终止该品种的优先审评，退回正常审评序列重新排队。

（五）对于临床需要并已在美国、欧盟及我国周边地区上市的进口儿童药品，其在境外完成的相关临床试验数据可用于在中国进行药品注册申请。

（六）承担受理和检查核查的各级食品药品监管部门，应当加强对相关药品注册申请的受理审查、研制现场核查和（或）生产现场检查，防止不具备审评条件的药品注册申请进入审评环节。

（七）对突发公共卫生事件应急处理所需药品的注册申请，将按照有关规定程序办理。

附件：1. 药品注册申请优先审评审批申请表（略）

附件：2. 药品注册申请优先审评审批品种异议表（略）

食品药品监管总局

2016 年 2 月 24 日

食品药品监管总局办公厅关于穿心莲内酯软胶囊等 13 种药品转换为非处方药的通知

食药监办药化管〔2015〕65 号

各省、自治区、直辖市食品药品监督管理局：

根据《处方药与非处方药分类管理办法（试行）》（国家

药品监督管理局令第 10 号）的规定，经总局组织论证和审定，穿心莲内酯软胶囊等 13 种药品（化学药品 2 种、中成药 11 种）转换为非处方药。现将转换的 13 种药品名单（见附件 1）及其非处方药说明书范本（见附件 2）予以发布，请通知行政区域内相关药品生产企业做好以下工作：

一、在 2015 年 6 月 30 日前，依据《药品注册管理办法》等有关规定提出修订说明书的补充申请报备案。非处方药说明书范本之外的说明书其他内容按原批准证明文件执行。补充申请备案之日起生产的药品，不得继续使用原药品说明书。双跨品种的处方药说明书可继续使用。

二、应当将说明书修订的内容及时通知相关医疗机构、药品经营企业等单位。

三、药品标签涉及相关内容的，应当一并修订。

附件：

1. 转换为非处方药的 13 种药品名单

2. 穿心莲内酯软胶囊等 13 种非处方药说明书范本（略）

食品药品监管总局办公厅

2015 年 5 月 8 日

1. 转换为非处方药的 13 种药品名单

序号	药品名称	规格（成分）	类别	备注
1	穿心莲内酯软胶囊	每粒含穿心莲内酯 50 毫克	甲类	双跨
2	大黄通便片	每片重 0.5 克（薄膜衣片）	甲类	
3	妇康宝颗粒	每袋装 15 克	甲类	双跨
4	复方苦参肠炎康片	每片重 0.42 克	甲类	

序号	药品名称	规格（成分）	类别	备注
5	咳克平胶囊	每粒装 0.32 克	甲类	
6	清眩软胶囊	每粒装 0.45 克	甲类	
7	痰咳净滴丸	每丸重 33 毫克（含咖啡因 1.99 毫克）	甲类	双跨
8	夏桑菊胶囊	每粒装 0.42 克	乙类	双跨
9	小儿解表口服液	（1）每支装 10 毫升；（2）每瓶装 100 毫升	甲类	
10	一清片	每片重 0.4 克	甲类	双跨
11	众生片	每片重 0.41 克	甲类	双跨
12	布洛芬分散片	0.2 克	甲类	双跨
13	左炔诺孕酮片	1.5 毫克	甲类	

食品药品监管总局关于停止生产销售使用酮康唑口服制剂的通知

食药监药化监〔2015〕75 号

各省、自治区、直辖市食品药品监督管理局：

2015 年 6 月 25 日，总局发布了《关于停止生产销售使用酮康唑口服制剂的公告》（2015 年第 85 号），请各省（区、市）食品药品监督管理部门认真组织落实。现就有关事宜通知如下：

一、请各省（区、市）食品药品监督管理部门加强对相关药品生产企业的监督检查，督促企业排查药品销售流向，确保已上市销售药品于 2015 年 7 月 30 日前全部召回，并予以监督销毁。

二、督促本行政区域内药品经营企业、使用单位落实停止销售和使用的措施，配合做好产品召回工作。

食品药品监管总局
2015 年 6 月 25 日

食品药品监管总局办公厅关于加强生化药品质量监管的通知

食药监办药化监〔2015〕79 号

各省、自治区、直辖市食品药品监督管理局，新疆生产建设兵团食品药品监督管理局：

2015 年 6 月 17 日，国家食品药品监督管理总局发布《关于武汉华龙生物制药有限公司违法生产小牛血去蛋白提取物注射液的通告》（2015 年第 21 号，以下简称《通告》）。各省（区、市）食品药品监督管理局要切实落实《通告》中提出的各项任务，有关要求通知如下：

一、总局已要求湖北省食品药品监督管理局督促武汉华龙生物制药有限公司立即召回全部市售小牛血去蛋白提取物注射液。各省（区、市）食品药品监督管理局应立即通知本行政区域内药品经营使用单位停止销售和使用武汉华龙生物制药有限公司生产的小牛血去蛋白提取物注射液，并协助召回产品。

二、辽宁、吉林、黑龙江、上海、安徽、湖北、湖南、广东、重庆等省（市）食品药品监督管理局应按照《通告》要求，对行政区域内生产小牛血去蛋白提取物注射液、小牛血清去蛋白注射液、注射用小牛血去蛋白提取物、小牛血去蛋白提取物氯化钠注射液等产品的生产企业进行全面检查。

首先要企业自查，凡是外购中间产品、未按批准的工艺和标准生产的，必须立即停止生产销售，召回上市产品。企业自查报告 6 月 20 日前报所在地省级食品药品监督管理局。上述各省（市）局要在企业自查的基础上，开展对企业的专项检查，检查情况及各企业由检查员签字背书的现场检查报告，于2015 年 6 月 25 日前报送总局。

三、各省（区、市）食品药品监督管理局要高度重视生化药品的质量安全。要组织力量对本行政区域内的生化药品生产企业开展一次全面检查，重点检查原料供货渠道、生产工艺及质量控制等环节，对发现的质量问题要及时采取有效措施控制风险，对擅自改变工艺、外购提取物等违法违规行为，要依法严厉查处。检查情况请于 6 月 30 日前报总局。

食品药品监管总局办公厅

2015 年 6 月 17 日

国家食品药品监督管理总局
通　　告

2015 年 第 10 号

关于发布生物制品稳定性研究技术
指导原则的通告

为指导生物制品的稳定性研究工作，国家食品药品监督管理总局组织制定了《生物制品稳定性研究技术指导原则（试行）》，现予发布，自发布之日起施行。

特此通告。

附件：生物制品稳定性研究技术指导原则（试行）

食品药品监管总局

2015 年 4 月 15 日

附件

生物制品稳定性研究技术指导原则（试行）

一、前言

稳定性研究是贯穿于整个药品研发阶段和支持药品上市及上市后研究的重要内容，是产品有效期设定的依据，可以用于对产品生产工艺、制剂处方、包装材料选择合理性的判断，同时也是产品质量标准制订的基础。为规范生物制品稳定性研究，制定本技术指导原则。

本技术指导原则适用于生物制品的原液、成品或中间产物等的稳定性研究设计、结果的分析等。对于一些特殊品种，如基因治疗和细胞治疗类产品等，还应根据产品的特点开展相应的研究。

生物制品稳定性研究与评价应当遵循本指导原则，并应符合国家药品管理相关规定的要求。

二、研究内容

开展稳定性研究之前，需建立稳定性研究的整体计划或方案，包括研究样品、研究条件、研究项目、研究时间、运输研究、研究结果分析等方面。

生物制品稳定性研究一般包括实际贮存条件下的实时稳定性研究（长期稳定性研究）、加速稳定性研究和强制条件试验研究。长期稳定性研究可以作为设定产品保存条件和有效期的主要依据。加速和强制条件试验可以用于了解产品在短期偏离保存条件和极端情况下产品的稳定性情况，为有效期和保存条件的确定提供支持性数据。

稳定性研究过程中采用的检测方法应经过验证，检测过程需合理设计，应尽量避免人员、方法或时间等因素引入的试验误差。长期稳定性研究采用方法应与产品放行检测用方法相一致；中间产物或原液及成品加速、强制条件试验检测用方法应根据研究目的和样品的特点采用合理、敏感的方法。

稳定性研究设计时还应考虑各个环节样品贮存的累积保存时间对最终产品稳定性的影响。

（一）样品

研究样品通常包括原液、成品及产品自带的稀释液或重悬液，对因不能连续操作而需保存一定时间的中间产物也应进行相应的稳定性研究。

稳定性研究的样品批次数量应至少为三批。各个阶段稳定性研究样品的生产工艺与质量应一致（即具有代表性），批量应至少满足稳定性研究的需要。研究用成品应来自不同批次原液。成品稳定性研究应采用与实际贮存相同的包装容器与密闭系统；原液或中间产物稳定性研究可以采用与实际应用相同的材质或材料的容器和密封系统。

稳定性研究中可以根据检测样品的代表性，合理的设计研究方案，减少对部分样品的检测频度或根据产品特点（如规格）选择部分代表性检测项目。原则上，浓度不一致的多种规格的产品，均应按照要求分别开展稳定性研究。

（二） 条件

稳定性研究应根据研究目的和产品自身特性对研究条件进行摸索和优化。稳定性研究条件应充分考虑到今后的贮存、运输及其使用的整个过程。根据对各种影响因素（如温度、湿度、光照、反复冻融、振动、氧化、酸碱等相关条件）的初步研究结果，制定长期、加速和强制条件试验等稳定性研究方案。

1. 温度

长期稳定性研究的温度条件应与实际保存条件相一致；强制条件试验中的温度应达到可以观察到样品发生降解并超出质量标准的目的；加速稳定性研究的温度条件一般介于长期与强制条件试验之间，通常可以反映产品可能短期偏离于实际保存条件的情况。

2. 湿度

如能证明包装容器与密封系统具有良好的密封性能，则不同湿度条件下的稳定性研究可以省略；否则，需要开展相关研究。

3. 反复冻融

对于需冷冻保存的原液、中间产物，应验证其在多次反复冻融条件下产品质量的变化情况。

4. 其他

光照、振动和氧化等条件的研究应根据产品或样品的贮存条件和研究目的进行设计。

另外，液体制剂在稳定性研究中还应考虑到产品的放置方向，如正立、倒立或水平放置等。

模拟实际使用情况的研究应考虑产品使用、存放的方式和条件，如注射器多次插入与抽出的影响等。对于一些生物制品，如用于多次使用的、单次给药时间较长的（如静脉滴注）、使用前需要配制的、特殊环境中使用的（如高原低压、海洋高盐雾等环境），以及存在配制或稀释过程的小容量剂型等特殊使用情况的产品，应开展相应的稳定性研究，以评估实际使用情况下产品的稳定性。

（三）项目

考虑到生物制品自身的特点，稳定性研究中应采用多种物理、化学和生物学等试验方法，针对多个研究项目对产品进行全面的分析与检定。检测项目应包括产品敏感的，且有可能反映产品质量、安全性和/或有效性的考查项目，如生物学活性、纯度和含量等。根据产品剂型的特点，应考虑设定相关的考察项目，如注射用无菌粉末应考察其水分含量的变化情况；液体剂型应采用适宜的方法考察其装量变化情况等。对年度检测时间点，产品应尽可能进行检测项目的全面检定。

1. 生物学活性

生物学活性检测是生物制品稳定性研究中的重点研究项目。一般情况下，生物学活性用效价来表示，是通过与参考品的比较而获得的活性单位。研究中使用的参考品应该是经过标准化的物质。另外，还需要关注应用参考品的一致性和其自身的稳定性。同时，可依据产品自身的特点考虑体内生物学活性、体外生物学活性或其他替代方法的研究。

2. 纯度

应采用多种原理的纯度检测方法进行综合的评估。降解产物的限度应根据临床前研究和临床研究所用各批样品分析结果的总体情况来制定。长期稳定性研究中，发现有新的降解产物出现或者是含量变化超出限度时，建议对其进行鉴定，同时开展安全性与有效性的评估。对于不能用适宜方法鉴定的物质或不能用常规分析方法检测纯度的样品，应提出替代试验方法，并证明其合理性。

3. 其他

其他一些检测项目也是生物制品稳定性研究中较为重要的方面，需在稳定性研究中加以关注。如，含量、外观（颜色和澄清度，注射用无菌粉末的颜色、质地和复溶时间）、可见异物、不溶性微粒、pH 值、注射用无菌粉末的水分含量、无菌检查等。添加剂（如稳定剂、防腐剂）或赋形剂在制剂的效期内也可能降解，如果初步稳定性试验有迹象表明这些物质的反应或降解对药品质量有不良影响时，应在稳定性研究中加以监测。稳定性研究中还应考虑到包装容器和密封系统可能对样品具有潜在的不良影响，在研究设计过程中应关注此方面。

（四）时间

长期稳定性研究时间点设定的一般原则是，第一年内每隔三个月检测一次，第二年内每隔六个月检测一次，第三年开始可以每年检测一次。如果有效期（保存期）为一年或一年以内，则长期稳定性研究应为前三个月每月检测一次，以后每三个月一次。在某些特殊情况下，可灵活调整检测时间，比如，基于初步稳定性研究结果，可有针对性地对产品变化剧烈的时间段进行更密集的检测。原则上，长期稳定性研究应尽可能做到产品不合格为止。产品有效期的制定应根据长期稳定性研究结果设定。强制和加速稳定性研究应观察到产品不合格。

申报临床试验阶段的稳定性研究，应可以说明产品的初步稳定性情况。申报生产上市时，稳定性研究应为贮存条件和有效期（保存期）的制定提供有效依据。

（五）运输稳定性研究

生物制品通常要求冷链保存和运输，对产品（包括原液和成品）的运输过程应进行相应的稳定性模拟验证研究。稳定性研究中需充分考虑运输路线、交通工具、距离、时间、条件（温度、湿度、振动情况等）、产品包装情况（外包装、内包装等）、产品放置情况和监控器情况（温度监控器的数量、位置等）等。稳定性研究设计时，应模拟运输时的最差条件，如运输距离、振动频率和幅度及脱冷链等。通过验证研究，应确认产品在运输过程中处于拟定的保存条件下可以保持产品的稳定性，并评估产品在短暂的脱离拟定保存条件下对产品质量的影响。对于需要冷链运输的产品，应对产品脱离冷链的温度、次数、总时间等制定相应的要求。

（六）结果的分析

稳定性研究中应建立合理的结果评判方法和可接受的验收标准。研究中不同检测指标应分别进行分析；同时，还应对产品进行稳定性的综合评估。

同时开展研究的不同批次的稳定性研究结果应该具有较好的一致性，建议采用统计学的方法对批间的一致性进行判断。同一批产品，在不同时间点收集的稳定性数据应进行趋势分析，用以判断降解情况。验收标准的制定应在考虑到方法学变异的前提下，参考临床用研究样品的检测值对其进行制定或修正，该标准不能低于产品的质量标准。

通过稳定性研究结果的分析和综合评估，明确产品的敏感条件、降解途径、降解速率等信息，制定产品的保存条件和有效期（保存期）。

三、标示

根据稳定性研究结果，需在产品说明书或标签中明确产品的贮存条件和有效期。不能冷冻的产品需另行说明。若产品要求避光、防湿或避免冻融等，建议在各类容器包装的标签中和说明书中注明。对于多剂量规格的产品，应标明开启后最长使用期限和放置条件。对于冻干制品，应明确冻干制品溶解后的稳定性，其中应包括溶解后的贮存条件和最长贮存期。

四、名词解释

降解产物：产品在贮存过程中随时间发生变化而产生的物质。这种变化可能发生在产品生产过程中或贮存过程中，如脱酰胺、氧化、聚合、蛋白质水解等。

中间产物：生产过程中形成的、为下一步工艺所用的物质，不包括原液。

有效期：产品可供临床正常使用的最大有效期限（天数、月数或年数）。该有效期是根据在产品开发过程中进行稳定性研究获得的贮存寿命而确定。

保存期：原液和中间产物等在适宜的贮存条件下可存放的时间。

长期稳定性研究：实际贮存条件下开展的稳定性研究，用于制定产品的有效期和原液的保存期。

加速稳定性研究：高于实际贮存温度条件下的稳定性研究。通常是指37℃或室温。

强制条件试验：影响较为剧烈的条件下进行的稳定性研究，如高温、光照、振动、反复冻融、氧化等。

国家食品药品监督管理总局
公　　告

2015 年　第 164 号

关于发布 YBB 00032005–2015《钠钙玻璃输液瓶》等 130 项直接接触药品的包装材料和容器国家标准的公告

根据《中华人民共和国药品管理法》及其实施条例规定，YBB 00032005–2015《钠钙玻璃输液瓶》等 130 项直接接触药品的包装材料和容器国家标准已经审定通过，现予以公布，自 2015 年 12 月 1 日起实施，由中国医药科技出版社出版发行。标准内容可在国家食品药品监督管理总局网站（www.cfda.gov.cn）或中国食品药品检定研究院网站（www.nicpbp.org.cn）进行查询，其标准编号、名称及替代对照表见附件。

特此公告。

附件：1. YBB 00032005-2015《钠钙玻璃输液瓶》等130项直接接触药品的包装材料和容器国家标准编号、名称（略）

2. 标准替代对照表（略）

食品药品监管总局

2015 年 8 月 11 日

国家食品药品监督管理总局
公　　告

2015 年 第 171 号

关于启用新版《药品生产许可证》和
《医疗机构制剂许可证》的公告

国家食品药品监督管理总局决定自 2016 年 1 月 1 日起启用新版《药品生产许可证》和《医疗机构制剂许可证》。现将有关事宜公告如下：

一、国家食品药品监督管理总局统一印制新版《药品生产许可证》和《医疗机构制剂许可证》（式样见附件 1、2）。新版《药品生产许可证》和《医疗机构制剂许可证》的正、副本上须注明日常监管机构、日常监管人员和监督举报电话，落实监管责任，接受社会监督。

二、根据《中华人民共和国药品管理法实施条例》规定，《药品生产许可证》和《医疗机构制剂许可证》有效期均为 5 年。有效期届满、需要继续生产药品的，药品生产企业应当按照《药品生产监督管理办法》（国家食品药品监督管理局令第 14 号）的规定，向所在地省级食品药品监督管理部门提交《药品生产许可证申请表》（附件3）和相关申请资料（附件4）；有效期届满、需要继续配制制剂的，医疗机构应当按照《医疗机构制剂配制监督管理办法》（国家食品药品监督管理局令第18号）的规定，向所在地省级食品药品监督管理部门提出换证申请。

三、为便于统一管理，对2015年底尚未到期的《药品生产许可证》和《医疗机构制剂许可证》，由各省（区、市）食品药品监督管理局在2015年底前为其更换新版许可证，有效期与原证一致。

四、根据原国家食品药品监督管理局《关于贯彻实施〈药品生产质量管理规范（2010年修订）〉的通知》（国食药监安〔2011〕101号）、《关于加快实施新修订药品生产质量管理规范促进医药产业升级有关问题的通知》（国食药监安〔2012〕376号）等文件要求，未按规定通过药品生产质量管理规范（2010年修订）认证的药品生产企业（或生产范围），自2016年1月1日起不得进行药品生产，不予换发新版《药品生产许可证》（或相应生产范围）。

五、根据《食品药品监管总局关于加强中药生产中提取和提取物监督管理的通知》（食药监药化监〔2014〕135号），中药提取物生产企业和不具备相应中药提取能力的中成药生产企业（或生产范围），不予换发新版《药品生产许可证》（或相应生产范围）。

特此公告。

附件：（略）

1.《药品生产许可证》式样

2.《医疗机构制剂许可证》式样

3. 药品生产许可证申请表

4.《药品生产许可证》换发申请资料要求

食品药品监管总局

2015年9月9日

国家食品药品监督管理总局
公　　告

2015 年 第 172 号

关于药物临床试验机构和合同研究
组织开展临床试验情况的公告

2015 年 8 月 25 日，国家食品药品监督管理总局发布《关于药物临床试验数据自查情况的公告》（2015 年第 169 号），有 1094 个品种提交了自查资料。国家食品药品监督管理总局将对所涉及到的药物临床试验机构（以下简称临床试验机构）和合同研究组织（CRO）进行核查。现将有关情况公告如下：

一、承接人体生物等效性试验和 I 期临床试验的临床试验机构 82 家（见附件 1），其中，7 家临床试验机构承担生物等效性试验和 I 期临床试验数量 20 项以上，分别是中南大学湘雅三医院（63 项）、辽宁中医药大学附属第二医院（52 项）、苏州大学附属第二医院（40 项）、中国人民解放军第四军医大学第一附属医院（39 项）、华中科技大学同济医学院附属同济医院（31 项）、辽宁中医药大学附属医院（22 项）、长春中医药大学附属医院（20 项）。

二、承接 II、III 期药物临床试验的临床试验机构 383 家（见附件 2），其中，13 家临床试验机构承担了 60 项以上，分别是四川大学华西医院（114 项）、吉林大学第一医院（73 项）、浙江大学医学院附属第一医院（70 项）、北京协和医院（69 项）、北京大学第一医院（68 项）、北京大学人民医院（68 项）、上海交通大学医学院附属瑞金医院（68 项）、中国人民解放军第四军医大学第一附属医院（66项）、南京医科大学第一附属医院（66项）、华中科技大学同济医学院附属同济医院（65项）、华中科技大学同济医学院附属协和医院（65项）、中国人民解放军第二军医大学第二附属医院（61项）、天津中医药大学第一附属医院（61项）。

三、承接临床试验的CRO126家（见附件3），其中，6家CRO承接临床试验数量20项以上，分别是广州博济新药临床研究中心（70项）、沈阳亿灵医药科技有限公司（46项）、安徽万邦医药科技有限公司（41项）、上海凯锐斯生物科技有限公司（28项）、北京万全阳光医学技术有限公司（27项）、杭州泰格医药科技股份有限公司（22项）。

四、国家食品药品监督管理总局对自查资料涉及的临床试验机构和CRO将进行临床试验数据核查，发现存在真实性问题的临床试验机构和CRO，按照2015年第117号公告的要求进行处理。国家食品药品监督管理总局并对其以前完成的全部药物临床试验数据进行追查。发现已批准生产或者进口品种药物临床试验存在弄虚作假的，吊销生产企业的药品批准文号，吊销药物临床试验机构的资格，追究直接责任人和有关人员的责任。

五、在国家食品药品监督管理总局核查前，临床试验机构或CRO应主动开展自查，发现存在不真实问题的，应主动将情况报告国家食品药品监督管理总局药品化妆品注册管理司，并督促申请人主动退回申请，国家食品药品监督管理总局公布退回的申请人和品种名单，不予核查及立案调查。

六、对申请人、临床试验机构、CRO有弄虚作假情形的，欢迎研究人员、医务人员通过12331电话或网络向国家食品药品监督管理总局行政事项受理服务和投诉举报中心举报。国家食品药品监督管理总局对举报有功人员予以奖励。

特此公告。

附件：1. 承接人体生物等效性试验和I期临床试验情况（略）

2. 承接Ⅱ、Ⅲ期临床试验情况（略）

3. CRO 承接临床试验情况（略）

食品药品监管总局

2015 年 9 月 9 日

国家食品药品监督管理总局
公　　告

2015 年　第 230 号

关于药品注册审评审批若干政策的公告

　　根据《中华人民共和国药品管理法》、《国务院关于改革药品医疗器械审评审批制度的意见》（国发〔2015〕44 号）等有关规定，为解决药品注册申请积压问题，提高药品审评审批质量和效率，经国务院同意，实行如下药品注册审评审批政策。现予以公告：

一、提高仿制药审批标准

　　仿制药按与原研药质量和疗效一致的原则受理和审评审批。其中，对已在中国境外上市但尚未在境内上市药品的仿制药注册申请，应与原研药进行生物等效性研究并按国际通行技术要求开展临床试验，所使用的原研药由企业自行采购，向国家食品药品监督管理总局申请一次性进口；未能与原研药进行对比研究的，应按照创新药的技术要求开展研究。

　　已经受理的仿制药注册申请，实行分类处理：

　　（一）中国境内已有批准上市原研药，申请注册的仿制药没有达到与原研药质量和疗效一致的，不予批准。

（二）中国境外已上市但境内没有批准上市原研药，申请仿制药注册的企业可以选择按原规定进行审评审批，但在药品批准上市3年内需按照国发〔2015〕44号文件规定进行质量和疗效一致性评价，未通过一致性评价的注销药品批准文号；企业也可以选择撤回已申报的注册申请，改按与原研药质量和疗效一致的标准完善后重新申报。对上述重新申报的注册申请实行优先审评审批，批准上市后免于进行质量和疗效一致性评价。

对申报上市的仿制药注册申请，首先审查药学研究的一致性，药学研究未达到要求的，不再对其他研究资料进行审查，直接作出不予批准决定。

二、规范改良型新药的审评审批

对改变原研药剂型、酸根、碱基和给药途径等的药品注册申请，申请人需证明其技术创新性且临床价值与原品种比较具有明显优势；无法证明具备上述优势的，不予批准。改变剂型和规格的儿童用药注册申请除外。

三、优化临床试验申请的审评审批

对新药的临床试验申请，实行一次性批准，不再采取分期申报、分期审评审批的方式；审评时重点审查临床试验方案的科学性和对安全性风险的控制，保障受试者的安全。加强临床试验申请前及过程中审评人员与申请人的沟通交流，及时解决注册申请和临床试验过程中的问题。申请人需按要求及时补报最新研究资料。在Ⅰ期、Ⅱ期临床试验完成后，申请人应及时提交试验结果及下一期临床试验方案。未发现安全性问题的，可在与药审中心沟通后转入下一期临床试验。申请人应如实报告临床试验中发生的严重不良事件，按时提交研究年度报告；对不能控制临床试验安全性风险的，应立即停止临床试验。药审中心与申请人当面沟通，应当场形成会议纪要列明议定事项。

自 2015 年 12 月 1 日起，仿制药生物等效性试验由审批制改为备案制。申请人应按照国家食品药品监督管理总局发布的相关指导原则和国际通行技术要求与原研药进行全面的质量对比研究，保证与原研药质量的一致性；生物等效性试验用样品的处方、工艺、生产线应与商业化生产保持一致。申请人开展生物等效性试验前，应按国家食品药品监督管理总局制定的管理规定与技术要求于试验前 30 天向国家食品药品监督管理总局提交备案资料。试验过程中，国家食品药品监督管理总局发现不符合相关规定的，可随时要求申请人暂停试验。

四、实行同品种集中审评

对本公告公布之日前已经受理的相同品种，按照统一的审评标准和尺度组织力量进行集中审评。对不符合规定的，及时作出不予批准的决定；符合规定的，按申报顺序依次作出审批决定并制发批准证明文件。

五、允许申请人主动撤回不符合条件的药品注册申请

对已经受理的存在研究资料缺项、数据不全、试验未完成、未与原研药进行全面比对研究、未对杂质和毒性物质进行全面评价、处方工艺试验不完整等重大缺陷的药品注册申请，允许申请人主动撤回，完善后重新申报。技术审评过程中发现上述问题之一的，直接作出不予批准的决定。对申报资料不完整但具备审评条件的药品注册申请，由国家食品药品监督管理总局药品审评中心一次性告知申请人补充资料；补充资料提交后，原则上不再要求申请人补充资料，只作出批准或不予批准的决定。

六、严格审查药品的安全性和有效性

发现有下列情形的，国家食品药品监督管理总局及时公布

相关品种名单：（1）活性成分不明确、结构不清楚或疗效可能不确切的；（2）安全性可能存在风险的。

自名单公布之日起，对列入上述名单的品种作以下处理：

（一）国家食品药品监督管理总局药品评价中心将其纳入安全风险重点监测范围。凡有证据证明该药品疗效不确切、不良反应大或者其他原因危害人体健康的，立即撤销药品批准文号。

（二）相关生产企业应及时开展相关产品再评价，并于3年内向国家食品药品监督管理总局提交再评价结果。逾期未提交再评价结果或未通过再评价的，撤销药品批准文号。

（三）仿制上述品种的注册申请，不予受理；已经受理的，不予批准。

对2008年集中审评遗留的未批准的药品注册申请，目前申请人仍未解决安全性、有效性和质量可控性问题的，以及难以确认研制资料真实性的，一律作出不予批准的决定。

七、加快临床急需等药品的审批

符合下列条件之一的，实行单独排队，加快审评审批。

（一）防治艾滋病、恶性肿瘤、重大传染病和罕见病等疾病的创新药注册申请；

（二）儿童用药注册申请；

（三）老年人特有和多发疾病用药注册申请；

（四）列入国家科技重大专项和国家重点研发计划的药品注册申请；

（五）使用先进技术、创新治疗手段、具有明显治疗优势的临床急需用药注册申请；

（六）转移到中国境内生产的创新药注册申请；

（七）申请人在欧盟、美国同步申请并获准开展药物临床试验的新药临床试验申请，或在中国境内用同一生产线生产并在欧盟、美国同步申请上市且已通过其药品审批机构现场检查的药品注册申请；

（八）临床急需且专利到期前 3 年的药品临床试验申请和专利到期前 1 年的药品生产申请。

自 2015 年 12 月 1 日起，申请人可向国家食品药品监督管理总局药品审评中心提出加快审评的申请。

国家食品药品监督管理总局会同有关部门制定和发布药品注册申请优先审评审批的有关政策，鼓励市场短缺和创新药品的研发和生产。国家卫生计生委、工业和信息化部根据药品采购情况和生产供应情况建立短缺药品定期沟通机制，提出加快审批的建议，国家食品药品监督管理总局会同有关部门确定纳入加快审批的范围。

八、严惩临床试验数据造假行为

对已经受理的完成临床试验申报生产或进口的药品注册申请，申请人已按要求完成自查并报告结果的，国家食品药品监督管理总局将根据审评进度，逐一进行临床试验数据核查；发现存在弄虚作假问题的即立案调查，相应注册申请不予批准。

对参与临床试验数据弄虚作假的申请人、临床试验机构、合同研究组织及其直接责任人，依据《中华人民共和国药品管理法》第七十八条以及国家食品药品监督管理总局关于临床试验数据自查核查的有关规定查处，并将其列入黑名单，向社会公布相关组织机构代码、人员身份证号码等信息。涉嫌犯罪的，移交公安机关调查处理。

对临床试验数据弄虚作假的申请人，依据《中华人民共和国药品管理法实施条例》第七十条和《药品注册管理办法》第一百六十七条的规定，自发现之日起，3 年内不受理其申报该品种的药品注册申请，1 年内不受理其所有药品注册申请，已经受理的不予批准。食品药品监管部门将组织对该申请人此前获得的药品批准证明文件进行追溯检查，发现弄虚作假行为的，依据《中华人民共和国药品管理法》第八十二条的规定，撤销相关药品批准证明文件，5年内不受理其所有药品注册申请。

对参与临床试验数据弄虚作假的临床试验机构，责令限期整改，整改完成前不接受其参与研究的申报资料，经整改仍不符合要求的，取消其相关试验资格。对弄虚作假主要研究者参与研究并已受理的所有注册申请不予批准。对同一专业出现两个及以上临床试验数据弄虚作假行为的，其专业内已受理的所有注册申请不予批准；对临床试验机构出现三个及以上临床试验数据弄虚作假行为的，涉及该机构已受理的所有注册申请不予批准。对参与临床试验数据弄虚作假的主要研究者，食品药品监管部门将有关信息通报卫生行政部门，由卫生行政部门依照《中华人民共和国执业医师法》等有关规定，追究临床试验机构直接责任人的责任。

申请人在国家食品药品监督管理总局核查前主动申请撤回的，国家食品药品监督管理总局公布撤回的申请人和品种名单，不予核查及立案调查。

九、引导申请人理性申报

发布《限制类药品审批目录》，对已有多个药品批准文号且有多家企业生产，生产供应能力已远超临床使用需求的药品注册申请予以限制；限制类目录将定期更新。及时向社会公开药品注册受理及审评信息，引导企业有序研发和理性申报。

十、规范药品注册复审工作

国家食品药品监督管理总局药品审评中心应将技术审评不予通过的审评意见告知申请人；申请人持有异议的，可提出复审申请，由药品审评中心组织相关领域的临床专家、药理学家、毒理学家、统计学家、法律专家、患者代表等，听取审评专家和申请人的意见，公开论证，按少数服从多数的原则形成最终复审意见。

本公告自发布之日起实施。此前发布的《药品注册管理办法》（原国家食品药品监管管理局令第28号）等相关规定，与本公告不一致的，以本公告为准。

特此公告。

食品药品监管总局

2015年11月11日

国家食品药品监督管理总局
公　告

2015 年　第 284 号

关于未通过新修订《药品经营质量管理规范》认证企业停止经营的公告

根据《国家食品药品监督管理总局关于贯彻实施新修订〈药品经营质量管理规范〉的通知》（食药监药化监〔2013〕32号）有关要求，所有药品经营企业在2015年12月31日前必须达到新修订《药品经营质量管理规范》（以下简称药品GSP）的要求。

自2016年1月1日起，凡是未通过新修订药品GSP认证的药品经营企业，一律停止药品经营活动。

特此公告。

食品药品监管总局

2015年12月30日

国家食品药品监督管理总局
公　告
2015 年 第 286 号

关于落实中药提取和提取物监督
管理有关规定的公告

　　针对中药提取环节存在的突出问题，国家食品药品监督管理总局于 2014 年 7 月印发了《关于加强中药生产中提取和提取物监督管理的通知》（食药监药化监〔2014〕135 号，以下简称 135 号文件），明确了中药提取和提取物管理要求并规定了过渡期。现将有关事宜公告如下：

　　一、自 2016 年 1 月 1 日起，凡不具备相应提取能力的中成药生产企业必须停止生产。各省（区、市）食品药品监督管理局要按照 135 号文件的要求，停止批准中药提取委托加工。对于已经批准的中药提取委托加工，要求药品生产企业必须从 2016 年 1 月 1 日起停止委托提取。对于不具备中药前处理和提取能力的中成药生产企业，自 2016 年 1 月 1 日起，停止相应中药品种的生产。逾期不停止生产的，食品药品监督管理部门依据《中华人民共和国药品管理法》（2015 年修订，下同）第七十八条规定严肃查处。

　　二、自 2016 年 1 月 1 日起，生产使用中药提取物必须备案。自 2016 年 1 月 1 日起，对中成药国家药品标准处方项下载明，且具有单独国家药品标准的中药提取物实施备案管理。凡生产或使用上述中药提取物的企业，都必须按照《中药提取物备案管理实施细则》（见 135 号文件附件）在各省（区、市）食品药品监督管理局备案。凡是违反规定、使用未备案的中药提取物投料生产中成药的，各省（区、市）食品药品监督管理局依据《中华人民共和国药品管理法》第七十八条规定严肃查处。

各省（区、市）食品药品监督管理局要按照 135 号文件第七条及其附件第二条的要求，严格审查备案中药提取物的范围，对不属于备案范围的不予备案；已经备案的必须取消。

三、加强监督检查。各省（区、市）食品药品监督管理局要加强监督检查，落实监管责任，确保上述应停产企业按时停产。对检查发现的违法违规行为要坚决依法查处，并及时向社会公开。凡不具备中药提取能力的中成药生产企业，不得换发《药品生产许可证》（或相应生产范围）；对单独生产中药提取物的企业，不再核发《药品生产许可证》。国家食品药品监督管理总局将进一步加大飞行检查、跟踪检查的力度和频次，对违法违规生产行为严肃查处并予以曝光；对于把关不严、监管不力的地方，将予以通报批评，并严肃问责。

特此公告。

食品药品监管总局

2015 年 12 月 31 日

国家食品药品监督管理总局
公　　告

2016 年 第 40 号

关于暂停执行 2015 年 1 号公告
药品电子监管有关规定的公告

鉴于食品药品监管总局已就落实国务院办公厅《关于加快推进重要产品追溯体系建设的意见》（国办发〔2015〕95

号）要求，对《药品经营质量管理规范》有关药品电子监管内容修订公开征求意见，现决定暂停执行食品药品监管总局《关于药品生产经营企业全面实施药品电子监管有关事宜的公告》（2015 年第 1 号）中药品电子监管的有关规定。

特此公告。

食品药品监管总局

2016 年 2 月 20 日

国家食品药品监督管理总局
公　告

2016 年　第 51 号

关于发布化学药品注册分类
改革工作方案的公告

根据 2015 年 11 月 4 日第十二届全国人民代表大会常务委员会第十七次会议审议通过的《关于授权国务院在部分地方开展药品上市许可持有人制度试点和有关问题的决定》，国家食品药品监督管理总局制定了化学药品注册分类工作改革方案，已经国务院同意，现予以公告，并自公告发布之日起实施。

附件：化学药品注册分类改革工作方案

食品药品监管总局

2016 年 3 月 4 日

化学药品注册分类改革工作方案

为鼓励新药创制，严格审评审批，提高药品质量，促进产业升级，对当前化学药品注册分类进行改革，特制定本工作方案。

一、调整化学药品注册分类类别

对化学药品注册分类类别进行调整，化学药品新注册分类共分为 5 个类别，具体如下：

1 类：境内外均未上市的创新药。指含有新的结构明确的、具有药理作用的化合物，且具有临床价值的药品。

2 类：境内外均未上市的改良型新药。指在已知活性成份的基础上，对其结构、剂型、处方工艺、给药途径、适应症等进行优化，且具有明显临床优势的药品。

3 类：境内申请人仿制境外上市但境内未上市原研药品的药品。该类药品应与原研药品的质量和疗效一致。

原研药品指境内外首个获准上市，且具有完整和充分的安全性、有效性数据作为上市依据的药品。

4 类：境内申请人仿制已在境内上市原研药品的药品。该类药品应与原研药品的质量和疗效一致。

5 类：境外上市的药品申请在境内上市。

表 1　化学药品新注册分类、说明及包含的情形

注册分类	分类说明	包含的情形
1	境内外均未上市的创新药	含有新的结构明确的、具有药理作用的化合物，且具有临床价值的原料药及其制剂。

注册分类	分类说明	包含的情形
2	境内外均未上市的改良型新药	2.1 含有用拆分或者合成等方法制得的已知活性成份的光学异构体，或者对已知活性成份成酯，或者对已知活性成份成盐（包括含有氢键或配位键的盐），或者改变已知盐类活性成份的酸根、碱基或金属元素，或者形成其他非共价键衍生物（如络合物、螯合物或包合物），且具有明显临床优势的原料药及其制剂。
		2.2 含有已知活性成份的新剂型（包括新的给药系统）、新处方工艺、新给药途径，且具有明显临床优势的制剂。
		2.3 含有已知活性成份的新复方制剂，且具有明显临床优势。
		2.4 含有已知活性成份的新适应症的制剂。
3	仿制境外上市但境内未上市原研药品的药品	具有与原研药品相同的活性成份、剂型、规格、适应症、给药途径和用法用量的原料药及其制剂。
4	仿制境内已上市原研药品的药品	具有与原研药品相同的活性成份、剂型、规格、适应症、给药途径和用法用量的原料药及其制剂。
5	境外上市的药品申请在境内上市	5.1 境外上市的原研药品（包括原料药及其制剂）申请在境内上市。
		5.2 境外上市的非原研药品（包括原料药及其制剂）申请在境内上市。

注：1. "已知活性成份"指"已上市药品的活性成份"。

　　2. 注册分类 2.3 中不包括"含有未知活性成份的新复方制剂"。

二、相关注册管理要求

（一）对新药的审评审批，在物质基础原创性和新颖性基础上，强调临床价值的要求，其中改良型新药要求比改良前具有明显的临床优势。对仿制药的审评审批，强调与原研药品质量和疗效的一致。

（二）新注册分类 1、2 类别药品，按照《药品注册管理办法》中新药的程序申报；新注册分类 3、4 类别药品，按照《药品注册管理办法》中仿制药的程序申报；新注册分类 5 类别药品，按照《药品注册管理办法》中进口药品的程序申报。

新注册分类 2 类别的药品，同时符合多个情形要求的，须在申请表中一并予以列明。

（三）根据《中华人民共和国药品管理法实施条例》的有关要求，对新药设立 3-5 年监测期，具体如下：

表 2　化学药品新药监测期期限表

注册分类	监测期期限
1	5 年
2.1	3 年
2.2	4 年
2.3	4 年
2.4	3 年

（四）本方案发布实施前已受理的化学药品注册申请，可以继续按照原规定进行审评审批，也可以申请按照新注册分类进行审评审批。如申请按照新注册分类进行审评审批，补交相关费用后，不再补交技术资料，国家食品药品监督管理总局药品审评中心要设立绿色通道，加快审评审批。符合要求的，批准上市；不符合要求的，不再要求补充资料，直接不予批准。

（五）新注册分类的注册申请所核发的药品批准文号（进口药品注册证/医药产品注册证）效力与原注册分类的注册申请核发的药品批准文号（进口药品注册证/医药产品注册证）效力等同。

（六）国家食品药品监督管理总局组织相关部门细化工作要求，做好受理、核查检查、技术审评及制定、修订相关国家药品标准等工作。

（七）《药品注册管理办法》与本方案不一致的，按照本方案要求执行。

国家食品药品监督管理总局
公　　告
2016 年 第 72 号

关于取消中药材生产质量
管理规范认证有关事宜的公告

根据《国务院关于取消和调整一批行政审批项目等事项的决定》（国发〔2016〕10号），取消中药材生产质量管理规范（以下简称中药材GAP）认证行政许可事项。为进一步做好中药材GAP监督实施工作，现就有关事宜公告如下：

一、自公告发布之日起，国家食品药品监督管理总局不再开展中药材GAP认证工作，不再受理相关申请。

二、国家食品药品监督管理总局将继续做好取消认证后中药材GAP的监督实施工作，对中药材GAP实施备案管理，具体办法另行制定。

三、已经通过认证的中药材生产企业应继续按照中药材GAP规定，切实加强全过程质量管理，保证持续合规。食品药品监督管理部门要加强中药材GAP的监督检查，发现问题依法依规处理，保证中药材质量。

四、国家食品药品监督管理总局将会同有关部门积极推进实施中药材GAP制度，制订完善相关配套政策措施，促进中药材规范化、规模化、产业化发展。

特此公告。

食品药品监管总局
2016 年 3 月 17 日

国家食品药品监督管理总局
公 告
2016 年 第 87 号

关于台湾地区四家医疗机构
承接药物临床试验有关事宜的公告

在《海峡两岸医药卫生合作协议》框架下，经两岸共同评估认定，自本公告发布之日起，台湾地区的台北荣民总医院、三军总医院、台湾大学医学院附设医院、林口长庚纪念医院等四家医院可以接受药品注册申请人的委托，承担符合两岸监管要求的药物临床试验，符合《药物临床试验质量管理规范》等相关要求的临床试验数据，可用于在大陆申报药品注册。

特此公告。

附件：承担药物临床试验的医疗机构及其专业（略）

食品药品监管总局
2016 年 4 月 25 日

科技部关于发布国家重点研发计划精准医学研究等重点专项 2016 年度项目申报指南的通知

国科发资〔2016〕69 号

各省、自治区、直辖市及计划单列市科技厅（委、局），新疆生产建设兵团科技局，国务院各有关部门科技主管单位，各有关单位：

《国务院关于深化中央财政科技计划（专项、基金等）管理改革的方案》（国发〔2014〕64 号，以下简称国发 64 号文件）明确规定，国家重点研发计划针对事关国计民生需要长期演进的重大社会公益性研究，以及事关产业核心竞争力、整体自主创新能力和国家安全的重大科学问题、重大共性关键技术和产品、重大国际科技合作，按照重点专项的方式组织实施，加强跨部门、跨行业、跨区域研发布局和协同创新，为国民经济和社会发展主要领域提供持续性的支撑和引领。重点专项是国家重点研发计划组织实施的载体，是聚焦国家重大战略任务、围绕解决当前国家发展面临的瓶颈和突出问题、以目标为导向的重大项目群。重点专项按程序报批后，交由相关专业机构负责具体项目管理工作。

按照国发 64 号文件的要求，科技部会同相关部门，根据"自上而下"和"自下而上"相结合的原则，遵循国家重点研发计划新的项目形成机制，面向 2016 年凝练形成了若干重点专项并研究编制了各重点专项实施方案，已经国家科技计划

（专项、基金等）管理战略咨询与综合评审特邀委员会（以下简称"特邀咨评委"）和部际联席会议审议通过，并按程序报国务院批复同意。根据"成熟一批、启动一批"的原则，现将"精准医学研究"等9个重点专项2016年度项目申报指南予以公布。请根据指南要求组织项目申报工作。有关事项通知如下：

一、项目组织申报要求及评审流程

1. 申报单位根据指南支持方向的研究内容以项目形式组织申报，根据项目不同特点可设任务（或课题）。项目应整体申报，须覆盖相应指南方向的全部考核指标。项目申报单位推荐一名科研人员作为项目负责人，每个任务（或课题）设1名负责人，项目负责人可作为其中1个任务（或课题）负责人。

2. 项目的组织实施应整合集成全国相关领域的优势创新团队，聚焦研发问题，强化基础研究、共性关键技术研发和典型应用示范各项任务间的统筹衔接，集中力量，联合攻关。

3. 国家重点研发计划项目申报评审采取填写预申报书、正式申报书两步进行，具体工作流程如下：

——项目申报单位根据指南相关申报要求，通过国家科技管理信息系统填写并提交3000字左右的项目预申报书，详细说明申报项目的目标和指标，简要说明创新思路、技术路线和研究基础。项目申报单位与所有参与单位签署联合申报协议，并签署项目申报单位及项目负责人诚信承诺书。从指南发布日到预申报书受理截止日不少于30天。

——各推荐单位参考往年推荐规模，加强对所推荐的项目申报单位及其合作方的资质、科研能力的审核把关，按时将推荐项目通过国家科技管理信息系统统一报送。

——专业机构在受理项目预申报后，组织形式审查，并开展首轮评审工作。首轮评审不需要项目负责人进行答辩。根据专家的会议评审结果，遴选出 3-4 倍于拟立项数量的申报项目，确定进入下一步答辩评审。对于未进入答辩评审的申报项目，及时将意见反馈项目申报单位和负责人。

——申报单位在接到专业机构关于进入答辩评审的通知后，通过国家科技管理信息系统填写并提交项目正式申报书。从接到通知日到正式申报书受理截止日不少于 20 天。

——专业机构对进入正式评审的项目申报书进行形式审查，并组织会议答辩评审。申报项目的负责人通过网络视频进行报告答辩。专业机构将根据专家评议情况择优建议立项。

二、组织申报的推荐单位

1. 国务院有关部门科技主管单位；

2. 各省、自治区、直辖市、计划单列市及新疆生产建设兵团科技主管部门；

3. 原工业部门转制成立的行业协会；

4. 纳入科技部试点范围并评估结果为 A 类的产业技术创新战略联盟，以及纳入科技部、财政部开展的科技服务业创新发展行业试点联盟。

各推荐单位应在本单位职能和业务范围内推荐，并对所推荐项目的真实性等负责。国务院有关部门推荐与其有业务指导关系的单位，行业协会和产业技术创新战略联盟、科技服务业创新发展行业试点联盟推荐其会员单位，省级科技主管部门推荐其行政区划内的单位。推荐单位名单将在国家科技管理信息系统公共服务平台上公开发布。

三、申请资格要求

1. 申报单位应为中国大陆境内注册 1 年以上（注册时间为 2015 年 3 月 31 日前）的科研院所、高等学校和企业等，具有独立法人资格，有较强的科技研发能力和条件，运行管理规范。政府机关不得作为申报单位进行申报。申报单位同一项目须通过单个推荐单位申报，不得多头申报和重复申报。

2. 项目（含任务或课题）负责人须具有高级职称或博士学位，申报当年不超过60周岁（1956年1月1日以后出生），工作时间每年不得少于6个月。项目（含任务或课题）负责人原则上应为该项目（含任务或课题）主体研究思路的提出者和实际主持研究的科技人员。中央和地方各级政府的公务人员（包括行使科技计划管理职能的其他人员）不得申报项目（含任务或课题）。

3. 项目（含任务或课题）负责人限申报一个项目，国家重点基础研究发展计划（973计划，含重大科学研究计划）、国家高技术研究发展计划（863计划）、国家科技支撑计划、国家国际科技合作专项、国家重大科学仪器设备开发专项、公益性行业科研专项（以下简称"改革前计划"）以及国家科技重大专项的在研项目（含任务或课题）负责人不得牵头申报国家重点研发计划重点专项项目（含任务或课题）；项目主要参加人员的申报项目和改革前计划、国家科技重大专项在研项目总数不得超过两个；改革前计划、国家科技重大专项的在研项目（含任务或课题）负责人不得因申报国家重点研发计划重点专项项目（含任务或课题）而退出目前承担的项目（含任务或课题）。计划任务书执行期到2016年12月底之前的在研项目（含任务或课题）不在限项范围内。

4. 特邀咨评委委员及参与重点专项咨询评议的专家，不能申报本人参与咨询和论证过的重点专项项目（含任务或课题）；参与重点专项实施方案或本年度项目指南编制的专家，不能申报该重点专项项目（含任务或课题）。

5. 受聘于内地单位的外籍科学家及港、澳、台地区科学家可作为重点专项的项目（含任务或课题）负责人，全职受聘人员须由内地聘用单位提供全职聘用的有效证明，非全职受聘人员须由内地聘用单位和境外单位同时提供聘用的有效证明，并随纸质项目预申报书一并报送。

6. 申报项目受理后，原则上不能更改申报单位和负责人。

7. 项目的具体申报要求，详见各重点专项的申报指南。

各申报单位在正式提交项目申报书前可利用国家科技管理信息系统公共服务平台查询相关参与人员承担改革前计划和国家科技重大专项在研项目（含任务或课题）情况，避免重复申报。

四、具体申报方式

1. 网上填报。请各申报单位按要求通过国家科技管理信息系统公共服务平台进行网上填报。专业机构将以网上填报的申报书作为后续形式审查、项目评审的依据。预申报书格式在国家科技管理信息系统公共服务平台相关专栏下载。

项目申报单位网上填报预申报书的受理时间为：2016 年 3 月 15 日 8：00 至 4 月 11 日 17：00。申报项目通过首轮评审后，申报单位进一步按要求填报正式申报书，并通过国家科技管理信息系统提交，具体时间和有关要求另行通知。

国家科技管理信息系统公共服务平台：http：//service. most. gov. cn/；

技术咨询电话：010-88659000（中继线）；

技术咨询邮箱：program@ most. cn。

2. 组织推荐。请各推荐单位于 2016 年 4 月 13 日前（以寄出时间为准），将加盖推荐单位公章的推荐函（纸质，一式 2 份）、推荐项目清单（纸质，一式 2 份）寄送科技部信息中心。推荐项目清单须通过系统直接生成打印。

寄送地址：北京市海淀区木樨地茂林居 18 号写字楼，科技部信息中心协调处，邮编：100038。

联系电话：010-88654074。

3. 材料报送和业务咨询。请各申报单位于 2016 年 4 月 13 日前（以寄出时间为准），将加盖申报单位公章的预申报书（纸质，一式 2 份），寄送承担项目所属重点专项管理的专业机构。预申报书须通过系统直接生成打印。

各重点专项的咨询电话及寄送地址如下：

（1）"精准医学研究"重点专项：010-52325621、58744985。

（2）"生殖健康及重大出生缺陷防控研究"重点专项：010-52325670、52325676。

国家卫生计生委医药卫生科技发展研究中心，寄送地址：北京市西城区车公庄大街 9 号院五栋大楼 A3 座 10 层，邮编：100044。

（3）"生物医用材料研发与组织器官修复替代"重点专项：010-88225130、88225196。

（4）"生物安全关键技术研发"重点专项：010-88225153、88225155。

中国生物技术发展中心，寄送地址：北京市海淀区西四环中路 16 号院 4 号楼，邮编：100039。

（5）"农业面源和重金属污染农田综合防治与修复技术研发"重点专项：010-59199367、59199368。

农业部科技发展中心，寄送地址：北京市朝阳区东三环南路 96 号农丰大厦，邮编：100122。

（6）"全球变化及应对"重点专项：010-58881076。

（7）"云计算和大数据"重点专项：010-88361163。

（8）"增材制造与激光制造"重点专项：010-88374398。

（9）"先进轨道交通"重点专项：010-68319367。

科学技术部高技术研究发展中心，寄送地址：北京市三里河路一号 9 号楼，邮编：100044。

附件：

1.“精准医学研究”重点专项 2016 年度项目申报指南（指南编制专家名单、形式审查条件要求）（略）

2.“生殖健康及重大出生缺陷防控研究”重点专项 2016 年度项目申报指南（指南编制专家名单、形式审查条件要求）（略）

3.“生物医用材料研发与组织器官修复替代”重点专项 2016 年度项目申报指南（指南编制专家名单、形式审查条件要求）（略）

4.“生物安全关键技术研发”重点专项 2016 年度项目申报指南（指南编制专家名单、形式审查条件要求）（略）

5.“农业面源和重金属污染农田综合防治与修复技术研发”重点专项 2016 年度项目申报指南（指南编制专家名单、形式审查条件要求）（略）

6.“全球变化及应对”重点专项 2016 年度项目申报指南（指南编制专家名单、形式审查条件要求）（略）

7.“云计算和大数据”重点专项 2016 年度项目申报指南（指南编制专家名单、形式审查条件要求）（略）

8.“增材制造与激光制造”重点专项 2016 年度项目申报指南（指南编制专家名单、形式审查条件要求）（略）

9.“先进轨道交通”重点专项 2016 年度项目申报指南（指南编制专家名单、形式审查条件要求）（略）

科技部

2016 年 3 月 7 日

人力资源社会保障部 国家卫生计生委 民政部 财政部 中国残联 关于新增部分医疗康复项目纳入基本医疗保障支付范围的通知

人社部发〔2016〕23 号

各省、自治区、直辖市及新疆生产建设兵团人力资源社会保障厅（局）、卫生计生委、民政厅（局）、财政厅（局）、残联：

2010 年以来，各地积极贯彻落实《关于将部分医疗康复项目纳入基本医疗保障范围的通知》（卫农卫发〔2010〕80 号）要求，将运动疗法等 9 项医疗康复项目纳入城镇基本医疗保险和新型农村合作医疗（以下统称基本医疗保险）支付范围，对于保障参保人员基本医疗康复需求起到了积极作用。当前，为进一步提高包括残疾人在内的广大参保人员医疗康复保障水平，按照《国务院关于加快推进残疾人小康进程的意见》（国发〔2015〕7 号）精神，经组织专家遴选，决定进一步将部分医疗康复项目纳入基本医疗保障支付范围。现就有关问题通知如下：

一、将康复综合评定等 20 项医疗康复项目（见附件）纳入基本医疗保险支付范围。对 20 项医疗康复项目的限定支付范围，各省（区、市）可根据当地实际，组织专家论证，进行适当调整。各省（区、市）原已纳入基本医疗保险支付范围的其他医疗康复项目应当继续保留，按规定予以支付。

二、本通知所列 20 项医疗康复项目，其名称、项目内涵、计价单位等参照《全国医疗服务价格项目规范（2012 年版）》确定。各省（区、市）要按照"准入法"对这部分医疗康复项目进行管理，结合本地区医疗服务价格项目规范，做好项目调整和对应、信息系统数据库更新、医疗费用审核结算等工作。

三、各统筹地区要加强基金预算管理，结合付费方式改革，探索适应医疗康复的医保支付方式，鼓励医疗机构控制服务成本，提高服务质量。要加强对医疗康复项目的监管和费用审核管理，医保基金支付费用的医疗康复项目均应在具备相应资质的定点康复医疗机构或定点医疗机构康复科室、由取得康复医学专业技术资格的医师或康复医学治疗技术人员提供，并严格按照项目内涵、限定支付范围进行费用审核和支付，防止基金浪费和服务过度利用。

四、各级人力资源社会保障和卫生计生部门要积极协调相关部门，共同健全完善多层次医疗保障体系，保障参保人员权益。各级卫生计生部门要进一步加大医疗康复服务质量监管力度，规范医疗康复服务行为。各级民政部门要对符合救助条件的对象按照规定进行医疗救助，做好城乡医疗救助与基本医疗保险的衔接。各级财政部门对已经纳入基本医疗保障范围的医疗康复项目，可相应或逐步调整财政专项资助。各级残联要充分发挥保障残疾人权益的作用，协助政府有关部门贯彻落实医疗康复保障政策，了解、反映残疾人的医疗康复需求，加强并积极争取社会力量对残疾人实施康复救助。

各省（区、市）应在 2016 年 6 月 30 日前完成相关项目的调整对应以及信息系统更新等工作，及时支付费用，并在 9 月 30 日前将本通知落实情况分别报人力资源社会保障部医疗保险司和国家卫生计生委基层卫生司。

在文件落实过程中，各地要注重做好政策解释和宣传，遇有重大事项应及时向人力资源社会保障部、国家卫生计生委等部门报告。

联系方式：

人力资源社会保障部医疗保险司　张蔚　84207418

国家卫生计生委基层卫生司　姬小荣　62030650

附件：纳入基本医疗保障支付范围的医疗康复项目（略）

人力资源社会保障部　国家卫生计生委

民政部　财政部　中国残联

2016 年 3 月 9 日

人力资源社会保障部 财政部关于做好 2016 年城镇居民基本医疗保险工作的通知

人社部发〔2016〕43 号

各省、自治区、直辖市及新疆生产建设兵团人力资源社会保障厅（局）、财政（务）厅（局）：

2016 年是"十三五"规划开局之年，是全面深化改革的关键之年。根据党中央、国务院有关决策部署，为建立更加公平更可持续的基本医疗保障制度，健全全民医保体系，现就做好 2016 年城镇居民基本医疗保险（以下简称居民医保，包括人力资源社会保障部门负责的城乡居民基本医疗保险，下同）工作通知如下：

一、增加筹资，提高基金保障能力

（一）合理提高筹资标准。2016 年各级财政对居民医保的补助标准在 2015 年的基础上提高 40 元，达到每人每年 420元。其中，中央财政对 120 元基数部分按原有比例补助，对增加的 300 元按照西部地区 80%、中部地区 60% 的比例补助，对东部地区各省份分别按一定比例补助。居民个人缴费在 2015 年人均不低于 120 元的基础上提高 30 元，达到人均不低于 150 元。

（二）探索完善筹资办法。各地要按照基金收支平衡的原则，科学确定当地居民医保实际筹资标准，合理确定财政补助与个人缴费分担比例。要结合整合城乡居民医保制度工作推进，实行城乡统一的筹资政策，并逐步均衡城乡居民筹资负担。结合巩固完善大病保险，合理确定大病保险筹资标准，加大资金支持力度。鼓励有条件地区探索建立个人缴费标准与居民收入相挂钩的动态调整机制，逐步提高个人缴费在筹资中的比重。

（三）确保资金拨付到位。各地要按规定及时拨付中央财政补助资金，省级财政要加大对困难地区的倾斜力度，完善地方各级财政分担办法，确保各级财政补助资金在今年 9 月底前全部到位。统筹地区经办机构要加强个人缴费责任的宣传落实，做好居民医保基金征缴和大病保险资金划转工作，并与财政部门建立对账制度，及时上报各级财政补助资金到位情况。

二、保证待遇，实施精准给付政策

（四）引导稳定居民医保待遇预期。要稳定居民医保住院保障水平，将住院费用政策范围内支付比例保持在 75% 左右。同时，结合分级诊疗的施行，完善门诊保障机制，合理确定门诊保障水平。

（五）加快整合城乡居民医保制度。各省及统筹地区要抓紧制订总体规划和实施方案。要按照筹资待遇相关联、权利义务相对等原则，逐步均衡城乡待遇差异，实现新旧制度平稳过渡，并妥善处理特殊问题，做好不同制度政策衔接。

（六）巩固完善城乡居民大病保险。进一步巩固完善大病保险，重点是通过完善居民医保基金预算管理，平衡基本医保与大病保险支出需要，探索实施更加精准的待遇支付政策。各地要针对困难人员采取降低起付线、提高报销比例、取消封顶线等政策措施，加大倾斜力度。加强大病保险与医疗救助等制度的衔接，发挥保障合力，有效防止家庭灾难性医疗支出。同时，规范委托商保机构承办大病保险业务，加强监督管理，督促商保机构加强费用控制，保证基金合理使用。

三、强化管理，控制医疗费用过快增长

（七）深化医保支付方式改革。全面推行医保付费总额控制，并在付费总额控制下推进按病种、按人头等多种付费方式相结合的复合式付费方式，建立健全谈判协商机制和风险分担机制，促进供方主动控制医疗服务成本和医疗费用。要完善协议管理，建立定点服务协议考核评估体系与医保基金支付相挂钩的机制，进一步加强对定点机构的激励与约束作用。要结合药品及医疗服务价格改革，探索制定药品与医疗服务项目医保支付标准的途径和办法。

（八）全面加强医疗服务监管。依托定点服务协议的完善，进一步加强定点医药机构管理，逐步实现将监管对象从医药机构向医务人员医疗服务行为延伸。全面推进医疗保险智能监控管理，完善医疗服务信息监控指标设置，依托信息化监控手段，提高费用审核和监管效率。畅通举报投诉渠道，完善部门联动工作机制，加大对违约、违规医疗行为的查处力度。

（九）推进医改实现"三医联动"。各地要积极主动参与深化医药卫生体制改革，发挥全民医保在医改中的基础性作用，全面落实公立医疗机构控费责任，促进降低医疗成本、改善服务质量、提高管理效率。

四、做好宣传，合理引导群众预期

（十）做好政策宣传和风险评估。2016 年居民医保、大病保险政策调整与整合制度等重大改革，涉及群众切身利益，关乎社会稳定。各级人力资源社会保障和财政部门要加强宣传引导，既要准确解读政策，又要合理引导预期，同时做好应对风

险预案。各地在居民医保工作中遇到的重大问题要及时向人力资源社会保障部、财政部报告。

人力资源社会保障部　财政部
2016 年 4 月 29 日

商务部办公厅关于印发
《全国中药材物流基地规划建设
指引》的通知

商办秩函〔2016〕278 号

各省、自治区、直辖市及新疆生产建设兵团商务主管部门：

根据《国务院办公厅转发工业和信息化部等部门中药材保护与发展规划（2015–2020 年）的通知》（国办发〔2015〕27 号）与《商务部办公厅关于加快推进中药材现代物流体系建设指导意见的通知》（商办秩函〔2014〕809 号）提出的关于发展中药材现代流通的总体要求，为加快推动中药材物流体系建设，我们组织制定了《全国中药材物流基地规划建设指引》，现印发给你们，请结合实际认真贯彻落实。

商务部办公厅
2016 年 5 月 27 日

全国中药材物流基地规划建设指引

为加快建设全国中药材现代物流体系，引导中药材物流基地的合理布局与规范建设，根据《国务院办公厅转发工业和信息化部等部门中药材保护与发展规划（2015–2020年）的通知》（国办发〔2015〕27号，以下简称《规划》）和《商务部办公厅关于加快推进中药材现代物流体系建设指导意见的通知》（商办秩函〔2014〕809号，以下简称《指导意见》）要求，特制定本指引。

一、中药材物流基地规划建设的意义与目标

做好中药材物流基地的建设规划，引导相关企业投资建设中药材物流基地，是推进中药材现代物流体系建设的根本保证，对于提升中药材流通的组织化、标准化、现代化水平，促进中医药事业持续健康发展具有重大意义。

参照《规划》和《指导意见》，中药材现代物流体系建设的目标是：到2020年，建设一批集仓储运输、质量检验、追溯管理等多功能于一体的中药材物流基地，力争流通环节中药材规范化集中仓储率达到70%，初步形成中药材现代物流体系与流通网络。

二、中药材物流基地的服务功能

中药材物流基地是在中药材主销区或主产区建设的，为广大药农（或商户）、合作社和相关企业等市场主体提供公共物流服务的场所。中药材物流基地应具备四大服务功能：

（一）仓储管理与专业养护。中药材物流基地应具有符合市场需求与相关标准的中药材专业仓库，建立统一的出入库及在库管理制度，运用信息系统实施专业化、社会化的仓储管理，并按照相关标准进行中药材在库养护。

（二）质量检验与流通追溯。中药材物流基地应按照《药典》要求对中药材进行质量检验，并按照相关标准赋予统一的流通追溯编码。质量检验应委托具备专业质检资质的第三方质检机构承担。

（三）初加工与包装服务。中药材物流基地应根据市场需求提供中药材的初加工与包装服务。初加工的重点是提供规范的中药材干燥服务。包装的重点是选择符合相关标准及中药材特点的包装方式。

（四）销售与融资服务。中药材物流基地应与中药材专业市场、全国性中药材电子商务公共平台加强合作，实现资源与信息共享；与相关金融机构加强合作，为中药材担保融资提供存货监管服务。

三、中药材物流基地区域布局规划的原则与要求

中药材物流基地区域布局规划应根据《规划》和《指导意见》精神，参照本指引要求，重点把握以下原则与要求：

（一）服务于实现《规划》和《指导意见》提出的目标。

（二）以现有中药材物流设施为基础，切实符合当地中药材生产、流通的实际需求。在省域范围内，可根据交通便利情况设置若干分基地。

（三）兼顾全国布局与毗邻地区规划、产地仓储与市场配套仓储变化情况，特别是全国性中药材专业市场与中药材主产区合一的地区，应根据本地区中药材产量与市场交易量协调规划仓库设施，避免重复建设。

（四）以中药材专业仓储设施建设为主体，兼顾中药材初加工与包装设施建设，加工包装设施可与仓储设施合并，也可适当分散、延伸。

（五）建立健全组织保障机制，对符合条件的物流基地协调争取相关支持政策，确保布局规划得以落实。

四、中药材物流基地建设的主体与专业条件

中药材物流基地建设主体应为药品生产企业、药品经营企业、中药材经营企业、中药饮片企业、中药材专业合作社、中药材市场开办与管理企业、中药材电子商务企业、中药材仓储

物流企业或其它具备条件的物流企业。

中药材物流基地建设主体应具备以下专业条件：一是熟悉相关地区中药材生产、流通与物流情况；二是掌握国家发布的中药材产地加工技术、包装技术、仓库技术、仓储管理、气调养护与中药材物流质量管理等标准的内容，并具备实施执行能力；三是根据行业需求和国家标准提出可行的基地建设方案，并通过相关行业组织的第三方咨询论证。

五、中药材物流基地建设的咨询、论证与认证

相关行业组织应通过组建专家队伍等多种方式，在协助制订中药材物流基地区域布局规划、起草宣贯中药材流通行业标准、开展中药材物流基地建设方案咨询论证、中药材物流基地验收及中药材物流质量管理认证、建立中药材物流公共信息平台、促进中药材物流体系与中药材流通追溯体系信息共享等方面，充分发挥专业优势，做好相关服务工作。

教育部办公厅 国家卫生计生委办公厅 国家中医药管理局办公室关于加强医教协同做好临床医学硕士专业学位研究生培养与住院医师规范化培训衔接工作的通知

教研厅〔2016〕1号

各省、自治区、直辖市教育厅（教委）、卫生计生委、中医药管理局，新疆生产建设兵团教育局、卫生局：

加强医教协同，推进临床医学（含口腔、中医，下同）硕士专业学位研究生培养与住院医师规范化培训衔接，是深化医学教育改革和医药卫生体制改革的重要举措，对提高我国临床医师队伍的整体素质和水平具有重要意义。为贯彻落实国家卫生计生委等7部门《关于建立住院医师规范化培训制度的指导意见》（国卫科教发〔2013〕56号）和教育部等6部门《关于医教协同深化临床医学人才培养改革的意见》（教研〔2014〕2号）精神，现就有关事项通知如下：

　　一、各地教育、卫生计生、中医药管理部门要高度重视临床医学硕士专业学位研究生培养与住院医师规范化培训衔接工作，切实履行主体责任。各部门要加强领导，明确职责，密切协同，做好相关政策解读与宣传，把各项工作落到实处。开展临床医学硕士专业学位研究生教育的院校，要切实加强责任担当，不断深化研究生教育教学改革，积极推进临床医学硕士专业学位研究生培养与住院医师规范化培训的有机衔接，同时密切关注学生思想动态，加强教育引导和政策解读，及时消除学生疑虑，维护良好的教育教学秩序。培训基地要积极配合有关方面做好临床医学硕士专业学位研究生培养与住院医师规范化培训的相关衔接工作。

　　二、2020年之前，对具有临床医学专业学位研究生学历的人员，除当地省级卫生计生、中医药管理部门另有专门规定之外，医疗机构不能将取得住院医师规范化培训合格证书作为人员招聘的必备条件。

　　三、2015年及以后入学的临床医学硕士专业学位研究生，其培养要求按照国务院学位委员会《关于印发临床医学、口腔医学和中医硕士专业学位研究生指导性培养方案的通知》（学位〔2015〕9号）精神执行。

　　2015年以前入学的在读临床医学硕士专业学位研究生，按照自愿申请的原则，由所在院校依据培养方案和实际培养过程，对研究生在读期间的临床经历、培养内容出具书面证明，由省级卫生计生、中医药、教育管理部门共同审核。经审核，在读期间完成住院医师规范化培训相关要求并且达到结业考核报考条件者，可按照规定参加院校所在地的住院医师规范化培训结业考核；在读期间不符合结业考核报考条件者，其在读期间完成的临床经历、培养内容，可计入今后接受住院医师规范化培训的时间和内容。

教育部办公厅　国家卫生计生委办公厅

国家中医药管理局办公室

2016 年 4 月 1 日

关于印发《非药用类麻醉药品和精神药品列管办法》的通知

公通字〔2015〕27 号

各省、自治区、直辖市公安厅（局）、食品药品监督管理局、卫生计生委、禁毒委员会办公室，新疆生产建设兵团公安局、食品药品监督管理局、卫生局、禁毒委员会办公室：

近年来，非药用类麻醉药品和精神药品制贩、走私和滥用问题日益突出，为加强对非药用类麻醉药品和精神药品的列管工作，防止非法生产、经营、运输、使用和进出口，遏制有关违法犯罪活动的发展蔓延，公安部、国家食品药品监督管理总局、国家卫生计生委和国家禁毒委员会办公室联合制定了《非药用类麻醉药品和精神药品列管办法》。现印发给你们，请认真贯彻执行。执行中遇到的问题，请及时上报。

公安部　国家卫生计生委

食品药品监管总局　国家禁毒办

2015 年 9 月 24 日

非药用类麻醉药品和精神药品列管办法

第一条　为加强对非药用类麻醉药品和精神药品的管理，防止非法生产、经营、运输、使用和进出口，根据《中华人民共和国禁毒法》和《麻醉药品和精神药品管理条例》等法律、法规的规定，制定本办法。

第二条　本办法所称的非药用类麻醉药品和精神药品，是指未作为药品生产和使用，具有成瘾性或者成瘾潜力且易被滥用的物质。

第三条　麻醉药品和精神药品按照药用类和非药用类分类列管。除麻醉药品和精神药品管理品种目录已有列管品种外，新增非药用类麻醉药品和精神药品管制品种由本办法附表列示。非药用类麻醉药品和精神药品管制品种目录的调整由国务院公安部门会同国务院食品药品监督管理部门和国务院卫生计生行政部门负责。

非药用类麻醉药品和精神药品发现医药用途，调整列入药品目录的，不再列入非药用类麻醉药品和精神药品管制品种目录。

第四条　对列管的非药用类麻醉药品和精神药品，禁止任何单位和个人生产、买卖、运输、使用、储存和进出口。因科研、实验需要使用非药用类麻醉药品和精神药品，在药品、医疗器械生产、检测中需要使用非药用类麻醉药品和精神药品标准品、对照品，以及药品生产过程中非药用类麻醉药品和精神药品中间体的管理，按照有关规定执行。

各级公安机关和有关部门依法加强对非药用类麻醉药品和精神药品违法犯罪行为的打击处理。

第五条 各地禁毒委员会办公室（以下简称禁毒办）应当组织公安机关和有关部门加强对非药用类麻醉药品和精神药品的监测，并将监测情况及时上报国家禁毒办。国家禁毒办经汇总、分析后，应当及时发布预警信息。对国家禁毒办发布预警的未列管非药用类麻醉药品和精神药品，各地禁毒办应当进行重点监测。

第六条 国家禁毒办认为需要对特定非药用类麻醉药品和精神药品进行列管的，应当交由非药用类麻醉药品和精神药品专家委员会（以下简称专家委员会）进行风险评估和列管论证。

第七条 专家委员会由国务院公安部门、食品药品监督管理部门、卫生计生行政部门、工业和信息化管理部门、海关等部门的专业人员以及医学、药学、法学、司法鉴定、化工等领域的专家学者组成。

专家委员会应当对拟列管的非药用类麻醉药品和精神药品进行下列风险评估和列管论证，并提出是否予以列管的建议：

（一）成瘾性或者成瘾潜力；

（二）对人身心健康的危害性；

（三）非法制造、贩运或者走私活动情况；

（四）滥用或者扩散情况；

（五）造成国内、国际危害或者其他社会危害情况。

专家委员会启动对拟列管的非药用类麻醉药品和精神药品的风险评估和列管论证工作后，应当在 3 个月内完成。

第八条 对专家委员会评估后提出列管建议的，国家禁毒办应当建议国务院公安部门会同食品药品监督管理部门和卫生计生行政部门予以列管。

第九条 国务院公安部门会同食品药品监督管理部门和卫生计生行政部门应当在接到国家禁毒办列管建议后 6 个月内，完成对非药用类麻醉药品和精神药品的列管工作。

对于情况紧急、不及时列管不利于遏制危害发展蔓延的，风险评估和列管工作应当加快进程。

第十条 本办法自 2015 年 10 月 1 日起施行。

附表：非药用类麻醉药品和精神药品管制品种增补目录

序号	中文名	英文名	CAS 号	备注
1	N-（2-甲氧基苄基）-2-（2,5-二甲氧基-4-溴苯基）乙胺	2-（4-Bromo-2,5-dimethoxy-phenyl）-N-（2-methoxybenzyl）ethanamine	1026511-90-9	2C-B-NBOMe
2	2,5-二甲氧基-4-氯苯乙胺	4-Chloro-2,5-dimethoxyphen-ethylamine	88441-14-9	2C-C
3	N-（2-甲氧基苄基）-2-（2,5-二甲氧基-4-氯苯基）乙胺	2-（4-Chloro-2,5-dimethoxy-phenyl）-N-（2-methoxybenzyl）ethanamine	1227608-02-7	2C-C-NBOMe
4	2,5-二甲氧基-4-甲基苯乙胺	4-Methyl-2,5-dimethoxyphen-ethylamine	24333-19-5	2C-D
5	N-（2-甲氧基苄基）-2-（2,5-二甲氧基-4-甲基苯基）乙胺	2-（4-Methyl-2,5-dimethoxy-phenyl）-N-（2-methoxybenzyl）ethanamine	1354632-02-2	2C-D-NBOMe
6	2,5-二甲氧基-4-乙基苯乙胺	4-Ethyl-2,5-dimethoxyphen-ethylamine	71539-34-9	2C-E

序号	中文名	英文名	CAS 号	备注
7	N-（2-甲氧基苄基）-2-（2,5-二甲氧基-4-碘苯基）乙胺	2-（4-Iodo-2,5-dimethoxyphenyl）-N-（2-methoxybenzyl）ethanamine	919797-19-6	2C-I-NBOMe
8	2,5-二甲氧基-4-丙基苯乙胺	4-Propyl-2,5-dimethoxyphenethylamine	207740-22-5	2C-P
9	2,5-二甲氧基-4-乙硫基苯乙胺	4-Ethylthio-2,5-dimethoxyphenethylamine	207740-24-7	2C-T-2
10	2,5-二甲氧基-4-异丙基硫基苯乙胺	4-Isopropylthio-2,5-dimethoxyphenethylamine	207740-25-8	2C-T-4
11	2,5-二甲氧基-4-丙硫基苯乙胺	4-Propylthio-2,5-dimethoxy-phenethylamine	207740-26-9	2C-T-7
12	2-氟苯丙胺	1-（2-Fluorophenyl）propan-2-amine	1716-60-5	2-FA
13	2-氟甲基苯丙胺	N-Methyl-1-（2-fluorophenyl）propan-2-amine	1017176-48-5	2-FMA
14	1-（2-苯并呋喃基）-N-甲基-2-丙胺	N-Methyl-1-（benzofuran-2-yl）propan-2-amine	806596-15-6	2-MAPB

序号	中文名	英文名	CAS 号	备注
15	3-氟苯丙胺	1-（3-Fluorophenyl）propan-2-amine	1626-71-7	3-FA
16	3-氟甲基苯丙胺	*N*-Methyl-1-（3-fluorophenyl）propan-2-amine	1182818-14-9	3-FMA
17	4-氯苯丙胺	1-（4-Chlorophenyl）propan-2-amine	64-12-0	4-CA
18	4-氟苯丙胺	1-（4-Fluorophenyl）propan-2-amine	459-02-9	4-FA
19	4-氟甲基苯丙胺	*N*-Methyl-1-（4-fluorophenyl）propan-2-amine	351-03-1	4-FMA
20	1-[5-（2,3-二氢苯并呋喃基）]-2-丙胺	1-（2,3-Dihydro-1-benzofuran-5-yl）propan-2-amine	152624-03-8	5-APDB
21	1-（5-苯并呋喃基）-*N*-甲基-2-丙胺	*N*-Methyl-1-（benzofuran-5-yl）propan-2-amine	1354631-77-8	5-MAPB
22	6-溴-3,4-亚甲二氧基甲基苯丙胺	*N*-Methyl-（6-bromo-3,4-methylenedioxyphenyl）propan-2-amine		6-Br-MDMA
23	6-氯-3,4-亚甲二氧基甲基苯丙胺	*N*-Methyl-（6-chloro-3,4-methylenedioxyphenyl）propan-2-amine	319920-71-3	6-Cl-MDMA
24	1-（2,5-二甲氧基-4-氯苯基）-2-丙胺	1-（4-Chloro-2,5-dimethoxyphenyl）propan-2-amine	123431-31-2	DOC

序号	中文名	英文名	CAS 号	备注
25	1-（2-噻吩基)-N-甲基-2-丙胺	N-Methyl-1-（thiophen-2-yl) propan-2-amine	801156-47-8	MPA
26	N-（1-氨甲酰基-2-甲基丙基)-1-（5-氟戊基）吲哚-3-甲酰胺	N-（1-Amino-3-methyl-1-oxobutan-2-yl)-1-（5-fluoropentyl)-1H-indole-3-carboxamide	1801338-26-0	5F-ABICA
27	N-（1-氨甲酰基-2-甲基丙基)-1-（5-氟戊基）吲唑-3-甲酰胺	N-（1-Amino-3-methyl-1-oxobutan-2-yl)-1-（5-fluoropentyl)-1H-indazole-3-carboxamide	1800101-60-3	5F-AB-PINA-CA
28	N-（1-氨甲酰基-2,2-二甲基丙基)-1-（5-氟戊基）吲哚-3-甲酰胺	N-（1-Amino-3,3-dimethyl-1-oxobutan-2-yl)-1-（5-fluoropentyl)-1H-indole-3-carboxamide	1801338-27-1	5F-ADBICA
29	N-（1-甲氧基羰基-2-甲基丙基)-1-（5-氟戊基）吲唑-3-甲酰胺	1-Methoxy-3-methyl-1-oxobutan-2-yl-1-（5-fluoro-pentyl)-1H-indazole-3-carboxamide	1715016-74-2	5F-AMB

序号	中文名	英文名	CAS 号	备注
30	*N*-（1-金刚烷基）-1-（5-氟戊基）吲唑-3-甲酰胺	*N*-（1-Adamantyl）-1-（5-fluoropentyl）-1*H*-indazole-3-carboxamide	1400742-13-3	5F-APINACA
31	1-（5-氟戊基）吲哚-3-甲酸-8-喹啉酯	Quinolin-8-yl-1-（5-fluoropentyl）-1*H*-indole-3-carboxylate	1400742-41-7	5F-PB-22
32	1-（5-氟戊基）-3-（2,2,3,3-四甲基环丙酰基）吲哚	（1-（5-Fluoropentyl）-1*H*-indol-3-yl）（2,2,3,3-tetramethylcyclopropyl）methanone	1364933-54-9	5F-UR-144
33	1-［2-（*N*-吗啉基）乙基］-3-（2,2,3,3-四甲基环丙酰基）吲哚	（1-（2-Morpholin-4-ylethyl）-1*H*-indol-3-yl）（2,2,3,3-tetramethylcyclopropyl）methanone	895155-26-7	A-796,260
34	1-（4-四氢吡喃基甲基）-3-（2,2,3,3-四甲基环丙酰基）吲哚	（1-（Tetrahydropyran-4-ylmethyl）-1*H*-indol-3-yl）（2,2,3,3-tetramethylcyclopropyl）methanone	895155-57-4	A-834,735

序号	中文名	英文名	CAS 号	备注
35	N-（1-氨甲酰基-2-甲基丙基）-1-（环己基甲基）吲唑-3-甲酰胺	N-（1- Amino- 3- methyl- 1- oxobutan-2- yl）-1-（cyclohexylmethyl）-1H-indazole-3-carboxamide	1185887-21-1	AB-CHMINACA
36	N-（1-氨甲酰基-2-甲基丙基）-1-（4-氟苄基）吲唑-3-甲酰胺	N-（1- Amino- 3- methyl- 1- oxobutan-2-yl）-1-（4- fluorobenzyl）- 1H- indazole- 3- carboxamide	1629062-56-1	AB- FUBINACA
37	N-（1-氨甲酰基-2-甲基丙基）-1-戊基吲唑-3-甲酰胺	N-（1- Amino- 3- methyl- 1- oxobutan-2-yl）-1-pe-ntyl-1H-indazole-3-carboxamide	1445583-20-9	AB-PINACA
38	N-（1-氨甲酰基-2,2-二甲基丙基）-1-戊基吲哚-3-甲酰胺	N-（1-Amino-3,3-dimethyl-1-oxobutan-2-yl）-1- pentyl-1H-indole-3-carboxamide	1445583-48-1	ADBICA
39	N-（1-氨甲酰基-2,2-二甲基丙基）-1-戊基吲唑-3-甲酰胺	N-（1-Amino-3,3-dimethyl-1-oxobutan-2-yl）-1- pentyl-1H-indazole-3-carboxamide	1633766-73-0	ADB-PINACA

序号	中文名	英文名	CAS 号	备注
40	1-［(*N*-甲基-2-哌啶基)甲基］-3-(1-萘甲酰基)吲哚	(1-((1-Methylpiperidin-2-yl)methyl)-1*H*-indol-3-yl)(naphthalen-1-yl)methanone	137642-54-7	AM-1220
41	1-［(*N*-甲基-2-哌啶基)甲基］-3-(1-金刚烷基甲酰基)吲哚	(1-((1-Methylpiperidin-2-yl)methyl)-1*H*-indol-3-yl)(adamantan-1-yl)methanone	335160-66-2	AM-1248
42	1-［(*N*-甲基-2-哌啶基)甲基］-3-(2-碘苯甲酰基)吲哚	(1-((1-Methylpiperidin-2-yl)methyl)-1*H*-indol-3-yl)(2-iodophenyl)methanone	444912-75-8	AM-2233
43	*N*-(1-金刚烷基)-1-戊基吲哚-3-甲酰胺	*N*-(1-Adamantyl)-1-pentyl-1*H*-indole-3-carboxamide	1345973-50-3	APICA
44	*N*-(1-金刚烷基)-1-戊基吲唑-3-甲酰胺	*N*-(1-Adamantyl)-1-pentyl-1*H*-indazole-3-carboxamide	1345973-53-6	APINACA
45	1-(1-萘甲酰基)-4-戊氧基萘	(4-Pentyloxynaphthalen-1-yl)(naphthalen-1-yl)methanone	432047-72-8	CB-13

序号	中文名	英文名	CAS 号	备注
46	N-(1-甲基-1-苯基乙基)-1-(4-四氢吡喃基甲基)吲唑-3-甲酰胺	N-(2-Phenylpropan-2-yl)-1-(tetrahydropyran-4-ylmethyl)-1H-indazole-3-carboxamide	1400742-50-8	CUMYL-THPINACA
47	1-(5-氟戊基)-3-(4-乙基-1-萘甲酰基)吲哚	(1-(5-Fluoropentyl)-1H-indol-3-yl)(4-ethylnaphthalen-1-yl)methanone	1364933-60-7	EAM-2201
48	1-(4-氟苄基)-3-(1-萘甲酰基)吲哚	(1-(4-Fluorobenzyl)-1H-indol-3-yl)(naphthalen-1-yl)methanone		FUB-JWH-018
49	1-(4-氟苄基)吲哚-3-甲酸-8-喹啉酯	Quinolin-8-yl-1-(4-fluorobenzyl)-1H-indole-3-carboxylate	1800098-36-5	FUB-PB-22
50	2-甲基-1-戊基-3-(1-萘甲酰基)吲哚	(2-Methyl-1-pentyl-1H-indol-3-yl)(naphthalen-1-yl)methanone	155471-10-6	JWH-007
51	2-甲基-1-丙基-3-(1-萘甲酰基)吲哚	(2-Methyl-1-propyl-1H-indol-3-yl)(naphthalen-1-yl)methanone	155471-08-2	JWH-015

序号	中文名	英文名	CAS 号	备注
52	1- 己基- 3-（1-萘甲酰基）吲哚	(1- Hexyl- 1*H*- indol- 3- yl)(naphthalen-1-yl) methanone	209414-08-4	JWH-019
53	1- 戊基- 3-（4-甲氧基-1-萘甲酰基）吲哚	(1-Pentyl-1*H*-indol-3-yl)(4-methoxynaphthalen-1-yl) methanone	210179-46-7	JWH-081
54	1- 戊基- 3-（4-甲基-1-萘甲酰基）吲哚	(1-Pentyl-1*H*-indol-3-yl)(4-methylnaphthalen-1-yl) methanone	619294-47-2	JWH-122
55	1- 戊基- 3-（2-氯苯乙酰基）吲哚	2-(2-Chlorophenyl)-1-(1-pentyl-1*H*- indol- 3- yl) ethanone	864445-54-5	JWH-203
56	1- 戊基- 3-（4-乙基-1-萘甲酰基）吲哚	(1-Pentyl-1*H*-indol-3-yl)(4-ethylnaphthalen-1-yl) methanone	824959-81-1	JWH-210
57	1- 戊基- 2-（2-甲基苯基）-4-（1-萘甲酰基）吡咯	(5-(2-Methylphenyl)-1-pentyl-1*H*-pyrrol-3-yl)(naphthalen-1-yl) methanone	914458-22-3	JWH-370
58	1-（5-氟戊基）-3-（4-甲基-1-萘甲酰基）吲哚	(1-(5-Fluoropentyl)-1*H*-indol-3-yl)(4-methylnaphthalen-1-yl) methanone	1354631-24-5	MAM-2201

序号	中文名	英文名	CAS 号	备注
59	N-(1-甲氧基羰基-2,2-二甲基丙基)-1-(环己基甲基)吲哚-3-甲酰胺	N-(1-Methoxy-3,3-dimethyl-1-oxobutan-2-yl)-1-(cyclohexylmethyl)-1H-indole-3-carboxamide	1715016-78-6	MDMB-CHMICA
60	N-(1-甲氧基羰基-2,2-二甲基丙基)-1-(4-氟苄基)吲唑-3-甲酰胺	N-(1-Methoxy-3,3-dimethyl-1-oxobutan-2-yl)-1-(4-fluorobenzyl)-1H-indazole-3-carboxamide	1715016-77-5	MDMB-FU-BINACA
61	1-戊基吲哚-3-甲酸-8-喹啉酯	Quinolin-8-yl 1-pentyl-1H-indole-3-carboxylate	1400742-17-7	PB-22
62	N-(1-氨甲酰基-2-苯基乙基)-1-(5-氟戊基)吲唑-3-甲酰胺	N-(1-Amino-1-oxo-3-phenylpropan-2-yl)-1-(5-fluoropentyl)-1H-indazole-3-carboxamide		PX-2
63	1-戊基-3-(4-甲氧基苯甲酰基)吲哚	(1-Pentyl-1H-indol-3-yl)(4-methoxyphenyl)methanone	1345966-78-0	RCS-4

序号	中文名	英文名	CAS 号	备注
64	*N*-（1-金刚烷基）-1-（5-氟戊基）吲哚-3-甲酰胺	*N*-（1-Adamantyl）-1-（5-fluoropentyl）-1*H*-indole-3-carboxamide	1354631-26-7	STS-135
65	1-戊基-3-（2,2,3,3-四甲基环丙甲酰基）吲哚	（1-Pentyl-1*H*-indol-3-yl）（2,2,3,3-tetramethylcyclopropyl）methanone	1199943-44-6	UR-144
66	2-氟甲卡西酮	1-（2-Fluorophenyl）-2-methylaminopropan-1-one	1186137-35-8	2-FMC
67	2-甲基甲卡西酮	1-（2-Methylphenyl）-2-methylaminopropan-1-one	1246911-71-6	2-MMC
68	3,4-二甲基甲卡西酮	1-（3,4-Dimethylphenyl）-2-methylaminopropan-1-one	1082110-00-6	3,4-DMMC
69	3-氯甲卡西酮	1-（3-Chlorophenyl）-2-methylaminopropan-1-one	1049677-59-9	3-CMC
70	3-甲氧基甲卡西酮	1-（3-Methoxyphenyl）-2-methylaminopropan-1-one	882302-56-9	3-MeOMC
71	3-甲基甲卡西酮	1-（3-Methylphenyl）-2-methylaminopropan-1-one	1246911-86-3	3-MMC
72	4-溴甲卡西酮	1-（4-Bromophenyl）-2-methylaminopropan-1-one	486459-03-4	4-BMC
73	4-氯甲卡西酮	1-（4-Chlorophenyl）-2-methylaminopropan-1-one	1225843-86-6	4-CMC
74	4-氟甲卡西酮	1-（4-Fluorophenyl）-2-methylaminopropan-1-one	447-40-5	4-FMC

序号	中文名	英文名	CAS 号	备注
75	1-（4-氟苯基）-2-（N-吡咯烷基）-1-戊酮	1-（4-Fluorophenyl）-2-（1-pyrrolidinyl）pentan-1-one	850352-62-4	4-F-α-PVP
76	1-（4-甲基苯基）-2-甲氨基-1-丁酮	1-（4-Methylphenyl）-2-methylaminobutan-1-one	1337016-51-9	4-MeBP
77	1-（4-甲氧基苯基）-2-（N-吡咯烷基）-1-戊酮	1-（4-Methoxyphenyl）-2-（1-pyrrolidinyl）pentan-1-one	14979-97-6	4-MeO-α-PVP
78	1-苯基-2-甲氨基-1-丁酮	1-Phenyl-2-methylaminobutan-1-one	408332-79-6	Buphedrone
79	2-甲氨基-1-[3,4-（亚甲二氧基）苯基]-1-丁酮	1-（3,4-Methylenedioxyphenyl）-2-methylaminobutan-1-one	802575-11-7	Butylone
80	2-二甲氨基-1-[3,4-（亚甲二氧基）苯基]-1-丙酮	1-（3,4-Methylenedioxyphenyl）-2-dimethylaminopropan-1-one	765231-58-1	Dimethylone

序号	中文名	英文名	CAS号	备注
81	乙卡西酮	1-Phenyl-2-ethylaminopropan-1-one	18259-37-5	Ethcathinone
82	3,4-亚甲二氧基乙卡西酮	1-(3,4-Methylenedioxyphenyl)-2-ethylaminopropan-1-one	1112937-64-0	Ethylone
83	1-[3,4-(亚甲二氧基)苯基]-2-(N-吡咯烷基)-1-丁酮	1-(3,4-Methylenedioxyphenyl)-2-(1-pyrrolidinyl)butan-1-one	784985-33-7	MDPBP
84	1-[3,4-(亚甲二氧基)苯基]-2-(N-吡咯烷基)-1-丙酮	1-(3,4-Methylenedioxyphenyl)-2-(1-pyrrolidinyl)propan-1-one	783241-66-7	MDPPP
85	4-甲氧基甲卡西酮	1-(4-Methoxyphenyl)-2-methylaminopropan-1-one	530-54-1	Methedrone
86	1-苯基-2-乙氨基-1-丁酮	1-Phenyl-2-ethylaminobutan-1-one	1354631-28-9	NEB
87	1-苯基-2-甲氨基-1-戊酮	1-Phenyl-2-methylaminopentan-1-one	879722-57-3	Pentedrone
88	1-苯基-2-(N-吡咯烷基)-1-丁酮	1-Phenyl-2-(1-pyrrolidinyl)butan-1-one	13415-82-2	α-PBP

序号	中文名	英文名	CAS 号	备注
89	1- 苯基- 2- (N- 吡咯烷基)-1-己酮	1-Phenyl-2-(1-pyrrolidinyl) hexan-1-one	13415-86-6	α-PHP
90	1- 苯基- 2- (N- 吡咯烷基)-1-庚酮	1-Phenyl-2-(1-pyrrolidinyl) heptan-1-one	13415-83-3	α-PHPP
91	1- 苯基- 2- (N- 吡咯烷基)-1-戊酮	1-Phenyl-2-(1-pyrrolidinyl) pentan-1-one	14530-33-7	α-PVP
92	1-(2-噻吩基)-2-(N-吡咯烷基)-1-戊酮	1-(Thiophen-2-yl)-2-(1-pyrrolidinyl)pentan-1-one	1400742-66-6	α-PVT
93	2-(3-甲氧基苯基)-2-乙氨基环己酮	2-(3-Methoxyphenyl)-2-(ethylamino)cyclohexanone	1239943-76-0	MXE
94	乙基去甲氯胺酮	2-(2-Chlorophenyl)-2-(ethylamino)cyclohexanone	1354634-10-8	NENK
95	N,N-二烯丙基-5-甲氧基色胺	5-Methoxy-N,N-diallyltryptamine	928822-98-4	5-MeO-DALT
96	N,N-二异丙基-5-甲氧基色胺	5-Methoxy-N,N-diisopropyltryptamine	4021-34-5	5-MeO-DiPT
97	N,N-二甲基-5-甲氧基色胺	5-Methoxy-N,N-dimethyltryptamine	1019-45-0	5-MeO-DMT

序号	中文名	英文名	CAS 号	备注
98	N-甲基-N-异丙基-5-甲氧基色胺	5-Methoxy-N-isopropyl-N-methyltryptamine	96096-55-8	5-MeO-MiPT
99	α-甲基色胺	alpha-Methyltryptamine	299-26-3	AMT
100	1,4-二苄基哌嗪	1,4-Dibenzylpiperazine	1034-11-3	DBZP
101	1-(3-氯苯基)哌嗪	1-(3-Chlorophenyl)piperazine	6640-24-0	mCPP
102	1-(3-三氟甲基苯基)哌嗪	1-(3-Trifluoromethylphenyl)piperazine	15532-75-9	TFMPP
103	2-氨基茚满	2-Aminoindane	2975-41-9	2-AI
104	5,6-亚甲二氧基-2-氨基茚满	5,6-Methylenedioxy-2-aminoindane	132741-81-2	MDAI
105	2-二苯甲基哌啶	2-Diphenylmethylpiperidine	519-74-4	2-DPMP
106	3,4-二氯哌甲酯	Methyl 2-(3,4-dichlorophenyl)-2-(piperidin-2-yl)acetate	1400742-68-8	3,4-CTMP
107	乙酰芬太尼	N-(1-Phenethylpiperidin-4-yl)-N-phenylacetamide	3258-84-2	Acetylfentanyl
108	3,4-二氯-N-[(1-二甲氨基环己基)甲基]苯甲酰胺	3,4-Dichloro-N-((1-(dimethylamino)cyclohexyl)methyl)benzamide	55154-30-8	AH-7921

序号	中文名	英文名	CAS 号	备注
109	丁酰芬太尼	N-（1- Phenethylpiperidin- 4- yl）- N - phenylbutyramide	1169-70-6	Butyrylfenta-nyl
110	哌乙酯	Ethyl 2-phenyl-2-（piperidin-2-yl）acetate	57413-43-1	Ethylpheni-date
111	1-［1-（2-甲氧基苯基）-2- 苯基乙基］哌啶	1-（1-（2- Methoxyphenyl）-2- phenylethyl）piperidine	127529-46-8	Methoxpheni-dine
112	芬纳西泮	7-Bromo-5-（2-chlorophenyl）- 1, 3- dihydro- 2H- 1, 4- ben-zodiazepin-2-one	51753-57-2	Phenazepam
113	β-羟基硫代芬太尼	N-（1-（2- Hydroxy- 2-（thio-phen-2-yl）ethyl）piperidin-4-yl）- N - phenylpropanamide	1474-34-6	β-Hydroxy-thiofentanyl
114	4-氟丁酰芬太尼	N-（4- Fluorophenyl）- N -（1- phenethylpiperidin- 4- yl）bu-tyramide	244195-31-1	4-Fluorobu-tyrfentanyl
115	异丁酰芬太尼	N-（1- Phenethylpiperidin- 4- yl）- N -phenylisobutyramide	119618-70-1	Isobutyrfenta-nyl
116	奥芬太尼	N-（2- Fluorophenyl）- 2- met-hoxy- N -（1- phenethylpipe-ridin-4-yl）acetamide	101343-69-5	Ocfentanyl

注：上述品种包括其可能存在的盐类、旋光异构体及其盐类（另有规定的除外）。

附　　录

附录一

中共中央关于制定国民经济和社会发展第十三个五年规划的建议

（2015 年 10 月 29 日中国共产党第十八届
中央委员会第五次全体会议通过）

到二〇二〇年全面建成小康社会，是我们党确定的"两个一百年"奋斗目标的第一个百年奋斗目标。"十三五"时期是全面建成小康社会决胜阶段，"十三五"规划必须紧紧围绕实现这个奋斗目标来制定。

中国共产党第十八届中央委员会第五次全体会议全面分析国际国内形势，认为如期全面建成小康社会既具有充分条件也面临艰巨任务，必须在新中国成立特别是改革开放以来打下的坚实基础上坚定信心、锐意进取、奋发有为。全会研究了"十三五"时期我国发展的一系列重大问题，就制定"十三五"规划提出以下建议。

一、全面建成小康社会决胜阶段的形势和指导思想

（一）"十二五"时期我国发展取得重大成就。"十二五"时期是我国发展很不平凡的五年。面对错综复杂的国际环境和

艰巨繁重的国内改革发展稳定任务，我们党团结带领全国各族人民顽强拼搏、开拓创新，奋力开创了党和国家事业发展新局面。

我们妥善应对国际金融危机持续影响等一系列重大风险挑战，适应经济发展新常态，不断创新宏观调控方式，推动形成经济结构优化、发展动力转换、发展方式转变加快的良好态势。我国经济总量稳居世界第二位，十三亿多人口的人均国内生产总值增至七千八百美元左右。第三产业增加值占国内生产总值比重超过第二产业，基础设施水平全面跃升，农业连续增产，常住人口城镇化率达到百分之五十五，一批重大科技成果达到世界先进水平。公共服务体系基本建立、覆盖面持续扩大，新增就业持续增加，贫困人口大幅减少，生态文明建设取得新进展，人民生活水平和质量加快提高。全面深化改革有力推进，人民民主不断扩大，依法治国开启新征程。全方位外交取得重大进展，对外开放不断深入，我国成为全球第一货物贸易大国和主要对外投资大国。中华民族伟大复兴的中国梦和社会主义核心价值观深入人心，国家文化软实力不断增强。中国特色军事变革成就显著，强军兴军迈出新步伐。全面从严治党开创新局面，党的群众路线教育实践活动成果丰硕，党风廉政建设成效显著，赢得了党心民心。"十二五"规划目标即将胜利实现，我国经济实力、科技实力、国防实力、国际影响力又上了一个大台阶。

尤为重要的是，党的十八大以来，以习近平同志为总书记的党中央毫不动摇坚持和发展中国特色社会主义，勇于实践、善于创新，深化对共产党执政规律、社会主义建设规律、人类社会发展规律的认识，形成一系列治国理政新理念新思想新战略，为在新的历史条件下深化改革开放、加快推进社会主义现代化提供了科学理论指导和行动指南。

（二）"十三五"时期我国发展环境的基本特征。和平与发展的时代主题没有变，世界多极化、经济全球化、文化多样化、社会信息化深入发展，世界经济在深度调整中曲折复苏，新一轮科技革命和产业变革蓄势待发，全球治理体系深刻变革，发展中国家群体力量继续增强，国际力量对比逐步趋向平衡。同时，国际金融危机深层次影响在相当长时期依然存在，全球经济贸易增长乏力，保护主义抬头，地缘政治关系复杂变化，传统安全威胁和非传统安全威胁交织，外部环境不稳定不确定因素增多。

我国物质基础雄厚、人力资本丰富、市场空间广阔、发展潜力巨大，经济发展方式加快转变，新的增长动力正在孕育形成，经济长期向好的基本面没有改变。同时，发展不平衡、不协调、不可持续问题仍然突出，主要是发展方式粗放，创新能力不强，部分行业产能过剩严重，企业效益下滑，重大安全事故频发；城乡区域发展不平衡；资源约束趋紧，生态环境恶化趋势尚未得到根本扭转；基本公共服务供给不足，收入差距较大，人口老龄化加快，消除贫困任务艰巨；人们文明素质和社会文明程度有待提高；法治建设有待加强；领导干部思想作风和能力水平有待提高，党员、干部先锋模范作用有待强化。我们必须增强忧患意识、责任意识，着力在优化结构、增强动力、化解矛盾、补齐短板上取得突破性进展。

综合判断，我国发展仍处于可以大有作为的重要战略机遇期，也面临诸多矛盾叠加、风险隐患增多的严峻挑战。我们要准确把握战略机遇期内涵的深刻变化，更加有效地应对各种风险和挑战，继续集中力量把自己的事情办好，不断开拓发展新境界。

（三）"十三五"时期我国发展的指导思想。高举中国特色社会主义伟大旗帜，全面贯彻党的十八大和十八届三中、四中全会精神，以马克思列宁主义、毛泽东思想、邓小平理论、"三个代表"重要思想、科学发展观为指导，深入贯彻习近平总书记系列重要讲话精神，坚持全面建成小康社会、全面深化改革、全面依法治国、全面从严治党的战略布局，坚持发展是第一要务，以提高发展质量和效益为中心，加快形成引领经济发展新常态的体制机制和发展方式，保持战略定力，坚持稳中求进，统筹推进经济建设、政治建设、文化建设、社会建设、生态文明建设和党的建设，确保如期全面建成小康社会，为实现第二个百年奋斗目标、实现中华民族伟大复兴的中国梦奠定更加坚实的基础。

如期实现全面建成小康社会奋斗目标，推动经济社会持续健康发展，必须遵循以下原则。

——坚持人民主体地位。人民是推动发展的根本力量，实现好、维护好、发展好最广大人民根本利益是发展的根本目的。必须坚持以人民为中心的发展思想，把增进人民福祉、促进人的全面发展作为发展的出发点和落脚点，发展人民民主，维护社会公平正义，保障人民平等参与、平等发展权利，充分调动人民积极性、主动性、创造性。

——坚持科学发展。发展是硬道理，发展必须是科学发展。我国仍处于并将长期处于社会主义初级阶段，基本国情和社会主要矛盾没有变，这是谋划发展的基本依据。必须坚持以经济建设为中心，从实际出发，把握发展新特征，加大结构性改革力度，加快转变经济发展方式，实现更高质量、更有效率、更加公平、更可持续的发展。

——坚持深化改革。改革是发展的强大动力。必须按照完善和发展中国特色社会主义制度、推进国家治理体系和治理能力现代化的总目标，健全使市场在资源配置中起决定性作用和更好发挥政府作用的制度体系，以经济体制改革为重点，加快完善各方面体制机制，破除一切不利于科学发展的体制机制障碍，为发展提供持续动力。

——坚持依法治国。法治是发展的可靠保障。必须坚定不移走中国特色社会主义法治道路，加快建设中国特色社会主义法治体系，建设社会主义法治国家，推进科学立法、严格执法、公正司法、全民守法，加快建设法治经济和法治社会，把经济社会发展纳入法治轨道。

——坚持统筹国内国际两个大局。全方位对外开放是发展的必然要求。必须坚持打开国门搞建设，既立足国内，充分运用我国资源、市场、制度等优势，又重视国内国际经济联动效应，积极应对外部环境变化，更好利用两个市场、两种资源，推动互利共赢、共同发展。

——坚持党的领导。党的领导是中国特色社会主义制度的最大优势，是实现经济社会持续健康发展的根本政治保证。必须贯彻全面从严治党要求，不断增强党的创造力、凝聚力、战斗力，不断提高党的执政能力和执政水平，确保我国发展航船沿着正确航道破浪前进。

二、"十三五"时期经济社会发展的主要目标和基本理念

（一）全面建成小康社会新的目标要求。党的十六大提出全面建设小康社会奋斗目标以来，全党全国各族人民接续奋斗，各项事业取得重大进展。今后五年，要在已经确定的全面建成小康社会目标要求的基础上，努力实现以下新的目标要求。

——经济保持中高速增长。在提高发展平衡性、包容性、可持续性的基础上，到二〇二〇年国内生产总值和城乡居民人均收入比二〇一〇年翻一番。主要经济指标平衡协调，发展空间格局得到优化，投资效率和企业效率明显上升，工业化和信息化融合发展水平进一步提高，产业迈向中高端水平，先进制造业加快发展，新产业新业态不断成长，服务业比重进一步上升，消费对经济增长贡献明显加大。户籍人口城镇化率加快提高。农业现代化取得明显进展。迈进创新型国家和人才强国行列。

——人民生活水平和质量普遍提高。就业比较充分，就业、教育、文化、社保、医疗、住房等公共服务体系更加健全，基本公共服务均等化水平稳步提高。教育现代化取得重要

进展，劳动年龄人口受教育年限明显增加。收入差距缩小，中等收入人口比重上升。我国现行标准下农村贫困人口实现脱贫，贫困县全部摘帽，解决区域性整体贫困。

——国民素质和社会文明程度显著提高。中国梦和社会主义核心价值观更加深入人心，爱国主义、集体主义、社会主义思想广泛弘扬，向上向善、诚信互助的社会风尚更加浓厚，人民思想道德素质、科学文化素质、健康素质明显提高，全社会法治意识不断增强。公共文化服务体系基本建成，文化产业成为国民经济支柱性产业。中华文化影响持续扩大。

——生态环境质量总体改善。生产方式和生活方式绿色、低碳水平上升。能源资源开发利用效率大幅提高，能源和水资源消耗、建设用地、碳排放总量得到有效控制，主要污染物排放总量大幅减少。主体功能区布局和生态安全屏障基本形成。

——各方面制度更加成熟更加定型。国家治理体系和治理能力现代化取得重大进展，各领域基础性制度体系基本形成。人民民主更加健全，法治政府基本建成，司法公信力明显提高。人权得到切实保障，产权得到有效保护。开放型经济新体制基本形成。中国特色现代军事体系更加完善。党的建设制度化水平显著提高。

（二）完善发展理念。实现"十三五"时期发展目标，破解发展难题，厚植发展优势，必须牢固树立创新、协调、绿色、开放、共享的发展理念。

创新是引领发展的第一动力。必须把创新摆在国家发展全局的核心位置，不断推进理论创新、制度创新、科技创新、文化创新等各方面创新，让创新贯穿党和国家一切工作，让创新在全社会蔚然成风。

协调是持续健康发展的内在要求。必须牢牢把握中国特色社会主义事业总体布局，正确处理发展中的重大关系，重点促进城乡区域协调发展，促进经济社会协调发展，促进新型工业化、信息化、城镇化、农业现代化同步发展，在增强国家硬实力的同时注重提升国家软实力，不断增强发展整体性。

绿色是永续发展的必要条件和人民对美好生活追求的重要体现。必须坚持节约资源和保护环境的基本国策，坚持可持续发展，坚定走生产发展、生活富裕、生态良好的文明发展道路，加快建设资源节约型、环境友好型社会，形成人与自然和谐发展现代化建设新格局，推进美丽中国建设，为全球生态安全作出新贡献。

开放是国家繁荣发展的必由之路。必须顺应我国经济深度融入世界经济的趋势，奉行互利共赢的开放战略，坚持内外需协调、进出口平衡、引进来和走出去并重、引资和引技引智并举，发展更高层次的开放型经济，积极参与全球经济治理和公共产品供给，提高我国在全球经济治理中的制度性话语权，构建广泛的利益共同体。

共享是中国特色社会主义的本质要求。必须坚持发展为了人民、发展依靠人民、发展成果由人民共享，作出更有效的制度安排，使全体人民在共建共享发展中有更多获得感，增强发展动力，增进人民团结，朝着共同富裕方向稳步前进。

坚持创新发展、协调发展、绿色发展、开放发展、共享发展，是关系我国发展全局的一场深刻变革。全党同志要充分认识这场变革的重大现实意义和深远历史意义，统一思想，协调行动，深化改革，开拓前进，推动我国发展迈上新台阶。

三、坚持创新发展，着力提高发展质量和效益

在国际发展竞争日趋激烈和我国发展动力转换的形势下，必须把发展基点放在创新上，形成促进创新的体制架构，塑造更多依靠创新驱动、更多发挥先发优势的引领型发展。

（一）培育发展新动力。优化劳动力、资本、土地、技术、管理等要素配置，激发创新创业活力，推动大众创业、万众创新，释放新需求，创造新供给，推动新技术、新产业、新业态蓬勃发展，加快实现发展动力转换。

发挥消费对增长的基础作用，着力扩大居民消费，引导消费朝着智能、绿色、健康、安全方向转变，以扩大服务消费为重点带动消费结构升级。促进流通信息化、标准化、集约化。

发挥投资对增长的关键作用，深化投融资体制改革，优化投资结构，增加有效投资。发挥财政资金撬动功能，创新融资方式，带动更多社会资本参与投资。创新公共基础设施投融资体制，推广政府和社会资本合作模式。

发挥出口对增长的促进作用，增强对外投资和扩大出口结合度，培育以技术、标准、品牌、质量、服务为核心的对外经济新优势。实施优进优出战略，推进国际产能和装备制造合作，提高劳动密集型产品科技含量和附加值，营造资本和技术密集型产业新优势，提高我国产业在全球价值链中的地位。

（二）拓展发展新空间。用发展新空间培育发展新动力，用发展新动力开拓发展新空间。

拓展区域发展空间。以区域发展总体战略为基础，以"一带一路"建设、京津冀协同发展、长江经济带建设为引领，形成沿海沿江沿线经济带为主的纵向横向经济轴带。发挥城市群辐射带动作用，优化发展京津冀、长三角、珠三角三大城市群，形成东北地区、中原地区、长江中游、成渝地区、关中平原等城市群。发展一批中心城市，强化区域服务功能。支持绿色城市、智慧城市、森林城市建设和城际基础设施互联互通。推进重点地区一体发展，培育壮大若干重点经济区。推进城乡发展一体化，开辟农村广阔发展空间。

拓展产业发展空间。支持节能环保、生物技术、信息技术、智能制造、高端装备、新能源等新兴产业发展，支持传统产业优化升级。推广新型孵化模式，鼓励发展众创、众包、众扶、众筹空间。发展天使、创业、产业投资，深化创业板、新三板改革。

拓展基础设施建设空间。实施重大公共设施和基础设施工程。实施网络强国战略，加快构建高速、移动、安全、泛在的新一代信息基础设施。加快完善水利、铁路、公路、水运、民航、通用航空、管道、邮政等基础设施网络。完善能源安全储备制度。加强城市公共交通、防洪防涝等设施建设。实施城市地下管网改造工程。加快开放电力、电信、交通、石油、天然气、市政公用等自然垄断行业的竞争性业务。

拓展网络经济空间。实施"互联网+"行动计划，发展物联网技术和应用，发展分享经济，促进互联网和经济社会融合发展。实施国家大数据战略，推进数据资源开放共享。完善电信普遍服务机制，开展网络提速降费行动，超前布局下一代互联网。推进产业组织、商业模式、供应链、物流链创新，支持基于互联网的各类创新。

拓展蓝色经济空间。坚持陆海统筹，壮大海洋经济，科学开发海洋资源，保护海洋生态环境，维护我国海洋权益，建设海洋强国。

（三）深入实施创新驱动发展战略。发挥科技创新在全面创新中的引领作用，加强基础研究，强化原始创新、集成创新和引进消化吸收再创新。推进有特色高水平大学和科研院所建设，鼓励企业开展基础性前沿性创新研究，重视颠覆性技术创新。实施一批国家重大科技项目，在重大创新领域组建一批国家实验室。积极提出并牵头组织国际大科学计划和大科学工程。

推动政府职能从研发管理向创新服务转变。完善国家科技决策咨询制度。坚持战略和前沿导向，集中支持事关发展全局的基础研究和共性关键技术研究，加快突破新一代信息通信、新能源、新材料、航空航天、生物医药、智能制造等领域核心技术。瞄准瓶颈制约问题，制定系统性技术解决方案。

强化企业创新主体地位和主导作用，形成一批有国际竞争力的创新型领军企业，支持科技型中小企业健康发展。依托企业、高校、科研院所建设一批国家技术创新中心，形成若干具有强大带动力的创新型城市和区域创新中心。完善企业研发费用加计扣除政策，扩大固定资产加速折旧实施范围，推动设备更新和新技术应用。

深化科技体制改革，引导构建产业技术创新联盟，推动跨领域跨行业协同创新，促进科技与经济深度融合。加强技术和知识产权交易平台建设，建立从实验研究、中试到生产的全过程科技创新融资模式，促进科技成果资本化、产业化。构建普惠性创新支持政策体系，加大金融支持和税收优惠力度。深化知识产权领域改革，加强知识产权保护。

扩大高校和科研院所自主权，赋予创新领军人才更大人财物支配权、技术路线决策权。实行以增加知识价值为导向的分配政策，提高科研人员成果转化收益分享比例，鼓励人才弘扬奉献精神。

（四）大力推进农业现代化。农业是全面建成小康社会、实现现代化的基础。加快转变农业发展方式，发展多种形式适度规模经营，发挥其在现代农业建设中的引领作用。着力构建现代农业产业体系、生产体系、经营体系，提高农业质量效益和竞争力，推动粮经饲统筹、农林牧渔结合、种养加一体、一二三产业融合发展，走产出高效、产品安全、资源节约、环境友好的农业现代化道路。

稳定农村土地承包关系，完善土地所有权、承包权、经营权分置办法，依法推进土地经营权有序流转，构建培育新型农业经营主体的政策体系。培养新型职业农民。深化农村土地制度改革。完善农村集体产权权能。深化农村金融改革，完善农业保险制度。

坚持最严格的耕地保护制度，坚守耕地红线，实施藏粮于地、藏粮于技战略，提高粮食产能，确保谷物基本自给、口粮绝对安全。全面划定永久基本农田，大规模推进农田水利、土地整治、中低产田改造和高标准农田建设，加强粮食等大宗农产品主产区建设，探索建立粮食生产功能区和重要农产品生产保护区。优化农业生产结构和区域布局，推进产业链和价值链建设，开发农业多种功能，提高农业综合效益。

推进农业标准化和信息化。健全从农田到餐桌的农产品质量安全全过程监管体系、现代农业科技创新推广体系、农业社会化服务体系。发展现代种业，提高农业机械化水平。持续增加农业投入，完善农业补贴政策。改革农产品价格形成机制，完善粮食等重要农产品收储制度。加强农产品流通设施和市场建设。

（五）构建产业新体系。加快建设制造强国，实施《中国制造二〇二五》。引导制造业朝着分工细化、协作紧密方向发展，促进信息技术向市场、设计、生产等环节渗透，推动生产方式向柔性、智能、精细转变。

实施工业强基工程，开展质量品牌提升行动，支持企业瞄准国际同行业标杆推进技术改造，全面提高产品技术、工艺装备、能效环保等水平。更加注重运用市场机制、经济手段、法治办法化解产能过剩，加大政策引导力度，完善企业退出机制。

支持战略性新兴产业发展，发挥产业政策导向和促进竞争功能，更好发挥国家产业投资引导基金作用，培育一批战略性产业。

实施智能制造工程，构建新型制造体系，促进新一代信息通信技术、高档数控机床和机器人、航空航天装备、海洋工程装备及高技术船舶、先进轨道交通装备、节能与新能源汽车、电力装备、农机装备、新材料、生物医药及高性能医疗器械等产业发展壮大。

开展加快发展现代服务业行动，放宽市场准入，促进服务业优质高效发展。推动生产性服务业向专业化和价值链高端延伸、生活性服务业向精细和高品质转变，推动制造业由生产型向生产服务型转变。大力发展旅游业。

（六）构建发展新体制。加快形成有利于创新发展的市场环境、产权制度、投融资体制、分配制度、人才培养引进使用机制。

深化行政管理体制改革，进一步转变政府职能，持续推进简政放权、放管结合、优化服务，提高政府效能，激发市场活力和社会创造力。

坚持公有制为主体、多种所有制经济共同发展。毫不动摇巩固和发展公有制经济，毫不动摇鼓励、支持、引导非公有制经济发展。推进产权保护法治化，依法保护各种所有制经济权益。

深化国有企业改革，增强国有经济活力、控制力、影响力、抗风险能力。分类推进国有企业改革，完善现代企业制度。完善各类国有资产管理体制，以管资本为主加强国有资产监管，防止国有资产流失。健全国有资本合理流动机制，推进国有资本布局战略性调整，引导国有资本更多投向关系国家安全、国民经济命脉的重要行业和关键领域，坚定不移把国有企业做强做优做大，更好服务于国家战略目标。

鼓励民营企业依法进入更多领域，引入非国有资本参与国有企业改革，更好激发非公有制经济活力和创造力。

优化企业发展环境。开展降低实体经济企业成本行动，优化运营模式，增强盈利能力。限制政府对企业经营决策的干预，减少行政审批事项。清理和规范涉企行政事业性收费，减轻企业负担，完善公平竞争、促进企业健康发展的政策和制度。激发企业家精神，依法保护企业家财产权和创新收益。

加快形成统一开放、竞争有序的市场体系，建立公平竞争保障机制，打破地域分割和行业垄断。深化市场配置要素改革，促进人才、资金、科研成果等在城乡、企业、高校、科研机构间有序流动。

深化财税体制改革，建立健全有利于转变经济发展方式、形成全国统一市场、促进社会公平正义的现代财政制度，建立税种科学、结构优化、法律健全、规范公平、征管高效的税收制度。建立事权和支出责任相适应的制度，适度加强中央事权和支出责任。调动各方面积极性，考虑税种属性，进一步理顺中央和地方收入划分。建立全面规范、公开透明预算制度，完善政府预算体系，实施跨年度预算平衡机制和中期财政规划管理。建立规范的地方政府举债融资体制。健全优先使用创新产品、绿色产品的政府采购政策。

加快金融体制改革，提高金融服务实体经济效率。健全商业性金融、开发性金融、政策性金融、合作性金融分工合理、相互补充的金融机构体系。构建多层次、广覆盖、有差异的银行机构体系，扩大民间资本进入银行业，发展普惠金融，着力加强对中小微企业、农村特别是贫困地区金融服务。积极培育公开透明、健康发展的资本市场，推进股票和债券发行交易制度改革，提高直接融资比重，降低杠杆率。开发符合创新需求的金融服务，推进高收益债券及股债相结合的融资方式。推进汇率和利率市场化，提高金融机构管理水平和服务质量，降低企业融资成本。规范发展互联网金融。加快建立巨灾保险制度，探索建立保险资产交易机制。

加强金融宏观审慎管理制度建设，加强统筹协调，改革并完善适应现代金融市场发展的金融监管框架，健全符合我国国情和国际标准的监管规则，实现金融风险监管全覆盖。完善国有金融资本和外汇储备管理制度，建立安全高效的金融基础设施，有效运用和发展金融风险管理工具。防止发生系统性区域性金融风险。

（七）创新和完善宏观调控方式。按照总量调节和定向施策并举、短期和中长期结合、国内和国际统筹、改革和发展协调的要求，完善宏观调控，采取相机调控、精准调控措施，适时预调微调，更加注重扩大就业、稳定物价、调整结构、提高效益、防控风险、保护环境。

依据国家中长期发展规划目标和总供求格局实施宏观调控，稳定政策基调，增强可预期性和透明度，创新调控思路和政策工具，在区间调控基础上加大定向调控力度，增强针对性和准确性。完善以财政政策、货币政策为主，产业政策、区域政策、投资政策、消费政策、价格政策协调配合的政策体系，增强财政货币政策协调性。运用大数据技术，提高经济运行信息及时性和准确性。

减少政府对价格形成的干预，全面放开竞争性领域商品和服务价格，放开电力、石油、天然气、交通运输、电信等领域竞争性环节价格。

建立风险识别和预警机制，以可控方式和节奏主动释放风险，重点提高财政、金融、能源、矿产资源、水资源、粮食、生态环保、安全生产、网络安全等方面风险防控能力。

四、坚持协调发展，着力形成平衡发展结构

增强发展协调性，必须坚持区域协同、城乡一体、物质文明精神文明并重、经济建设国防建设融合，在协调发展中拓宽发展空间，在加强薄弱领域中增强发展后劲。

（一）推动区域协调发展。塑造要素有序自由流动、主体功能约束有效、基本公共服务均等、资源环境可承载的区域协调发展新格局。

深入实施西部大开发，支持西部地区改善基础设施，发展特色优势产业，强化生态环境保护。推动东北地区等老工业基地振兴，促进中部地区崛起，加大国家支持力度，加快市场取向改革。支持东部地区率先发展，更好辐射带动其他地区。支持革命老区、民族地区、边疆地区、贫困地区加快发展，加大对资源枯竭、产业衰退、生态严重退化等困难地区的支持力度。

培育若干带动区域协同发展的增长极。推动京津冀协同发展，优化城市空间布局和产业结构，有序疏解北京非首都功能，推进交通一体化，扩大环境容量和生态空间，探索人口经济密集地区优化开发新模式。推进长江经济带建设，改善长江流域生态环境，高起点建设综合立体交通走廊，引导产业优化

布局和分工协作。

（二）推动城乡协调发展。坚持工业反哺农业、城市支持农村，健全城乡发展一体化体制机制，推进城乡要素平等交换、合理配置和基本公共服务均等化。

发展特色县域经济，加快培育中小城市和特色小城镇，促进农产品精深加工和农村服务业发展，拓展农民增收渠道，完善农民收入增长支持政策体系，增强农村发展内生动力。

推进以人为核心的新型城镇化。提高城市规划、建设、管理水平。深化户籍制度改革，促进有能力在城镇稳定就业和生活的农业转移人口举家进城落户，并与城镇居民有同等权利和义务。实施居住证制度，努力实现基本公共服务常住人口全覆盖。健全财政转移支付同农业转移人口市民化挂钩机制，建立城镇建设用地增加规模同吸纳农业转移人口落户数量挂钩机制。维护进城落户农民土地承包权、宅基地使用权、集体收益分配权，支持引导其依法自愿有偿转让上述权益。深化住房制度改革。加大城镇棚户区和城乡危房改造力度。

促进城乡公共资源均衡配置，健全农村基础设施投入长效机制，把社会事业发展重点放在农村和接纳农业转移人口较多的城镇，推动城镇公共服务向农村延伸。提高社会主义新农村建设水平，开展农村人居环境整治行动，加大传统村落民居和历史文化名村名镇保护力度，建设美丽宜居乡村。

（三）推动物质文明和精神文明协调发展。坚持"两手抓、两手都要硬"，坚持社会主义先进文化前进方向，坚持以人民为中心的工作导向，坚持把社会效益放在首位、社会效益和经济效益相统一，坚定文化自信，增强文化自觉，加快文化改革发展，加强社会主义精神文明建设，建设社会主义文化强国。

坚持用邓小平理论、"三个代表"重要思想、科学发展观和习近平总书记系列重要讲话精神武装全党、教育人民，用中国梦和社会主义核心价值观凝聚共识、汇聚力量。深化马克思主义理论研究和建设工程，加强思想道德建设和社会诚信建设，增强国家意识、法治意识、社会责任意识，倡导科学精神，弘扬中华传统美德，注重通过法律和政策向社会传导正确价值取向。

扶持优秀文化产品创作生产，加强文化人才培养，繁荣发展文学艺术、新闻出版、广播影视事业。实施哲学社会科学创新工程，建设中国特色新型智库。构建中华优秀传统文化传承体系，加强文化遗产保护，振兴传统工艺，实施中华典籍整理工程。加强和改进基层宣传思想文化工作，深化各类群众性精神文明创建活动。

深化文化体制改革，实施重大文化工程，完善公共文化服务体系、文化产业体系、文化市场体系。推动基本公共文化服务标准化、均等化发展，引导文化资源向城乡基层倾斜，创新公共文化服务方式，保障人民基本文化权益。推动文化产业结构优化升级，发展骨干文化企业和创意文化产业，培育新型文化业态，扩大和引导文化消费。普及科学知识。倡导全民阅读。发展体育事业，推广全民健身，增强人民体质。做好二〇二二年北京冬季奥运会筹办工作。

牢牢把握正确舆论导向，健全社会舆情引导机制，传播正能量。加强网上思想文化阵地建设，实施网络内容建设工程，发展积极向上的网络文化，净化网络环境。推动传统媒体和新兴媒体融合发展，加快媒体数字化建设，打造一批新型主流媒体。优化媒体结构，规范传播秩序。加强国际传播能力建设，创新对外传播、文化交流、文化贸易方式，推动中华文化走出去。

（四）推动经济建设和国防建设融合发展。坚持发展和安全兼顾、富国和强军统一，实施军民融合发展战略，形成全要素、多领域、高效益的军民深度融合发展格局。

同全面建成小康社会进程相一致，全面推进国防和军队建设。以党在新形势下的强军目标为引领，贯彻新形势下军事战略方针，加强军队党的建设和思想政治建设，加强各方向各领域军事斗争准备，加强新型作战力量建设，加快推进国防和军队改革，深入推进依法治军、从严治军。到二○二○年，基本完成国防和军队改革目标任务，基本实现机械化，信息化取得重大进展，构建能够打赢信息化战争、有效履行使命任务的中国特色现代军事力量体系。

健全军民融合发展的组织管理体系、工作运行体系、政策制度体系。建立国家和各省（自治区、直辖市）军民融合领导机构。制定统筹经济建设和国防建设专项规划。深化国防科技工业体制改革，建立国防科技协同创新机制。推进军民融合发展立法。在海洋、太空、网络空间等领域推出一批重大项目和举措，打造一批军民融合创新示范区，增强先进技术、产业产品、基础设施等军民共用的协调性。

加强全民国防教育和后备力量建设。加强现代化武装警察部队建设。密切军政军民团结。党政军警民合力强边固防。各级党委和政府要积极支持国防建设和军队改革，人民解放军和武警部队要积极支援经济社会建设。

五、坚持绿色发展，着力改善生态环境

坚持绿色富国、绿色惠民，为人民提供更多优质生态产品，推动形成绿色发展方式和生活方式，协同推进人民富裕、国家富强、中国美丽。

（一）促进人与自然和谐共生。有度有序利用自然，调整优化空间结构，划定农业空间和生态空间保护红线，构建科学合理的城市化格局、农业发展格局、生态安全格局、自然岸线格局。设立统一规范的国家生态文明试验区。

根据资源环境承载力调节城市规模，依托山水地貌优化城市形态和功能，实行绿色规划、设计、施工标准。

支持绿色清洁生产，推进传统制造业绿色改造，推动建立绿色低碳循环发展产业体系，鼓励企业工艺技术装备更新改

造。发展绿色金融，设立绿色发展基金。

加强资源环境国情和生态价值观教育，培养公民环境意识，推动全社会形成绿色消费自觉。

（二）加快建设主体功能区。发挥主体功能区作为国土空间开发保护基础制度的作用，落实主体功能区规划，完善政策，发布全国主体功能区规划图和农产品主产区、重点生态功能区目录，推动各地区依据主体功能定位发展。以主体功能区规划为基础统筹各类空间性规划，推进"多规合一"。

推动京津冀、长三角、珠三角等优化开发区域产业结构向高端高效发展，防治"城市病"，逐年减少建设用地增量。推动重点开发区域提高产业和人口集聚度。重点生态功能区实行产业准入负面清单。加大对农产品主产区和重点生态功能区的转移支付力度，强化激励性补偿，建立横向和流域生态补偿机制。整合设立一批国家公园。

维护生物多样性，实施濒危野生动植物抢救性保护工程，建设救护繁育中心和基因库。强化野生动植物进出口管理，严防外来有害物种入侵。严厉打击象牙等野生动植物制品非法交易。

以市县级行政区为单元，建立由空间规划、用途管制、领导干部自然资源资产离任审计、差异化绩效考核等构成的空间治理体系。

（三）推动低碳循环发展。推进能源革命，加快能源技术创新，建设清洁低碳、安全高效的现代能源体系。提高非化石能源比重，推动煤炭等化石能源清洁高效利用。加快发展风能、太阳能、生物质能、水能、地热能，安全高效发展核电。加强储能和智能电网建设，发展分布式能源，推行节能低碳电力调度。有序开放开采权，积极开发天然气、煤层气、页岩气。改革能源体制，形成有效竞争的市场机制。

推进交通运输低碳发展，实行公共交通优先，加强轨道交通建设，鼓励自行车等绿色出行。实施新能源汽车推广计划，提高电动车产业化水平。提高建筑节能标准，推广绿色建筑和建材。

主动控制碳排放，加强高能耗行业能耗管控，有效控制电力、钢铁、建材、化工等重点行业碳排放，支持优化开发区域率先实现碳排放峰值目标，实施近零碳排放区示范工程。

实施循环发展引领计划，推行企业循环式生产、产业循环式组合、园区循环式改造，减少单位产出物质消耗。加强生活垃圾分类回收和再生资源回收的衔接，推进生产系统和生活系统循环链接。

（四）全面节约和高效利用资源。坚持节约优先，树立节约集约循环利用的资源观。

强化约束性指标管理，实行能源和水资源消耗、建设用地等总量和强度双控行动。实施全民节能行动计划，提高节能、节水、节地、节材、节矿标准，开展能效、水效领跑者引领行动。

实行最严格的水资源管理制度，以水定产、以水定城，建设节水型社会。合理制定水价，编制节水规划，实施雨洪资源利用、再生水利用、海水淡化工程，建设国家地下水监测系统，开展地下水超采区综合治理。坚持最严格的节约用地制度，调整建设用地结构，降低工业用地比例，推进城镇低效用地再开发和工矿废弃地复垦，严格控制农村集体建设用地规模。探索实行耕地轮作休耕制度试点。

建立健全用能权、用水权、排污权、碳排放权初始分配制度，创新有偿使用、预算管理、投融资机制，培育和发展交易市场。推行合同能源管理和合同节水管理。

倡导合理消费，力戒奢侈浪费，制止奢靡之风。在生产、流通、仓储、消费各环节落实全面节约。管住公款消费，深入开展反过度包装、反食品浪费、反过度消费行动，推动形成勤俭节约的社会风尚。

（五）加大环境治理力度。以提高环境质量为核心，实行最严格的环境保护制度，形成政府、企业、公众共治的环境治理体系。

推进多污染物综合防治和环境治理，实行联防联控和流域共治，深入实施大气、水、土壤污染防治行动计划。实施工业污染源全面达标排放计划，实现城镇生活污水垃圾处理设施全覆盖和稳定运行。扩大污染物总量控制范围，将细颗粒物等环境质量指标列入约束性指标。坚持城乡环境治理并重，加大农业面源污染防治力度，统筹农村饮水安全、改水改厕、垃圾处理，推进种养业废弃物资源化利用、无害化处置。

改革环境治理基础制度，建立覆盖所有固定污染源的企业排放许可制，实行省以下环保机构监测监察执法垂直管理制度。建立全国统一的实时在线环境监控系统。健全环境信息公布制度。探索建立跨地区环保机构。开展环保督察巡视，严格环保执法。

（六）筑牢生态安全屏障。坚持保护优先、自然恢复为主，实施山水林田湖生态保护和修复工程，构建生态廊道和生物多样性保护网络，全面提升森林、河湖、湿地、草原、海洋等自然生态系统稳定性和生态服务功能。

开展大规模国土绿化行动，加强林业重点工程建设，完善天然林保护制度，全面停止天然林商业性采伐，增加森林面积和蓄积量。发挥国有林区林场在绿化国土中的带动作用。扩大退耕还林还草，加强草原保护。严禁移植天然大树进城。创新产权模式，引导各方面资金投入植树造林。

加强水生态保护，系统整治江河流域，连通江河湖库水系，开展退耕还湿、退养还滩。推进荒漠化、石漠化、水土流失综合治理。强化江河源头和水源涵养区生态保护。开展蓝色海湾整治行动。加强地质灾害防治。

六、坚持开放发展，着力实现合作共赢

开创对外开放新局面，必须丰富对外开放内涵，提高对外

开放水平，协同推进战略互信、经贸合作、人文交流，努力形成深度融合的互利合作格局。

（一）完善对外开放战略布局。推进双向开放，促进国内国际要素有序流动、资源高效配置、市场深度融合。

完善对外开放区域布局，加强内陆沿边地区口岸和基础设施建设，开辟跨境多式联运交通走廊，发展外向型产业集群，形成各有侧重的对外开放基地。支持沿海地区全面参与全球经济合作和竞争，培育有全球影响力的先进制造基地和经济区。提高边境经济合作区、跨境经济合作区发展水平。

加快对外贸易优化升级，从外贸大国迈向贸易强国。完善对外贸易布局，创新外贸发展模式，加强营销和售后服务网络建设，提高传统优势产品竞争力，巩固出口市场份额，推动外贸向优质优价、优进优出转变，壮大装备制造等新的出口主导产业。发展服务贸易。实行积极的进口政策，向全球扩大市场开放。

完善投资布局，扩大开放领域，放宽准入限制，积极有效引进境外资金和先进技术。支持企业扩大对外投资，推动装备、技术、标准、服务走出去，深度融入全球产业链、价值链、物流链，建设一批大宗商品境外生产基地，培育一批跨国企业。积极搭建国际产能和装备制造合作金融服务平台。

（二）形成对外开放新体制。完善法治化、国际化、便利化的营商环境，健全有利于合作共赢并同国际贸易投资规则相适应的体制机制。建立便利跨境电子商务等新型贸易方式的体制，健全服务贸易促进体系，全面实施单一窗口和通关一体化。提高自由贸易试验区建设质量，在更大范围推广复制。

全面实行准入前国民待遇加负面清单管理制度，促进内外资企业一视同仁、公平竞争。完善境外投资管理，健全对外投资促进政策和服务体系。有序扩大服务业对外开放，扩大银行、保险、证券、养老等市场准入。

扩大金融业双向开放。有序实现人民币资本项目可兑换，推动人民币加入特别提款权，成为可兑换、可自由使用货币。转变外汇管理和使用方式，从正面清单转变为负面清单。放宽境外投资汇兑限制，放宽企业和个人外汇管理要求，放宽跨国公司资金境外运作限制。加强国际收支监测，保持国际收支基本平衡。推进资本市场双向开放，改进并逐步取消境内外投资额度限制。

推动同更多国家签署高标准双边投资协定、司法协助协定，争取同更多国家互免或简化签证手续。构建海外利益保护体系。完善反洗钱、反恐怖融资、反逃税监管措施，完善风险防范体制机制。

（三）推进"一带一路"建设。秉持亲诚惠容，坚持共商共建共享原则，完善双边和多边合作机制，以企业为主体，实行市场化运作，推进同有关国家和地区多领域互利共赢的务实合作，打造陆海内外联动、东西双向开放的全面开放新格局。

推进基础设施互联互通和国际大通道建设，共同建设国际经济合作走廊。加强能源资源合作，提高就地加工转化率。共建境外产业集聚区，推动建立当地产业体系，广泛开展教育、科技、文化、旅游、卫生、环保等领域合作，造福当地民众。

加强同国际金融机构合作，参与亚洲基础设施投资银行、金砖国家新开发银行建设，发挥丝路基金作用，吸引国际资金共建开放多元共赢的金融合作平台。

（四）深化内地和港澳、大陆和台湾地区合作发展。全面准确贯彻"一国两制"、"港人治港"、"澳人治澳"、高度自治的方针，发挥港澳独特优势，提升港澳在国家经济发展和对外开放中的地位和功能，支持港澳发展经济、改善民生、推进民主、促进和谐。

支持香港巩固国际金融、航运、贸易三大中心地位，参与国家双向开放、"一带一路"建设。支持香港强化全球离岸人民币业务枢纽地位，推动融资、商贸、物流、专业服务等向高端高增值方向发展。支持澳门建设世界旅游休闲中心、中国与葡语国家商贸合作服务平台，促进澳门经济适度多元可持续发展。

加大内地对港澳开放力度，加快前海、南沙、横琴等粤港澳合作平台建设。加深内地同港澳在社会、民生、科技、文化、教育、环保等领域交流合作。深化泛珠三角等区域合作。

坚持"九二共识"和一个中国原则，秉持"两岸一家亲"，以互利共赢方式深化两岸经济合作。推动两岸产业合作协调发展、金融业合作及贸易投资等双向开放合作。推进海峡西岸经济区建设，打造平潭等对台合作平台。扩大两岸人员往来，深化两岸农业、文化、教育、科技、社会等领域交流合作，增进两岸同胞福祉，让更多台湾普通民众、青少年和中小企业受益。

（五）积极参与全球经济治理。推动国际经济治理体系改革完善，积极引导全球经济议程，促进国际经济秩序朝着平等公正、合作共赢的方向发展。加强宏观经济政策国际协调，促进全球经济平衡、金融安全、经济稳定增长。积极参与网络、深海、极地、空天等新领域国际规则制定。

推动多边贸易谈判进程，促进多边贸易体制均衡、共赢、包容发展，形成公正、合理、透明的国际经贸规则体系。支持发展中国家平等参与全球经济治理，促进国际货币体系和国际金融监管改革。

加快实施自由贸易区战略，推进区域全面经济伙伴关系协定谈判，推进亚太自由贸易区建设，致力于形成面向全球的高标准自由贸易区网络。

（六）积极承担国际责任和义务。坚持共同但有区别的责任原则、公平原则、各自能力原则，积极参与应对全球气候变化谈判，落实减排承诺。

扩大对外援助规模，完善对外援助方式，为发展中国家提供更多免费的人力资源、发展规划、经济政策等方面咨询培训，扩大科技教育、医疗卫生、防灾减灾、环境治理、野生动植物保护、减贫等领域对外合作和援助，加大人道主义援助力度。主动参与二○三○年可持续发展议程。

维护国际公共安全，反对一切形式的恐怖主义，积极支持并参与联合国维和行动，加强防扩散国际合作，参与管控热点敏感问题，共同维护国际通道安全。加强多边和双边协调，参与维护全球网络安全。推动国际反腐败合作。

七、坚持共享发展，着力增进人民福祉

按照人人参与、人人尽力、人人享有的要求，坚守底线、突出重点、完善制度、引导预期，注重机会公平，保障基本民生，实现全体人民共同迈入全面小康社会。

（一）增加公共服务供给。坚持普惠性、保基本、均等化、可持续方向，从解决人民最关心最直接最现实的利益问题入手，增强政府职责，提高公共服务共建能力和共享水平。

加强义务教育、就业服务、社会保障、基本医疗和公共卫生、公共文化、环境保护等基本公共服务，努力实现全覆盖。加大对革命老区、民族地区、边疆地区、贫困地区的转移支付。加强对特定人群特殊困难的帮扶。

创新公共服务提供方式，能由政府购买服务提供的，政府不再直接承办；能由政府和社会资本合作提供的，广泛吸引社会资本参与。加快社会事业改革。

（二）实施脱贫攻坚工程。农村贫困人口脱贫是全面建成小康社会最艰巨的任务。必须充分发挥政治优势和制度优势，坚决打赢脱贫攻坚战。

实施精准扶贫、精准脱贫，因人因地施策，提高扶贫实效。分类扶持贫困家庭，对有劳动能力的支持发展特色产业和转移就业，对"一方水土养不起一方人"的实施扶贫搬迁，对生态特别重要和脆弱的实行生态保护扶贫，对丧失劳动能力的实施兜底性保障政策，对因病致贫的提供医疗救助保障。实行低保政策和扶贫政策衔接，对贫困人口应保尽保。

扩大贫困地区基础设施覆盖面，因地制宜解决通路、通水、通电、通网络等问题。对在贫困地区开发水电、矿产资源占用集体土地的，试行给原住居民集体股权方式进行补偿，探索对贫困人口实行资产收益扶持制度。

提高贫困地区基础教育质量和医疗服务水平，推进贫困地区基本公共服务均等化。建立健全农村留守儿童和妇女、老人关爱服务体系。

实行脱贫工作责任制。进一步完善中央统筹、省（自治区、直辖市）负总责、市（地）县抓落实的工作机制。强化脱贫工作责任考核，对贫困县重点考核脱贫成效。加大中央和省级财政扶贫投入，发挥政策性金融和商业性金融的互补作用，整合各类扶贫资源，开辟扶贫开发新的资金渠道。健全东西部协作和党政机关、部队、人民团体、国有企业定点扶贫机制，激励各类企业、社会组织、个人自愿采取包干方式参与扶贫。把革命老区、民族地区、边疆地区、集中连片贫困地区作为脱贫攻坚重点。

（三）提高教育质量。全面贯彻党的教育方针，落实立德树人根本任务，加强社会主义核心价值观教育，培养德智体美全面发展的社会主义建设者和接班人。深化教育改革，把增强学生社会责任感、创新精神、实践能力作为重点任务贯彻到国民教育全过程。

推动义务教育均衡发展，全面提高教育教学质量。普及高中阶段教育，逐步分类推进中等职业教育免除学杂费，率先从建档立卡的家庭经济困难学生实施普通高中免除学杂费。发展学前教育，鼓励普惠性幼儿园发展。完善资助方式，实现家庭经济困难学生资助全覆盖。

促进教育公平。加快城乡义务教育公办学校标准化建设，加强教师队伍特别是乡村教师队伍建设，推进城乡教师交流。办好特殊教育。

提高高校教学水平和创新能力，使若干高校和一批学科达到或接近世界一流水平。建设现代职业教育体系，推进产教融合、校企合作。优化学科专业布局和人才培养机制，鼓励具备条件的普通本科高校向应用型转变。

落实并深化考试招生制度改革和教育教学改革。建立个人学习账号和学分累计制度，畅通继续教育、终身学习通道。推进教育信息化，发展远程教育，扩大优质教育资源覆盖面。完善教育督导，加强社会监督。支持和规范民办教育发展，鼓励社会力量和民间资本提供多样化教育服务。

（四）促进就业创业。坚持就业优先战略，实施更加积极的就业政策，创造更多就业岗位，着力解决结构性就业矛盾。完善创业扶持政策，鼓励以创业带就业，建立面向人人的创业服务平台。

统筹人力资源市场，打破城乡、地区、行业分割和身份、性别歧视，维护劳动者平等就业权利。加强对灵活就业、新就业形态的支持，促进劳动者自主就业。落实高校毕业生就业促进和创业引领计划，带动青年就业创业。加强就业援助，帮助就业困难者就业。

推行终身职业技能培训制度。实施新生代农民工职业技能提升计划。开展贫困家庭子女、未升学初高中毕业生、农民工、失业人员和转岗职工、退役军人免费接受职业培训行动。推行工学结合、校企合作的技术工人培养模式，推行企业新型学徒制。提高技术工人待遇，完善职称评定制度，推广专业技术职称、技能等级等同大城市落户挂钩做法。

提高劳动力素质、劳动参与率、劳动生产率，增强劳动力市场灵活性，促进劳动力在地区、行业、企业之间自由流动。建立和谐劳动关系，维护职工和企业合法权益。

完善就业服务体系，提高就业服务能力。完善就业失业统计指标体系。

（五）缩小收入差距。坚持居民收入增长和经济增长同步、劳动报酬提高和劳动生产率提高同步，持续增加城乡居民收入。调整国民收入分配格局，规范初次分配，加大再分配调节力度。

健全科学的工资水平决定机制、正常增长机制、支付保障机制，推行企业工资集体协商制度。完善最低工资增长机制，完善市场评价要素贡献并按贡献分配的机制，完善适应机关事业单位特点的工资制度。

实行有利于缩小收入差距的政策，明显增加低收入劳动者收入，扩大中等收入者比重。加快建立综合和分类相结合的个人所得税制。多渠道增加居民财产性收入。规范收入分配秩序，保护合法收入，规范隐性收入，遏制以权力、行政垄断等非市场因素获取收入，取缔非法收入。

支持慈善事业发展，广泛动员社会力量开展社会救济和社会互助、志愿服务活动。完善鼓励回馈社会、扶贫济困的税收政策。

（六）建立更加公平更可持续的社会保障制度。实施全民参保计划，基本实现法定人员全覆盖。坚持精算平衡，完善筹资机制，分清政府、企业、个人等的责任。适当降低社会保险费率。完善社会保险体系。

完善职工养老保险个人账户制度，健全多缴多得激励机制。实现职工基础养老金全国统筹，建立基本养老金合理调整机制。拓宽社会保险基金投资渠道，加强风险管理，提高投资回报率。逐步提高国有资本收益上缴公共财政比例，划转部分国有资本充实社保基金。出台渐进式延迟退休年龄政策。发展职业年金、企业年金、商业养老保险。

健全医疗保险稳定可持续筹资和报销比例调整机制，研究实行职工退休人员医保缴费参保政策。全面实施城乡居民大病保险制度。改革医保支付方式，发挥医保控费作用。改进个人账户，开展门诊费用统筹。实现跨省异地安置退休人员住院医疗费用直接结算。整合城乡居民医保政策和经办管理。鼓励发展补充医疗保险和商业健康保险。鼓励商业保险机构参与医保经办。将生育保险和基本医疗保险合并实施。

统筹救助体系，强化政策衔接，推进制度整合，确保困难群众基本生活。

（七）推进健康中国建设。深化医药卫生体制改革，实行医疗、医保、医药联动，推进医药分开，实行分级诊疗，建立覆盖城乡的基本医疗卫生制度和现代医院管理制度。

全面推进公立医院综合改革，坚持公益属性，破除逐利机制，建立符合医疗行业特点的人事薪酬制度。优化医疗卫生机构布局，健全上下联动、衔接互补的医疗服务体系，完善基层医疗服务模式，发展远程医疗。促进医疗资源向基层、农村流动，推进全科医生、家庭医生、急需领域医疗服务能力提高、电子健康档案等工作。鼓励社会力量兴办健康服务业，推进非营利性民营医院和公立医院同等待遇。加强医疗质量监管，完善纠纷调解机制，构建和谐医患关系。

坚持中西医并重，促进中医药、民族医药发展。完善基本药物制度，健全药品供应保障机制，理顺药品价格，增加艾滋病防治等特殊药物免费供给。提高药品质量，确保用药安全。加强传染病、慢性病、地方病等重大疾病综合防治和职业病危害防治，通过多种方式降低大病慢性病医疗费用。倡导健康生活方式，加强心理健康服务。

实施食品安全战略，形成严密高效、社会共治的食品安全治理体系，让人民群众吃得放心。

（八）促进人口均衡发展。坚持计划生育的基本国策，完善人口发展战略。全面实施一对夫妇可生育两个孩子政策。提高生殖健康、妇幼保健、托幼等公共服务水平。帮扶存在特殊困难的计划生育家庭。注重家庭发展。

积极开展应对人口老龄化行动，弘扬敬老、养老、助老社会风尚，建设以居家为基础、社区为依托、机构为补充的多层次养老服务体系，推动医疗卫生和养老服务相结合，探索建立长期护理保险制度。全面放开养老服务市场，通过购买服务、股权合作等方式支持各类市场主体增加养老服务和产品供给。

坚持男女平等基本国策，保障妇女和未成年人权益。支持残疾人事业发展，健全扶残助残服务体系。

八、加强和改善党的领导，为实现"十三五"规划提供坚强保证

发展是党执政兴国的第一要务。各级党委必须深化对发展规律的认识，提高领导发展能力和水平，推进国家治理体系和治理能力现代化，更好推动经济社会发展。

（一）完善党领导经济社会发展工作体制机制。坚持党总揽全局、协调各方，发挥各级党委（党组）领导核心作用，加强制度化建设，改进工作体制机制和方式方法，强化全委会决策和监督作用。提高决策科学化水平，完善党委研究经济社会发展战略、定期分析经济形势、研究重大方针政策的工作机制，健全决策咨询机制。完善信息发布制度。

优化领导班子知识结构和专业结构，注重培养选拔政治强、懂专业、善治理、敢担当、作风正的领导干部，提高专业化水平。深化干部人事制度改革，完善政绩考核评价体系和奖惩机制，调动各级干部工作积极性、主动性、创造性。

加强党的各级组织建设，强化基层党组织整体功能，发挥战斗堡垒作用和党员先锋模范作用，激励广大干部开拓进取、攻坚克难，更好带领群众全面建成小康社会。

反腐倡廉建设永远在路上，反腐不能停步、不能放松。要坚持全面从严治党，落实"三严三实"要求，严明党的纪律和规矩，落实党风廉政建设主体责任和监督责任，健全改进作风长效机制，强化权力运行制约和监督，巩固反腐败成果，构建不敢腐、不能腐、不想腐的有效机制，努力实现干部清正、政府清廉、政治清明，为经济社会发展营造良好政治生态。

（二）动员人民群众团结奋斗。充分发扬民主，贯彻党的群众路线，提高宣传和组织群众能力，加强经济社会发展重大问题和涉及群众切身利益问题的协商，依法保障人民各项权

益，激发各族人民建设祖国的主人翁意识。

加强思想政治工作，创新群众工作体制机制和方式方法，注重发挥工会、共青团、妇联等群团组织的作用，正确处理人民内部矛盾，最大限度凝聚全社会推进改革发展、维护社会和谐稳定的共识和力量。高度重视做好意识形态领域工作，切实维护意识形态安全。

巩固和发展最广泛的爱国统一战线，全面落实党的知识分子、民族、宗教、侨务等政策，充分发挥民主党派、工商联和无党派人士作用，深入开展民族团结进步宣传教育，引导宗教与社会主义社会相适应，促进政党关系、民族关系、宗教关系、阶层关系、海内外同胞关系和谐，巩固全国各族人民大团结，加强海内外中华儿女大团结。

（三）加快建设人才强国。深入实施人才优先发展战略，推进人才发展体制改革和政策创新，形成具有国际竞争力的人才制度优势。

推动人才结构战略性调整，突出"高精尖缺"导向，实施重大人才工程，着力发现、培养、集聚战略科学家、科技领军人才、企业家人才、高技能人才队伍。实施更开放的创新人才引进政策，更大力度引进急需紧缺人才，聚天下英才而用之。发挥政府投入引导作用，鼓励企业、高校、科研院所、社会组织、个人等有序参与人才资源开发和人才引进。

优化人力资本配置，清除人才流动障碍，提高社会横向和纵向流动性。完善人才评价激励机制和服务保障体系，营造有利于人人皆可成才和青年人才脱颖而出的社会环境，健全有利于人才向基层、中西部地区流动的政策体系。

（四）运用法治思维和法治方式推动发展。厉行法治是发展社会主义市场经济的内在要求。必须坚持依法执政，全面提高党依据宪法法律治国理政、依据党内法规管党治党的能力和水平。

加强党对立法工作的领导。加快重点领域立法，坚持立改废释并举，深入推进科学立法、民主立法，加快形成完备的法律规范体系。

加强法治政府建设，依法设定权力、行使权力、制约权力、监督权力，依法调控和治理经济，推行综合执法，实现政府活动全面纳入法治轨道。深化司法体制改革，尊重司法规律，促进司法公正，完善对权利的司法保障、对权力的司法监督。弘扬社会主义法治精神，增强全社会特别是公职人员尊法学法守法用法观念，在全社会形成良好法治氛围和法治习惯。

（五）加强和创新社会治理。建设平安中国，完善党委领导、政府主导、社会协同、公众参与、法治保障的社会治理体制，推进社会治理精细化，构建全民共建共享的社会治理格局。健全利益表达、利益协调、利益保护机制，引导群众依法行使权利、表达诉求、解决纠纷。增强社区服务功能，实现政府治理和社会调节、居民自治良性互动。

加强社会治理基础制度建设，建立国家人口基础信息库、统一社会信用代码制度和相关实名登记制度，完善社会信用体系，健全社会心理服务体系和疏导机制、危机干预机制。

完善社会治安综合治理体制机制，以信息化为支撑加快建设社会治安立体防控体系，建设基础综合服务管理平台。落实重大决策社会稳定风险评估制度，完善社会矛盾排查预警和调处化解综合机制，加强和改进信访和调解工作，有效预防和化解矛盾纠纷。严密防范、依法惩治违法犯罪活动，维护社会秩序。

牢固树立安全发展观念，坚持人民利益至上，加强全民安全意识教育，健全公共安全体系。完善和落实安全生产责任和管理制度，实行党政同责、一岗双责、失职追责，强化预防治本，改革安全评审制度，健全预警应急机制，加大监管执法力度，及时排查化解安全隐患，坚决遏制重特大安全事故频发势头。实施危险化学品和化工企业生产、仓储安全环保搬迁工程，加强安全生产基础能力和防灾减灾能力建设，切实维护人民生命财产安全。

贯彻总体国家安全观，实施国家安全战略，落实重点领域国家安全政策，完善国家安全审查制度，完善国家安全法治，建立国家安全体系。依法严密防范和严厉打击敌对势力渗透颠覆破坏活动、暴力恐怖活动、民族分裂活动、极端宗教活动，坚决维护国家政治、经济、文化、社会、信息、国防等安全。

（六）确保"十三五"规划建议的目标任务落到实处。制定"十三五"规划纲要和专项规划，要坚决贯彻党中央决策部署，落实本建议确定的发展理念、主要目标、重点任务、重大举措。各地区要从实际出发，制定本地区"十三五"规划。各级各类规划要增加明确反映创新、协调、绿色、开放、共享发展理念的指标，增加政府履行职责的约束性指标，把全会确定的各项决策部署落到实处。

实现"十三五"时期发展目标，前景光明，任务繁重。全党全国各族人民要更加紧密地团结在以习近平同志为总书记的党中央周围，万众一心，艰苦奋斗，共同夺取全面建成小康社会决胜阶段的伟大胜利！

附录二

关于《中共中央关于制定国民经济和社会发展第十三个五年规划的建议》的说明

习近平

受中央政治局委托，现在，我就《中共中央关于制定国民经济和社会发展第十三个五年规划的建议》起草的有关情况向全会作说明。

一、建议稿起草过程

"十三五"时期是全面建成小康社会、实现我们党确定的"两个一百年"奋斗目标的第一个百年奋斗目标的决胜阶段。制定和实施好"十三五"规划建议，阐明党和国家战略意图，明确发展的指导思想、基本原则、目标要求、基本理念、重大举措，描绘好未来 5 年国家发展蓝图，事关全面建成小康社会、全面深化改革、全面依法治国、全面从严治党战略布局的协调推进，事关我国经济社会持续健康发展，事关社会主义现代化建设大局。

为此，今年 1 月，中央政治局决定，党的十八届五中全会审议"十三五"规划建议，成立由我担任组长，李克强同志、张高丽同志担任副组长，有关部门和地方负责同志参加的文件起草组，在中央政治局常委会领导下承担建议稿起草工作。

1 月 28 日，党中央发出《关于对党的十八届五中全会研究"十三五"规划建议征求意见的通知》，在党内一定范围征求意见和建议。2 月 10 日，文件起草组召开第一次全体会议，建议稿起草工作正式启动。

从各方面反馈的意见看，大家一致认为，党的十八届五中全会重点研究"十三五"规划建议问题并提出建议，对坚持和发展中国特色社会主义，实现"两个一百年"奋斗目标、实现中华民族伟大复兴的中国梦，具有十分重要的意义。综合判断，"十三五"时期我国发展仍处于可以大有作为的重要战略机遇期，但战略机遇期内涵发生深刻变化，我国发展既面临许多有利条件，也面临不少风险挑战。大家普遍希望，通过制定建议明确"十三五"时期我国经济社会发展的基本思路、主要目标，特别是要以新的发展理念推动发展，提出一些具有标志性的重大战略、重大工程、重大举措，着力解决突出问题和明显短板，确保如期全面建成小康社会，保持经济社会持续健康发展。文件起草组在起草过程中，充分考虑、认真吸收了各方面意见和建议。

文件起草组成立9个多月来，深入开展专题调研，广泛征求各方意见，多次召开会议进行讨论修改。根据中央政治局会议决定，7月底，建议稿下发党内一定范围征求意见，包括征求党内部分老同志意见，还专门听取了民主党派中央、全国工商联负责人和无党派人士意见。其间，中央政治局常委会召开3次会议、中央政治局召开2次会议分别审议建议稿。

从反馈情况看，各地区、各部门对建议稿给予充分肯定。大家一致认为，建议稿体现了"四个全面"战略布局和"五位一体"总体布局，反映了党的十八大以来党中央决策部署，顺应了我国经济发展新常态的内在要求，有很强的思想性、战略性、前瞻性、指导性。建议稿提出创新、协调、绿色、开放、共享的发展理念，在理论和实践上有新的突破，对破解发展难题、增强发展动力、厚植发展优势具有重大指导意义。建议稿坚持问题导向，聚焦突出问题和明显短板，回应人民群众诉求和期盼，提出一系列新的重大战略和重要举措，对保持经济社会持续健康发展具有重要推动作用。

在征求意见过程中，各方面提出了许多好的意见和建议，主要有以下几个方面。一是建议对"十三五"时期我国发展面临的机遇和挑战作出更加深入和更具前瞻性的分析概括。二是建议进一步突出人民群众普遍关心的就业、教育、社保、住房、医疗等民生指标。三是建议抓住新一轮科技革命带来的机遇，将优势资源集聚到重点领域，力求在关键核心技术上取得突破。四是建议进一步提高绿色指标在"十三五"规划全部指标中的权重，把保障人民健康和改善环境质量作为更具约束性的硬指标。五是建议重视促进内陆地区特别是中西部地区对外开放。六是建议更加注重通过改善二次分配促进社会公平，明确精准扶贫、精准脱贫的政策举措，把更多公共资源用于完善社会保障体系。

中央责成文件起草组认真研究和吸纳各方面意见和建议。

文件起草组全面汇总、逐条分析各方面意见和建议，做到了能吸收的尽量吸收。

二、建议稿的主要考虑和基本框架

建议稿的起草，充分考虑了"十三五"时期我国经济社会发展的趋势和要求。

第一，"十三五"规划作为我国经济发展进入新常态后的第一个五年规划，必须适应新常态、把握新常态、引领新常态。新常态下，我国经济发展表现出速度变化、结构优化、动力转换三大特点，增长速度要从高速转向中高速，发展方式要从规模速度型转向质量效率型，经济结构调整要从增量扩能为主转向调整存量、做优增量并举，发展动力要从主要依靠资源和低成本劳动力等要素投入转向创新驱动。这些变化不依人的意志为转移，是我国经济发展阶段性特征的必然要求。制定"十三五"时期经济社会发展建议，必须充分考虑这些趋势和要求，按照适应新常态、把握新常态、引领新常态的总要求进行战略谋划。

第二，面对经济社会发展新趋势、新机遇和新矛盾新挑战，谋划"十三五"时期经济社会发展，必须确立新的发展理念，用新的发展理念引领发展行动。古人说："理者，物之固然，事之所以然也。"发展理念是发展行动的先导，是管全局、管根本、管方向、管长远的东西，是发展思路、发展方向、发展着力点的集中体现。发展理念搞对了，目标任务就好定了，政策举措也就跟着好定了。为此，建议稿提出了创新、协调、绿色、开放、共享的发展理念，并以这五大发展理念为主线对建议稿进行谋篇布局。这五大发展理念，是"十三五"乃至更长时期我国发展思路、发展方向、发展着力点的集中体现，也是改革开放30多年来我国发展经验的集中体现，反映出我们党对我国发展规律的新认识。

第三，"十三五"规划作为全面建成小康社会的收官规划，必须紧紧扭住全面建成小康社会存在的短板，在补齐短板上多用力。比如，农村贫困人口脱贫，就是一个突出短板。我们不能一边宣布全面建成了小康社会，另一边还有几千万人口的生活水平处在扶贫标准线以下，这既影响人民群众对全面建成小康社会的满意度，也影响国际社会对我国全面建成小康社会的认可度。此外，在社会事业发展、生态环境保护、民生保障等方面也存在着一些明显的短板。谋划"十三五"时期经济社会发展，必须全力做好补齐短板这篇大文章，着力提高发展的协调性和平衡性。

另外，考虑到建议通过后，还要根据建议制定"十三五"规划纲要，两个文件之间要有合理分工。所以，建议在内容上重点是确立发展理念，明确发展的方向、思路、重点任务、重大举措，而一些具体的工作部署则留给纲要去规定，以更好体现和发挥建议的宏观性、战略性、指导性。

在建议稿起草过程中，我们注意把握以下原则。一是坚持目标导向和问题导向相统一，既从实现全面建成小康社会目标倒推，厘清到时间节点必须完成的任务，又从迫切需要解决的问题顺推，明确破解难题的途径和办法。二是坚持立足国内和全球视野相统筹，既以新理念、新思路、新举措主动适应和积极引领经济发展新常态，又从全球经济联系中进行谋划，重视提高在全球范围配置资源的能力。三是坚持全面规划和突出重点相协调，既着眼于全面推进经济建设、政治建设、文化建设、社会建设、生态文明建设、对外开放、国防建设和党的建设，又突出薄弱环节和滞后领域，集中攻关，提出可行思路和务实举措。四是坚持战略性和操作性相结合，既强调规划的宏观性、战略性、指导性，又突出规划的约束力和可操作、能检查、易评估，做到虚实结合。

在结构上，建议稿分三大板块、八个部分。导语和第一、第二部分构成第一板块，属于总论。第一部分讲全面建成小康社会决胜阶段的形势和指导思想，总结"十二五"时期我国发展取得的重大成就，分析"十三五"时期我国发展环境的基本特征，提出"十三五"时期我国发展的指导思想和必须遵循的原则。第二部分讲"十三五"时期我国经济社会发展的主要目标和基本理念，提出全面建成小康社会新的目标要求，提出并阐释了创新、协调、绿色、开放、共享的发展理念。

第三至第七部分构成第二板块，属于分论，分别就坚持创新发展、协调发展、绿色发展、开放发展、共享发展进行阐述和部署。第三部分讲坚持创新发展、着力提高发展质量和效益，从培育发展新动力、拓展发展新空间、深入实施创新驱动发展战略、大力推进农业现代化、构建产业新体系、构建发展新体制、创新和完善宏观调控方式7个方面展开。第四部分讲坚持协调发展、着力形成平衡发展结构，从推动区域协调发展、推动城乡协调发展、推动物质文明和精神文明协调发展、推动经济建设和国防建设融合发展4个方面展开。第五部分讲坚持绿色发展、着力改善生态环境，从促进人与自然和谐共生、加快建设主体功能区、推动低碳循环发展、全面节约和高效利用资源、加大环境治理力度、筑牢生态安全屏障6个方面展开。第六部分讲坚持开放发展、着力实现合作共赢，从完善对外开放战略布局、形成对外开放新体制、推进"一带一路"建设、深化内地和港澳以及大陆和台湾地区合作发展、积极参与全球经济治理、积极承担国际责任和义务6个方面展开。第七部分讲坚持共享发展、着力增进人民福祉，从增加公共服务供给、实施脱贫攻坚工程、提高教育质量、促进就业创业、缩小收入差距、建立更加公平更可持续的社会保障制度、推进健康中国建设、促进人口均衡发展8个方面展开。

第八部分和结束语构成第三板块。第八部分讲加强和改善党的领导、为实现"十三五"规划提供坚强保证，从完善党领导经济社会发展工作体制机制、动员人民群众团结奋斗、加快建设人才强国、运用法治思维和法治方式推动发展、加强和创新社会治理、确保"十三五"规划建议的目标任务落到实处 6 个方面展开。结束语号召全党全国各族人民万众一心、艰苦奋斗，共同夺取全面建成小康社会决胜阶段的伟大胜利。

三、需要重点说明的几个问题

建议稿提出了一系列新的发展要求和重大举措。这里，就其中几个问题作简要说明。

第一，关于经济保持中高速增长。建议稿提出今后 5 年经济保持中高速增长的目标。主要考虑是，确保到 2020 年实现国内生产总值和城乡居民人均收入比 2010 年翻一番的目标，必须保持必要的增长速度。从国内生产总值翻一番看，2016 年至 2020 年经济年均增长底线是 6.5% 以上。从城乡居民人均收入翻一番看，2010 年城镇居民人均可支配收入和农村居民人均纯收入分别为 19109 元和 5919 元。到 2020 年翻一番，按照居民收入增长和经济增长同步的要求，"十三五"时期经济年均增长至少也要达到 6.5%。经济保持中高速增长，有利于改善民生，让人民群众更加切实感受到全面建成小康社会的成果。随着我国经济发展进入新常态，产能过剩化解、产业结构优化升级、创新驱动发展实现都需要一定的时间和空间，经济下行压力明显，保持较高增长速度难度不小。考虑到正向引导市场预期和留有一定余地，在综合各方面意见的基础上，建议稿提出经济保持中高速增长的目标。

国内外主要研究机构普遍认为，"十三五"时期我国年均经济潜在增长率为 6%-7%。综合起来看，我国经济今后要保持 7% 左右的增长速度是可能的，但面临的不确定性因素也比较多。这是因为，未来一个时期全球经济贸易增长将持续乏力，我国投资和消费需求增长放缓，形成新的市场空间需要一个过程。在经济结构、技术条件没有明显改善的条件下，资源安全供给、环境质量、温室气体减排等约束强化，将压缩经济增长空间。经济运行中还存在其他一些风险，如杠杆率高企、经济风险上升等，都对经济增长形成了制约。同时，随着经济总量不断增大，增长速度会相应慢下来，这是一个基本规律。

"十三五"时期我国发展，既要看速度，也要看增量，更要看质量，要着力实现有质量、有效益、没水分、可持续的增长，着力在转变经济发展方式、优化经济结构、改善生态环境、提高发展质量和效益中实现经济增长。

第二，关于户籍人口城镇化率加快提高。户籍人口城镇化率直接反映城镇化的健康程度。根据《国家新型城镇化规划（2014—2020年）》预测，2020年户籍人口城镇化率将达到45%左右。按2013年户籍人口城镇化率35.9%计算，年均提高1.3个百分点，年均需转户1600多万人。现在，按照常住人口计算，我国城镇化率已经接近55%，城镇常住人口达到7.5亿。问题是这7.5亿人口中包括2.5亿的以农民工为主体的外来常住人口，他们在城镇还不能平等享受教育、就业服务、社会保障、医疗、保障性住房等方面的公共服务，带来一些复杂的经济社会问题。

建议稿提出户籍人口城镇化率加快提高，是要加快落实中央确定的使1亿左右农民工和其他常住人口在城镇定居落户的目标。这1亿人主要指农村学生升学和参军进入城镇的人口、在城镇就业和居住5年以上和举家迁徙的农业转移人口。

实现1亿人在城镇落户意义重大。从供给看，在劳动年龄人口总量减少的情况下，对稳定劳动力供给和工资成本、培育现代产业工人队伍具有重要意义。从需求看，对扩大消费需求、稳定房地产市场、扩大城镇基础设施和公共服务设施投资具有重要意义。实现这个目标，既有利于稳定经济增长，也有利于促进社会公平正义与和谐稳定，是全面小康社会惠及更多人口的内在要求。这就要求加大户籍制度改革措施落实力度，加快完善相关配套政策，确保这一目标实现。

第三，关于我国现行标准下农村贫困人口实现脱贫、贫困县全部摘帽、解决区域性整体贫困。农村贫困人口脱贫是全面建成小康社会最艰巨的任务。我国现行脱贫标准是农民年人均纯收入按2010年不变价计算为2300元，2014年现价脱贫标准为2800元。按照这个标准，2014年末全国还有7017万农村贫困人口。综合考虑物价水平和其他因素，逐年更新按现价计算的标准。据测算，若按每年6%的增长率调整，2020年全国脱贫标准约为人均纯收入4000元。今后，脱贫标准所代表的实际生活水平，大致能够达到2020年全面建成小康社会所要求的基本水平，可以继续采用。

通过实施脱贫攻坚工程，实施精准扶贫、精准脱贫，7017万农村贫困人口脱贫目标是可以实现的。2011年至2014年，每年农村脱贫人口分别为4329万、2339万、1650万、1232万。因此，通过采取过硬的、管用的举措，今后每年减贫1000万人的任务是可以完成的。具体讲，到2020年，通过产业扶持，可以解决3000万人脱贫；通过转移就业，可以解决1000万人脱贫；通过易地搬迁，可以解决1000万人脱贫，总计5000万人左右。还有2000多万完全或部分丧失劳动能力的贫困人口，可以通过全部纳入低保覆盖范围，实现社保政策兜底脱贫。

第四，关于实施一批国家重大科技项目和在重大创新领域组建一批国家实验室。落实创新驱动发展战略，必须把重要领域的科技创新摆在更加突出的地位，实施一批关系国家全局和长远的重大科技项目。这既有利于我国在战略必争领域打破重大关键核心技术受制于人的局面，更有利于开辟新的产业发展方向和重点领域、培育新的经济增长点。2014年8月，我们确定要抓紧实施已有的16个国家科技重大专项，进一步聚焦目标、突出重点，攻克高端通用芯片、集成电路装备、宽带移动通信、高档数控机床、核电站、新药创制等关键核心技术，加快形成若干战略性技术和战略性产品，培育新兴产业。在此基础上，以2030年为时间节点，再选择一批体现国家战略意图的重大科技项目，力争有所突破。从更长远的战略需求出发，我们要坚持有所为、有所不为，在航空发动机、量子通信、智能制造和机器人、深空深海探测、重点新材料、脑科学、健康保障等领域再部署一批体现国家战略意图的重大科技项目。已经部署的项目和新部署的项目要形成梯次接续的系统布局，发挥市场经济条件下新型举国体制优势，集中力量、协同攻关，为攀登战略制高点、提高我国综合竞争力、保障国家安全提供支撑。

我国同发达国家的科技经济实力差距主要体现在创新能力上。提高创新能力，必须夯实自主创新的物质技术基础，加快建设以国家实验室为引领的创新基础平台。国家实验室已成为主要发达国家抢占科技创新制高点的重要载体，诸如美国阿贡、洛斯阿拉莫斯、劳伦斯伯克利等国家实验室和德国亥姆霍兹研究中心等，均是围绕国家使命，依靠跨学科、大协作和高强度支持开展协同创新的研究基地。当前，我国科技创新已步入以跟踪为主转向跟踪和并跑、领跑并存的新阶段，急需以国家目标和战略需求为导向，瞄准国际科技前沿，布局一批体量更大、学科交叉融合、综合集成的国家实验室，优化配置人财物资源，形成协同创新新格局。主要考虑在一些重大创新领域组建一批国家实验室，打造聚集国内外一流人才的高地，组织具有重大引领作用的协同攻关，形成代表国家水平、国际同行认可、在国际上拥有话语权的科技创新实力，成为抢占国际科技制高点的重要战略创新力量。

第五，关于加强统筹协调，改革并完善适应现代金融市场发展的金融监管框架。金融是现代经济的核心，在很大程度上影响甚至决定着经济健康发展。现代金融发展呈现出机构种类多、综合经营规模大、产品结构复杂、交易频率高、跨境流动快、风险传递快、影响范围广等特点。国际金融危机爆发后，主要国家均加大了金融监管体系改革力度，核心是提高监管标准、形成互为补充的监管合力和风险处置能力。

近年来，我国金融业发展明显加快，形成了多样化的金融机构体系、复杂的产品结构体系、信息化的交易体系、更加开放的金融市场，特别是综合经营趋势明显。这对现行的分业监管体制带来重大挑战。党的十八届三中全会就加强金融监管提出了完善监管协调机制的改革任务。近来频繁显露的局部风险特别是近期资本市场的剧烈波动说明，现行监管框架存在着不适应我国金融业发展的体制性矛盾，也再次提醒我们必须通过改革保障金融安全，有效防范系统性风险。要坚持市场化改革方向，加快建立符合现代金融特点、统筹协调监管、有力有效的现代金融监管框架，坚守住不发生系统性风险的底线。

国际金融危机发生以来，主要经济体都对其金融监管体制进行了重大改革。主要做法是统筹监管系统重要金融机构和金融控股公司，尤其是负责对这些金融机构的审慎管理；统筹监管重要金融基础设施，包括重要的支付系统、清算机构、金融资产登记托管机构等，维护金融基础设施稳健高效运行；统筹负责金融业综合统计，通过金融业全覆盖的数据收集，加强和改善金融宏观调控，维护金融稳定。这些做法都值得我们研究和借鉴。

第六，关于实行能源和水资源消耗、建设用地等总量和强度双控行动。推进生态文明建设，解决资源约束趋紧、环境污染严重、生态系统退化的问题，必须采取一些硬措施，真抓实干才能见效。实行能源和水资源消耗、建设用地等总量和强度双控行动，就是一项硬措施。这就是说，既要控制总量，也要控制单位国内生产总值能源消耗、水资源消耗、建设用地的强度。这项工作做好了，既能节约能源和水土资源，从源头上减少污染物排放，也能倒逼经济发展方式转变，提高我国经济发展绿色水平。

"十一五"规划首次把单位国内生产总值能源消耗强度作为约束性指标，"十二五"规划提出合理控制能源消费总量。现在看，这样做既是必要的，也是有效的。根据当前资源环境面临的严峻形势，在继续实行能源消费总量和消耗强度双控的基础上，水资源和建设用地也要实施总量和强度双控，作为约束性指标，建立目标责任制，合理分解落实。要研究建立双控的市场化机制，建立预算管理制度、有偿使用和交易制度，更多用市场手段实现双控目标。

第七，关于探索实行耕地轮作休耕制度试点。经过长期发展，我国耕地开发利用强度过大，一些地方地力严重透支，水土流失、地下水严重超采、土壤退化、面源污染加重已成为制约农业可持续发展的突出矛盾。当前，国内粮食库存增加较多，仓储补贴负担较重。同时，国际市场粮食价格走低，国内外市场粮价倒挂明显。利用现阶段国内外市场粮食供应宽裕的时机，在部分地区实行耕地轮作休耕，既有利于耕地休养生息和农业可持续发展，又有利于平衡粮食供求矛盾、稳定农民收入、减轻财政压力。

实行耕地轮作休耕制度，国家可以根据财力和粮食供求状况，重点在地下水漏斗区、重金属污染区、生态严重退化地区开展试点，安排一定面积的耕地用于休耕，对休耕农民给予必要的粮食或现金补助。开展这项试点，要以保障国家粮食安全和不影响农民收入为前提，休耕不能减少耕地、搞非农化、削弱农业综合生产能力，确保急用之时粮食能够产得出、供得上。同时，要加快推动农业走出去，增加国内农产品供给。耕地轮作休耕情况复杂，要先探索进行试点。

第八，关于实行省以下环保机构监测监察执法垂直管理制度。生态环境特别是大气、水、土壤污染严重，已成为全面建成小康社会的突出短板。扭转环境恶化、提高环境质量是广大人民群众的热切期盼，是"十三五"时期必须高度重视并切实推进的一项重要工作。现行以块为主的地方环保管理体制，使一些地方重发展轻环保、干预环保监测监察执法，使环保责任难以落实，有法不依、执法不严、违法不究现象大量存在。综合起来，现行环保体制存在4个突出问题：一是难以落实对地方政府及其相关部门的监督责任，二是难以解决地方保护主义对环境监测监察执法的干预，三是难以适应统筹解决跨区域、跨流域环境问题的新要求，四是难以规范和加强地方环保机构队伍建设。

建议稿提出的省以下环保机构监测监察执法垂直管理，主要指省级环保部门直接管理市（地）县的监测监察机构，承担其人员和工作经费，市（地）级环保局实行以省级环保厅（局）为主的双重管理体制，县级环保局不再单设而是作为市（地）级环保局的派出机构。这是对我国环保管理体制的一项重大改革，有利于增强环境执法的统一性、权威性、有效性。这项改革要在试点基础上全面推开，力争"十三五"时期完成改革任务。

第九，关于全面实施一对夫妇可生育两个孩子政策。当前，我国人口结构呈现明显的高龄少子特征，适龄人口生育意愿明显降低，妇女总和生育率明显低于更替水平。现在的生育主体是 80 后、90 后，他们的生育观念变化了，养育孩子的成本也增加了，同时社会保障水平提高了，养儿防老的社会观念明显弱化，少生优生已成为社会生育观念的主流。一方面，据调查，实施一方是独生子女的夫妇可生育两个孩子政策以来，全国符合政策条件的夫妇有 1100 多万对。截至今年 8 月底，提出生育二孩申请的只有 169 万对，占比为 15.4%。另一方面，我国人口老龄化态势明显，2014 年 60 岁以上人口占总人口的比重已经超过 15%，老年人口比重高于世界平均水平，14 岁以下人口比重低于世界平均水平，劳动年龄人口开始绝对减少，这种趋势还在继续。这些都对我国人口均衡发展和人口安全提出了新的挑战。

全面实施一对夫妇可生育两个孩子政策，可以通过进一步释放生育潜力，减缓人口老龄化压力，增加劳动力供给，促进人口均衡发展。这是站在中华民族长远发展的战略高度促进人口均衡发展的重大举措。国家卫计委等部门经过认真测算，认为实施这项政策是可行的。

同志们！讨论、修改、通过"十三五"规划建议，是这次全会的主要任务。做好这项工作，对指导国家"十三五"规划纲要编制、引领"十三五"时期经济社会发展具有十分重要的意义。大家要全面把握和深刻领会建议稿提出的目标、理念、任务、举措，认真思考，深入讨论，提出建设性的意见和建议，使建议稿更加完善。最后，让我们同心同德、群策群力，共同把这次全会开好。

附录三

国务院医改办就全面实施城乡居民大病保险答记者问

2015 年 8 月 2 日，国务院办公厅发布《关于全面实施城乡居民大病保险的意见》（以下简称《意见》）。国务院医改办负责人接受了记者采访。

一、为什么要出台《意见》

城乡居民大病保险（以下简称大病保险），是基本医疗保障制度的拓展和延伸，是对大病患者发生的高额医疗费用给予进一步保障的一项新的制度性安排。按照 2012 年国家发展改革委等 6 部门印发的《关于开展城乡居民大病保险工作的指导意见》（发改社会〔2012〕2605 号）要求，各地把开展大病保险作为深化医改的一项重要任务来抓。截至目前，31 个省份均已开展试点相关工作，其中北京等 16 个省份全面推开，覆盖约 7 亿人口，大病患者实际报销比例在基本医保报销的基础上提高了 10-15 个百分点，有效地缓解了因病致贫、因病返贫问题，推动了医保、医疗、医药联动改革，促进了政府主导与发挥市场机制作用相结合，提高了基本医疗保障管理水平和运行效率。

与此同时，大病保险在试点运行过程中也逐步暴露出一些亟须解决的新情况、新问题，由于各地试点进展不平衡，部分群众大病医疗费用负担仍然较重，一些冲击社会道德底线的极端事件时有发生，大病保险仍是全民医保体系建设当中的一块"短板"。今年政府工作报告要求，2015年要全面实施大病保险。为了着力解决大病保险试点中存在的突出问题，尽快地让全体居民从这项制度中受益，同时，切实做好与基本医保、疾病应急救助等制度的衔接，不断提高保障水平和服务可及性，真正发挥托底功能，国务院办公厅印发《意见》，对大病保险的基本原则和目标、完善大病保险筹资机制、提高大病保险的保障水平、加强医疗保障各项制度的衔接、规范大病保险承办服务、严格监督管理、强化组织实施等方面做了安排部署。

二、全面实施大病保险的目标是什么

全面实施大病保险，对城乡居民因患大病发生的高额医疗费用给予进一步保障，主要目的是要解决群众反映强烈的因大病致贫、返贫问题，使人民群众不因疾病陷入经济困境。

《意见》提出全面实施大病保险的目标是：2015年底前，大病保险覆盖所有城乡居民基本医保参保人群，大病患者看病就医负担有效减轻。到2017年，建立起比较完善的大病保险制度，与医疗救助等制度紧密衔接，共同发挥托底保障功能，有效防止发生家庭灾难性医疗支出，城乡居民医疗保障的公平性得到显著提升。

三、全面实施城乡居民大病保险的基本原则是什么

全面实施城乡居民大病保险要遵循以下基本原则：

一是坚持以人为本，保障大病。建立完善大病保险制度，不断提高大病保障水平和服务可及性，着力维护人民群众健康

权益，切实避免人民群众因病致贫、因病返贫。

二是坚持统筹协调，政策联动。加强基本医保、大病保险、医疗救助、疾病应急救助、商业保险和慈善救助等制度的衔接，发挥协同互补作用，输出充沛的保障功能，形成保障合力。

三是坚持政府主导，专业承办。强化政府在制定政策、组织协调、监督管理等方面职责的同时，采取商业保险机构承办大病保险的方式，发挥市场机制作用和商业保险机构专业优势，提高大病保险运行效率、服务水平和质量。

四是坚持稳步推进，持续实施。大病保险保障水平要与经济社会发展、医疗消费水平和社会负担能力等相适应。强化社会互助共济，形成政府、个人和保险机构共同分担大病风险的机制。坚持因地制宜、规范运作，实现大病保险稳健运行和可持续发展。

四、大病保险筹资标准和来源是什么

《意见》规定，从城镇居民基本医疗保险、新型农村合作医疗基金中划出一定比例或额度作为大病保险资金。城乡居民基本医保基金有结余的地区，利用结余筹集大病保险资金；结余不足或没有结余的地区，在年度筹集的基金中予以安排。完善城乡居民基本医保的多渠道筹资机制，保证制度的可持续发展。同时规定，各地结合当地经济社会发展水平、患大病发生的高额医疗费用情况、基本医保筹资能力和支付水平，以及大病保险保障水平等因素，科学细致做好资金测算，合理确定大病保险的筹资标准。为了提高基金抗风险能力，《意见》规定，大病保险原则上实行市（地）级统筹，鼓励省级统筹或全省（区、市）统一政策，统一组织实施。

五、大病保险保障的范围和水平如何

《意见》规定，大病保险的保障对象为城乡居民基本医保的参保人，保障范围与城乡居民基本医保相衔接。参保人患大病发生高额医疗费用，由大病保险对经城乡居民基本医保按规定支付后个人负担的合规医疗费用给予保障。2015 年大病保险支付比例应达到 50% 以上，随着大病保险筹资能力、管理水平不断提高，进一步提高支付比例，更有效地减轻个人医疗费用负担。按照医疗费用高低分段制定大病保险支付比例，医疗费用越高，支付比例越高。鼓励地方探索向困难群体适当倾斜的具体办法，努力提高大病保险制度托底保障的精准性。

考虑到各地经济社会发展水平、患大病发生的高额医疗费用情况、基本医保筹资能力和支付水平等存在差异，《意见》提出，合规医疗费用的具体范围由各省（区、市）和新疆生产建设兵团结合实际确定。

六、如何实现大病保险与相关保障制度间的衔接

健全多层次医疗保障体系，保障人民群众基本医疗需求，是深化医改的重要内容。全面实施大病保险，并不能完全确保每一位大病患者都不发生灾难性支出。因此，《意见》规定，强化基本医保、大病保险、医疗救助、疾病应急救助、商业健康保险及慈善救助等制度间的互补联动，明确分工、细化措施，在政策制定、待遇支付、管理服务等方面做好衔接，努力实现大病患者应保尽保。同时，建立大病信息通报制度，支持商业健康保险信息系统与基本医保、医疗机构信息系统进行必要的信息共享。大病保险承办机构要及时掌握大病患者医疗费用和基本医保支付情况，加强与城乡居民基本医保经办服务的衔接，提供"一站式"即时结算服务，确保群众方便、及时享受大病保险待遇。对于经大病保险支付后自付费用仍有困难的患者，民政等部门要及时落实相关救助政策。

七、为什么由商业保险机构承办大病保险

从试点实践看，由商业保险机构承办大病保险，较好地发挥了商业保险机构的专业优势，加大了对医疗机构和医疗费用

的制约力度，进一步放大基本医保的保障效应。为确保全面实施大病保险，在总结地方经验和反复研究论证的基础上，《意见》规定，原则上通过政府招标选定商业保险机构承办大病保险业务。为了确保大病保险覆盖所有地区和所有参保人群，《意见》规定，在正常招投标不能确定承办机构的情况下，由地方政府明确承办机构的产生办法。

八、如何规范大病保险承办服务

为了规范大病保险承办服务，《意见》提出三个方面要求：一是规范大病保险招标投标与合同管理。坚持公开、公平、公正和诚实信用的原则，建立健全招标机制，规范招标程序。符合保险监管部门基本准入条件的商业保险机构自愿参加投标。二是建立大病保险收支结余和政策性亏损的动态调整机制。遵循收支平衡、保本微利的原则，合理控制商业保险机构盈利率。商业保险机构因承办大病保险出现超过合同约定的结余，需向城乡居民基本医保基金返还资金；因城乡居民基本医保政策调整等政策性原因给商业保险机构带来亏损时，由城乡居民基本医保基金和商业保险机构分摊，具体分摊比例应在保险合同中载明。三是不断提升大病保险管理服务的能力和水平。商业保险机构要建立专业队伍，加强专业能力建设，提高管理服务效率，优化服务流程，为参保人提供更加高效便捷的服务。

为鼓励支持商业保险机构参与大病保险服务，《意见》规定，对商业保险机构承办大病保险的保费收入，按现行规定免征营业税，免征保险业务监管费；2015 年至 2018 年，试行免征保险保障金。

九、如何对大病保险管理和运行实施有效监管

城乡居民大病保险惠及全民，要把这件好事办好，加强监管尤为重要。这项工作涉及到多个部门、多个环节、多方利益，要形成部门联动、全方位的监管机制。

一要加强大病保险运行的监管。相关部门要各负其责，协同配合，强化服务意识，切实保障参保人权益。人力资源社会保障、卫生计生等部门要建立以保障水平和参保人满意度为核心的考核评价指标体系，加强监督检查和考核评估，督促商业保险机构按合同要求提高服务质量和水平。保险监管部门要加强商业保险机构从业资格审查以及偿付能力、服务质量和市场行为监管，依法查处违法违规行为。财政部门要会同相关部门落实利用城乡居民基本医保基金向商业保险机构购买大病保险的财务列支和会计核算办法，强化基金管理。审计部门按规定进行严格审计。政府相关部门和商业保险机构要切实加强参保人员个人信息安全保障，防止信息外泄和滥用。

二要规范医疗服务行为。卫生计生部门要加强对医疗机构、医疗服务行为和质量的监管。商业保险机构要与人力资源社会保障、卫生计生部门密切配合，协同推进按病种付费等支付方式改革，抓紧制定相关临床路径，强化诊疗规范，规范医疗行为，控制医疗费用。

三要主动接受社会监督。商业保险机构要将签订协议情况以及筹资标准、待遇水平、支付流程、结算效率和大病保险年度收支等情况向社会公开。城乡居民基本医保经办机构承办大病保险的，在基金管理、经办服务、信息披露、社会监督等方面执行城乡居民基本医保现行规定。

附录四

《国务院关于修改疫苗管理条例的决定》答记者问

2016 年 4 月 23 日，国务院总理李克强签署国务院令，公布了《国务院关于修改〈疫苗流通和预防接种管理条例〉的决定》（以下简称《决定》）。《决定》自公布之日起施行。日前，国务院法制办、食品药品监管总局、卫生计生委的负责人就《决定》的有关问题回答了记者提问。

问：请简单介绍一下《决定》的修订背景和起草过程。

答：山东济南非法经营疫苗系列案件发生后，李克强总理高度重视，作出重要批示，要求彻查"问题疫苗"的流向和使用情况，及时回应社会关切，依法严厉打击违法犯罪行为，对相关失职渎职行为严肃问责，绝不姑息；同时抓紧完善监管制度，落实疫苗生产、流通、接种等各环节监管责任，堵塞漏洞，保障人民群众生命健康。汪洋副总理、杨晶国务委员也明确要求研究完善长效机制，抓紧修改《疫苗流通和预防接种管理条例》（以下简称《条例》）。为落实国务院领导同志的重要批示和要求，法制办会同食品药品监管总局、卫生计生委，认真研究调查组关于山东济南非法经营疫苗系列案件调查报告中提出的问题和完善疫苗经营、预防接种管理制度的建议，起草了《条例》的修改方案，经征求发展改革委、公安部、监察部、财政部、人力资源社会保障部、商务部、质检总局等有关部门的意见并进行协调，修改形成了《国务院关于修改〈疫苗流通和预防接种管理条例〉的决定（草案）》。2016年4月13日，国务院常务会议审议通过了《决定（草案）》，2016年4月 日，国务院正式公布《决定》。

问：起草《决定》的总体思路是什么？

答：此次修改《条例》，问题集中、时间紧迫、社会关注。为了尽快落实国务院的部署，《决定》的起草在总体思路上主要把握了以下几点：一是坚持以人民为中心的思想。严格疫苗监管，规范接种行为，坚决保障疫苗接种安全，事关亿万人民群众生命健康，事关经济社会发展稳定大局，必须把切实维护人民利益作为修改条例的根本目的，迅速回应人民群众关切，及时完善长效制度机制，有效提高政府公信力和执行力。

二是坚持问题导向。聚焦山东济南非法经营疫苗系列案件暴露出来的突出问题，采取切实管用措施，有针对性地对《条例》进行修改。三是坚持突出重点。着力完善第二类疫苗的销售渠道、冷链储存、运输等流通环节法律制度，建立疫苗全程追溯法律制度，加大处罚及问责力度。

问：《决定》对第二类疫苗的流通方式作了哪些改革？

答：针对山东济南非法经营疫苗系列案件暴露出来的第二类疫苗流通链条长、牟利空间大等问题，《决定》删除了《条例》原有的关于药品批发企业经批准可以经营疫苗的条款，不再允许药品批发企业经营疫苗。同时明确规定，疫苗的采购全部纳入省级公共资源交易平台；第二类疫苗由省级疾病预防控制机构组织在平台上集中采购，由县级疾病预防控制机构向生产企业采购后供应给本行政区域的接种单位。此外，针对"挂靠走票"等隐蔽违法经营行为，《决定》规定，疾病预防控制机构、接种单位应当按照规定建立真实、完整的购进、储存、分发、供应、接收记录，做到票、账、货、款一致。

问：《决定》在冷链储存、运输疫苗方面作了哪些规定？

答：针对山东济南非法经营疫苗系列案件暴露出来的疫苗在储存、运输过程中因脱离冷链影响疫苗有效性的问题，《决定》进一步强化了疫苗全程冷链储存、运输等相关管理制度。一是明确配送责任。第二类疫苗应由生产企业直接配送给县级疾病预防控制机构或者由其委托具备冷链储存、运输条件的企业配送。二是强化储存、运输的冷链要求。疫苗储存、运输的全过程应当始终处于规定的温度环境，不得脱离冷链，并定时监测、记录温度，按要求加贴温度控制标签。三是增设接收环节索要温度监测记录的义务。疾病预防控制机构、接种单位接收或者购进疫苗时，应当索要储存、运输全过程的温度监测记录，发现无全过程温度监测记录或者温度控制不符合要求的疫苗，不得接收或者购进，并应向药品监督管理、卫生主管部门报告。

问：疫苗的可追溯对保证疫苗质量安全可控有重要作用，《决定》在完善追溯制度方面规定了哪些内容？

答：针对山东济南非法经营疫苗系列案件暴露出来的疫苗全程追溯制度不完善、接种记录制度落实不到位等问题，《决定》在现有疫苗购销、接种记录制度的基础上进一步规定，国家建立疫苗全程追溯制度，生产企业、疾病预防控制机构、接种单位应当依照药品管理法、本条例和国务院有关部门的规定记录疫苗流通、使用信息，实现疫苗最小包装单位的生产、储存、运输、使用全程可追溯；食品药品监管总局会同卫生计生委要建立疫苗全程追溯协作机制；对包装无法识别、超过有效期、脱离冷链、经检验不符合标准、来源不明的疫苗，应当如实登记并向药品监督管理部门报告，由药品监督管理部门会同卫生主管部门按规定监督销毁。此外，完整的接种记录能使疫苗追溯到最终受种者，是最终实现疫苗追踪到人的重要一环。为此，《决定》进一步细化了《条例》有关接种记录的规定：实施接种，应当记录疫苗的品种、生产企业、最小包装单位的识别信息、有效期、接种时间、实施接种的医疗卫生人员、受种者等内容，接种记录保存时间不得少于5年。

问：《决定》对预防接种异常反应的补偿作了什么补充规定？

答：预防接种异常反应是指合格的疫苗在实施规范接种过程中或者实施规范接种后造成受种者机体组织器官、功能损害，相关各方均无过错的药品不良反应。预防接种异常反应的补偿，关系到受种者的切身利益和预防接种工作的顺利开展。针对实践中预防接种异常反应补偿工作不够及时、专业等问题，《决定》在《条例》确立的第一类和第二类疫苗预防接种异常反应补偿机制的基础上，增加规定"国家鼓励建立通过商业保险等形式对预防接种异常反应受种者予以补偿的机制"，以期通过商业保险等形式，借助保险机构的专业力量，科学、高效、中立地处理异常反应补偿问题，提升预防接种补偿工作的效率，并逐步提高补偿水平，解除预防接种的"后顾之忧"，增强人民群众对预防接种的信心。

问：针对疫苗流通、预防接种中的违法行为以及监管中的失职渎职行为，《决定》在哪些方面加大了处罚、追责和问责力度？

答：为进一步惩治疫苗流通、预防接种中的违法犯罪行为和监管不力现象，《决定》加大了处罚及问责力度。一是针对向县级疾病预防控制机构以外的单位或者个人销售第二类疫苗，未在规定的冷藏条件下储存、运输疫苗等严重违法行为，提高罚款金额，增设给予责任人员 5 年至 10 年的禁业处罚。二是增加规定未通过省级公共资源交易平台采购疫苗、未索要温度监测记录等行为的法律责任。三是为严格落实地方政府的属地监管责任，增加了地方政府以及监管部门主要负责人应当引咎辞职的规定。四是针对疾病预防控制机构、接种单位违法购进第二类疫苗以及生产企业违法销售第二类疫苗的行为，作了刑事责任的衔接规定。

附录五

国家药品价格谈判有关情况说明

近日，首批国家药品价格谈判结果向社会公布，取得重要进展和成果，社会关注度高。国家卫生计生委有关部门负责人就谈判有关情况进一步做了说明。

一、为什么要开展国家药品价格谈判

新医改以来，在构建公立医疗机构药品集中采购新机制过程中，各地普遍反映专利药品和独家生产药品缺乏市场竞争，价格偏高，建议在推进公立医院药品集中采购过程中，采取统一谈判的方式，把价格降至合理区间，这也是国际通行做法。因此，《关于完善公立医院药品集中采购工作的指导意见》（国办发〔2015〕7号）提出分类采购的新思路，要求对部分专利药品、独家生产药品，建立公开透明、多方参与的药品价格谈判机制。去年10月，经国务院批准，卫生计生委等16个部委（局）建立起部门协调机制，组织开展了首批国家药品价格谈判试点工作。根据我国重大公共卫生和疾病防治的用药需求，以问题和目标为导向，回应社会关切，组织专家充分论证，遴选价格高、疾病负担重、患者受益明显的治疗乙肝、肺癌、多发性骨髓瘤等专利药品作为谈判试点药品。制定谈判试点实施方案，按照"一药一策"的思路，注重发挥部门政策合力，研究细化每种药品的谈判流程和策略，建立健全谈判监督机制。11月下旬，正式启动国家药品价格谈判试点，谈判小组先后与乙肝、非小细胞肺癌专利药品相关企业进行多轮谈判，在谈判药品价格、直接挂网采购、完善医保支付范围管理办法、做好国家药品谈判试点与医保支付政策衔接等方面达成共识。谈判工作启动以来，各相关企业对国家药品价格谈判机制促医改、惠民生，维护人民健康权益，减轻群众用药负担的重要意义表示理解和支持，以积极的合作态度和较强的社会责任感，与谈判专家充分沟通交流，谈判气氛良好，最终形成共享多赢的谈判结果，谈判药品价格降幅均在50%以上，与周边国家（地区）趋同。为确保谈判过程规范公正，监督小组全过程监督，按照公开透明、公平公正、诚实信用和廉洁自律的原则，充分履行谈判监督职责，谈判全程进行录音、录像。目前，经药品价格谈判部际联席会议审议通过，首批谈判结果向社会公布。

建立国家药品价格谈判机制是深化医药卫生体制改革、推进公立医院药品集中采购、降低广大患者用药负担的重要举措，是一项体现国家意志和决心的惠民工程，有利于完善药品价格形成机制，合理降低专利药品和独家生产药品价格，减轻医药费用负担，提高药品可及性和可负担性，切实增强人民群众对医改的认同感、获得感，对于健全药品供应保障体系，促进医疗、医保、医药三医联动，规范药品生产流通秩序，引导我国医药产业健康发展具有重大意义。谈判试点开局良好，成效显著，为建立国家药品价格谈判机制积累了经验，充分证明党中央、国务院关于建立国家药品价格谈判机制的决策是完全正确的。

二、药品价格谈判结果能产生哪些社会效益

国家药品价格谈判坚持把维护人民健康权益放在第一位，谈判试点开局良好，成效显著，提高了乙肝、肺癌患者用药的可及性和可负担性，使人民群众成为最大受益者。主要体现在以下方面：一是谈判药品价格降幅明显。替诺福韦酯、埃克替尼、吉非替尼 3 种谈判药品降价幅度分别为 67%、54%、55%。二是谈判结果与医保相关政策接轨，患者个人用药费用负担进一步减轻。三是谈判药品适用范围广、临床效果好。替诺福韦酯对于慢性乙肝患者的治疗适应症广泛，对妊娠期妇女具有很好的安全性，且可用于各种耐药的慢性乙肝患者的治疗。埃克替尼和吉非替尼可使符合适应症的非小细胞肺癌患者治疗的精准性提高、生存期延长。四是有利于促进同类药品价格降到合理区间。

三、谈判药品采购、使用有哪些具体要求

国家药品价格谈判结果适用于公立医疗机构（包括军队系统）采购使用。谈判价格是基于与现行医保政策相衔接的公立医疗机构采购价格（含配送费用）。在 2016-2017 年的采购周期内，各地不再另行组织谈判议价。

谈判药品实行以省（区、市）为单位的集中挂网采购。

省级药品采购机构要在6月底前，在省级药品集中采购平台上挂网公布谈判结果，包括谈判药品的通用名、商品名称、包装规格、生产企业、药品产地和谈判价格等信息。医疗机构结合实际诊疗需求，按照谈判价格，在省级药品集中采购平台直接采购。鼓励其他医疗机构和社会药店在网上直接采购。

各地要进一步细化完善相关使用措施。一是加强病人管理，建立患者筛选登记注册制度，规范临床路径，推动医疗机构临床检验检测结果互认，合理确定适应病症，实现精准医疗。二是对公立医疗机构采购的谈判药品实行单独核算，统计用药数量和金额占比，以省（区、市）为单位定期报国家药管平台汇总。三是开展对谈判药品和其他同类药品临床综合评价，指导和规范专利药、原研药、仿制药的采购使用。四是发挥行业学会优势，组织专家细化用药指南，促进合理用药。五是鼓励优先采购和使用谈判药品，允许患者凭处方在社会药店购买药品。

四、谈判结果如何与医保政策衔接

完善医保支付范围管理办法，要坚持以患者为中心，统筹兼顾各地经济社会发展、医保筹资水平和企业合理要求，做好落实谈判结果与医保政策的衔接。

目前，我国基本医疗保险制度涵盖了城镇职工医保、城镇居民医保、新农合、城乡居民大病保险（重大疾病医疗保障）等多种保障形式。在国家谈判之前，全国有十几个省（区、市）已经将相关谈判药品先后纳入城镇职工医保、新农合、大病保险（重大疾病保障）等医疗保险合规费用范围，谈判药品合理降价，将使更多患者能够买得起、吃得上，同时也节约了医保费用。

因此，对于已经将谈判药品纳入当地医疗保险合规费用范围的地区，要进一步巩固完善医保制度和支付方式；对于尚未确定相关医疗保险合规费用范围的地区，及时做好与相关医保政策的衔接，对谈判药品抓紧重点评审，尽快确定不同保障形式医疗保险合规费用范围；对于确有困难的地区，也可从大病保险（重大疾病保障）起步。

五、如何确保国家谈判结果尽快落地

为指导地方加快落实谈判结果，尽早让医改成效惠及广大患者和人民群众，近日，卫生计生委、发展改革委、工业和信息化部、人力资源社会保障部、商务部、工商总局、食品药品监管总局7部门联合印发《关于做好国家谈判药品集中采购的通知》（国卫药政发〔2016〕19号）要求：一是要加强组织领导，密切部门合作，统筹做好谈判药品采购、使用、与医保政策衔接等工作，形成政策合力。二是要加强监测评估，推进国家药管平台与省级平台互联互通，实现信息共享。三是加强综合监管，落实谈判药品生产经营企业药品质量安全和供应保障的主体责任，加强药品市场价格监管和反垄断执法，严厉查处扰乱市场价格秩序行为。四是要加强舆论引导，做好宣传培训，积极回应社会关切，营造良好社会氛围。

2016年5月26日

附录六

商务部市场秩序司负责人就《商务部办公厅关于印发〈全国中药材物流基地规划建设指引〉的通知》进行解读

2016年5月27日，商务部办公厅印发《全国中药材物流基地规划建设指引》（以下简称《指引》）。近日，商务部市场秩序司负责人就《指引》进行解读。

一、《指引》的起草背景

2013 年，我司委托中国仓储协会对全国 23 个地区中药材的物流情况进行深入调研，并完成《中药材现代物流体系建设研究报告》。在此基础上，2014 年 12 月，我部办公厅印发《关于加快推进中药材现代物流体系建设指导意见的通知》（商办秩函〔2014〕809 号，以下简称《指导意见》），明确中药材现代物流体系建设的意义、目标、原则及 6 大任务、4 大措施。

2015 年 4 月，国务院办公厅转发 12 个部委《中药材保护与发展规划（2015-2020 年）》（国办发〔2015〕27 号，以下简称《规划》）。《规划》明确提出"流通环节中药材规范化集中仓储率达到 70%""建设 25 个集初加工、包装、仓储、质量检验、追溯管理、电子商务、现代物流配送于一体的中药材仓储物流中心"等重点发展目标。

为进一步细化落实国办《规划》和我部办公厅《指导意见》提出的目标要求，逐步实现中药材物流体系与流通追溯体系信息共享，同时避免地方进行重复建设，我司组织起草了《指引》。

二、《指引》的起草思路及主要内容

《指引》按照市场化原则，着力发挥行业协会的作用，确立了"政府部门引导、行业协会组织、企业自主实施"的总体思路，明确了中药材物流基地的建设目标及其服务功能，确定了物流基地的区域布局规划原则以及建设主体条件，提出了各地商务主管部门及相关行业协会的工作要求。

（一）物流基地的角色定位

根据国家标准《物流术语》，"物流基地"的内涵和外延最大，物流中心次之，配送中心最小。因此，根据当前中药材物流体系发展的实际需要，《指引》使用了"中药材物流基地"的概念。这一概念主要包含三个要点：一是建设地点，即"中药材主销区或主产区"；二是服务对象，即"广大药农（或商户）、合作社和相关企业等市场主体"；三是服务性质，即"提供公共物流服务"，不是服务特定企业。

（二）物流基地的服务功能

1. 仓储管理与专业养护是核心功能。《指引》提出 4 项具体要求：一是具有符合市场需求与相关标准的中药材专业仓库。相关标准指商务部行业标准《中药材仓库技术规范》。物流基地不能再使用现有民房，不符合标准要求的普通仓库也需改造。二是建立统一的出入库及在库管理制度。物流基地应对现有符合标准要求的仓库实行统一集中管理，不能再出租使用。三是运用信息系统实施专业化、社会化的仓储管理。物流基地应改变传统的手工记账方式，使用统一的电子仓储管理系统。四是按照相关标准进行中药材在库养护。相关标准指商务部行业标准《中药材气调养护技术规范》。

2. 质量检验与流通追溯是配套功能。《指引》提出 3 项具体要求：一是按照《药典》要求对中药材进行质量检验。按照 2015 年版《药典》要求，物流基地应对所有中药材的二氧化硫含量进行检测，对除矿物、动物与海洋类以外的中药材重金属含量进行检测，对 4 种中药材农药残留量进行检测，对 19 种中药材黄曲霉毒素含量进行检测。二是质量检验应委托具备专业质检资质的第三方质检机构承担。在实际操作中，物流基地有 2 种选择：委托食药监部门的检测机构；委托具备专业质检资质的第三方质检机构。三是按照相关标准赋予统一的流通追溯编码。相关标准指在结合国家标准《中药编码规则及编码》和商务部《中药材流通追溯体系编码规则》的基础上，形成的 42 位数字码编码规则。

3. 初加工与包装服务是延伸功能。《指引》提出 3 项具体要求：一是中药材物流基地应根据市场需求提供中药材的初加工与包装服务。"根据市场需求"包括三层含义：（1）中药材主产区的物流基地，原则上应深入所在区域的各个主产县（区）建立加工包装基地，从药材的源头入手保障药材的加工质量。（2）中药材加工企业集聚区域的物流基地，应将现有的加工企业纳入基地统一管理范围，不必重复建设加工包装基地。（3）与药材专业市场配套建设的物流基地，应根据市场交易实际情况，确定加工包装设施建设规模。二是初加工的重点是提供规范的中药材干燥服务。物流基地应使用无害、科学、环保的干燥技术，不得马路晾晒、使用磷化铝熏蒸或滥用硫黄熏蒸中药材。三是包装的重点是选择符合相关标准及中药材特点的包装方式。相关标准指即将发布的商务部行业标准《中药材产地加工技术规范》和《中药材包装技术规范》。

4. 销售与融资服务是增值功能。目前，国内药农很分散，中药材经销商规模也很小。为了吸引广大药农和经销商使用中药材加工、包装和仓储服务，物流基地可提供"集中仓储"以外的增值服务，为其创造附加收益。因此，《指引》提出 2 项具体要求：一是物流基地应与中药材专业市场、全国性中药材电子商务公共平台加强合作，实现资源与信息共享，为客户积极拓展营销渠道。二是与相关金融机构加强合作，为中药材担保融资提供存货监管服务，帮助客户获得市场融资。但物流基地的经营行为不能与客户利益发生冲突。

（三）区域布局规划的原则与要求

《指引》就中药材物流基地区域布局规划提出 5 项具体原则与要求：一是布局规划应服务于实现"中药材规范化集中仓储率70%"的核心目标。二是新建规划应严格依据当地中药材生产、流通的实际需求，扣除现有符合标准的以及改造、改建后可继续使用的设施面积。非中药材主产区或主销区原则上不考虑新建规划。每个物流基地应以年产药材 2 万吨以上的地市为核心，服务半径 200 公里左右。三是布局规划应兼顾经济区域分布与市场需求变化，不能完全按照行政区域进行封闭式规划。四是物流基地建设应考虑加工包装设施配置。加工包装设施的选址应尽可能避免生鲜药材的长途运输，并尽可能减少因加工药材而产生城市垃圾。五是地方应积极争取落实国办《规划》提出的一系列支持政策（包括土地、规划、扶贫资金、支农资金、专项基金等）。享受支持政策的物流基地应符合本《指引》第四条规定的基地建设"主体与专业条件"。

（四）物流基地建设的咨询、论证与认证

对于传统药品经营企业、普通第三方物流企业来说，中药材集中仓储及物流基地建设工作属于新兴事物，需要启蒙、培训和咨询。国办《规划》也明确要求，相关行业组织应当"按规定开展中药材物流管理认证"。从 2013 年开始，中国仓储协会、中国中药协会等行业协会积极参与《规划》《指导意见》《中药材仓储管理规范》《中药材包装技术规范》等相关行业政策及标准的制订工作，具备较为成熟的基地建设经验。为充分保障各地中药材物流基地的科学规划与规范运营，《指引》要求中国仓储协会、中国中药协会等行业协会主动承担基地建设的咨询、论证与认证工作。

目前，我司已指导相关协会组建了"全国中药材物流专家委员会"，起草了《中药材物流基地咨询、评审与自律管理办法》，编制了《全国中药材物流基地区域规划建议方案》。下一步，我司将会同相关地方商务主管部门、行业协会加快推进中药材物流基地的规划建设工作。

《关于开展专科医师规范化培训制度
试点的指导意见》的解读

国家卫生和计划生育委员会

一、什么是专科医师规范化培训

专科医师规范化培训是毕业后医学教育的重要组成部分，是在住院医师规范化培训基础上，培养能够独立、规范地从事疾病专科诊疗工作临床医师的可靠途径，主要培训模式是"5+3+X"，即在 5 年医学类专业本科教育和进行了 3 年住院医师规范化培训后，再依据各专科培训标准与要求进行 2-4 年的专科医师规范化培训，成为有良好的医疗保健通识素养，扎实的专业素质能力、基本的专科特长和相应科研教学能力的临床医师。培训应在经过认定的培训基地进行，以参加本专科的临床实践能力培训为主，同时接受相关科室的轮转培训和有关临床科研与教学训练。完成培训并通过全国统一的结业理论考试和临床实践能力考核者，可获得全国统一制式的《专科医师规范化培训合格证书》。

二、为什么要开展专科医师规范化培训制度试点工作

医学教育具有其自身的特殊规律性，国内外公认是由院校教育、毕业后教育和继续教育组成的连续统一体，其中，毕业后医学教育又分为住院医师规范化培训和专科医师规范化培训两个阶段。2013 年 12 月，7 部委联合印发《关于建立住院医师规范化培训制度的指导意见》（国卫科教发〔2013〕56号），对建立住院医师规范化培训制度作出了总体部署，并于

2014 年在全国各地普遍实施。在此基础上，尽快启动建立专科医师规范化培训制度，形成较为完整的毕业后医学教育体系，贯通高素质临床医师成长渠道，是深化医改、改善民生、打造健康中国的重要举措，也是全面建成小康社会进而基本实现现代化的必然要求，成为一项重要而紧迫的战略任务。

通过开展专科医师规范化培训制度试点，总结经验，完善政策，并逐步推开，为在 2020 年在全国范围初步建立专科医师规范化培训制度，形成完整的毕业后医学教育制度打下坚实的基础。

三、我国在专科医师培训方面开展过哪些探索与实践

1993 年，原卫生部印发《临床住院医师规范化培训试行办法》，将住院医师培训分为各 2-3 年的两个阶段进行，其中第二阶段即类似于专科医师培训，部分地区和医学院校开展了相关的探索工作，对提高临床医师的技术水平和服务质量发挥了重要作用。2004 年，在财政部的支持下，立项开展了《建立我国专科医师培养和准入制度研究》的课题研究，制订了临床 18 个普通专科（二级学科）、内科和外科下的 16 个亚专科（三级学科）培训标准、基地认定标准等，前者后来融入住院医师规范化培训。2006 年，启动了专科医师培训试点工作，先后在 19 所高校、100 家医院的 1112 个专科基地开展了试点。另外，原卫生部结合专科医师准入选择了骨科等部分专科开展专科医师培训试点。北京、广东、四川等作为试点省，浙江、江苏等地区的部分医院开展了专科医师培训试点工作，上海市也于 2013 年全面推开专科医师培训试点工作。前期的探索工作不仅促进了住院医师规范化培训制度的建立，也为推出专科医师规范化培训制度试点提供了重要的实践依据。

四、本次专科医师规范化培训制度试点与以往的探索实践有何不同

我国之前开展的专科医师培训探索工作为本次的制度试点

提供了初步的经验。本次的试点，是在国家已经建立实施住院医师规范化培训制度的基础上开展的，重在就建立专科医师培训制度进行试点。试点既包含探索完善培训模式、培训标准等教育培训政策的内容，同时也包括对于人事薪酬待遇、财政保障等培训支撑政策的创新性实践。有关经验和做法将为下一步建立专科医师规范化培训制度提供借鉴。

五、开展专科医师规范化培训制度试点的主要内容是什么

通过开展制度试点，研究完善专科医师规范化培训的专科设置、培训对象、培训基地、培训内容与标准、培训招收、培训模式、培训考核等教育培训工作要求和组织管理实施体制机制，以及相关人事待遇、经费保障、学位衔接等配套政策措施，形成更为清晰明确、严格规范、易于操作、效果良好的政策制度。

六、哪些人可以申请参加专科医师规范化培训

一是完成住院医师规范化培训并取得《住院医师规范化培训合格证书》，拟从事某一专科临床工作的医师或需要进一步整体提升专业水平的医师；二是具备中级及以上医学专业技术资格，需要参加专科医师规范化培训的医师；三是纳入试点范围的在读医学博士专业学位（指临床医学、口腔医学、中医）研究生，在读期间需要按照专科医师规范化培训的内容与要求接受培训并参加考核。

七、制度试点期间在哪里接受专科医师规范化培训

专科医师规范化培训需在经过认定的培训基地进行。培训基地必须符合统一制定的专科医师规范化培训基地认定标准并经过严格遴选、规范认定。培训基地设在经过认定的条件良好的三级医疗机构，培训基地下设若干专科基地，专科基地由本专科科室牵头，会同相关轮转培训科室等组成。符合条件具有

专科优势的其他有关医疗卫生机构根据需要可作为协同单位，纳入相应专科培训体系，共同承担一定的培训工作。根据既往规定正在开展专科医师培训的，随着制度试点工作的推进，需按新规定逐步融入国家推出的专科医师规范化培训。

八、如何设置培训专科

以疾病诊疗需求为基础，根据临床专科人才培养规律和学科发展规律，借鉴国际有益经验，在对现行临床专业设置目录和住院医师规范化培训专业目录进行深入研究论证的基础上，统一设置培训专科。

九、专科医师规范化培训制度试点期间的培训模式与考核形式是什么

按照"3+X"的模式，专科阶段根据各专科培训标准与要求，培训年限一般为2~4年。培训人员在培训期间要通过基地组织的日常考核、出科考核，培训结束后要按照规定参加国家统一的结业理论考试和临床实践能力考核。按要求完成培训并通过结业考核者颁发国家统一制式的《专科医师规范化培训合格证书》。

十、专科医师规范化培训制度试点期间的支撑保障政策有哪些

培训期间的待遇：单位委派的培训对象，培训期间原人事（劳动）、工资关系不变，委派单位、培训基地和培训对象三方签订委托培训协议，培训基地向其发放适当生活补助。面向社会招收的培训对象与培训基地签订培训协议，其培训期间的生活补助由培训基地负责发放，标准参照培训基地同等条件专科医师工资水平确定。具有医学博士专业学位研究生身份的培训对象执行国家研究生教育有关规定，培训基地可根据培训考核情况向其发放适当生活补贴。

在人事政策衔接方面：在符合规定条件的前提下，专科医师规范化培训合格者可在申请个体行医时予以优先。在全面启动专科医师规范化培训试点的省（区、市），可将取得《专科医师规范化培训合格证书》作为临床医学专业高级技术岗位聘用的优先条件之一。

在学位衔接方面：推进与医学博士专业学位研究生教育有机衔接，研究生在读期间的临床培训须严格按照专科医师规范化培训标准实施，并符合相关工作要求；完成专科医师规范化培训并通过结业考核者，在符合国家学位授予要求前提下，可申请授予相应的医学博士专业学位。

下一步，国家将选择部分有重大社会需求、条件成熟的专科先行启动试点工作，在总结经验的基础上逐步推开，到2020年初步建立专科医师规范化培训制度，与住院医师规范化培训制度一起形成完整的毕业后医学教育体系，使我国临床医师培养与社会需求相适应，与国际通行惯例相衔接。

附录八

推进分级诊疗制度建设，提高医疗卫生服务体系绩效
专家解读国务院办公厅《关于推进分级诊疗制度建设的指导意见》

国家卫生和计划生育委员会卫生发展研究中心　李滔主任

"十二五"期间，我国医药卫生体制改革取得了较好的进展，初步建立了基本医疗卫生制度。然而，随着改革的深入，医疗卫生服务体系所存在的一些不完善、不协调之处也逐步显

现，集中体现在医疗服务尚未以患者需求为核心布局，医疗资源和患者过分集中在城市地区的大型医疗机构，医药、医疗和医保制度缺乏有效衔接，导致群众看病难、负担重，医疗卫生服务体系整体运行效率较低。

针对上述问题，国务院办公厅下发了《关于推进分级诊疗制度建设的指导意见》（以下简称"意见"），为新常态下深化医改、建立中国特色基本医疗卫生制度提供了一套细致的行动方案，旨在通过医疗卫生服务体系布局调整和各级各类医疗机构的功能完善，加强资源配置和使用的合理性，改善医疗卫生服务体系整体效率，以合理的卫生投入标准有效满足人民群众基本看病就医需求，为全面建设小康社会健康目标的实现提供体系保障。

要点一：理清思路，明确方向

《意见》开篇提出了"按照以人为本、群众自愿、统筹城乡、创新机制"的原则，强调分级诊疗制度建设必须立足我国经济社会和医疗卫生事业发展实际，遵循医学科学规律，理清了分级诊疗制度建设思路，明确了制度改革的方向。

虽然自改革开放前我国就建立了层次分明的城乡三级网络，但当前的分级诊疗制度有别于分层级的医疗卫生服务体系，本次改革将立足我国实际，坚持城乡统筹发展原则，围绕城乡居民健康需求，从资源布局和体系功能调整入手，通过体制机制改革创新，建立连续、协调、整合的医疗卫生服务体系，引导患者有序就诊，且尊重群众就医感受，绝不走强制首诊和逐级转诊的道路。

要点二：深刻把握分级诊疗内涵，处理好改革与发展关系

《意见》提出分级诊疗模式应该建立基层首诊、双向转诊、急慢分治、上下联动等四项制度，深入描述了各项制度的内涵与具体要求。

基层首诊是分级诊疗的发展基础，没有一支数量充足、能力较高的全科医生团队、没有完善的基层医疗卫生机构设施，常见病、多发病患者不可能有信心留在基层接受诊疗服务，这

就需要加快培养全科医生，并利用多种激励机制鼓励其留在基层，还需要从放宽医药技术准入和使用、落实对口支援和医师多点执业等政策、鼓励社会办医和简化个体行医准入等多种措施入手，强化基层医疗卫生服务能力。作为县域内诊疗服务体系"龙头"和联结城乡医疗卫生服务体系的"要塞"，县级公立医院在基层首诊制度落实中作用重大，需借助县级公立医院改革东风，通过临床专科建设，提升综合服务能力，鼓励其发挥常见病、多发病和急危重症诊疗服务功能，实现大病不出县。

急慢分治、双向转诊和上下联动是分级诊疗实现的路径。急慢分治强调医疗卫生服务体系的层次和布局的合理性和明确性，围绕医学科学规律，构建预防、治疗、康复、长期护理、临终关怀等完整服务链，对疾病进行科学分类和诊断分期，并对各级各类医疗机构诊疗服务功能进行定位，使其协同配合、高效地提供适宜、连续的诊疗服务。上下联动则要求构建各级各类医疗卫生机构协同管理疾病和患者的人才、技术、管理、信息和资金通道，加强机构间协同性和联动性，重点在于下沉优质资源，主要措施包括对口支援、组建医疗联合体、整合推进区域医疗资源共享及建立区域性医疗卫生信息平台等。双向转诊重点在于下转分流稳定期、恢复期或慢性病患者，缩短三级医院平均住院日，提高优质医疗资源使用效率。

要点三：加强保障机制建设，发挥规划、支付和定价机制作用

基本医疗卫生制度强调政府在服务组织、监管过程中发挥主导作用，当前政府管理医疗卫生服务体系三个最重要的控制阀是规划、支付和定价机制，《意见》提出应建立完善这些机制。

由于卫生发展和资源配置规划对于医疗服务体系布局的引导约束作用，需要从体系布局整体定义各级各类医疗机构的数量、规模和功能，当前继续控制三级综合医院的数量和规模，阻止其无序扩大发展对区域医疗资源配置结构产生不良影响。基本医疗保障制度支付目前占公立医院6成收入，通过调整支

付方式将对医疗供方行为产生较大改变作用，随着基本医保报销比率的提高，对居民的引导作用也在逐步增强，因此推进基本医疗保障体系支付制度改革将极大引导和改变医患双方诊疗行为，对规范诊疗秩序产生较大作用。医药价格是深化医改热点领域之一，建立合理的定价制度体现医务人员技术含量和劳动付出是关键，但同时抑制药品、耗材、大型医用设备检查治疗价格也是重点。

要点四：找准突破点，逐步推进

《意见》要求各地政府因地制宜，以多种形式推进分级诊疗试点工作，并确定了以高血压、糖尿病、肿瘤、心脑血管疾病等慢性病为突破口开展试点。2015年，已有一些地方启动了高血压和糖尿病分级诊疗试点工作，对诊断明确的患者提供社区为主的健康管理和诊疗咨询服务，取得了初步效果。

上述重点慢性病在中国乃至全球范围都属于患病率极高的疾病，患者多、费用高，造成严重疾病负担，世界卫生组织提议各国建立社区为主的慢性病管理体系，以节约资源、避免不必要的住院花费。我国当前试点分级诊疗的重大慢病防治与管理体系，为分级诊疗制度建设探索了经验，可确保2017年和2020年分级诊疗制度建设目标的实现。

要点五：加强组织宣传，重视考核评价

《意见》提出各地政府应将分级诊疗制度建设纳入深化医改的总体安排，明确部门职责的基础上，建立领导和组织协调机制，并研究制定可行的实施方案。《意见》还要求加强针对医务人员的政策培训和社会宣传教育工作，引导患者形成科学有序就诊观念，争取社会对分级诊疗制度的理解，为分级诊疗制度的实施营造良好的舆论氛围。

为强化落实，《意见》提供了分级诊疗试点工作考核评价标准，从基层设施建设、县医院发展建设、全科医生团队建设、全科医生签约服务、信息系统整合建设、远程医疗建设、慢性病患者规范化管理和转诊、机构间对口支援等10类20项指标进行监测与评估，将为确保 2017 年目标的达成及各项具体工作任务的落实提供有力支撑。

附录九

《住院医师规范化培训招收实施办法（试行）》和《住院医师规范化培训考核实施办法（试行）》的解读

国家卫生和计划生育委员会

一、为什么要制定住院医师规范化培训招收、考核实施办法

招收、考核工作是住院医师规范化培训体系的重要组成部分，对于满足各地培训需求、保证培训质量具有重要意义。前期出台的《关于建立住院医师规范化培训制度的指导意见》和《住院医师规范化培训管理办法（试行）》虽已对招收、考核工作提出了原则性要求，但在实际工作中发现，各地培训招收、考核存在工作安排时间不统一、全科等紧缺专业招收难、标准不一致等问题，为把好培训"入口关"和"出口关"确保培训质量，细化措施与具体要求，提高政策的可行性与操作性，特制定招收、考核实施办法以进一步推动制度落实。

二、国家在住院医师规范化培训招收、考核工作实施中的主要职责是什么

国家卫生计生行政部门在培训招收工作中研究下达全国培训招收年度计划，统筹培训资源，推动各地、各专业均衡发展

并指导监督各地招收工作实施。

在培训考核工作中负责研究制定考核标准，建立考核题库，规范考务管理，公布考核信息，统筹管理《住院医师规范化培训合格证书》。根据需要，可指定有关行业组织、单位协助负责相关具体工作。

三、各省和培训基地在招收、考核工作实施中的主要职责是什么

各省卫生计生行政部门根据国家政策规定，负责制订本省（区、市）年度招收计划、考核方案；落实省域间招收工作协同任务；遴选建设考核基地，组建和培训管理考官队伍；监督指导本省（区、市）培训基地的招收、考核实施工作；公布本省（区、市）考核结果，颁发《住院医师规范化培训合格证书》。根据需要，省级卫生计生行政部门可指定有关行业组织、单位协助开展相关具体工作。

各培训基地要落实上级卫生计生行政部门的有关要求，开展本基地具体招收工作、进行培训过程考核，组织结业考核报名，并协助申领《住院医师规范化培训合格证书》。

四、招收计划分配原则是什么

国家根据各地需求、培训能力等因素确定年度招收计划，要求东部省（市）要支持中西部地区开展培训招收，强调将全科等紧缺专业计划完成情况作为培训招收名额分配的重要依据。

五、何时开展培训招收工作

省级卫生计生行政部门在深入调查研究本辖区培训需求的基础上，于上一年度9月底前向国家卫生计生行政部门上报下一年培训需求。

各地要在当年8月底前完成培训招收，并于9月底前将本年度实际招收情况报告国家卫生计生行政部门。

六、参加住院医师规范化培训的报名条件是什么

凡热爱医疗卫生事业，品德良好，遵纪守法且符合临床、中医、口腔类别医师资格考试报考条件规定专业范围的应、往届本科及以上学历医学毕业生，或已取得《医师资格证书》需要接受培训的人员，以及满足培训基地所在地省级卫生计生行政部门规定的其他培训招收条件，培训招收以应届本科毕业生为主。

七、招收工作的具体流程是什么

符合报名条件的人员根据规定自主报名，培训基地按照要求进行资格审核并组织招收考核，按照培训申请人填报志愿的顺序及招收考核结果，择优确定拟招收名单，并通过省级卫生计生行政部门规定的网络平台或其他适宜形式对拟招收名单进行公示，公示时间不少于 7 个工作日。各省（区、市）可在招收计划剩余名额内对未被录取的申请培训人员进行调剂，调剂时要优先满足全科和基层需求，确保完成国家下达的招收计划。

八、培训中的过程考核包括哪些内容

过程考核主要包括日常考核、出科考核、年度考核，内容涉及医德医风、临床职业素养、出勤情况、临床实践能力、培训指标完成情况和参加业务学习情况等方面，由培训基地严格组织实施，过程考核结果需及时记录在住院医师规范化培训考核手册。

九、结业考核的内容有哪些

结业考核是衡量培训整体效果的结果性综合评价，分为临床实践能力考核和专业理论考核两部分。临床实践能力考核主要检验培训对象是否具有规范的临床操作技能和独立处理本专业常见多发疾病的能力。专业理论考核主要评价培训对象综合运用临床基本知识、经验，安全有效地从事临床诊疗活动的能力。国家卫生计生行政部门或其指定的有关行业组织、单位制

订考核要求，建立专业理论考核题库，制订临床实践能力考核标准，提供考核指导。

十、如何组织实施结业考核

结业考核由各省（区、市）组织实施，原则上要于每年6月底前完成。取得《医师资格证书》且培训过程考核合格者，按要求通过网络或现场报名等方式提供有关报名材料。培训基地对报名材料进行初审，报省级卫生计生行政部门核准后，在省级卫生计生行政部门认定的考核基地参加结业考核。各省级卫生计生行政部门或其指定的行业组织、单位负责组织实施结业考核，从国家建立的理论考核题库抽取年度理论考核试题组织专业理论考核，安排实施临床实践能力考核。合格者颁发国家统一制式的《住院医师规范化培训合格证书》。未通过临床实践能力考核、专业理论考核或其中任一项者，根据培训基地所在地省级卫生计生行政部门有关规定可申请参加次年结业考核。

十一、如何保证培训考核质量

为了加强培训过程管理，国家卫生计生行政部门将对培训组织实施工作的落实情况，定期组织专项督导，对工作不到位地区和单位予以通报批评；为了确保培训结业考核质量，严把"出口关"，专业理论考核将从国家建立的理论考核题库中抽取试题，以确保标准一致；同时，国家将严格对临床实践技能考核的指导，各地应综合运用考核工作形成不合格者淘汰机制，促进培训质量提升。

十二、如何使用《住院医师规范化培训合格证书》

逐步将参加住院医师规范化培训并考核合格作为二级以上医疗卫生机构新进入医师的必备条件，同时作为申请参加相应专科医师规范化培训的优先条件和临床医学专业中级技术岗位聘用的条件之一。

十三、在培训招收和考核中出现违纪违规情况的处理原则是什么

对在培训招收工作中出现违纪违规的培训基地，视情节轻重给予通报批评直至取消其基地资格，并根据有关规定提请其主管机关、单位对当事人予以相应处分；对在培训考核工作中有违纪违规行为的培训基地或考核基地，给予通报批评和限期整改的处理，情节严重的取消其培训基地或考核基地资格。对有关当事工作人员，根据情节轻重，提请其上级主管部门、单位根据有关规定予以相应处分。

对在培训招收工作中弄虚作假的培训申请人，取消其本次报名、录取资格；对录取后无故不报到或报到后无故自行退出等情节严重者，3年内不得报名参加住院医师规范化培训；对在过程考核中弄虚作假的培训对象予以批评、训诫，并责成其重新考核，情节严重的延长培训时间或取消培训资格。对在结业考核中弄虚作假的培训对象，取消其考核资格和成绩，情节严重的取消次年参加考核资格。

附录十

规范事业单位领导人员的"进、管、出"
——中组部负责人详解《事业单位领导人员管理暂行规定》

日前，中央办公厅印发了《事业单位领导人员管理暂行规定》（以下简称《管理规定》）。对此，中央组织部负责人接受采访，就《管理规定》有关情况回答了记者提问。

问：为什么要制定《管理规定》？

答：事业单位是经济社会发展中提供公益服务的主要载体，是我国社会主义现代化建设的重要力量。目前全国有事业单位 110 多万个、工作人员 3000 多万人。事业单位领导人员是事业单位改革发展的领导者、组织者和推动者，在推动公益事业发展、满足人民生活需要、全面建成小康社会等方面发挥了重要作用。制定《管理规定》可以说是"中央有要求、现实有需要"。中央历来高度重视社会事业发展，积极推动事业单位及其人事制度改革。2011 年，中央作出分类推进事业单位改革的决策部署，提出要"抓紧研究制定事业单位领导人员管理办法"。十八届三中全会对事业单位改革作出新的部署，四中全会强调要加强党内法规制度建设。面对新形势新任务，落实中央新精神新要求，迫切需要以法规制度建设为抓手加强事业单位领导人员队伍建设。目前，党政领导干部的管理有《公务员法》和《党政领导干部选拔任用工作条例》等，中央企业有《中央企业领导人员管理暂行规定》等，而事业单位领导人员管理长期沿用党政机关干部的模式，没有形成充分体现事业单位特点和人才成长规律的政策法规体系，亟须填补空白。

《管理规定》作为第一个专门规范和加强事业单位领导人员管理的党内法规，是党的组织工作与时俱进、开拓创新的重要成果，是依法依规治党、从严管理干部的重大举措，是新时期做好事业单位领导人员管理工作的基本遵循。它的印发实施，对于提高事业单位人事管理工作科学化水平，建设一支符合好干部标准的高素质事业单位领导人员队伍，激发事业单位生机与活力，提高公益服务能力和水平，具有十分重要的意义。

问：制定《管理规定》有哪些主要考虑？主要内容有哪些？

答：我国事业单位行业众多、类型复杂，不同地区、不同层级事业单位的情况千差万别、各不相同，对领导人员管理既要提出共性要求，也要兼顾个性差异。基于此，我们制定《管理规定》，总的考虑是按照"先整体立规、后行业完善"的思路，采取"1+X"模式，建立完善事业单位领导人员管理制度体系。先制定涵盖"进、管、出"环节的《管理规定》（即管总的"1"文件)，对普遍适用的基本原则、基本条件、基本制度和基本要求作出规定，在此基础上，由中央有关行业主管部门分别研究制定体现行业特点的具体管理办法、各省区市党委制定市以下党委和政府直属以及部门所属事业单位领导人员管理具体办法（即"X"文件)，进一步提出符合行业和当地实际的管理措施和改革具体要求，增强针对性、有效性。

在制定文件过程中，我们注意把握四点：一是认真贯彻中央新要求。全面贯彻党的十八大、十八届三中、四中全会和习近平总书记系列重要讲话精神，落实好干部标准，体现"三严三实"和"四有"要求，强化党管干部原则，坚持从严管理干部，树立正确用人导向。二是体现事业单位特点。立足公益性、服务性、专业性、技术性等特点，从遵循人才成长规律、激发事业单位活力、推动公益事业发展出发，提出符合事业单位实际的管理原则、基本条件和制度要求。三是突出问题导向。着力解决任职资格条件不明确、用人机制不灵活、日常管理不规范、监督约束不到位等问题，积极推进领导人员"能上能下""能进能出"。四是坚持继承与创新相统一。认真总结事业单位人事管理实践经验，积极吸收借鉴其他领域领导人员管理有效做法，搞好与《干部任用条例》《事业单位人事管理条例》等政策法规的衔接，保证党政机关、国有企事业单位领导人员宏观管理的有机统一。

《管理规定》共9章40条，对领导人员管理"进、管、出"各个环节作了规范。第一章总则，主要明确制定文件的目的和依据、适用范围、总体要求和原则以及组织实施主体等。第二章任职条件和资格，对任职基本条件和资格作出规定。第三章选拔任用，明确主要方式和程序要求。第四章任期和任期目标责任，提出一般应当实行任期制和任期目标责任制。第五章考核评价，对考核的类别、重点内容、等次及结果运用等作出规定。第六章职业发展和激励保障，对培养教育、交流、后续职业发展、收入分配和表彰奖励等作出原则规定。第七章监督约束和第八章退出，明确监督主体、监督重点和具体制度措施，完善退出机制等。第九章附则。

问：《管理规定》将党管干部原则作为首要原则，基于哪些考虑，是如何体现的？

答：党管干部原则是我国干部人事制度最鲜明的政治特色，是坚持党的领导、巩固党的执政地位的根本保证，任何时候都不能动摇。事业单位领导人员是党的执政骨干队伍的重要组成部分，加强这支队伍管理同样必须坚持党管干部原则，这既是实现和加强党对事业单位领导的必然要求，也是顺利推进事业单位改革发展的坚强组织保证。为此，《管理规定》明确把党管干部原则作为领导人员管理的首要原则，用于统领事业单位领导人员队伍建设，并将其贯穿到管理目标、管理任务、管理方法和管理要求各个方面。《管理规定》明确提出，党委（党组）及其组织（人事）部门要认真履行领导人员管理职责，发挥党组织的领导和把关作用，提出启动领导人员选拔任用工作意见，在民主推荐、考察、讨论决定等环节严格把关，并切实落实好教育培养、监督约束等方面的职责任务。

问：《管理规定》在任职资格条件方面提出了哪些要求？在改进选拔任用工作方面是如何考虑的？

答：任职资格条件是用人导向和用人标准的集中体现。《管理规定》认真贯彻党的干部路线方针政策，结合事业单位特点，把好干部标准和有关要求细化为领导人员的具体任职资格条件。在任职基本条件上，《管理规定》注意兼顾共性要求与个性特征、一般岗位与特殊岗位，比如，对所有事业单位领导人员必须具备的政治素质、道德品行等提出要求，突出强调要忠实履行公共服务的政治责任和社会责任，有较强的公共服务意识和改革创新精神，有相关的专业素质或从业经历，熟悉有关政策法规和行业发展情况，业界声誉好等要求。对其中担任党内领导职务的领导人员，提出应当牢固树立党建责任意识，熟悉党务，善于做思想政治工作；对正职领导人员，提出应当具有驾驭全局的能力，善于抓班子、带队伍，民主作风好。在任职基本资格上，对从管理岗位、专业技术岗位到管理岗位担任领导职务的分别设置了相应的资格要求，其中，对从管理岗位提任的，参考《干部任用条例》和岗位设置有关规定，明确文化程度、工作经历、任职年限等要求，与党政领导干部任职资格搞好衔接；对专业技术人员担任领导职务开辟任职通道，作出原则规定。

在选拔任用方面，《管理规定》主要对领导人员的选拔和任用方式作了规定，考虑到程序要求基本一致，未作赘述，只提出参照《干部任用条例》及有关规定，结合事业单位实际确定。关于选拔方式，《管理规定》采取"一般"加"特殊"的方式，明确对拟任人选，可以采取组织选拔、竞聘（争）上岗和公开选聘（拔）等方式进行，同时考虑到一些事业单位领导人员必须是本行业、领域领军人才，需要面向全国甚至全球选拔，在总结一些地方和行业实践经验的基础上，鼓励有条件的也可以探索委托相关机构遴选等方式选拔领导人员。在任用方面，《管理规定》提出区别不同情况实行选任制、委任制和聘任制；为进一步转换用人机制，搞活用人制度，提出对行政领导人员要逐步加大聘任制推行力度。

问：为什么规定事业单位领导人员一般应当实行任期制和任期目标责任制？

答：2011年中央印发的《关于进一步深化事业单位人事制度改革的意见》明确提出要"实行事业单位领导人员任期

制，建立健全事业单位领导班子和领导人员任期目标责任制"。实行任期制和任期目标责任制，是体现中央改革精神，加强事业单位领导人员管理的重要举措，对于推进领导人员"能上能下"，促进领导人员忠于职守，激发队伍活力具有重要作用。在文件制定过程中，各地各部门普遍赞同推行这项制度。对此，《管理规定》明确"每个任期一般为三至五年，在同一岗位连续任职一般不超过十年"；关于任期目标设定，由于不同行业、不同类型事业单位的工作内容千差万别，只作了原则规定，提出任期目标内容应当注重打基础、利长远、求实效，同时把任期目标与考核评价相挂钩，以推动领导人员认真履行职责，完成任期目标任务，使这一制度真正发挥作用。

问：《管理规定》提到领导人员职业发展问题，在这方面有哪些具体制度措施？

答：把事业单位领导人员职业发展和激励保障专设一章，以遵循事业单位领导人员成长规律，体现中央对事业单位领导人员的关心。对职业发展，主要从完善培养教育制度、交流制度、鼓励支持后续职业发展等方面作出制度安排。比如，一些地方反映，事业单位领导人员教育培训工作比较薄弱，参加培训机会少、培训针对性不强、知识技能更新慢等问题，还有个别领导人员存在重专业不问政治、党的意识淡薄等倾向。对此，《管理规定》从加强政治引领和能力培养、强化岗位培训、注重实践锻炼等方面提出要求。又如，在交流方面，目前事业单位领导人员与党政领导干部、国有企业领导人员之间的交流不够通畅，同一行业、系统事业单位领导人员之间的交流也不够。对此，《管理规定》提出要注意选拔事业单位优秀领导人员进入党政领导班子，对统筹推进"三支队伍"交流、事业单位之间交流作出规定。再比如，对于后续职业发展问题，现实中，许多事业单位领导人员任职前一直从事专业技术工作，他们退出领导岗位后，为继续发挥其专长，《管理规定》提出，对任期结束后未达到退休年龄界限的事业单位领导人员，适合继续从事专业工作的，鼓励和支持其后续职业发展。

问：《管理规定》在落实从严管理干部方面作了哪些具体规定？

答：从严治党、从严治吏，是党的十八大以来中央治国理政的鲜明特征。中央强调要把严的标准、严的措施、严的纪律贯穿到干部管理全过程。事业单位领导人员在人、财、物方面有较大的决定权、支配权，而监督约束机制尚不够健全，特别是对"三重一大"决策监督不够，部分行业和领域事业单位领导人员违纪违法行为时有发生，必须加强对这支队伍的从严管理。

考虑到事业单位领导人员是国家公职人员，对党政领导干部的管理监督措施同样适用，为此《管理规定》把中央关于干部管理监督方面的制度措施和要求，结合事业单位特点作了梳理整合。《管理规定》明确了党委（党组）及纪检监察机关、组织（人事）部门、行业主管部门对事业单位领导班子和领导人员的监督责任；把贯彻执行党的理论和路线方针政策、依法依规办事、执行民主集中制、履行职责、行风建设、选人用人、国有资产管理、收入分配、职业操守、廉洁自律等情况作为监督的重点内容；强调要发挥党内监督、民主监督、法律监督、审计监督和舆论监督等作用，综合运用考察考核、述职述廉、民主生活会、巡视、提醒、函询、诫勉等措施，对领导班子和领导人员进行监督；严格实行干部选拔任用工作"一报告两评议"、领导干部报告个人有关事项、经济责任审计、问责和任职回避等制度，通过完善这些监督措施，致力于织牢、扎紧、从严管理事业单位领导人员的制度"笼子"。

问：中组部对学习贯彻《管理规定》有什么具体部署？

答：法规制度的生命力在于贯彻执行。关于《管理规定》的学习贯彻，中组部将印发通知，对各地各部门学习贯彻工作提出要求。同时，还将召开座谈会，对学习贯彻《管理规定》、加强事业单位领导人员队伍建设作出部署；举办培训班，对省里和中央部门负责此项工作的同志进行培训，帮助大家准确把握文件精神，提高政策执行能力。组织（人事）部门要在党委（党组）领导下，高度重视《管理规定》学习贯彻工作，采取切实有效措施，加强学习培训，严格执行政策，完善配套制度，不断推进事业单位领导人员管理工作科学化、制度化、规范化。

附录十一

教育部有关负责人就《教育部关于推进临床医学、口腔医学及中医专业学位硕士研究生考试招生改革的实施意见》答记者问

目前，教育部印发《教育部关于推进临床医学、口腔医学及中医专业学位硕士研究生考试招生改革的实施意见》（以下简称《实施意见》），部署推进临床医学类专业学位硕士研究生考试招生改革工作，教育部有关负责人就此接受了记者采访。

问1：请简要介绍《实施意见》出台的背景。

答：医药卫生事业关系亿万人民群众的健康和千家万户的幸福，是重大民生问题。医药卫生事业的发展进步，离不开医德高尚、医术精湛的医务人员队伍。党中央、国务院历来高度重视医学人才培养和医学教育改革工作。2014年，教育部、国家卫计委等六部门落实中央精神，印发了《关于医教协同深化临床医学人才培养改革的意见》，明确了构建中国特色标

准化、规范化临床医学人才培养体系的指导思想、总体目标、近期任务、主要举措、路线图和时间表，其中，明确提出要加快临床医学硕士专业学位研究生考试招生制度改革。2014 年，国务院印发《关于深化考试招生制度改革的实施意见》，对考试招生制度改革进行了系统部署，我们把临床医学类专业学位硕士研究生考试招生改革作为硕士研究生考试招生改革的一个突破口和切入点。

根据《国务院关于深化考试招生制度改革的实施意见》精神以及教育部等六部门《关于医教协同深化临床医学人才培养改革的意见》要求，针对当前临床医学类专业学位硕士研究生考试招生存在的问题，在多次调研论证基础上，经反复征求有关方面的意见，形成了《教育部关于推进临床医学、口腔医学及中医专业学位硕士研究生考试招生改革的实施意见》，这既是推进医教协同、深化临床医学人才培养改革的重要举措，也是研究生考试招生改革在重点领域的深化和突破。

问 2：临床医学类专业学位硕士研究生考试招生改革的总体要求和主要内容是什么？

答：临床医学类专业学位硕士研究生考试招生改革的总体要求是：遵循医学教育规律，建立更加符合临床实践要求、科学有效的考试招生机制，推动构建临床医学人才"5+3"标准化、规范化培养体系。推进分类考试，实现临床医学类专业学位与医学学术学位分类考试，更好地适应临床医学类专业学位特点和选拔培养要求。促进科学选才，针对临床医学类专业学位培养要求和临床医生职业特点，改革考试内容，进一步突出职业素质和专业能力考查，加强考查实效性，促进优秀临床医学专门人才脱颖而出。简政放权、放管结合，充分发挥招生单位和导师的作用，同时建立有效约束机制，保障选拔质量。落实医教协同，贯彻临床医学人才"5+3"培养模式改革要求，实现研究生教育和职业规范化培训有机衔接，推动医教融合、协同发展。保障公平公正，进一步严格监管，落实并强化考试招生信息公开，切实保证机会公平、程序公开、结果公正。

此次改革主要内容有五项：一是推进分类考试；二是改革考试内容；三是强化复试考核；四是充分发挥招生单位录取主体作用；五是加强监督管理。

问3：推进分类考试的具体措施是什么？

答：临床医学类专业学位与医学学术学位硕士研究生培养目标定位不同，差异明显。因此，临床医学类专业学位和医学学术学位硕士研究生初试业务课考试科目将分别设置。临床医学类专业学位硕士研究生初试环节设"临床医学综合能力"（分中、西医两类）科目，着重考查临床医学职业素质和专业能力，以适应选拔培养高素质临床医生的要求，体现临床医学培养的标准化、规范化导向，由教育部考试中心统一命题，满分300分。口腔医学专业学位考试延续以往的政策安排，既可选用统一命题的"临床医学综合能力"，也可由招生单位自主命题。考虑到各医学培养院校不同的办学特色和定位，医学学术学位硕士研究生初试业务课科目由各招生单位按一级学科自主命题，着重考查医学专业素养和科研创新潜质。思想政治理论、外国语考试科目及分值保持不变。

问4：改革后的"临床医学综合能力"科目考试内容有什么变化？

答：改革后的"临床医学综合能力"科目考试内容，主要有三方面变化。

一是全面加强对职业素质的考查，主要是对医德的考查。党的十八大提出"把立德树人作为教育的根本任务，培养德智体美全面发展的社会主义建设者和接班人"，同时，医生的职业特点要求从业者必须具有崇高的职业理想、高尚品德和仁爱之心，临床医学类专业学位教育要从选拔环节开始，体现对职业素质的重视，贯彻立德树人的理念，并引导学校、教师和学生在本科阶段加强职业素质教育和学习。改革后初试业务课试题将设置一定比例的内容，加强对考生人道主义精神、职业责任意识、医患沟通能力、医学伦理、法律法规等方面的考查。

二是进一步强化临床技能考查。临床医学类专业学位硕士研究生教育旨在培养高水平的临床医生，在考试内容上将紧密围绕培养目标和临床实践要求，既重视专业知识，也注重专业技能，着重考查考生的临床思维和表达能力、基本诊断处理能力、合理选择临床技术能力等。

三是进一步提高命题内容综合度，推进专业知识、职业素质、专业技能考核的有机结合，强化能力考查，避免考生一味死记硬背，提高考查实效性。

问5：改革后对于复试考核有什么新的要求？

答：复试工作是提高选拔质量的有效手段，强化复试考核是此次临床医学类专业学位硕士研究生考试招生改革的重要内容。改革后将要求招生单位根据本单位办学特色和专业特点，更加充分地发挥复试考核的作用。一是树立正确的选拔理念，明晰初试和复试各自定位，建立健全复试考核机制，科学设计考查内容、方法和评价标准，综合笔试、面试、实践操作等多种方式，深入考查考生的职业素质和临床实践技能，提高选拔质量。二是综合评价考生的一贯表现，按照本科临床医学相关教育标准以及临床医学硕士培养方案，对考生的既往学业成就和潜在能力素质进行认真考核、全面评价。三是重视并充分发挥导师群体在复试考核中的作用，在选拔机制和程序上强化导师组的学术权力和责任，规范导师招生行为。

问6：此次改革如何进一步发挥招生单位录取主体作用？

答：一是扩大招生单位录取自主权。由招生单位自主确定本单位临床医学类专业学位硕士研究生进入复试的分数线，以及接受报考其他单位临床医学类专业学位硕士研究生的调剂分数线，目的是推动招生单位根据自身办学特色、培养要求、培养能力等实际情况进行自主选拔，促进科学选才。

二是建立相关约束机制。教育部划定临床医学类专业学位硕士研究生初试国家线供招生单位参考，同时作为报考临床医学类专业学位硕士研究生的考生调剂到其他专业的基本成绩要求。招生单位自主划定的初试总分线低于教育部划定的国家线的，下一年度不得扩大临床医学类专业学位招生规模。

三是健全相关配套办法。各招生单位要根据此次印发的《实施意见》和年度研究生招生管理规定等国家招生政策，健全配套本单位的调剂录取办法。报考临床医学类专业学位硕士研究生的考生可按相关政策调剂到其他专业，报考其他专业的考生不可调剂到临床医学类专业学位。医学学术学位仍然执行国家统一的复试、调剂成绩要求。所有新招收的临床医学类专业学位硕士研究生，同时也是参加住院医师规范化培训的住院医师，其培养工作按照研究生培养方案和国家统一制定的住院医师规范化培训要求进行。

问7：改革后如何强化监督管理，确保公平公正？

答：此次改革也强调了对研究生招生录取工作的规范管理。一是进一步明确各级管理部门权责，健全统一领导、集体研究、集体决策机制，规范考试招生程序，强化对行政权力和学术权力的有效监督，形成规范透明的招生工作环境。二是严格落实研究生招生录取信息公开要求，招生单位要准确、规范、充分、及时向社会公开招生计划、招生章程、复试录取办法、复试录取名单及咨询申诉渠道等招生工作重要内容，确保招生录取工作公平公正。

问8：此项改革的组织实施进度如何安排？

答：为使考生有充足的调整准备时间，按照积极稳妥、分步实施原则，2016年首先实施招生单位自主划定本单位临床医学类考生进入复试的初试成绩要求等相关改革措施，考试科目等其他改革暂不进行，从2017年全国硕士研究生招生起，全面实施临床医学类专业学位硕士研究生考试招生改革。

国家食品药品监督管理总局发布
《2016-2020年全国食品药品监管人
员教育培训大纲》

为适应新形势下食品药品监管事业发展需要和人员培训需求，建设一支高素质、专业化的食品药品监管人员队伍，总局紧密围绕监管职能和监管工作实际，组织编写了《2016-2020年全国食品药品监管人员教育培训大纲》（以下简称《大纲》），于2016年5月19日正式印发实施。

《大纲》着眼于培养一支信念坚定、清正廉洁、业务精湛的食品药品监管队伍，覆盖了新形势下食品药品监管的全部职能，适应了新时期对干部教育培训工作的新要求，构建了覆盖全过程、全链条监管的能力知识框架体系和专业化教育培训课程体系与规划教材体系。

《大纲》制定了分级分类的课程组合模块表，可"灵活组合，按需施教"，以满足不同监管人员差异化的培训需求，真正做到干什么学什么、缺什么补什么，切实增强培训的针对性、实效性和可操作性。

《大纲》的颁布实施，对全面提高全系统教育培训工作质量、切实提升监管队伍的能力与素质，有效贯彻落实中央关于建立统一权威的食品药品监管体系和"四个最严"要求具有重要意义。

2016-2020 年全国食品药品监管人员
教育培训大纲

为加强食品药品监管系统干部教育培训工作，根据《中华人民共和国公务员法》《干部教育培训工作条例》《2010-2020 年干部教育培训改革纲要》及食品药品监管职能，结合当前食品药品监管工作实际，制定《2016-2020 年全国食品药品监管人员教育培训大纲》（以下简称《大纲》）。

一、总体目标

到 2020 年，构建适应食品药品监管事业发展需要的培训课程体系和规划教材体系，为食品药品监管学科体系建设奠定扎实基础；促进干部教育培训管理体系的不断完善，逐步增强教育培训工作的系统性、针对性、实践性和有效性；以能力建设为核心，五年内对全系统食品药品监管人员轮训一遍，全面提高监管人员的履职能力、执法水平和综合素质，为食品药品监管事业健康发展提供坚实的人才保障和智力支持。

二、基本原则

（一）服务监管、注重能力

紧紧围绕食品药品监管职能和监管工作大局，不断加强各级食品药品监管队伍能力建设，将食品药品监管人员的能力提升放在首位。

（二）问题导向、按需施教

着眼解决食品药品监管工作中的实际问题，以组织需求、岗位需求和干部个人成长需求为出发点，真正做到干什么学什么、缺什么补什么、需什么教什么，把教育培训的成果转化为监管工作的成果，运用于监管工作实践，促进监管能力的全面提升。

（三）分类分级、全员培训

以《大纲》为指导，强化组织调训，把干部教育培训的普遍性要求与不同类别、不同层次、不同岗位干部的差异化情况相结合、把课堂教学与现场实训相结合，有针对性地制定教学计划、设置培训课程、创新培训方式方法、加强培训考核，确保培训的全覆盖。

三、适用范围

《大纲》的适用范围为：食品药品监管系统国家、省、市、县及以下各级行政监管人员、技术监督人员和综合管理人员。

四、培训内容及课程组合模块表

《大纲》由基础知识、法律法规、监管实务和综合素质四部分内容组成；课程组合模块表规定了不同类别、不同层级人员应学习的课程及学时要求。

五、有关要求

（一）提高思想认识、加强组织领导

各省（区、市）食品药品监督管理部门应充分认识新体制下干部教育培训工作的重要性和紧迫性，充分发挥干部教育培训工作在食品药品监管事业发展中的先导性、基础性、战略性作用。加强组织领导和分类指导，建立健全干部教育培训制度，完善工作机制，加大教育培训工作的投入，确保培训工作规范、有序开展。

（二）结合监管实际、创新培训内容

加强对食品药品监管干部队伍现状调研，摸清底数，结合本地区和本单位工作实际，建立以培训需求为导向的培训内容更新机制。依据《大纲》制定培训计划及实施方案，丰富培训内容、强化培训效果。

（三）狠抓大纲落实、加强培训考核

按照职责分工，认真落实培训相关任务和要求，形成各司其职、各尽其责、密切配合、齐抓共管的教育培训工作格局；加强对培训学员的考核与评估，及时总结经验，改进培训工作，不断提高培训质量与成效。

国家食品药品监督管理总局将加强对大纲执行情况的检查和评估，及时加强指导，确保《大纲》的有效实施。

附件：1. 全国食品监管人员教育培训大纲
　　　2. 全国药品监管人员教育培训大纲
　　　3. 全国保健食品监管人员教育培训大纲
　　　4. 全国化妆品监管人员教育培训大纲
　　　5. 全国医疗器械监管人员教育培训大纲
　　　6. 全国食品药品监管人员教育培训规划教材建议目录

附件1

全国食品监管人员教育培训大纲

课程1　法学基础知识与依法行政

一、教学目的

掌握社会主义法治理念的概念和内涵，掌握依法行政的内涵和基本要求，掌握法学基础知识。

二、基本内容

（一）法的概念

法的本质和特征，法的价值与作用，法的要素，法的渊源与效力，法律关系，法律解释，法治理论。

（二）社会主义法治

社会主义法治的本质、基本内容、基本要求。

（三）依法行政

行政许可法、行政处罚法、行政强制法、行政复议法、行政诉讼法、行政赔偿法等法律法规概略。

三、教学建议

（一）建议学时数

16 学时。

（二）教学形式

课堂讲授、案例分析、研究讨论、法庭观摩。

（三）考核形式

笔试或课程论文。

课程2　食品安全基础知识

一、教学目的

掌握食品安全的基本概念，掌握食品安全危害与食源性疾病等内容。

二、基本内容

（一）食品安全概述

食品安全的定义（数量安全、质量安全）；食品质量、食品卫生和食品安全三者的区别与联系；影响食品安全的关键环节，如生态环境、食品原料、食品添加剂、食品相关产品的安全，人员健康安全，场所设施安全，生产经营过程安全，食品终产品安全，食品标签标识安全；食品安全的相关科学学科介绍，如毒理学、食品卫生学、营养学、食品科学、分析化学、微生物学、免疫学、流行病学、统计学等。

（二）食品安全危害与食品安全突发事件

食品安全危害因素的分类与特征：基于自然科学的食品安全危害因素分类方法（生物性危害因素、化学性危害因素、物理性危害因素等）；基于社会科学的食品安全危害因素分类方法（人为因素、非人为因素、环境因素等）。

食品安全突发事件的定义、分类、特征和预防措施；国内外食品安全形势、方法、特点的比较。

三、教学建议

（一）建议学时数
24 学时。

（二）教学形式
课堂讲授、研究讨论、案例分析。

（三）考核形式
笔试。

课程 3　食品监管法律法规

一、教学目的

掌握我国食品安全法律、法规、规章及规范性文件；熟悉相关法律、法规、规章中涉及食品安全的条款内容；了解与食品安全有关的刑事法规、"两高"司法解释及相关部门规范性文件等。

二、基本内容

（一）法律

《中华人民共和国食品安全法》《中华人民共和国农产品质量安全法》《中华人民共和国产品质量法》《中华人民共和国突发事件应对法》《中华人民共和国国境卫生检疫法》《中华人民共和国消费者权益保护法》《中华人民共和国刑法》等。

（二）行政法规及司法解释

《国务院关于加强食品等产品安全监督管理的特别规定》《突发公共卫生事件应急条例》《乳品质量安全监督管理条例》《生猪屠宰管理条例》《农业转基因生物安全管理条例》《食盐加碘消除碘缺乏危害管理条例》等；《行政执法机关移送涉嫌犯罪案件的规定》《最高人民法院、最高人民检察院关于办理危害食品安全刑事案件适用法律若干问题的解释》《最高人民法院关于审理食品药品纠纷案件适用法律若干问题的规定》等。

（三）部门规章及规范性文件

国家食品药品监督管理总局制订及颁布的规章及规范性文件，如《食品生产许可管理办法》《食品经营许可管理办法》《食品召回管理办法》《食品安全抽样检验管理办法》《食用农产品市场销售质量安全监督管理办法》《餐饮服务食品安全操作规范》《重大活动餐饮服务食品安全监督管理规范》《关于实施餐饮服务食品安全监督量化分级管理工作的指导意见》等；国家质量监督检验检疫总局制订及颁布的规章及规范性文件，如《进出口食品安全管理办法》《进出口预包装食品标签检验监督管理规定》《进口食品进出口商备案管理规定》等；农业部制订及颁布的规章及规范性文件，如《农产品质量安全监测管理办法》《农业转基因生物标识管理办法》等；国家卫生和计划生育委员会制订及颁布的规章及规范性文件，如

《食品安全国家标准管理办法》《食品添加剂新品种管理办法》等。

三、教学建议

（一）建议学时数

32 学时。

（二）教学形式

课堂讲授、案例分析、研究讨论。

（三）考核形式

笔试或课程论文。

课程4　食品安全标准

一、教学目的

掌握我国食品安全标准的体系、结构和使用原则，掌握《中华人民共和国食品安全法》对食品安全标准的相关要求；了解标准的基本知识，食品安全标准的制定主体，制定程序。

二、基本内容

（一）标准基本知识

标准的概念与特征、作用与意义、法律效力（标准与法规的关系）、分类（按不同的分类方法分类，如按标准级别、属性、行业归类、标准性质、功能等分类）；常见的标准编号格式（国标、行标、地标、企标、强制和推荐标准等几种标准的代号，标准的顺序号，标准的年号，标准的部分编号）；标准的分类号；如何从标准的封面识别标准的信息。

（二）食品安全标准

我国食品安全标准的发展历史和现状；我国食品安全标准的特性和制定要求；食品安全标准对我国经济和社会发展的影

响；我国食品安全标准体系，与国外体系的比较；《中华人民共和国食品安全法》中有关食品安全标准的规定；监管工作中如何使用食品安全标准。

（三）我国主要的食品安全标准简介

《食品添加剂使用标准》（GB 2760）、《复配食品添加剂通则》（GB 26687）、《食品用香料通则》（GB 29938）、《食品工业用酶制剂》（GB 25594）、《食品添加剂标识通则》（GB 29924）、《食品中污染物限量》（GB 2762）、《食品中真菌毒素限量》（GB 2761）、《食品中农药最大残留限量》（GB 2763）、《食品中致病菌限量》（GB 29921）、《蒸馏酒及其配制酒》（GB 2757）、《婴儿配方食品》（GB 10765）、《巴氏杀菌乳》（GB 19645）、《食品生产通用卫生规范》（GB 14881）、《预包装食品标签通则》（GB 7718）、《预包装食品营养标签通则》（GB 28050）、《预包装特殊膳食用食品标签》（GB 13432）、《食物中毒诊断标准及技术处理总则》（GB 14938）、《食（饮）具消毒卫生标准》（GB 14934）。

三、教学建议

（一）建议学时数

24 学时。

（二）教学形式

课堂讲授、研究讨论、案例教学。

（三）考核形式

笔试或工作报告。

课程 5　食品生产监管

一、教学目的

掌握食品生产企业基本条件，掌握食品生产企业行政许可、食品生产监督管理、食品添加剂生产使用监督管理等知识。

二、基本内容

（一）食品生产

食品生产的概念及特征；食品生产的性质及地位；问题及分析。

（二）食品生产监管综述

食品生产监管的性质和意义；法律法规依据；食品生产监管制度概述；食品添加剂生产使用监管概述。

（三）食品生产许可管理

食品生产许可程序；食品生产许可审查规范；食品生产许可文书及许可证件制作及管理。

（四）监督检查制度

监督检查的目的和依据；监督检查的主要内容；监督检查的方式。

（五）标签标识监管

标签标识监管的目的和依据；标签标识监管的主要内容；标签标识监管的方式。

（六）食品召回

召回的目的和依据；召回的主要内容；召回的实施。

（七）特殊食品的监管

保健食品监管；婴幼儿配方乳粉监管；特殊医学用途食品监管。

（八）食品生产者信用档案建立

建立的依据和意义；信用档案的内容；信用档案的运用。

（九）食品生产监管制度创新

分级分类监管制度；审计制度；食品生产检查员制度；食品生产质量安全追溯制度；食品质量安全授权制度。

三、教学建议

（一）建议学时数
30 学时。

（二）教学形式
课堂讲授、研究讨论、案例教学、现场教学。

（三）考核形式
笔试、现场考核或工作报告。

课程6 食品经营监管

一、教学目的

掌握食品经营行政许可相关知识和工作内容，掌握食品经营食品安全监管内容和要求（含餐饮服务、食品销售），掌握食品仓储与物流技术；了解食品安全认证体系和常用管理方法。

二、基本内容

（一）食品经营许可

《食品经营许可管理办法》。食品经营许可改革、许可原则、发证机关、许可条件、许可流程。

《食品经营许可审查通则（试行）》。食品经营许可主体业态、经营项目，从事各食品经营项目的许可条件。

食品经营许可相关文书。食品经营许可证格式、食品经营许可证编号规则、各类文书（申请文书、通知文书等）。

（二）食品经营安全监管

餐饮服务类食品安全监管，涉及如下内容：《餐饮服务食品安全监督管理办法》和《餐饮服务食品安全操作规范》明确的监督内容和监督检查要点，餐饮服务基本要求、食品安全突发事件处置、餐饮服务监督管理、法律责任；开展餐饮服务食品安全监督量化分级管理的指导思想、实施原则、主要内容及工作要求；重大活动餐饮服务食品安全保障的概念、适用范围、法律依据、监督管理目标、原则，任务分类分级、组织领导、职责分工，工作预案、工作程序、主要内容，突发事件防范与应急处置。

食品销售安全监管，涉及如下内容：《食品生产经营日常监督检查管理办法》以及食品销售者日常监督检查要点中明确的食品销售经营监管内容和监督检查要点，食品采购、运输、验收、贮存、包装、标签标注、销售过程温度控制等食品安全要求，监督管理、法律责任。

（三）食品仓储与物流技术

食品（食用农产品）常用贮存、保鲜技术，食品（食用农产品）运输及冷链运输管理，冷库（冻库）管理技术。

（四）食品安全认证体系和常用管理方法

食品安全认证体系：ISO 9000 系列认证，食品安全管理体系（ISO 22000）认证，HACCP 管理体系，无公害农产品认证，绿色食品认证，有机食品认证等。常用管理方法：5S 管理法、6T 管理法等。

三、教学建议

（一）建议学时数

40 学时。

（二）教学形式

课堂讲授、研究讨论、案例教学、现场教学。

（三）考核形式

现场考核、工作报告、学习心得、研究报告。

课程7　食用农产品经营监管

一、教学目的

掌握食用农产品基本知识，掌握食用农产品监管内容和要求，掌握食用农产品快检相关内容，掌握食用农产品追溯体系相关要求；熟悉农业投入品管理和使用的基础知识。

二、基本内容

（一）食用农产品的基础知识

食用农产品的定义、种类及特点。

（二）农业投入品的管理和使用

农业投入品的定义和范围，《农药管理条例》《兽药管理条例》及实施办法、使用规范和准则、禁用和限制使用名单；饲料、饲料添加剂的管理和使用，批准使用名单。

（三）食用农产品中保鲜剂、防腐剂、添加剂的使用和管理

食用农产品贮运、销售等环节涉及的保鲜剂、防腐剂、添加剂等的使用和管理规定。

（四）食用农产品销售者要求

销售者主体范围，食用农产品的准出与准入，禁止销售食用农产品范围，进货查验，标签标识，存储运输（包括委托第三方存储运输），包装，食用农产品存在安全隐患时停止销售、召回、补救、销毁、告知等。

（五）市场开办者要求

市场开办者主体范围，市场开办者管理职责，检验检测人员和设施设备配备，抽样检验，安全信息公示，不合格食用农

产品的处理。

（六）食用农产品快检

快检的方法、流程、结果的处置，食用农产品监管常见的风险隐患。

（七）食用农产品质量安全追溯体系

食用农产品质量安全追溯体系信息平台；行政监督系统；经营企业管理系统；公众服务查询系统；试点品种质量追溯。

（八）几种特殊的食用农产品监管

果蔬：产地证明，三品一标认证报告，入市质量安全抽检，常见的农残、药残品种，进货查验，标签标识，问题产品停止销售、召回、补救、销毁、告知等。

生鲜肉：入场检查［定点屠宰场（厂）所屠宰的畜禽检疫、肉品品质检验证明］，进货查验，标签标识，销售陈列条件，贮存运输条件，问题产品停止销售、召回、补救、销毁、告知等。

水产品：入场产地证明查验，入市抽检，进货查验，销售陈列条件，贮存运输条件，常见的违禁添加物，问题产品停止销售、召回、补救、销毁、告知等。

三、教学建议

（一）建议学时数

20学时。

（二）教学形式

课堂讲授、研究讨论、案例教学、现场教学。

（三）考核形式

现场考核或工作报告。

课程 8　食品安全风险管理与突发事件应急管理

一、教学目的

掌握食品安全风险管理、食品安全应急处置的基础理论，掌握食品安全风险管理、应急管理等工作内容。

二、基本内容

（一）食品安全风险管理概述

食品安全风险的定义与分类，自然风险与人为风险，原发风险与继发风险，技术风险与道德风险，生物风险、化学风险与物理风险；食品安全风险成因分析，如技术风险、人为风险、自然风险、管理风险等；食品安全风险分析理论概述，如风险评估、风险管理、风险交流的概念、目的、工作原则、主客体职责，工作体系、工作机制、工作内容等；初步风险管理活动，风险管理方案的确定与选取，管理措施的实施，监控与评估。

（二）生产经营过程风险管理

食品安全性控制与人类食物链的关系（自然链、加工链）；食品安全性控制措施与技术（各类已成熟的控制技术）；基于食品链的风险管理体系，食品质量安全管理体系及其相互关系（GMP/SSOP/HACCP/ISO）；食品质量安全认证（绿色食品、有机食品、无公害食品、HACCP/GMP/ISO/SSOP）；食品安全防护。

（三）食品安全风险预警

食品安全风险预警概念、工作内容、主要做法，食品安全舆情监测的目的、意义、工作内容、主要方式；食品安全风险信息收集、统计分析、信息发布、主要预警形式；国外食品安全风险交流、舆情监测、风险预警主要做法。

（四）食品安全应急管理

食品安全应急管理、食品安全突发事件、食物中毒、食品污染概念与区别；食品安全应急管理工作的意义，应急管理体系，应急管理目标，应急管理原则，应急响应措施；食品安全应急演练（目的、类型、方案、脚本设计、组织实施及质量评估等）；食品安全突发事件应急预案概述（作用、程序、结构与内容、编制原则等），食品安全突发事件应急响应的组织指挥体系、处置原则、工作程序、参与主体及各自工作职责，食品安全突发事件调查处理（接报、报告程序和时限，调查处理的目的、原则、主要工作内容，突发事件处理行政控制措施、主要处置措施，证据收集，突发事件责任的调查、认定、处理建议，突发事件调查报告、总结、信息发布等）。

（五）重大活动与重大自然灾害等食品安全应急管理

重大活动与重大自然灾害等食品安全应急管理的目标、原则；重大活动与重大自然灾害等食品安全突发事件的防范，应急预案要点；重大活动与重大自然灾害等食品安全应急演练的组织与实施。

三、教学建议

（一）建议学时数

24 学时。

（二）教学形式

课堂讲授、研究讨论、案例教学、现场教学。

（三）考核形式

现场考核或工作报告。

课程9　食品安全稽查

一、教学目的

掌握食品安全违法案件行政处罚程序和文书书写，掌握食品安全违法案件调查取证技巧和行政证据基本规则，掌握食品安全违法案件信息公开相关规定，掌握食品安全行政执法和刑事司法衔接相关规定，掌握食品安全相关犯罪和司法解释。

二、基本内容

（一）食品安全相关犯罪

《中华人民共和国刑法》的概念、特征、任务、基本原则和适用范围，犯罪、刑事责任和犯罪构成，食品安全相关犯罪的罪名、构成和立案标准，食品安全相关犯罪的司法解释，涉嫌食品犯罪案件移送和行刑衔接的相关规定。

（二）行政处罚

食品行政处罚程序和行政处罚文书的种类、作用、制作要求和书写规范，行政处罚案卷的立卷归档。

（三）食品行政处罚信息公开

食品行政处罚信息公开职责，主动公开信息内容，信息公开的审查，信息公开的时限，信息公开的渠道，信息公开的考评，信息公开的责任。

（四）证据的收集与固定

行政处罚与行政诉讼证据规则，证据的种类，证据的要求，证据的收集与固定，证据的审查，证据的认定。

（五）食品安全审计

食品安全审计制度，食品安全审计的特征，食品安全审计的职责和工作方式，食品安全审计的程序、方法和主要内容。

（六）行政强制、行政复议与行政诉讼

行政强制措施的种类、实施程序、强制执行程序和责任，行政复议的范围、申请、受理、决定和责任，行政诉讼的受案范围、诉讼参加人、证据、起诉受理、审理判决及监督。

三、教学建议

（一）建议学时数

20 学时。

（二）教学形式

课堂讲授、案例分析、法庭观摩。

（三）考核形式

笔试、模拟办案考评、案例分析报告。

课程 10　食品安全抽样检验

一、教学目的

掌握抽检计划制定与实施，掌握不合格和问题产品核查处置，掌握食品安全抽样检验（以下简称抽检）信息公布以及信息系统的运用；了解抽检在食品安全科学监管中的地位和作用，了解抽检工作的总体要求和重要部署。

二、基本内容

（一）抽检工作地位和作用

法律法规的要求：《中华人民共和国食品安全法》中关于食品检验、检验机构管理、监督管理、信息公布的规定；食品安全监督抽检和监测管理办法、问题样品报告和核查处置规定、承检机构管理规定、样品采集技术、核查处置、信息报送、信息公布等要求。

抽检工作部署和要求：以问题为导向的指导思想，以监督抽检为主的工作模式，坚持"四个统一"的工作原则和"六个一工程"的工作抓手；抽检工作定位，"四有两责"等要求。

（二）抽检计划制定与实施

制定抽检计划：计划制定的思路，包括重点品种、重点企业、重点项目和重点区域的要求；制定的依据，包括食品安全日常监管、舆情监测、国内外食品安全问题及相关动态、投诉举报等情况；制定方法，包括制定方式、过程等。国家、省、市、县四级工作分工；抽样频次和地点，包括四级工作部门不同的要求；抽检计划执行进度和质量的督促检查，年度计划的调整。

规范抽样和检验行为：食品安全检验机构管理，包括检验机构的设置要求、资质许可、标识要求、日常监管要求等；抽样检验工作规范，抽样人员资质、抽样文书、抽样设备、抽样方法、样品储运交接要求、时限要求等；各类食品抽样检验实施细则、检验技术规范、检验报告、时限要求等承检机构工作规定等；抽样检验质量控制和管理考核相关规定。

异议、复核、处理、答复：生产经营者的权利与义务；异议的分类；复检的工作程序；复检机构的随机确定；复检的监督管理。

（三）不合格（问题）产品的核查处置

核查处置的法律依据：《中华人民共和国食品安全法》相关规定；《食品安全抽样检验管理办法》《食品召回管理办法》等规章；《食品药品监管总局关于做好食品安全抽检及信息发布工作的意见》等文件。

核查处置工作流程：启动核查处置、控制食品风险、排查整改与复查、立案查处、信息报送等。

核查处置的工作要求：建立职责明确的核查处置工作机制；抽检不合格产品处置与监测问题产品处置不同要求；限时处置的条件；食品生产经营者在申请复检期间和异议期间的产品控制措施；问题原因排查、整改、复查的要求；行政处罚程序和相关文书的规范性要求等。

（四）抽检信息公布

抽检信息公布法律依据：《中华人民共和国食品安全法》相关规定、《中华人民共和国政府信息公开条例》《国务院关于加强食品安全工作的决定》《食品安全抽样检验管理办法》《食品药品监管总局关于做好食品安全抽检及信息发布工作的意见》等文件。

抽检信息公布的原则和要求：包括公布的原则、内容、频次、形式以及四级机构的公布分工；重大信息、跨地区信息公布的程序和要求。

抽检信息汇总分析：月度、季度、年度常规阶段性汇总分析；专题分析；汇总分析工作机制；报表和报送程序。

（五）抽检信息系统

抽检信息系统的总体情况：系统建设背景和意义；总体思路；预期目标；目前建设的进展情况，包括四大模块和五个基础数据库；系统安装要求、用户权限、平台登录。

样品采集模块：技术路线和功能；不同工作层面的计划部署、任务下达、任务查看、样品采集、GPS 信息留存等环节如何操作；手持终端的操作和计算机系统的填报。

数据报送模块：基本功能；抽检数据的上传、接样数据的核对、不合格样品拒收与接受；检验机构检测报告的传输等。

核查处置模块：基本功能；核查处置安排、核查处置办理、核查处置情况填报、核查处置审核等基本操作要领。

数据统计分析模块：基本功能；按照品种类别、抽样信息、企业信息、产品信息、检验机构、检验项目、异议处理、核查处置等维度进行分析统计。

三、教学建议

（一）建议学时数

20 学时。

（二）教学形式

课堂讲授、研究讨论、案例教学。

（三）考核形式

笔试。

课程 11　综合素质专题

一、教学目的

熟悉与食品安全监管工作相关联领域的动态，如科学监管理念、道德修养、廉政执法、国内外食品安全发展趋势、食品安全监管等。

二、基本内容

（一）新形势、新任务下食品药品监管人员的使命与担当；

（二）职业道德与廉政建设；

（三）科学监管理念与监管文化；

（四）信息技术在食品安全监管中的应用；

（五）执法礼仪和团队协作建设与创新；

（六）食品安全追溯体系、信用监管体系建设；

（七）食品安全形势与任务；

（八）食品安全舆情应对；

（九）国外食品安全监管现状、发展趋势；

（十）我国食品安全监管的难点、热点及发展趋势；

（十一）食品行业发展现状及趋势；

（十二）机构设置、人员装备配备；

（十三）食品安全监管失职、渎职风险防范；

（十四）食品安全专项整治活动情况介绍；

（十五）发达国家食品安全检查员制度及工作情况；

（十六）责任约谈食品生产经营企业的程序、注意事项；

（十七）食品安全日常监督管理信息公布。

三、教学建议

（一）建议学时数

20 学时。

（二）教学形式

专题讲座、交流研讨。

（三）考核形式

学习心得或研究报告等。

表 1　2016—2020 年全国食品监管人员教育培训大纲课程目录

知识分类	课程名称
基础知识	课程 1 法学基础知识与依法行政
	课程 2 食品安全基础知识
法律法规	课程 3 食品监管法律法规
监管实务	课程 4 食品安全标准
	课程 5 食品生产监管
	课程 6 食品经营监管
	课程 7 食用农产品经营监管
	课程 8 食品安全风险管理与突发事件应急管理
	课程 9 食品安全稽查
	课程 10 食品安全抽样检验
综合素质	课程 11 综合素质专题

表 2 2016–2020 年全国食品监管人员教育培训大纲课程组合模块表

	行政监管		技术监督		综合管理	
	课程	学时	课程	学时	课程	学时
国家局	课程 3、课程 11	A	课程 3–4、课程 10–11	A	课程 11	A
	课程 1–2、课程 4–10	B	课程 1–2、课程 5–9	B	课程 1–10	B
省局	课程 3–11	A	课程 3–4、课程 10–11	A	课程 11	A
	课程 1–2	B	课程 1–2、课程 5–9	B	课程 1–10	B
市局	课程 3–10	A	课程 3–4、课程 10	A	课程 11	A
	课程 1–2、课程 11	B	课程 1–2、课程 5–9、课程 11	B	课程 1–10	B
县局及以下	课程 3–10	A	课程 3–4、课程 10	A	课程 11	A
	课程 1–2、课程 11	B	课程 1–2、课程 5–9、课程 11	B	课程 1–10	B

注：1. 由于各地区监管特点、重点不同，因此课程性质由各地自主确定为必修或者选修。（以下同）

注：2. 根据学员的工作性质、专业背景，分为 A（专业程度）和 B（普及程度）两个程度。（以下同）

全国药品监管人员教育培训大纲

课程1 法学基础知识与依法行政

一、教学目的

掌握社会主义法治理念的概念和内涵，掌握依法行政的内涵和基本要求，掌握法学基础知识。

二、基本内容

（一）法的概念

法的本质和特征，法的价值与作用，法的要素，法的渊源与效力，法律关系，法律解释，法治理论。

（二）社会主义法治

社会主义法治的本质、基本内容、基本要求。

（三）依法行政

行政许可法、行政处罚法、行政强制法、行政复议法、行政诉讼法、行政赔偿法等法律法规概略。

三、教学建议

（一）建议学时数

16学时。

（二）教学形式

课堂讲授、案例分析、研究讨论、法庭观摩。

笔试或课程论文。

课程2 药学基础知识

一、教学目的

掌握药剂学的基本理论，掌握药物分类及常用药物的药理作用、作用机制、药代动力学特点、临床应用、不良反应、禁忌症以及合理用药的原则等相关的药理学基础知识，掌握药品质量标准基本知识；熟悉原料药、辅料及制剂的主要剂型的工艺技术及质量要求，熟悉药物分析的基本技能；了解常用原料药与制药设备及发展动态。

二、基本内容

（一）药剂学

药物剂型概论；药物制剂的基本理论；药物制剂的新技术与新剂型。

（二）药理学

药物效应动力学知识；药物代谢动力学知识；外周神经系统药理学知识；中枢神经药理学知识；心血管系统药物对心脏和血管作用的特点、作用机制和临床如何用药；内分泌系统及其他系统药物的药理作用、用途和应用时注意的问题；作用于病原微生物、抗寄生虫和抗肿瘤药物的作用特点、机制和耐药性等。

（三）药物分析

药品质量标准的制定；药品质量控制的方法与技术，药物杂质检查的基本规律和方法；常用八大类药物的分析方法，药物制剂、生物药物和基因工程药物分析及药物现代分析新方法和新技术，体内药物分析的基本概念与方法。

（四）仪器分析

分离技术，光谱分析技术，色谱分析技术，药物分析中常用的电化学分析方法，各种新仪器在药物分析过程中的使用，图谱分析。

三、教学建议

（一）建议学时数

20 学时。

（二）教学形式

课堂讲授与自学相结合、案例、专题讲座、参观学习、交流研讨。

（三）考核形式

笔试或实验操作考核。

课程 3　中药学基础知识

一、教学目的

熟悉中药药性、中药鉴定、中药炮制、中药药剂的相关知识；了解中药药理、中药化学等的相关知识。

二、基本内容

（一）中药药性理论

四气、五味、升降浮沉、归经、毒性。

（二）中药鉴定

中药鉴定的技术与方法，中药的质量标准，常用中药商品的鉴别特点及案例分析。

（三）中药炮制

中药炮制的基本方法，中药炮制与临床疗效，中药炮制增效减毒的途径，中药饮片质量现状与分析，中药炮制技术的保密与发展。

（四）中药化学

中药化学成分的主要类型，中药化学成分提取分离方法，中药有效成分研究热点。

（五）中药药剂

中药制剂卫生与前处理，中药制剂的稳定性，制备工艺及质量要求，中药调剂，中药常用制剂设备，新药研制。

（六）中药药理

中药药性理论的现代研究，影响中药药理作用的因素，中药新药药效及安全性评价指导原则等。

（七）中药制剂分析

中药制剂分析概述，取样及供试品的制备，中药制剂的鉴别、检查、含量测定及指纹图谱研究，中药制剂质量标准的制定。

（八）临床中药学

临床中药学概述，解表药、清热药、泻下药、祛风湿药、芳香化湿药、利水渗湿药、温里药、理气药、消食药、止血药、活血化瘀药、化痰止咳平喘药、安神药、平肝熄风药、开窍药、补虚药、收涩药、驱虫药、外用药的功效与主治。

三、教学建议

（一）建议学时数

20学时。

（二）教学形式

课堂讲授与自学相结合、案例、专题讲座、参观学习、交流研讨。

（三）考核形式

笔试或实验操作考核。

课程4　医学基础知识

一、教学目的

熟悉与药品监管密切相关的医学基础知识；了解医学与药学、人体机能与合理用药的关系，了解生理学、病理学基础知识及各系统常见疾病。

二、基本内容

（一）绪论

医学与药学的关系；人体机能与合理用药。

（二）生理学概述

细胞生理；血液生理；血液循环；呼吸生理；消化和吸收；能量代谢和体温；尿的生成与排出；神经与内分泌生理。

（三）病理学概述

细胞和组织的适应、损伤和修复；炎症；肿瘤概述；各系统疾病概述。

（四）中医学概述

中医基础知识，藏象学说，八纲辨证，方剂学基础知识，中药配伍基础知识。

（五）各系统概述及其常见疾病

内科各系统解剖生理及其常见疾病的临床表现及治疗原则。

（六）其他

公共医学，免疫学，传染病学，慢性病学，医学微生物学，病毒学相关知识。

三、教学建议

（一）建议学时数

20学时。

（二）教学形式

专题讲座与自学相结合、实验教学、病例讨论。

（三）考核形式

笔试。

课程5 药品监管法律法规

一、教学目的

掌握我国药品监管的法律法规体系，掌握《中华人民共和国药品管理法》等重要的药品监管法律法规；熟悉药物研究、药品注册、进口、生产、流通、使用各环节监管的法律法规；了解与药品监管相关的其他法律法规。

二、基本内容

（一）我国药品监管的法律法规体系

我国药品监管的法律、行政法规、部门规章和规范性文件的框架体系、相互关系及其法律效力等。

（二）药品管理基本法律法规

《中华人民共和国药品管理法》《中华人民共和国药品管理法实施条例》《国务院关于加强食品等产品安全监督管理的特别规定》《麻醉药品和精神药品管理条例》《疫苗流通和预防接种管理条例》《反兴奋剂条例》《易制毒化学品管理条例》。

（三）药品各环节监管法律法规

药物研究、药品生产、流通、使用各环节法规、部门规章和规范性文件概述（包括特殊管理药品、血液制品、生物制品、中药的管理，以及药品注册、药品进出口、药品分类管理、药品价格和广告、药品不良反应监测、执业药师管理等）。

（四）相关法律法规

与药品管理相关的法律法规，如《中华人民共和国行政许可法》《中华人民共和国行政强制法》《中华人民共和国行政复议法》《中华人民共和国行政处罚法》《中华人民共和国行政诉讼法》《中华人民共和国刑法》《中华人民共和国民法通则》《中华人民共和国标准化法》《中华人民共和国环境保护法》《中华人民共和国产品质量法》《中华人民共和国进出口商品检验法》《中华人民共和国广告法》《中华人民共和国商标法》《中华人民共和国计量法》等法律、法规、部门规章和规范性文件的概述及其与药品监管法律法规体系的相互关系。

三、教学建议

（一）建议学时数
32 学时。

（二）教学形式
课堂讲授、案例分析、课堂讨论、专题讲座、参观学习、交流研讨。

（三）考核形式
笔试或课程论文。

课程6　药物研究与药品注册监管

一、教学目的

掌握新药研究程序，掌握《药物非临床研究质量管理规范》（Good Laboratory Practice，GLP）、《药物临床试验质量管理规范》（Good Clinical Practice，GCP）的适用范围和监管要点，掌握新药、进口药品、仿制药的申请与审批管理及相关批件管理，掌握药品注册标准的管理，掌握药品注册分类管理规定；熟悉药物经济学的基本原理和评价方法，熟悉我国药品批准文号和药品注册证号的有关规定，熟悉 GLP 认证程序及 GCP 认定程序；了解药物研究技术指导原则。

二、基本内容

（一）药物研究监管

新药研究概述，药物研究技术指导原则；GLP、GCP 的适用范围及监管要点，GLP 认证程序和 GCP 认定程序、认证及认定后监督检查工作要点及其注意事项。

（二）药品注册监管

药品研制现场核查要点，药品临床试验数据核查要点，技术转让药品的核查要点，药品注册工艺核查要点，药品注册分类；新药申请的受理与审批及新药技术转让的程序，新药监测期的管理要点；进口药品、仿制药、非处方药以及药品补充申请的受理与审批，复审与药品再注册的程序和管理，药品注册检验与药品注册标准和说明书的管理；我国药品批准文号与药品注册证号的管理及其实践中的注意事项；药品注册分类管理规定、实施过程中的常见问题及其监管要点，主要违法行为及相应法律责任；药品上市后再评价。

（三）药物经济学方法

药物经济学的基本概念；药品的需求和供给；药物经济学评价步骤、评价方法及评价指标；成本测算的内容及方法。

三、教学建议

（一）建议学时数

16 学时。

（二）教学形式

课堂讲授、实践教学、案例教学、专题讲座、参观学习、交流研讨。

现场考察、工作报告。

课程7　药品生产监管

一、教学目的

掌握《药品生产质量管理规范》（Good Manufacturing Practice，GMP）认证、认证后监管、现场检查等监管要点，掌握医疗机构制剂配制的监管要点，掌握药用辅料标准及相关规定；熟悉药品生产工艺流程、质量控制的关键环节和检验方法，熟悉中药材种植、中药饮片加工过程及其质量控制的关键环节和检验方法；了解影响中药材质量的因素。

二、基本内容

（一）药品生产过程的监管

国内外药品生产企业实施 GMP 现状及其发展趋势，药品生产企业开办审批制度，药品生产企业的质量管理和认证制度；GMP 实施过程中常见问题及监管要点，药品生产工艺流程、质量控制的关键环节和检验方法，药品生产企业（尤其是无菌药品生产企业）GMP 监督检查的常见问题及监管要点；药品生产企业跟踪检查；药品生产企业质量受权人制度；已有国家标准的中药提取物的备案管理；飞行检查的程序及要点；药品委托生产的监管；中药提取物的管理。

（二）药品生产过程中的违法行为及其处罚

药品生产过程中违法行为的表现形式，认定、查处和处罚。

（三）医疗机构制剂监管

医疗机构制剂室设立的条件和许可、《医疗机构制剂许可证》管理、"医院"类别医疗机构中药制剂委托配制管理等的监管要点与监督检查程序及法律责任等；医疗机构制剂的申报和审批、调剂和使用、补充申请与再注册的监管程序和要点等。

（四）药用辅料监管

药用辅料的概念；药用辅料技术标准规范、药用辅料的质量指标与检测标准、药用辅料技术要求与使用；《药用辅料生产质量管理规范》；药用辅料注册申报资料要求；易引起严重不良反应的药用辅料品种等。

（五）其他

药品召回、药品追溯系统建设的有关规定和介绍。

三、教学建议

（一）建议学时数

32 学时。

（二）教学形式

进厂实践、专题讲座、课堂讲授、案例教学、参观学习、交流研讨。

（三）考核形式

现场考察、工作报告。

课程8　药品流通监管

一、教学目的

掌握《药品流通监督管理办法》《药品经营许可证管理办法》的有关规定，掌握《药品经营质量管理规范》（Good Supply Practice，GSP）及 GSP 认证、认证后监督检查等工作要点和程序；熟悉药品流通过程影响药品质量的主要环节和检查方法，熟悉《互联网药品信息服务管理办法》的相关知识；了解医药物流基本知识。

二、基本内容

（一）药品流通过程中的监管

药品流通过程监管的有关规定、GSP 实施过程中的常见问题及监管要点，GSP 认证，认证后监督检查的工作要点；《药品经营许可证》监督管理及药品采购、储运、养护等过程的监督管理制度、《互联网药品信息服务管理办法》的相关知识、执业药师配备、注册、监管等相关制度规定及其监管要点；《药品进口管理办法》。

（二）药品流通的监督执法程序与违法查处

药品流通行政责任主体与行政责任类型，药品流通行政责任的归责原则，行政不作为处罚标准，药品流通监管行政处罚及其一般程序。

（三）我国医药物流现状及发展

医药物流与医疗供应链发展，药品市场的组成和特点，流通过程中的药品分类管理，医药市场分析、药品连锁经营与流通管理策略。

（四）其他

第三方承接储存运输企业的检查要点；对药品经营批发、零售、连锁企业的监管要点；经营企业财务管理检查要点。

三、教学建议

（一）建议学时数

16 学时。

（二）教学形式

实践教学、课堂讲授、专题讲座、案例教学、参观学习。

（三）考核形式

现场考察、工作报告。

课程 9　药品使用监管

一、教学目的

掌握药品使用单位在药品购进、储存、调配环节的质量管理要求及监管要点；熟悉《医疗机构药品质量监督管理办法》的监管要点；了解药物临床应用管理的相关内容。

二、基本内容

（一）药品使用监管

药品使用单位机构与人员配备的基本要求，药品采购与验收的监管环节，存储环节影响药品质量的主要因素及药品保管、养护的要求、药品调配的监管要点，使用环节的主要违法行为及其处罚等；使用环节药品分类管理的主要规定及其监管要点。

（二）药物临床应用管理

临床药学工作主要内容，临床药学管理，药学服务等。

三、教学建议

（一）建议学时数

16 学时。

（二）教学形式

课堂讲授、实践教学、专题讲座、案例教学、参观学习。

（三）考核形式

现场考察、工作报告。

课程 10　特殊药品和生物制品、血液制品监管

一、教学目的

掌握麻醉药品、精神药品、医疗用毒性药品、放射性药品

等管理的主要法规、规章和监管要点；熟悉生物制品、血液制品管理过程中的主要问题及其监管要点。

二、基本内容

（一）特殊药品的监管

麻醉药品、精神药品、医疗用毒性药品、放射性药品等特殊药品（包括药品类易制毒化学品和兴奋剂）的品种范围、研制、生产、流通、运输管理的相关规定，常见问题及其监管要点，主要违法行为及相应法律责任；特殊药品流入非法渠道可能制成毒品种类、危害、监管要点；自愿戒毒门诊大容量美沙酮口服溶液管理（申报程序、管理要点、部门职能）。

（二）生物制品的监管

生物制品在研制、生产、流通、使用、运输管理等过程中的相关规定，常见问题及其监管要点，主要违法行为及相应法律责任。

（三）血液制品的监管

血液制品在研制、生产、流通、使用、运输管理等过程中的相关规定，常见问题及其监管要点，主要违法行为及相应法律责任。

三、教学建议

（一）建议学时数
16 学时。

（二）教学形式
课堂讲授、专题讲座、案例教学、情景模拟。

（三）考核形式
笔试或课程论文。

课程11　药品不良反应监测与监管

一、教学目的

掌握药品不良反应监测和药品上市后再评价的相关法规、基本制度，掌握药品不良反应报告和监测的管理、评价方法；熟悉药品不良反应的基本知识；了解国际上药品安全性监管的现状与发展等。

二、基本内容

（一）药品不良反应的基本知识

药品不良反应/事件的相关概念；药品不良反应的分类及临床表现、产生原因、机制；药源性疾病，常用药物的不良反应，特殊人群的安全用药，药物滥用，药物警戒。

（二）药品不良反应的监测与管理

药品不良反应监测机构及职能；药品不良反应的相关法律责任；药品不良反应监测体系运作程序和要求，药品不良反应的报告制度，药品不良反应报告的因果关系评价，风险信号提取与药品不良反应干预措施；药品上市后再评价，药品不良反应的应急与预警，药品召回管理等。药品生产、经营企业和医疗卫生机构在药品不良反应报告和监测中的责任和义务，规章制度，药品不良反应报告工作模式。

（三）药品不良反应监测信息技术

药品不良反应资料的电子呈报，药品不良反应的计算机监测和评价，药品不良反应的信息检索与应用，国家药品不良反应监测信息网。

（四）药品风险管理及药物警戒

药品风险管理的概念、原则、过程及研究方法，药品整个生命周期中实施风险管理的目标和意义，风险管理预案与干预措施。美国、欧盟药物警戒介绍。药物流行病学基本概念、资料的收集与利用、研究方法、研究资料的分析与评价等。

三、教学建议

（一）建议学时数

16 学时。

（二）教学形式

课堂讲授、专题讲座、案例分析、情景模拟、小组讨论、参观学习、交流研讨。

（三）考核形式

笔试或课程论文。

课程 12　药包材、说明书、标签和广告监管

一、教学目的

熟悉药包材的基本知识、药包材的技术标准和政策法规，熟悉药品说明书及标签的编写和管理的规定，熟悉药品广告的监管方法；了解药品包装技术的新发展、国外药包材管理相关法规及规定。

二、基本内容

（一）药包材

药包材的概念、分类和作用，药包材的性能要求、选择原则，药包材的技术要求，药品包装标准，药品包装技术的新发展，国外药包材管理相关法规及规定等。

（二）药品说明书和标签

药品说明书及标签的编写格式，药品说明书和标签管理的相关规定，非处方药专有标识管理规定。

（三）药品广告监督管理

《药品广告审查办法》对药品广告的审查、发布、监测管理规定，药品广告违法行为的法律责任、行政处罚。

三、教学建议

（一）建议学时数

16学时。

（二）教学形式

课堂讲授、专题讲座、案例分析、交流研讨。

（三）考核形式

笔试或课程论文。

课程13 药品行政管理技能

一、教学目的

掌握药品执法文书的书写，掌握药品监管信息化相关软件的使用，提高依法监管的能力和效率，掌握药品监管行政处罚的基本概念、内容、原则和基本程序，掌握药品突发事件处理和公共应急管理方面的基本知识，提高应对药品突发事件的能力，掌握药品抽验管理技能，增强对药品质量分析和鉴别能力，掌握行政应诉的程序和技巧；熟悉现场检查和调查技巧；了解行政执法与刑事犯罪调查的衔接。

二、基本内容

（一）药品监管执法文书

药品监管执法文书的概念、特点、种类和作用，制作的基本原则、要求；药品监管行政处罚文书的种类和作用、制作原则、要求和书写规范、行政处罚的程序与执行；药品监管行政许可文书的种类和作用、制作原则、要求和书写规范；药品监管行政复议文书的种类和作用、制作原则、要求和书写规范、立卷归档以及行政复议的工作程序。

（二）药品监管信息化

我国药品监管信息化建设现状和存在的问题；药品监管信息化重点工程"3511"的内容；药品监管信息化软件的使用、维护管理；药品抽验管理信息系统等。

（三）药品监管行政处罚

药品监管行政处罚的法律依据、基本原则、种类、管辖、证据；药品监管行政处罚的主观要件，一事不再罚原则的使用，药品监管行政处罚中的自由裁量，药品违法行为的免除、减轻、从轻、从重处罚；药品监管行政处罚的追诉时效，裁决期限取消后如何规范期限，行政强制措施及其处理期限；药品监管行政处罚的一般、简易、听证和执行程序。

（四）药品突发事件和公共应急管理

药品突发事件和公共应急管理的基本知识、原则和方法；国家应急管理法规规章，药品安全事故的监测，预警和报告，药品安全突发事件应急响应等；媒体沟通与舆论引导。

（五）药品抽验管理技能

药品质量监督抽验管理相关政策法规；药品抽样检查管理与实施要点，药品质量检验分析方法与操作规范，监督抽验的工作程序、步骤要求，抽样凭证的规范填写、抽样签封、样品运输储存等具体要求。

（六）物证技术

物证鉴定中的基本概念；同一认定、种属认定理论；基本技术，如：光谱、色谱、质谱、显微、电泳等；常见痕迹物证、文书物证、化学物证、生物物证、音像物证中相应发现、提取、检验、鉴定等实用技术。

（七）许可证管理

许可证发放、效期、变更、注销、注册等方面管理规定及其行政审批程序。

（八）其他技能

行政应诉的程序、注意事项，行政执法与刑事犯罪调查衔接，现场检查及调查技巧等。

三、教学建议

（一）建议学时数

56 学时。

（二）教学形式

课堂讲授、专题讲座、案例教学、情景模拟、交流研讨。

（三）考核形式

笔试或情景模拟考试。

课程 14　药品检验技术

一、教学目的

掌握药品检验检测和分析鉴定技术的基本理论、基本方法和基本技能，掌握假药、劣药识别的基本方法；熟悉假药、劣药性状和鉴别要点，熟悉药品标准的内容，熟悉药品检验的操作规范，熟悉药品快速检验的方法、药品检测车的功能及其使用方法。

二、基本内容

（一）药品标准

制定药品标准的原则、药品标准的起草要求、药品标准编写体例、国家药品标准体系、药典凡例和通则。

（二）药品检验与检测技术

药品抽检的基本程序和执法要点；药品检验工作规章制度与管理措施，实验室安全，药品、药材检验检测规范，药品质量检验、鉴定技术与操作规范；化学药品、中药（包括中药材、中药饮片、中成药）、生物制品检验方法；药品检验与检测技术的发展趋势；药品检测车的功能、药品检测车检测技术、车载仪器设备的使用和注意事项、药品检测车的管理和使用；药品检验检测管理信息系统、化学药品快速鉴别系统、中药快速鉴别系统、近红外快速鉴别系统；药品检验报告的书写。

（三）假劣药品识别

药品外观鉴别方法；药品薄层色谱鉴别法；药物及其制剂的基础测试；单用中药材、中药饮片的性状鉴别等。

三、教学建议

（一）建议学时数

40 学时。

（二）教学形式

课堂讲授、专题讲座、实践操作、交流研讨、参观学习。

（三）考核形式

笔试或实验操作考核。

课程15　药品稽查

一、教学目的

掌握药品稽查的概念、特征和工作内容，掌握财务票据常识、心理学知识、协查机制、信息技术进行案件查办的技巧；熟悉各环节违法行为分类、执法检查重点和审查方法，熟悉"两法"衔接的法律背景和相关规定；了解相关药品违法行为的业内术语。

二、基本内容

（一）药品稽查工作概论

药品稽查的概念、特征，在整个药品监督管理中的地位和作用，药品稽查工作的基本内容，及稽查案源的发现与拓展。

（二）药品稽查法规概要

药品稽查法律法规的基本概况，实体方面的法律法规，程序方面的法律法规，其他相关法律制度、部分规范性文件、"两高"相关司法解释，总局批复意见及通知汇编，药品稽查法规适用基本原则。

（三）药品案件协作调查

药品案件协查的概念、基本原则和适用情形，工作流程、协查请求和协助的内容和方法，协查函件的书写与范本，协查结果的法律效力。

（四）药品常见违法行为分类及稽查方法

执法实务中假药、劣药的适用判定分析，药品研制注册、生产经营及使用各环节的违法行为梳理（义务和禁止性条款、法律责任条款、执法注意要点、违法主体及构成要件），药品包装材料及其他常见违法行为梳理及审查要点，无证行医所涉药品的处理。

（五）药品案件"两法"衔接

药品行政执法与刑事司法衔接的概念、法律依据（行政法律法规、刑法和刑事诉讼法、司法解释及规范性文件中的依据）、基本要求（药品违法行为涉刑的罪名种类及认定标准、涉刑案件移送与签收、移送后的相关衔接工作）、药品稽查机构和执法人员在"两法"衔接中的法律责任。

（六）药品稽查技能

药品外观的识别（直接识别、协查识别、部分常见药品真伪外观鉴别要点），药品检验报告的解读（检验结果的法律效力和处置运用、不合格项假劣药品判读规则、报告的送达与法律效力、追溯性研判、常见制剂抽样参考数量表），药品流通票据及资质的审查技巧（财务系统、会计账目常识，业务系统与税票系统常识，客户信息一致性的审查、"挂靠、走票"典型分析和突破技巧），公共网络信息查询技巧，心理学在药品稽查执法中的应用（执法对象心理分析、执法人员心理对策、执法人员不良心理消解），执法记录仪常识。

三、教学建议

（一）建议学时数

32 学时。

（二）教学形式

课堂讲授、案例教学、现场教学、交流研讨。

（三）考核形式

课程论文、总结报告、案例分析。

课程16 综合素质专题

一、教学目的

熟悉与药品安全监管工作相关联领域的动态，如科学监管理念、道德修养、廉政执法、医药卫生行业政策、国际药品监管动态等。

二、基本内容

（一）新形势、新任务下食品药品监管人员的使命与担当；

（二）职业道德与廉政建设；

（三）科学监管理念与监管文化；

（四）信息技术在药品安全监管中的应用；

（五）执法礼仪和团队协作建设与创新；

（六）药品安全追溯体系、信用监管体系建设；

（七）国家医药卫生体制改革、医药政策、医药行业发展与监管；

（八）国内外药品监管体系和技术支撑体系比较分析；

（九）国内外药品监管的难点、热点问题及发展趋势；

（十）国内外医药新技术、新产品、新设备和知识产权保护综述；

（十一）药物开发和生产的现代质量体系——质量源于设计；

（十二）制药行业耗能、安全生产和环境保护的现状、问题和对策；

（十三）农村药品监管、稽查执法的问题、特点及对策；

（十四）风险管理的方法、工具、思路和要求；

（十五）国内外执业药师资格制度概况。

三、教学建议

（一）建议学时数

56 学时。

（二）教学形式

专题讲座、案例讨论、交流研讨、模拟办案。

（三）考核形式

课程总结报告。

表3　2016-2020 年全国药品监管人员教育培训大纲课程目录

知识分类	课程名称
基础知识	课程1 法学基础知识与依法行政
	课程2 药学基础知识
	课程3 中药学基础知识
	课程4 医学基础知识
法律法规	课程5 药品监管法律法规
监管实务	课程6 药物研究与药品注册监管
	课程7 药品生产监管
	课程8 药品流通监管
	课程9 药品使用监管

知识分类	课程名称
监管实务	课程10 特殊药品和生物制品、血液制品监管
	课程11 药品不良反应监测与监管
	课程12 药包材、说明书、标签和广告监管
	课程13 药品行政管理技能
	课程14 药品检验技术
	课程15 药品稽查
综合素质	课程16 综合素质专题

表4　2016-2020年全国药品监管人员教育培训大纲课程组合模块表

	行政监管		技术监督		综合管理	
	课程	学时	课程	学时	课程	学时
国家局	课程5、课程16	A	课程5、课程14、课程16	A	课程16	A
	课程1-4、课程6-15	B	课程1-4、课程6-13、课程15	B	课程1-15	B
省局	课程5-16	A	课程5、课程14、课程16	A	课程16	A
	课程1-4	B	课程1-4、课程6-13、课程15	B	课程1-15	B
市局	课程5-15	A	课程5、课程14	A	课程16	A
	课程1-4、课程16	B	课程1-4、课程6-13、课程15-16	B	课程1-15	B
县局及以下	课程5-15	A	课程5、课程14	A	课程16	A
	课程1-4、课程16	B	课程1-4、课程6-13、课程15-16	B	课程1-15	B

全国保健食品监管人员教育培训大纲

课程 1　法学基础知识与依法行政

一、教学目的

掌握社会主义法治理念的概念和内涵，掌握依法行政的内涵和基本要求，掌握法学基础知识。

二、基本内容

（一）法的概念

法的本质和特征，法的价值与作用，法的要素，法的渊源与效力，法律关系，法律解释，法治理论。

（二）社会主义法治

社会主义法治的本质、基本内容、基本要求。

（三）依法行政

行政许可法、行政处罚法、行政强制法、行政复议法、行政诉讼法、行政赔偿法等法律法规概略。

三、教学建议

（一）建议学时数

16 学时。

（二）教学形式

课堂讲授、案例分析、研究讨论、法庭观摩。

（三）考核形式

笔试或课程论文。

课程 2　保健食品监管基础知识

一、教学目的

掌握食品安全概念，掌握保健食品的概念、分类及用途；熟悉保健食品原料生产及其产品生产工艺等基础知识，熟悉保健食品相关的检验检测知识；了解保健知识、营养基础理论知识，了解保健食品生产的组织形式。

二、基本内容

（一）法学基础知识

《中华人民共和国食品安全法》《中华人民共和国行政许可法》《中华人民共和国行政处罚法》《中华人民共和国行政强制法》《中华人民共和国行政复议法》《中华人民共和国行政诉讼法》《中华人民共和国国家赔偿法》相关内容，《中华人民共和国广告法》《中华人民共和国商标法》《中华人民共和国消费者权益保护法》《中华人民共和国反不正当竞争法》等相关法律的有关内容。

（二）食品安全基础知识

食品安全概念及现状；食品中生物性、化学性、物理性危害及预防控制；食品安全风险监测及评估现状；食源性疾病与食物中毒的防控；食品安全突发事件应急处置；食品安全标准体系。

（三）保健食品基础知识

保健食品定义，保健食品原料来源、产品种类、基本功能，我国保健食品产业概述；保健食品与中医养生理论；保健食品生产的工艺；保健食品经营方式，广告简介；保健食品信息化管理基本知识与技能。预防与保健知识、营养基础理论知识。

（四）质量体系管理

食品质量安全市场准入制度（QS），危害分析与关键控制点（HACCP）认证，食品安全管理体系（ISO 22000）认证。

三、教学建议

（一）建议学时数

24 学时。

（二）教学形式

课堂讲授、参观学习、案例分析、研究讨论。

（三）考核形式

笔试或课程论文。

课程 3　保健食品监管法律法规

一、教学目的

掌握《中华人民共和国食品安全法》等保健食品监管相关的法律法规。

二、基本内容

（一）我国保健食品监管的法律法规体系

保健食品监管法律法规的重要意义，我国保健食品监管法律法规的立法历程，我国保健食品监管法律法规体系及其基本框架。

（二）食品有关法律法规

《中华人民共和国食品安全法》《中华人民共和国食品安全法实施条例》《国务院关于加强食品等产品安全监督管理的特别规定》《中华人民共和国农产品质量安全法》《农业转基

因生物安全管理条例》《食品安全国家标准管理办法》《新食品原料安全性审查管理办法》《食品添加剂生产监督管理规定》《食品添加剂新品种管理办法》《食品生产许可证管理办法》《食品标识管理规定》《食品召回管理办法》《进出口食品安全管理办法》等。

（三）保健食品有关法律法规

《保健食品管理办法》《保健食品注册与备案管理办法》《保健食品广告审查暂行规定》等。

（四）相关法律法规

《中华人民共和国刑法》《最高人民法院最高人民检察院关于办理危害食品安全刑事案件适用法律若干问题的解释》《中华人民共和国产品质量法》《中华人民共和国标准化法》《中华人民共和国广告法》《中华人民共和国商标法》《中华人民共和国消费者权益保护法》《中华人民共和国反不正当竞争法》《直销管理条例》等。

三、教学建议

（一）建议学时数

32学时。

（二）教学形式

课堂讲授、案例分析、课堂讨论、交流研讨、在线学习。

（三）考核形式

笔试、课程论文、在线答题。

课程4　保健食品注册与备案管理

一、教学目的

掌握保健食品注册与备案管理的内容与程序，掌握保健食品注册检验抽样和注册现场核查；熟悉保健食品注册和备案事项的申报资料项目要求；了解保健食品注册技术审评流程及要点。

二、基本内容

（一）保健食品管理概况

保健食品分类管理及相关规定，保健食品功能目录管理办法，保健食品命名规定。

（二）保健食品注册申请与审批

保健食品注册审批工作流程；保健食品新产品注册申请与审批、变更申请与审批、技术转让产品注册申请与审批、再注册申请与审批；保健食品注册管理中常见问题及监管要点；保健食品技术审评的具体要求和工作程序。

（三）保健食品备案申请

保健食品备案工作流程；保健食品备案工作文件及程序；保健食品备案管理中常见问题及监管要点；保健食品备案过程中存在的主要违法行为及相应的法律责任。

（四）保健食品原料和辅料管理

保健食品原料和辅料管理相关法规；保健食品原料目录；保健食品原料管理中常见的问题及监管要点；主要违法行为及相应法律责任。

（五）保健食品标识规定

食品标识管理要求，《保健食品说明书标签管理规定》，保健食品标签说明书内容及要求，中国居民膳食营养素参考摄入量。《预包装食品标签通则》（GB 7718）、《预包装特殊膳食用食品标签通则》（GB 13432）、《预包装食品营养标签通则》（GB 28050）。

（六）保健食品注册检验抽样与现场核查

保健食品注册检验抽样、试制现场核查相关法规及工作程序，保健食品注册检验抽样、试制现场核查和试验现场核查中常见问题及解析。

三、教学建议

（一）建议学时数

20学时。

（二）教学形式

课堂讲授、实践教学、案例分析、交流研讨。

（三）考核形式

现场考察、工作报告。

课程5　保健食品生产监管

一、教学目的

掌握《保健食品良好生产规范》（GB 17405）监督检查要点，掌握保健食品生产企业日常监督现场检查要点；熟悉《食品生产许可证管理办法》、《保健食品良好生产规范》（GB 17405）、《食品安全国家标准——保健食品》（GB 16740-2014）、《保健食品生产企业日常监督现场检查工作指南》，熟悉保健食品生产工艺流程、关键生产过程控制技术要求和检验方法；了解《食品安全国家标准——食品生产通用卫生规范》（GB 14881-2013）、《洁净厂房设计规范》（GB 50073-2013）、《食品生产加工企业质量安全监督管理实施细则（试行）》、《食品安全管理体系——营养保健品生产企业要求》（CCAA 0012-2014）等法规标准。

二、基本内容

（一）保健食品生产许可与良好生产规范审查

保健食品生产许可证申请程序与要求；《保健食品良好生产规范》（GB 17405）审查内容，审查程序及评价准则；保健食品生产企业建设项目（新建、改建、扩建）设计审评。

（二）保健食品生产规范

基础设施及维护要求（企业总平面图及各生产车间布局平面图、洁净区域技术参数报告、企业生产的产品及生产设备、检验室），卫生标准操作程序（SSOP）；产品工艺规程、岗位操作规程、标准岗位操作规程和生产记录用的各种表格；企业索证索票和台账管理，原辅料、包装材料、中间产品和成品的控制，生产过程控制技术要求，产品标识；质量保证体系，验证管理；检验（检验室人员、相关标准、检验设施和仪器设备），产品追溯与召回计划；偏差处理和纠正预防措施；保健食品生产过程中的风险评估、常见问题及监管要点。

（三）保健食品生产企业日常监督

现场检查的工作要求、检查计划及准备、检查流程、检查方法、检查重点内容、检查方式及处理措施等。

（四）保健食品生产过程中的违法行为及其处罚

保健食品生产过程中违法行为的表现形式，认定和处罚。

三、教学建议

（一）建议学时数

24 学时。

（二）教学形式

课堂讲授、参观学习或进厂实践、案例分析、交流研讨。

（三）考核形式

现场考察、检查报告。

课程6　保健食品经营监管

一、教学目的

掌握保健食品经营的有关法规，掌握保健食品经营企业日常监督现场检查要点，掌握保健食品经营企业索证索票和台账管理规定，掌握保健食品标识说明书有关规定；熟悉会议营销、直销和网络销售监管要点。

二、基本内容

（一）保健食品经营相关知识

食品经营许可，保健食品市场组成和特点，流通过程中保健食品的分类管理，保健食品与药品流通经营比较，保健食品物流与供应链的发展；保健食品市场分析、保健食品连锁经营与流通管理策略。

（二）保健食品经营环节安全监管

保健食品经营管理相关法规；保健食品经营企业索证索票和台账管理规定；保健食品经营企业日常监督现场检查的工作要求、计划及准备、流程、方法、重点内容、方式及处理措施等；保健食品流通环节监管要点及监管过程中的常见问题。

（三）保健食品标识监管

保健食品标识；最小销售包装、主要展示版面、信息版面等定义；保健食品标识与产品说明书的要求及存在的主要问题；保健食品标识与产品说明书不符合规定的查处措施。

（四）保健食品经营环节监督执法程序与违法查处

保健食品市场主体准入登记管理，保健食品市场质量监管，保健食品市场巡查监管，保健食品市场分类监管，保健食品安全预警和应急处置，保健食品安全监管执法协调协作；保健食品流通环节违法的查处。

（五）保健食品会议营销、直销和网络销售监管

会议营销、直销和网络销售的基本概念、表现形式、存在的主要问题；会议营销、直销和网络销售的日常监督管理；非法会议营销、直销和网络销售的查处措施和程序。

三、教学建议

（一）建议学时数
12 学时。

（二）教学形式
课堂讲授、参观学习、实践教学、案例分析、交流研讨。

（三）考核形式
现场考察、检查报告。

课程7 保健食品标准与抽检监测

一、教学目的

掌握《中华人民共和国食品安全法》《食品安全抽样检验管理办法》《食品召回管理办法》等法律法规，掌握《食品安全监督抽检和风险监测工作规范》的工作要求，掌握《保健食品标识规定》的相关要求，掌握抽检方法及相关采样技术；了解《食品安全国家标准——保健食品》（GB 16740-2014）的相关内容，了解保健食品行业安全风险分析研判的方式、方法，了解抽检计划的制定依据。

二、基本内容

（一）保健食品标准
《食品安全国家标准——保健食品》（GB 16740-2014）与《保健（功能）食品通用标准》（GB 16740-1997）的区别；因引用不同标准带来的监管问题。

（二）抽检监测准备
抽验检测计划制定：包括抽检监测目的、结合地区实际确定抽样品种、抽样数量、抽样点分布、抽检监测检验项目的目标性和靶向性、抽样单位和承检机构的选择、样品后处置工作计划等；国家保健食品抽检监测信息系统的应用。

（三）抽样

抽样原则、抽样方法；抽样时开展监督检查；不予抽样的几种情况；检验样品和复检样品的签封；抽样文书的填写；采样现场信息采集；样品运输；拒绝抽样时的处理；特殊情况的处置。

（四）快速检验

快检产品类别；快检项目设定；快检试剂盒的选用；快检产品的处置。

（五）监督检验和风险监测检验

样品的接收与保存；检验与记录；检验结果质量控制；检验过程的特殊情况处置；区分监督抽检和风险监测检验项目，并根据任务不同出具相应检验报告；检验报告的发送；复检备份样品的处理。

（六）异议处理

复检申请的受理；复检机构的选择；复检时限要求；复检样品调取；复检的相关文书；复检机构检验方法使用要求；不予复检的几种情况；不需复检的异议处理。

（七）抽检监测结果处置利用

整理抽检监测数据，并进行数据分析；对可能存在的区域性、系统性保健食品安全风险提出工作建议，以便及时采取控制措施；监督抽检不合格产品的核查处置（召回、封存、调查、处罚、结果发布等）。

三、教学建议

（一）建议学时数

24 学时。

（二）教学形式

课堂讲授、案例分析、交流研讨。

（三）考核形式

笔试或课程总结报告。

课程8　保健食品广告审查与监管

一、教学目的

掌握与我国保健食品广告有关的法律法规；熟悉保健食品广告监测的基本要求，熟悉违法保健食品广告的处理；了解保健食品广告审查有关要求。

二、基本内容

（一）保健食品广告概述

广告的概念、形式和发展；我国保健食品广告对行业发展的影响；保健食品广告监管的必要性；《中华人民共和国食品安全法》《中华人民共和国广告法》等法律法规中有关保健食品广告的规定。

（二）保健食品广告审查

保健食品广告审查法律依据；《保健食品广告审查暂行规定》的主要内容；保健食品广告审查要点；保健食品广告审查中的常见问题；保健食品广告审查申请系统的安装及使用；保健食品广告审查系统的使用。

（三）保健食品广告监测

保健食品广告监测的主要手段；保健食品广告监测的基本要求；保健食品广告监测系统的使用。

（四）涉嫌违法保健食品广告处理

违法保健食品广告的危害；违法保健食品广告的常见形式及其成因；违法保健食品广告的判定；违法保健食品广告的刑事、行政和民事责任；对违法保健食品的移送、公告、暂停销售、约谈及其他行政措施。

三、教学建议

（一）建议学时数

16 学时。

（二）教学形式

课堂讲授、案例分析、上机操作、交流研讨、在线学习。

（三）考核形式

笔试、模拟操作、在线答题。

课程9　保健食品稽查

一、教学目的

掌握保健食品行政处罚证据的收集与固定，掌握保健食品行政处罚与日常监管、刑事司法工作的衔接，掌握保健食品行政处罚案卷的制作；熟悉行政复议、行政诉讼、行政强制的相关规定；了解保健食品功能和安全基本知识，了解保健食品突发事件应急处置基本知识。

二、基本内容

（一）保健食品违法行为的法律责任

保健食品生产经营者的责任，保健食品集中交易市场、柜台出租者、展销会举办者的法律责任，网络食品交易第三方平台提供者的法律责任，食品检验机构、认证机构的法律责任，保健食品广告经营者、发布者的法律责任，保健食品监管者的法律责任。

（二）保健食品监督和行政处罚文书

保健食品监管和行政处罚文书的种类、作用、制作要求和书写规范，保健食品行政处罚案卷的立卷归档。

（三）保健食品行政处罚证据的收集与固定

保健食品行政处罚证据收集规则，证据的种类，证据的要求，证据的收集与固定，证据的审查，证据的认定。

（四）保健食品行政处罚与日常监管工作衔接

保健食品行政处罚与行政许可、生产监管、销售监管、广告监管工作的衔接，以及与保健食品生产经营者信用管理工作的衔接。

（五）保健食品行政处罚与刑事司法工作衔接

保健食品安全犯罪案件立案标准，涉嫌犯罪案件的移送规定，保健食品行政处罚与刑事案件立案、侦查、检验鉴定、认定和审判工作的衔接，保健食品行政处罚与检察机关立案监督工作的衔接。

（六）保健食品突发事件应急处置

保健食品安全舆情监测，保健食品安全信息管理，保健食品安全突发事件应急预案，保健食品突发事件应急处置，保健食品安全宣传与教育。

三、教学建议

（一）建议学时数

36 学时。

（二）教学形式

课堂讲授、案例分析、模拟教学。

（三）考核形式

笔试、模拟办案考评、案例分析报告。

课程 10　综合素质专题

一、教学目的

熟悉与保健食品安全监管工作相关联领域的动态，如科学监管理念、道德修养、廉政执法、国际保健食品监管动态等方面的知识。

二、基本内容

（一）新形势、新任务下食品药品监管人员的使命与担当；

（二）职业道德与廉政建设；

（三）科学监管理念与监管文化；

（四）信息技术在保健食品安全监管中的应用；

（五）保健食品安全追溯体系、信用监管体系建设；

（六）执法礼仪和团队协作建设与创新；

（七）特殊医学用途配方食品的管理规定及标准；

（八）健康服务产业发展政策及规划；

（九）新资源食品的管理；

（十）直销的管理及特点；

（十一）网络营销的管理及特点；

（十二）会议营销的管理及特点；

（十三）保健食品风险监测、评估及管理；

（十四）国际保健食品法律法规及监管模式与我国保健食品法律法规及监管模式的对比。

三、教学建议

（一）建议学时数

20 学时。

（二）教学形式

专题讲座、交流研讨、案例讨论。

（三）考核形式

课程总结报告。

表5 2016-2020 年全国保健食品监管人员教育培训大纲课程目录

知识分类	课程名称
基础知识	课程 1 法学基础知识与依法行政
	课程 2 保健食品监管基础知识
法律法规	课程 3 保健食品监管法律法规
监管实务	课程 4 保健食品注册与备案管理
	课程 5 保健食品生产监管
	课程 6 保健食品经营监管
	课程 7 保健食品标准与抽检监测
	课程 8 保健食品广告审查与监管
	课程 9 保健食品稽查
综合素质	课程 10 综合素质专题

表6 2016-2020 年全国保健食品监管人员教育培训大纲课程组合模块表

	行政监管		技术监督		综合管理	
	课程	学时	课程	学时	课程	学时
国家局	课程 3、课程 10	A	课程 3、课程 7、课程 10	A	课程 10	A
	课程 1-2、课程 4-9	B	课程 1-2、课程 4-6、课程 8-9	B	课程 1-9	B
省局	课程 3-10	A	课程 3、课程 7、课程 10	A	课程 10	A
	课程 1-2	B	课程 1-2、课程 4-6、课程 8-9	B	课程 1-9	B
市局	课程 3-9	A	课程 3、课程 7	A	课程 10	A
	课程 1-2、课程 10	B	课程 1-2、课程 4-6、课程 8-10	B	课程 1-9	B

	行政监管		技术监督		综合管理	
	课程	学时	课程	学时	课程	学时
县局及以下	课程 3–9	A	课程 3、课程 7	A	课程 10	A
	课程 1–2、课程 10	B	课程 1–2、课程 4–6、课程 8–10	B	课程 1–9	B

附件 4

全国化妆品监管人员教育培训大纲

课程 1　法学基础知识与依法行政

一、教学目的

掌握社会主义法治理念的概念和内涵，掌握依法行政的内涵和基本要求，掌握法学基础知识。

二、基本内容

（一）法的概念

法的本质和特征，法的价值与作用，法的要素，法的渊源与效力，法律关系，法律解释，法治理论。

（二）社会主义法治

社会主义法治的本质、基本内容、基本要求。

（三）依法行政

行政许可法、行政处罚法、行政强制法、行政复议法、行政诉讼法、行政赔偿法等法律法规概略。

三、教学建议

（一）建议学时数

16 学时。

（二）教学形式

课堂讲授、案例分析、研究讨论、法庭观摩。

（三）考核形式

笔试或课程论文。

课程 2　化妆品监管基础知识

一、教学目的

掌握化妆品基本概念、化妆品的特性和基本理论、化妆品主要原料及配方、生产设备和工艺、质量及安全控制要求、化妆品安全评价；熟悉化妆品监管相关的法规。

二、基本内容

（一）化妆品基础知识

化妆品定义、皮肤和毛发的结构与作用、化妆品分类和基本功能、化妆品体系特性和质量特性、表面活性剂和乳化理论、防腐和抗氧化理论、常用化妆品质量控制要求、化妆品成分及终产品的安全性评价、化妆品检验的规定。

（二）原料配方及工艺流程

化妆品原料简述及配方、一般液态化妆品的设备工艺、膏霜乳液化妆品的设备工艺、粉类化妆品的设备工艺，质量及安全控制要求。

（三）监管职责及相关法律法规体系及法规之间的关系

化妆品监管的历史沿革、《化妆品卫生监督条例》《化妆品卫生监督条例实施细则》《化妆品命名规定》《化妆品命名指南》《化妆品生产企业日常监督现场检查工作指南》《化妆品经营企业日常监督现场检查工作指南》《化妆品中可能存在的安全性风险物质风险评估指南》《关于调整化妆品注册备案管理有关事宜的通告》《化妆品行政许可申报受理规定》《化妆品生产企业卫生规范》（2007 年版）、《化妆品卫生规范》（2007 年版）等。

三、教学建议

（一）建议学时数

8 学时。

（二）教学形式

课堂讲授、案例分析、实地考察、情景模拟、研究讨论。

（三）考核形式

笔试或课程论文。

课程3　化妆品注册备案管理

一、教学目的

掌握我国化妆品产品、原料注册备案的基本制度，掌握化妆品产品、原料注册备案申报、审批流程；熟悉化妆品产品、原料注册备案申报资料要求，熟悉审评审批技术要求；了解化妆品安全性风险评估要求和方法。

二、基本内容

（一）我国化妆品注册备案管理历程及相关法律法规体系

《健康相关产品卫生行政许可程序》《健康相关产品生产企业卫生条件审核规范》《化妆品卫生规范》《消费品使用说明 化妆品通用标签》《化妆品命名规定》《化妆品行政许可申报受理规定》《化妆品技术审评要点》《化妆品行政许可延续技术审评要点》《化妆品新原料申报与审评指南》《儿童用化妆品申报与审评指南》《化妆品中可能存在的安全性风险物质风险评估指南》《化妆品产品技术要求规范》。

（二）国产化妆品注册备案管理

国产非特殊用途化妆品网上备案申报、确认及备案后检查要求及流程；国产非特殊用途化妆品备案资料要求；国产特殊用途化妆品申报受理规定；国产特殊用途化妆品注册申报材料及技术审评要求。

（三）进口化妆品注册备案管理

进口非特殊用途化妆品备案申报程序与材料要求；进口特殊用途化妆品注册申报程序、材料要求及技术审评要求；进口、国产化妆品申报材料异同及应注意事项；化妆品进口程序及流程。

（四）化妆品原料管理

化妆品原料管理及其安全性评价要求、化妆品风险物质的安全限量、化妆品新原料注册备案管理。

（五）化妆品安全性风险评估

化妆品安全性风险评估的概念、方法、要素，评估报告的编制、审查要求。

（六）化妆品检验

化妆品行政许可（备案）检验管理、化妆品行政许可（备案）检验机构。

三、教学建议

（一）建议学时数

16 学时。

（二）教学形式

课堂讲授、案例分析、情景模拟、研讨交流。

（三）考核形式

笔试、研究报告或论文。

课程 4　化妆品生产监管

一、教学目的

掌握化妆品生产许可法规、程序、标准规范；熟悉《化妆品生产企业卫生规范》，熟悉化妆品委托加工相关要求；了解《化妆品卫生规范》《化妆品安全技术规范》，了解化妆品生产关键风险。

二、基本内容

（一）化妆品生产许可程序规定

审核批准程序、申报资料、现场检查程序、许可证管理等。

（二）化妆品生产许可标准要求

验收标准、验收程序、常见问题及处理措施等。

（三）化妆品生产企业卫生规范

质量管理责任、技术文件管理、采购质量控制、过程质量控制、产品质量检验等。

（四）化妆品委托加工生产要求

委托加工形式、合同、质量责任界定、常见问题及处理措施等。

（五）化妆品生产关键安全风险

风险监测、风险评估、风险清单、应对措施、风险交流等。

（六）化妆品生产日常监督检查

监督检查计划、流程、方法、内容、记录、常见问题及处理措施等。

（七）化妆品生产单位违法行为

常见的化妆品生产单位违法行为，包括未取得《化妆品生产许可证》擅自生产化妆品；生产未取得批准文号的特殊用途化妆品；使用化妆品禁用原料和未经批准的化妆品新原料生产化妆品；不符合化妆品生产企业卫生要求；生产不符合国家《化妆品卫生标准》的化妆品；直接从事化妆品生产的人员患有《化妆品卫生监督条例》第七条所列疾病之一，未调离者；直接从事化妆品生产的人员未进行健康检查；生产企业销售未经检验合格的化妆品；原料、直接接触化妆品的容器或包装材料不符合国家卫生标准；化妆品标签内容标示不全；化妆品标签说明书标注适应症、宣传疗效、使用医疗术语；生产企业销售无质量合格标记的化妆品；涂改《化妆品生产许可证》；涂改特殊用途化妆品批准文号；转让、伪造、盗卖《化妆品生产许可证》；转让、伪造、盗卖特殊用途化妆品批准文号；拒绝卫生监督等。

三、教学建议

（一）建议学时数

16 学时。

（二）教学形式

课堂讲授、案例分析、情景模拟、参观学习、研讨交流。

（三）考核形式

笔试、研究报告或论文。

课程 5　化妆品经营监管

一、教学目的

掌握化妆品经营监督要求，掌握化妆品标签的基本要求，掌握化妆品经营企业日常监督现场检查要点；熟悉化妆品进出口监管规定；了解化妆品广告管理内容与方法。

二、基本内容

（一）化妆品经营监管的法律依据

法规类，如《化妆品卫生监督条例》；规章类，如《化妆品卫生监督条例实施细则》《网络交易管理办法》（国家工商行政管理总局令第60号）、《化妆品标识管理规定》（国家质检总局令第100号）；规范性文件，如《化妆品命名规定》《化妆品命名指南》《化妆品生产经营企业索证索票和台账管理规定》；相关的技术标准和规范，如《化妆品安全技术规范》《消费品使用说明 化妆品通用标签》（GB 5296.3–2008）；其他有关化妆品经营及其监管的工作文件。

（二）化妆品经营企业日常监督

检查人员、检查计划、检查流程、检查方法、检查内容、常见问题及处理措施；网络交易日常监督探讨。

（三）化妆品标签要求

化妆品标签的作用、化妆品标签的相关定义、化妆品标签的形式、化妆品标签的基本原则、化妆品标签的具体要求。

（四）《进出口化妆品检验检疫监督管理办法》（国家质检总局令第143号）

进口化妆品检验检疫、出口化妆品检验检疫、非贸易性化妆品检验检疫。

（五）化妆品经营单位违法行为

常见的化妆品经营单位违法行为，包括进口（销售）未经批准（检验）的进口化妆品；销售不符合化妆品安全技术规范的化妆品；销售未取得化妆品生产许可证的企业生产的化妆品；销售标签不符合规定的化妆品；销售未取得批准文号的特殊用途化妆品；销售未经备案的非特殊用途化妆品；销售超过使用期限的化妆品；涂改进口化妆品备案凭证；转让、伪造、盗卖有关批件；拒绝监督检查。

（六）化妆品广告管理

化妆品广告监管的法律依据：《中华人民共和国广告法》《化妆品广告管理办法》（工商总局令第12号）；化妆品广告管理的内容和方法；化妆品广告报批程序及要求；化妆品广告法规中限制性规定；化妆品广告法规中法律责任。

三、教学建议

（一）建议学时数

12学时。

（二）教学形式

课堂讲授、案例分析、情景模拟、参观实习、研讨交流。

（三）考核形式

笔试、研究报告或论文。

课程6 化妆品质量抽验

一、教学目的

掌握化妆品质量抽验的作用与类型，掌握化妆品质量检查抽样的方法与技术，掌握化妆品安全快速检测的技术与方法；熟悉化妆品质量安全特点，熟悉制定化妆品质量抽验计划的方法与要求，熟悉化妆品质量抽验结果的分析与报告；了解化妆品质量标准、质量检验的相关知识。

二、基本内容

（一）化妆品质量标准与质量检验

化妆品质量与质量安全概念、化妆品质量标准、化妆品质量检验等。

（二）化妆品质量安全特点

影响化妆品质量安全因素分析及其变化特点、趋势；化妆品非法添加禁用物质的特点与应对策略等。

（三）化妆品质量抽验作用与类型

化妆品质量抽验的作用、类型、方法、技术与操作特点等。

（四）化妆品质量抽验计划的制定

化妆品质量抽验计划的类型、制定方法、基本要求与操作实施等。

（五）化妆品快速检测技术的应用

化妆品安全快速检测技术、方法、类型、特点与应用等。

（六）化妆品质量抽验结果的应用

化妆品质量抽验结果的统计处理、分析报告、质量公告与应用要求等。

三、教学建议

（一）建议学时数

16学时。

（二）教学形式

课堂讲授、案例分析、情景模拟、参观学习、研讨交流。

（三）考核形式

笔试、研究报告或论文。

课程 7　化妆品稽查

一、教学目的

掌握化妆品行政处罚工作程序；熟悉化妆品行政处罚相关法规内容；了解行政处罚常见问题及注意事项。

二、基本内容

（一）化妆品稽查法规体系

《化妆品卫生监督条例》《化妆品卫生监督条例实施细则》《中华人民共和国产品质量法》《中华人民共和国刑法》《国务院关于加强食品等产品安全监督管理的特别规定》《化妆品卫生规范》《健康相关产品国家卫生监督抽检规定》《化妆品标识管理规定》《化妆品命名规定》《化妆品命名指南》。

（二）化妆品行政处罚文书制作及应用

简易程序、一般程序、听证程序、抽检程序、复检等有关后处理程序等。

（三）化妆品案件行刑衔接

行刑衔接的概念；犯罪构成（客体客观和主体主观要件以及认定、处罚等）；注意事项等。

（四）行政处罚常见问题及注意事项

办案技巧、证据索取、涉刑移交司法部门等。

（五）化妆品检验报告解读

化妆品检验依据；非特添加依据（国家总局有关工作文件、检验补充批件）。

三、教学建议

（一）建议学时数

16 学时。

（二）教学形式

课堂讲授、案例分析、研究讨论。

（三）考核形式

笔试或课程论文。

课程8　化妆品不良反应监测与监管

一、教学目的

掌握化妆品不良反应基本概念，掌握化妆品不良反应监测相关机构及其工作职责，掌握化妆品不良反应监测报告程序，掌握化妆品不良反应应急处置程序；熟悉化妆品不良反应诊断的技术依据；了解化妆品不良反应相关网站。

二、基本内容

（一）化妆品不良反应基础知识

化妆品不良反应的基本概念、范围。

（二）化妆品不良反应监测与处置

化妆品不良反应监测范围，监测管理，分析评价，报告程序，档案管理；化妆品不良反应监测相关机构及其工作职责；化妆品不良反应应急处置程序、化妆品群体不良事件处置程序。

（三）化妆品不良反应诊断的技术依据

《化妆品皮肤病诊断标准及处理原则》包括总则、化妆品接触性皮炎、化妆品痤疮、化妆品毛发病、化妆品甲病、化妆品光接触性皮炎、化妆品色素异常性皮肤病、化妆品唇炎、化妆品接触性荨麻疹等。

（四）化妆品不良反应相关网站介绍

总局网站：http：//www.sfda.gov.cn/WS01/CL1170/等。

三、教学建议

（一）建议学时数

16 学时。

（二）教学形式

课堂讲授、案例分析、情景模拟、参观学习、研讨交流。

（三）考核形式

笔试、研究报告或论文。

课程9 化妆品安全风险管理与突发事件应对

一、教学目的

掌握化妆品安全风险清单制定和应对措施实施及其效果评审；熟悉化妆品安全风险管理主体类型与责任，熟悉化妆品安全风险的监测、识别、分析、评价，熟悉化妆品安全风险交流与协商的形式与方法；了解化妆品安全风险管理基础。

二、基本内容

（一）化妆品安全风险管理基础

风险管理的基本概念，化妆品风险管理的目的与功能、方法与过程等。

（二）化妆品安全风险管理主体

化妆品安全风险责任主体的分类以及监管者、生产者、经营者、消费者、社会力量的风险管理责任等。

（三）化妆品安全风险评估方法

化妆品安全风险的监测、识别、分析、评价的基本方法等。

（四）化妆品安全风险应对措施

化妆品安全风险清单的制定，风险应对措施的制定、实施及其效果评审等。

（五）化妆品安全风险交流协商

化妆品安全风险评估评审结果与化妆品安全风险利益相关方协商交流的方法、形式等。

（六）化妆品安全突发事件应对

化妆品安全信息监测预警，化妆品安全突发事件信息报告，化妆品安全突发事件应急处置措施，化妆品安全舆情事件应对，化妆品安全宣传教育。

三、教学建议

（一）建议学时数

16 学时。

（二）教学形式

课堂讲授、案例分析、情景模拟、参观学习、研讨交流。

（三）考核形式

笔试、研究报告或论文。

课程 10 综合素质专题

一、教学目的

熟悉与化妆品安全监管工作相关联领域的动态，如科学监管理念，道德修养，廉政执法，化妆品市场现状，行业动态，新原料、新科技介绍，国内外监管动态等。

二、基本内容

（一）新形势、新任务下食品药品监管人员的使命与担当；

（二）职业道德与廉政建设；

（三）科学监管理念与监管文化；

（四）信息技术在化妆品安全监管中的应用；

（五）化妆品安全追溯体系、信用监管体系建设；

（六）执法礼仪和团队协作建设与创新；

（七）化妆品产业发展与趋势；

（八）欧美发达国家化妆品法律法规及监管现状；

（九）化妆品研发新动向及进展（新技术、新配方及新工艺的开发应用）；

（十）国内外化妆品新原料发展趋势；

（十一）香精香料新标准法规动态及其对化妆品行业影响；

（十二）化妆品包装安全性及技术发展最新趋势；

（十三）特殊用途化妆品营销模式的创新与实践；

（十四）我国化妆品不良反应监测情况；

（十五）化妆品行业组织及相关协会发展趋势；

（十六）中草药应用于化妆品市场前景及研究趋势；

（十七）动物替代实验研究进展；

（十八）纳米技术在化妆品中的应用及监管情况；

（十九）国际化妆品法规协调和合作；

（二十）打击化妆品非法添加面临的形式及其查处；

（二十一）化妆品防腐剂及其监管。

三、教学建议

（一）建议学时数
48 学时。

（二）教学形式
专题讲座、案例教学、研讨交流。

（三）考核形式
学习心得、课程总结、研究报告。

表 7　2016－2020 年全国化妆品监管人员教育培训大纲课程目录

知识分类	课程名称
基础知识	课程 1 法学基础知识与依法行政
	课程 2 化妆品监管基础知识
监管实务	课程 3 化妆品注册备案管理
	课程 4 化妆品生产监管
	课程 5 化妆品经营监管
	课程 6 化妆品质量抽验
	课程 7 化妆品稽查
	课程 8 化妆品不良反应监测与监管
	课程 9 化妆品安全风险管理与突发事件应对
综合素质	课程 10 综合素质专题

表 8　2016－2020 年全国化妆品监管人员教育培训大纲课程组合模块表

	行政监管		技术监督		综合管理	
	课程	学时	课程	学时	课程	学时
国家局	课程 10	A	课程 6、课程 10	A	课程 10	A
	课程 1-9	B	课程 1-5、课程 7-9	B	课程 1-9	B
省局	课程 3-10	A	课程 6、课程 10	A	课程 10	A
	课程 1-2	B	课程 1-5、课程 7-9	B	课程 1-9	B
市局	课程 3-9	A	课程 6	A	课程 10	A
	课程 1-2、课程 10	B	课程 1-5、课程 7-10	B	课程 1-9	B
县局及以下	课程 3-9	A	课程 6	A	课程 10	A
	课程 1-2、课程 10	B	课程 1-5、课程 7-10	B	课程 1-9	B

全国医疗器械监管人员教育培训大纲

课程 1　法学基础知识与依法行政

一、教学目的

掌握社会主义法治理念的概念和内涵，掌握依法行政的内涵和基本要求，掌握法学基础知识。

二、基本内容

（一）法的概念

法的本质和特征，法的价值与作用，法的要素，法的渊源与效力，法律关系，法律解释，法治理论。

（二）社会主义法治

社会主义法治的本质、基本内容、基本要求。

（三）依法行政

行政许可法、行政处罚法、行政强制法、行政复议法、行政诉讼法、行政赔偿法等法律法规概略。

三、教学建议

（一）建议学时数

16 学时。

（二）教学形式

课堂讲授、案例分析、研究讨论、法庭观摩。

（三）考核形式

笔试或课程论文。

课程2　医疗器械专业知识

一、教学目的

　　掌握现代有源医疗器械、无源医疗器械、体外诊断试剂与临床检验仪器的基本概念、类型、安全性评价指标，掌握互联网+医疗和医用软件的基本概念；熟悉典型产品及其基本原理，熟悉其基本功能、检测标准、产品风险；了解典型产品临床应用特点、不良事件表现及其原因，了解其发展现状、应用案例、不良事件。

二、基本内容

　　（一）有源医疗器械

　　有源医疗器械概念、分类；有源医疗器械典型产品，如医用电子仪器、医学影像设备、手术急救设备、治疗及康复设备等；有源医疗器械安全性评价，指标有电气安全通用评价、电磁兼容性安全评价、电离辐射防护等；有源医疗器械的不良事件及其原因、典型案例分析。

　　（二）无源医疗器械

　　无源医疗器械概念、分类；无源医疗器械典型产品，如医用敷料、重复使用无源手术器械、无源植入器械；无源医疗器械安全性评价，指标有生物学评价、理化性能评价、无菌医疗器械的环境控制；无源医疗器械的不良事件及其原因、典型案例分析。

　　（三）体外诊断试剂与临床检验仪器

　　体外诊断试剂定义、分类和基本原理；生化体外诊断试剂、免疫体外诊断试剂和核酸体外诊断试剂的临床应用；体外诊断试剂安全性评价，指标有理化安全性能、方法学评价；体外诊断试剂的不良事件及其原因、典型案例分析；临床检验仪器概念、分类；临床检验仪器典型产品，如光谱分析检验仪器、流式细胞分析检验仪器、基因测序类产品；临床检验仪器的安全性评价、风险管理。

（四）医用软件技术和互联网+医疗

医疗器械软件概念、功能；医疗器械软件测试与标准；医疗器械软件的产品风险管理、典型案例分析；互联网+医疗概念、发展现状，互联网+医疗的应用案例，如基于可穿戴与便携设备的健康管理服务平台、即时检验、网络医院等；互联网+医疗的不良事件、典型案例分析。

三、教学建议

（一）建议学时数

48学时（包括实践）。

（二）教学形式

课堂讲授、实验教学、现场实习等。

（三）考核形式

笔试或课程报告。

课程3 医疗器械监管基础知识

一、教学目的

掌握医疗器械标准、分类界定、命名编码。

二、基本内容

（一）医疗器械标准

标准化的目的和意义；医疗器械标准的制定、实施与监督；采用国际标准的基本概念；我国医疗器械标准化技术委员会现状、我国医疗器械标准现状；国际医疗器械标准化工作现状。

（二）医疗器械分类界定

国外医疗器械分类法规及相关文件（如美国、欧盟、日本等）、我国医疗器械分类规则、医疗器械分类目录及分类界定文件、分类判定依据；医疗器械分类界定案例分析（如有源医疗器械产品、无源医疗器械产品、体外诊断试剂产品）。

（三）医疗器械命名编码

全球医疗器械术语系统（GMDN）、美国医疗器械命名、日本医疗器械命名；医疗器械命名规则、医疗器械命名术语指南；国外医疗器械编码情况，如 IMDRF UDI、美国 FDA UDI 实施情况。

三、教学建议

（一）建议学时数

20 学时。

（二）教学形式

课堂讲授、现场教学。

（三）考核形式

笔试或课程报告。

课程4　医疗器械监管法律法规

一、教学目的

掌握《医疗器械监督管理条例》和配套规章，掌握行政监管职责，掌握法律责任追究和行政处罚规定；熟悉医疗器械行政监管的法规系统；了解各项规章管辖的范围和内容，了解各项规章的相互关系。

二、基本内容

（一）医疗器械行政监管专业法规

《医疗器械监督管理条例》的立法原则和理念、管理制度和程序、章节条款和内容；国家食品药品监督管理总局发布的规章。

（二）相关行政法规基础知识

《中华人民共和国立法法》《中华人民共和国行政许可法》《中华人民共和国行政处罚法》《中华人民共和国行政赔偿法》《中华人民共和国行政复议法》《中华人民共和国行政诉讼法》《中华人民共和国行政强制法》等法律法规的基本概念、基本内容、适用范围、基本程序、应用技巧、典型案例等；《中华人民共和国民法通则》和《中华人民共和国刑法》，以及司法解释中与医疗器械监管相关的内容。

三、教学建议

（一）建议学时数

16 学时。

（二）教学形式

自学、课堂讲授、案例教学。

（三）考核形式

考试或课程总结报告。

课程5　医疗器械注册管理

一、教学目的

掌握医疗器械注册（备案）的基本程序、时限和注册要素；熟悉医疗器械注册（备案）证书的基本内容和法定形式，熟悉医疗器械应急审批程序和创新医疗器械的特别审批程序，熟悉医疗器械注册的基础知识，熟悉医疗器械注册（备案）的范围、基本要求等；了解医疗器械注册（备案）的定义、目的。

二、基本内容

（一）医疗器械注册（备案）概论

《医疗器械注册管理办法》《体外诊断试剂注册管理办法》及其配套的规范性文件；医疗器械注册（备案）的定义、目的、范围、基本要求、基本程序、时限和注册要素；医疗器械注册（备案）证书的基本内容和法定形式；医疗器械应急审批程序和创新医疗器械的特别审批程序，以及医疗器械注册的基础知识。

（二）医疗器械产品标准和产品技术要求

我国医疗器械技术标准的体系结构和管理层次，国家、行业强制性标准和推荐性标准的应用和规定；医疗器械产品技术要求的定义，其所包含的内容、结构、要求等；对产品技术要求的评价规定，查询和运用医疗器械技术标准和产品技术要求；医疗器械的电气安全性、电磁兼容性、生物相容性等安全技术标准的概念和评价方式。

（三）医疗器械临床评价和临床试验管理

医疗器械临床评价管理的法规规定；医疗器械临床试验基本要求和质量管理规范；医疗器械临床评价的内容和形式，免于临床试验、申请临床试验审批、临床试验备案等有关规定；医疗器械临床试验的基本程序和要求；开展临床试验核查和监督检查的程序及要求；医疗器械临床试验机构的认定程序和要求。

（四）医疗器械产品安全分析和风险分析

医疗器械风险管理的基本原则；医疗器械风险分析的基础知识；"医疗器械安全有效基本要求清单"和"医疗器械风险分析报告"的基本内容；行政法规对高风险医疗器械监督管理的要求；运用医疗器械分类目录的数据库；高风险医疗器械

的监督管理。

（五）医疗器械说明书和标签管理

医疗器械说明书和标签管理规定，说明书和标签的定义、形成、申报程序，说明书和标签的内容、要求、形式、使用、变更等规定；对医疗器械产品的说明书和标签的检查。

（六）医疗器械注册中的质量体系核查

《医疗器械生产质量管理规范》与相关的实施细则中与产品研制相关的基本要求，医疗器械研制过程中的质量管理基本要求，对医疗器械注册中相关质量体系的基本要求，开展对注册中质量管理体系核查的重点要求，参与医疗器械注册中的质量体系核查，并做出核查报告和结论。

（七）医疗器械注册、变更注册、延续注册管理

医疗器械变更注册、延续注册的概念、条件、要求、程序和申报资料的要求、证书的法定形式等法规要求；医疗器械注册证项目内容填写要求；按照法规要求对医疗器械变更注册、延续注册展开检查。

三、教学建议

（一）建议学时数

24 学时。

（二）教学形式

课堂讲授、案例分析。

（三）考核形式

笔试、课程报告。

课程6　医疗器械生产监管

一、教学目的

掌握医疗器械生产企业应具备的基本条件；熟悉《医疗

器械生产质量管理规范》的要求，熟悉各类医疗器械产品生产过程主要风险点的管控及关键工序、特殊工艺等的确认或验证；了解医疗器械产品出厂检验与产品放行。

二、基本内容

（一）各类（有源产品、无菌、植入产品、IVD产品等）医疗器械生产企业应具备的基本条件

具有与各类医疗器械产品（有源产品、无菌、植入产品、IVD产品等）生产相适应的人员（重点注意研发、生产、QA、QC等人员的学历、工作经历、专业、培训经历等资质）与工作岗位的匹配性和履职能力；具有与各类医疗器械产品（有源产品、无菌、植入产品、IVD产品等）生产相适应的生产场地与环境（主要如防尘、防静电、净化车间及洁净级别要求、相应的实验室、灭菌设备配置、布局的合理性、与生产规模相匹配的足够面积等）；具有与各类医疗器械产品（有源产品、无菌、植入产品、IVD产品等）生产相适应的基本生产设备、检测设备等；具有与企业产品生产紧密相关的《医疗器械生产质量管理规范》（结合相关产品的生产质量管理规范附录）的文件体系的建立并运行。

（二）《医疗器械生产质量管理规范》的文件体系和运行有效性

《医疗器械生产质量管理规范》文件的系统性、持续性和有效性（适宜性）；《医疗器械生产质量管理规范》中关于设计和开发（原材料、核心部件、关键工序、特殊工艺的验证/确认、主要性能参数的确认）、采购、生产管理（关键工序、特殊工艺的确认、主要设备的验证、批记录的可追溯性、无菌产品的内包装、灭菌等的确认等）、监视和测量（主要检测设备的确认和校验等）、不合格品控制、分析与改进等主要内容和风险控制环节。

（三）医疗器械产品出厂前应完成的各项技术测试或确认

技术文件、测试、检验或确认；产品最终放行应有严谨的程序并形成记录文件。

三、教学建议

（一）建议学时数

32 学时。

（二）教学形式

课堂讲授、案例教学、现场教学、参观实践。

（三）考核形式

笔试或课程报告。

课程 7　医疗器械经营监管

一、教学目的

掌握《医疗器械经营监督管理办法》的法规要求，掌握《医疗器械经营质量管理规范》的质量控制要求；熟悉医疗器械经营各环节风险管控的措施和方法。

二、基本内容

（一）各类（有源产品、无源产品、无菌、植入和介入产品、IVD 产品等）医疗器械经营企业应具备的基本条件

人员条件，场所条件，储存条件，文件体系，专业指导、技术培训和售后服务的能力，计算机管理系统，可追溯体系等。

（二）《医疗器械经营质量管理规范》的质量控制要求

医疗器械经营质量管理文件系统性、科学性，与《医疗

器械经营质量管理规范》要求的适宜性；医疗器械经营质量管理运行的有效性，在医疗器械采购、验收、贮存、销售、运输、售后服务等环节采取有效的质量控制措施，保障经营过程中产品的可追溯和质量安全。

（三）医疗器械经营监管工作要求

医疗器械经营许可、日常监督工作程序及要求；医疗器械产品抽验、检验及质量公告工作程序及要求；医疗器械不良事件、产品召回经营环节的管控；医疗器械经营分类管理；建立监管档案等的相关规定；特殊医疗器械产品、特殊经营方式的风险防控及监管要求，如第三类医疗器械产品经营、特殊贮存环境的医疗器械、体验式网络销售医疗器械。

三、教学建议

（一）建议学时数

20 学时。

（二）教学形式

课堂讲授、实践。

（三）考核形式

笔试或课程总结报告。

课程 8 医疗器械使用监管

一、教学目的

掌握医疗器械使用监管的方法和要点；熟悉医疗器械使用单位在采购、验收、贮存和临床应用过程的管理制度和规范要求，熟悉医疗器械使用的管理规范；了解各类产品在使用中的风险点。

二、基本内容

（一）医疗器械使用单位对医疗器械产品的管理要求

医疗器械产品采购管理要求；对供应商和产品的审核和验收要求以及相关的管理制度；对部分高风险产品的储存要求；对部分在用产品的维护与售后服务要求。

（二）医疗器械产品使用过程中管理规范与运行机制

医疗器械的使用规范要求，医疗器械使用过程中的检查、检测、校准、保养和维护；植入性医疗器械的追溯性管理要求；医疗器械产品使用记录主要内容；对医疗器械不良事件进行监测、评价和上报的管理规范与运行机制。

（三）医疗器械使用监管的方法和要点

医疗器械使用监管的方法；医疗器械使用监管的要点。

三、教学建议

（一）建议学时数

24 学时。

（二）教学形式

课堂讲授、实践。

（三）考核形式

笔试或课程报告。

课程9　医疗器械风险管控与应急处置

一、教学目的

掌握医疗器械风险管理基本概念、风险管理流程及检查要求；熟悉医疗器械不良事件监测要求，熟悉医疗器械产品召回要求。

二、基本内容

（一）医疗器械风险管理

医疗器械风险管理相关术语和定义；质量管理体系中对风险管理的要求；风险管理流程；医疗器械风险管理活动和几种重要的风险分析方法；风险管理检查要求。

（二）医疗器械不良事件

医疗器械不良事件监测的基本概念；医疗器械不良事件监测相关法规、机构设置和职责；医疗器械不良事件监测的方法、报告、评价及控制；医疗器械群体不良事件的定义、分类、后果、应急响应及处理方式。

（三）医疗器械产品召回

医疗器械产品召回的基本概念及产品召回制度；医疗器械产品召回监管体制和职责；医疗器械产品召回分类及对医疗器械生产企业的要求；医疗器械产品召回的流程；医疗器械缺陷评估的主要内容。

（四）医疗器械安全突发事件应对

医疗器械安全信息监测预警，医疗器械安全突发事件信息报告、应急响应、处置措施、舆情应对、调查处理、总结评估。

三、教学建议

（一）建议学时数
30 学时。

（二）教学形式
课堂讲授。

（三）考核形式
笔试或课程报告。

课程 10 医疗器械稽查

一、教学目的

掌握医疗器械常见违法行为的稽查基本方法，掌握执法文书的书写和证据的固定、收集与甄别；熟悉医疗器械案件的办理流程。

二、基本内容

（一）医疗器械常见违法行为及其稽查方法

医疗器械注册与研制、生产、经营、使用监管环节常见违法行为的表现形式及稽查方法。

（二）医疗器械资质和合格证明文件的稽查方法

医疗器械行政许可事项的范围、许可机关、发放许可证的具体名称及有效期；医疗器械注册证及医疗器械注册登记表项目内容的含义，假冒注册证的识别方法；假冒合格证明文件的识别方法。

（三）医疗器械购销票据的稽查方法

医疗器械采购应该索取票据的种类及样式；票据检查过程中的稽查技巧。

（四）医疗器械标签说明书稽查方法

医疗器械标签说明书的基本要求；《医疗器械说明书和标签管理规定》；YY 0466 的表示符号含义。

（五）未经注册医疗器械识别方法

医疗器械注册证号的演变历史；根据医疗器械说明书和标签线索发现未经注册医疗器械的方法；医疗器械许可事项变更的主要范围、含义；常见医疗器械性能结构及组成，及据此发现未经注册医疗器械案件线索的方法。

（六）医疗器械监督抽验及检验报告解读

医疗器械监督抽验的有关规定；常用医疗器械标准知识；医疗器械的抽样方法；国内医疗器械检验机构的设置情况；医疗器械检验报告中主要检测指标的含义及解读。

（七）医疗器械广告监管与稽查

医疗器械广告发布审查标准；医疗器械广告监测方法介绍；医疗器械违法广告上报、处置的具体流程。

（八）医疗器械行政处罚文书制作

医疗器械案件的处罚程序及文书制作。

（九）医疗器械案件证据固定与收集

《最高人民法院关于行政诉讼证据若干问题的规定》；证据的主要形式及其要求；证据排除、证据固定、证据补强、证据力判定等知识。

（十）医疗器械案件行政处罚与刑事司法衔接

生产销售不符合标准的医用器材罪、生产销售伪劣产品罪、非法经营罪的入罪标准；医疗器械行政处罚与刑罚的关系，向公安机关移送涉嫌犯罪案件的程序及规定。

三、教学建议

（一）建议学时数

32 学时。

（二）教学形式

课堂讲授、现场观摩与研讨相结合。

（三）考核形式

笔试或案例分析报告。

课程 11　综合素质专题

一、教学目的

熟悉与医疗器械安全监管工作相关联领域的动态，如科学监管理念、道德修养、廉政执法、监管难点热点及当前医疗器械监管中的前沿知识。

二、基本内容

（一）新形势、新任务下食品药品监管人员的使命与担当；

（二）职业道德与廉政建设；

（三）科学监管理念与监管文化；

（四）信息技术在医疗器械安全监管中的应用；

（五）医疗器械安全追溯体系、信用监管体系建设；

（六）执法礼仪和团队协作建设与创新；

（七）我国最新医疗器械监管法规的研讨和解读；

（八）国内外医疗器械技术发展综述；

（九）我国医疗器械产业发展战略研讨；

（十）医疗器械行业现状与监管；

（十一）医疗器械信息化监管技术；

（十二）医院医疗设备管理状况；

（十三）国内外医疗器械监管热点问题。

三、教学建议

（一）建议学时数

20 学时。

（二）教学形式

课堂讲授、专业考察与交流研讨相结合。

（三）考核形式

课程总结报告。

表 9　2016－2020 年全国医疗器械监管人员教育培训大纲课程目录

知识分类	课程名称
基础知识	课程 1 法学基础知识与依法行政
	课程 2 医疗器械专业知识
	课程 3 医疗器械监管基础知识
法律法规	课程 4 医疗器械监管法律法规
监管实务	课程 5 医疗器械注册管理
	课程 6 医疗器械生产监管
	课程 7 医疗器械经营监管
	课程 8 医疗器械使用监管
	课程 9 医疗器械风险管控与应急处置
	课程 10 医疗器械稽查
综合素质	课程 11 综合素质专题

表 10　2016－2020 年全国医疗器械监管人员教育培训大纲课程组合模块表

	行政监管		技术监督		综合管理	
	课程	学时	课程	学时	课程	学时
国家局	课程 4、课程 11	A	课程 3、课程 11	A	课程 11	A
	课程 1－3、课程 5－10	B	课程 1－2、课程 4－10	B	课程 1－10	B
省局	课程 4－11	A	课程 3、课程 11	A	课程 11	A
	课程 1－3	B	课程 1－2、课程 4－10	B	课程 1－10	B
市局	课程 4－10	A	课程 3	A	课程 11	A
	课程 1－3、课程 11	B	课程 1－2、课程 4－11	B	课程 1－10	B
县局及以下	课程 4－10	A	课程 3	A	课程 11	A
	课程 1－3、课程 11	B	课程 1－2、课程 4－11	B	课程 1－10	B

附件6

全国食品药品监管人员教育培训
规划教材建议目录

1. 《法学基础知识与依法行政》
2. 《食品安全基础知识》
3. 《食品安全相关法律法规》
4. 《食品安全标准体系》
5. 《食品生产监管》
6. 《食品经营监管》
7. 《食用农产品监管》
8. 《食品安全应急管理》
9. 《食品安全稽查》
10. 《食品安全监督抽检与风险监测》
11. 《药学基础知识》
12. 《中药学基础知识》
13. 《医学基础知识》
14. 《药品监管法律法规体系》
15. 《药物研究与药品注册监管实务》
16. 《药品生产监管实务》
17. 《药品流通监管实务》
18. 《药品使用监管实务》
19. 《特殊药品和生物制品监管实务》
20. 《药品不良反应监测与监管》
21. 《药包材、说明书、标签和广告监管实务》
22. 《药品稽查》

23. 《药品行政管理技能》

24. 《药品检验技术》

25. 《保健食品监管基础知识》

26. 《保健食品监管法律法规》

27. 《保健食品注册与备案管理》

28. 《保健食品生产监管》

29. 《保健食品经营监管》

30. 《保健食品标准与抽检监测》

31. 《保健食品广告审查与监管》

32. 《保健食品稽查》

33. 《化妆品监管基础知识》

34. 《化妆品注册备案管理》

35. 《化妆品生产监督管理》

36. 《化妆品经营监督管理》

37. 《化妆品质量抽验》

38. 《化妆品稽查》

39. 《化妆品不良反应监测与监管》

40. 《化妆品安全风险管理》

41. 《医疗器械专业知识》

42. 《医疗器械监管基础知识》

43. 《医疗器械监管法律法规》

44. 《医疗器械注册管理》

45. 《医疗器械生产监管》

46. 《医疗器械经营监管》

47. 《医疗器械使用监管》

48. 《医疗器械风险管控》

49. 《医疗器械稽查》

国家食品药品监督管理总局办公厅

2016 年 5 月 19 日

国家药品不良反应监测年度
报告（2014 年）

国家食品药品监督管理总局

为全面反映 2014 年我国药品不良反应监测情况，促进临床合理用药，保障公众用药安全，依据《药品不良反应报告和监测管理办法》，国家食品药品监督管理总局组织编撰国家药品不良反应监测年度报告（2014 年）。

一、药品不良反应监测工作情况

2014 年，全国药品不良反应监测工作取得新进展：

监测网络覆盖面进一步拓宽，报告数量进一步增长。2014 年，全国已有 24 万余个医疗机构、药品生产经营企业注册为药品不良反应监测网络用户，并通过该网络报送药品不良反应报告，其中医疗机构仍是报告的主要来源。全国 94.4% 的县有药品不良反应报告，全国每百万人口平均报告数量达到 991 份，较 2013 年有一定增长，表明我国发现和收集药品不良反应信息的能力进一步增强。

深入开展数据评价分析，提高风险信号挖掘能力。2014 年通过日监测、周汇总、季度分析等方法加强对国家药品不良反应监测数据库数据的评价分析，深入挖掘药品风险信号，对阿德福韦酯、胞磷胆碱钠、苯溴马隆等近 50 个（类）品种进行了安全性评价，并采取了相应的风险管理和沟通措施。

建立全国联动工作机制，发挥监测预警能力。进一步完善药品聚集性事件预警平台，建立预警信息全国共享、事发地和生产企业所在地食品药品监管部门协同调查处置联动工作机制，保证药品质量风险的早发现、早评价、早控制。全年重点分析评价 137 条预警信息，及时发现并处置了湖北同济奔达鄂北制药有限公司核黄素磷酸钠注射液、安徽联谊药业股份有限公司胞磷胆碱钠注射液、吉林省集安益盛药业有限公司生脉注射液等多起因药品质量问题引发的不良事件，有效保障公众用药安全。

推动企业落实责任，提高风险管理水平。2014 年积极推进药品定期安全性更新报告工作，加强对企业撰写报告质量的培训，严格开展对报告的审核，促进企业落实风险管理意识；完善药品不良反应数据共享平台，及时将监测数据和风险信号反馈药品生产企业，指导企业进行数据分析评价与利用，督促企业落实安全风险主体责任，持续提高药品安全保障水平。

二、药品不良反应/事件报告情况

（一）报告总体情况

1. 年度及月度药品不良反应/事件报告情况

2014 年全国药品不良反应监测网络收到《药品不良反应/事件报告表》132.8 万份，较 2013 年增长了 0.8%。其中新的和严重药品不良反应/事件报告 34.1 万份，占同期报告总数的 25.7%。1999 年至 2014 年，全国药品不良反应监测网络累计收到《药品不良反应/事件报告表》近 790 万份。（图 1）

2014 年月度病例报告数量在整体趋势上与 2013 年基本相同，报告数量主要集中在 10-12 月，其中 11 月是报告高峰，但月度报告数量差距逐渐缩小，集中上报现象逐步缓解。（图 2）

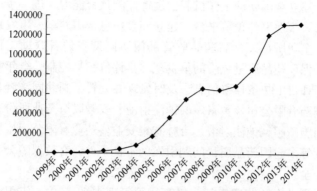

图1　1999-2014 年全国药品不良反应/事件报告数量增长趋势

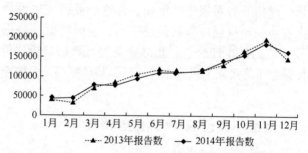

⋯▲⋯ 2013年报告数　　◆ 2014年报告数

图2　2013-2014 年药品不良反应/事件月度报告数变化趋势

2. 新的和严重药品不良反应/事件报告情况

新的和严重药品不良反应/事件报告是药品不良反应监测的重点，新的和严重报告比例，尤其是严重报告比例是衡量总体报告质量和可利用性的重要指标之一。2014 年全国药品不良反应监测网络收到新的和严重药品不良反应/事件报告341300 余份，与 2013 年比增长了 17.0%；新的和严重报告数量占同期报告总数的 25.7%，与 2013 年比增加了 3.6 个百分点。(图3)

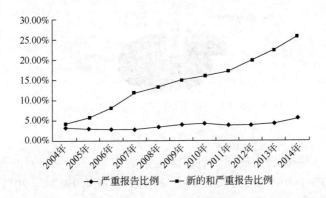

图3 2004-2014 年新的和严重以及严重药品不良反应/事件报告比例

3. 每百万人口平均病例报告情况

每百万人口平均病例报告数量是衡量一个国家药品不良反应监测工作水平的重要指标之一。2014 年我国每百万人口平均病例报告数为 991 份，与 2013 年相比增加了 0.8 个百分点。

4. 药品不良反应/事件县级报告比例＊＊

药品不良反应/事件县级报告比例是衡量我国药品不良反应监测工作均衡发展及覆盖程度的重要指标之一。2014 年全国药品不良反应/事件县级报告比例为 94.4%，与 2013 年相比增长了 0.6 个百分点。

5. 药品不良反应/事件报告来源

按报告来源统计，医疗机构的报告占 82.2%、药品经营企业的报告占 16.0%、药品生产企业的报告占 1.4%、个人及其他来源的报告占 0.4%。与 2013 年相比，医疗机构报告增长明显，药品生产企业报告比例与既往持平，经营企业报告比例继续下降。（图 4）

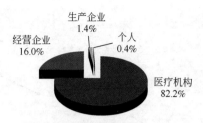

图4 2014年药品不良反应/事件报告来源分布

6. 报告人职业

按照报告人职业统计,医生报告占53.8%;药师报告占27.3%;护士报告占14.0%,其他报告占4.9%。与2013年的报告人职业构成情况基本相同。(图5)

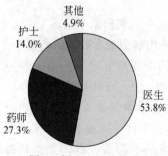

图5 报告人职业构成

7. 药品不良反应/事件报告涉及患者情况

按报告涉及患者年龄统计,14岁以下儿童患者的报告占10.5%,与2013年基本一致,65岁以上老年人的报告占19.9%,较2013年升高了2.1个百分点。(图6)

8. 药品不良反应/事件报告涉及药品情况

按怀疑药品类别统计,化学药占81.2%、中药占17.3%、生物制品占1.5%。抗感染药报告数量仍居首位,占化学药的46.2%,较2013年降低了1.4个百分点,报告比例已连续5年呈下降趋势。心血管系统用药占化学药的10.2%,较2013

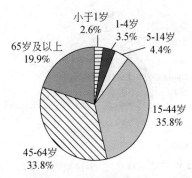

图 6　2014 年药品不良反应/事件报告年龄分布

年上升了 0.2 个百分点，且连续 5 年呈上升趋势。（图 7）

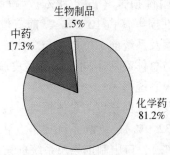

图 7　2014 年药品不良反应/事件报告涉及药品类别分布

按药品剂型统计，2014 年药品不良反应/事件报告涉及的药品剂型分布中，注射剂占 60.9%、口服制剂占 35.2%、其他制剂占 3.9%。注射剂所占比例较 2013 年升高了 2.2 个百分点，口服制剂比例降低了 2.1 个百分点。（图 8）

按照药品给药途径统计，2014 年药品不良反应/事件报告涉及的药品给药途径分布中，静脉注射给药占 57.8%，其他注射给药占 3.0%，口服给药占 36.2%，其他给药途径占 3.0%，与 2013 年相比，静脉注射给药的比例上升 2.1 个百分点，口服给药比例降低 2.2 个百分点。

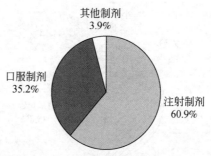

图8 2014年药品不良反应/事件报告涉及药品剂型分布

9. 累及系统及主要不良反应表现

2014年报告的药品不良反应/事件中，累及系统排名前三位的为皮肤及其附件损害（占27.8%）、胃肠系统损害（占26.3%）和全身性损害（占12.2%），前三位之和为66.3%。化学药、中成药累及系统前三位排序与总体一致，但生物制品累及系统前三位与总体有所不同，依次是皮肤及其附件损害、全身性损害和呼吸系统损害。

注射剂型累及系统前三位与总体报告一致，分别是皮肤及其附件损害（占32.9%）、胃肠系统损害（占18.9%）、全身性损害（占14.6%），口服制剂累及系统前三位为胃肠系统损害（占41.6%）、皮肤及其附件损害（占17.0%）、中枢及外周神经系统损害（12.2%）。与2013年基本一致。

化学药注射剂的不良反应表现多为皮疹、瘙痒、恶心、呕吐、胸闷、过敏反应、头晕、心悸、寒战、发热等，化学药口服制剂的不良反应表现多为恶心、皮疹、呕吐、头晕、瘙痒、头痛、腹泻、腹痛、口干、咳嗽等；中药注射剂的不良反应表现多为皮疹、瘙痒、胸闷、恶心、心悸、寒战、过敏反应、头晕、呕吐、呼吸困难等，中成药口服制剂的不良反应表现多为恶心、腹泻、皮疹、呕吐、腹痛、瘙痒、头晕、胃不适、口干、头痛等。

10. 药品不良反应/事件报告总体情况分析

2014 年药品不良反应/事件报告总体情况与 2013 年相比未见显著变化。在患者年龄分布中,老年患者不良反应报告比例依然呈现小幅增高态势。在剂型和给药途径分布中,注射剂和静脉给药的比例依然呈现上升趋势,提示应加强相关宣传、教育工作。在化学药总体排名和按剂型分布的排名中,心血管系统用药所占比例均有所增加。随着我国居民生活水平的提高,心血管疾病的发病率在逐年升高,心血管系统用药尤其是口服制剂使用越来越广泛,应进一步加强心血管系统用药监测与评价。

(二) 基本药物监测情况

1. 国家基本药物监测总体情况

2014 年全国药品不良反应监测网络共收到国家基本药物的不良反应/事件报告 52.0 万例(占 2014 年总体报告的 39.2%),其中严重报告 2.9 万例,占 5.6%。报告涉及化学药品和生物制品病例报告占 82.9%,中成药病例报告占 17.1%。

2. 国家基本药物化学药品和生物制品情况分析

《国家基本药物目录(基层医疗机构配备使用部分)》(2012 版)化学药品和生物制品部分,共分 25 个类别,约 317 个品种。2014 年全国药品不良反应监测网络共收到不良反应/事件报告 443300 余例次,其中严重报告 28400 余例次,占 6.4%。

2014 年国家基本药物化学药品和生物制品报告按类别统计,报告数量排名前 5 位的分别是抗微生物药、心血管系统用药、抗肿瘤药、消化系统用药、镇痛/解热/抗炎/抗风湿/抗痛风药,占基本药物化学报告的 74.1%。化学药品(含生物制品)报告数量排名前五位的品种均为抗微生物药,分别是左氧氟沙星、头孢曲松、头孢呋辛、头孢他啶和青霉素。

2014 年国家基本药物化学药品和生物制品不良反应/事件

报告累及系统排名前 5 位的是胃肠系统损害（占 28.7%）、皮肤及其附件损害（占 26.7%）、全身性损害（占 11.1%）、中枢及外周神经系统损害（占 8.4%）以及呼吸系统损害（占 5.6%）；前 5 位不良反应例次之和占 80.5%。主要不良反应表现为：皮疹、恶心、瘙痒、呕吐、头晕、头痛、过敏反应、腹泻、腹痛、胸闷、心悸、寒战、发热、咳嗽、潮红、乏力等。

3. 国家基本药物中成药情况分析

《国家基本药物目录（基层医疗卫生机构配备使用部分)》（2012 版）中成药部分涉及内科用药、外科用药、妇科用药、眼科用药、耳鼻喉科用药、骨伤科用药 6 大类共 203 个品种。2014 年全国药品不良反应监测网络共收到不良反应/事件报告 91400 余例次，其中严重报告 4670 例次，占 5.1%。

2014 年国家基本药物中成药部分六大类中，药品不良反应/事件报告总数由多到少依次为内科用药、骨伤科用药、妇科用药、耳鼻喉科用药、外科用药、眼科用药。其中内科用药报告总数占到总体报告数量的 85.4%，内科用药占比较大可能与内科用药临床使用量大，且基本药物目录中中药注射剂都属于内科用药有关。内科用药中排名前五位的分别是祛瘀剂、温理剂、开窍剂、清热剂、解表剂，此五类药品报告占到内科用药报告数的 76.5%。中成药注射剂排名前五位的品种分别是：清开灵注射液、参麦注射液、血塞通注射剂、血栓通注射剂和丹参注射液；中成药口服制剂排名前五位的品种分别是：双黄连合剂（口服液、颗粒、胶囊、片）、鼻炎康片、复方丹参片（颗粒、胶囊、滴丸）、活血止痛散（胶囊）、清开灵颗粒（胶囊、片）。

2014 年国家基本药物中成药药品不良反应/事件报告累及系统排名前三位的是皮肤及其附件损害（占 28.8%）、胃肠系统损害（占 23.6%）和全身性损害（占 13.9%）。不同剂型报告累及系统中，注射剂不良反应/事件累及系统排名前三位的是皮肤及其附件损害（占 21.0%）、全身性损害（占 11.6%）、呼吸系统损害（占 9.0%），口服制剂累及系统排名前三位的是胃肠系统损害（占 16.8%）、皮肤及其附件损害（占 5.6%）、中枢及外周神经系统损害（占 2.6%）。注射剂主要不良反应表现多为皮疹、瘙痒、胸闷、心悸、恶心、过敏反应、头晕、寒战、潮红、呕吐、头痛、发热、过敏样反应、呼吸急促、疼痛、斑丘疹、荨麻疹、高热、多汗等。中成药口服制剂主要不良反应表现多为恶心、腹泻、皮疹、腹痛、瘙痒、呕吐、头晕、胃不适、头痛、口干、腹胀、过敏反应、心悸、乏力、胸闷、嗜睡、消化系统反应、腹部不适、肠胃气胀、口渴等。

4. 2014 年国家基本药物安全性趋势分析

2014 年国家食品药品监督管理总局根据药品不良反应监测风险信号，组织对胞磷胆碱钠注射剂、硫酸镁注射液等基本药物开展安全性评价，并采取了相应风险控制措施。总体上看，2014 年国家基本药物安全状况继续保持平稳。

现行基本药物目录为 2012 年发布，分为化学药品和生物制品、中成药、中药饮片三个部分，其中，化学药品和生物制品 317 种，中成药 203 种，共计 520 种。

（三）抗感染药监测情况

1. 抗感染药不良反应/事件报告总体情况

2014 年全国药品不良反应监测网络共收到抗感染药物的不良反应/事件报告 50.6 万例，占报告总数的 38.2%，其中严重报告 2.4 万例，占 4.8%。与 2013 年相比，2014 年抗感染药报告数量同期下降 2.0%，严重报告同期增长 18.4%，均低于总体报告增长率。严重报告构成比与 2013 年（4.0%）相比增加了 0.8 个百分点。

2. 报告涉及患者情况及不良反应情况

按报告涉及患者年龄统计，14 岁以下儿童患者的报告占 16.4%，高于整体数据儿童患者所占比例；65 岁以上老年人的报告占 15.3%，低于整体数据老年患者所占比例；与 2013 年抗感染药物的年龄分布基本一致。

2014 年抗感染药物不良反应/事件报告中，药品不良反应/事件累及系统排名前 3 位的是皮肤及其附件损害（39.3%）、胃肠系统损害（26.0%）、全身性损害（10.6%）；与化学药总体报告相比，皮肤及其附件损害比例偏高，胃肠系统损害和全身性损害比例基本一致。抗感染药口服制剂累及系统的前 3 位是胃肠系统损害（46.0%）、皮肤及其附件损害（26.3%）、中枢及外周神经系统损害（4.3%）；注射剂累及系统前 3 位是皮肤及其附件损害（42.9%）、胃肠系统损害（20.8%）、全身性损害（11.8%）。

抗感染药的主要不良反应表现为：皮疹、瘙痒、恶心、呕吐、过敏反应、腹痛、头晕、腹泻、胸闷、心悸等；口服制剂的主要不良反应表现为：恶心、皮疹、呕吐、瘙痒、腹泻、腹痛、头晕、过敏反应、头痛、肝功能异常等；注射剂的主要不良反应表现为皮疹、瘙痒、恶心、呕吐、过敏反应、头晕、胸闷、腹痛、心悸、寒战等。

3. 报告涉及药品情况

2014 年抗感染药物不良反应/事件报告涉及 9 大类，328 个品种，其中抗生素病例报告占 66.7%，其排名前 5 位的是头孢菌素类（32.3%）、大环内酯类（10.7%）、青霉素类（9.7%）、β-内酰胺酶抑制药（5.6%）林可霉素类（3.8%）；合成抗菌药病例报告占 24.5%，其中主要是喹诺酮类（18.0%）和硝基咪唑类（5.6%）。药品构成比与 2013 年抗感染药物报告的构成情况无明显差异。2014 年抗感染药物的药品不良反应报告/事件数量排名前 5 位的是头孢菌素类、喹诺酮类、大环内酯类、青霉素类、β-内酰胺酶抑制剂类。2014 年抗感染药物不良反应/事件报告数量排名前 10 位的品种为左氧氟沙星、阿奇霉素、头孢曲松、头孢呋辛、克林霉素、头孢哌酮舒巴坦、阿莫西林克拉维酸、阿莫西林、头孢噻肟、甲硝唑。

2014 年抗感染药物严重不良反应/事件报告中，抗生素病例报告占 66.0%，合成抗菌药病例报告占 14.7%，与 2013 年抗感染药物报告的构成情况无明显差异。严重报告中排名前 5 位的是头孢菌素类（33.8%）、青霉素类（11.6%）、喹诺酮类（11.4%）、抗结核病药（9.9%）、β-内酰胺酶抑制药（6.9%），药品类别排名与 2013 年基本一致。2014 年抗感染药物严重报告数量排名前十位的品种为：左氧氟沙星、头孢曲松、头孢哌酮舒巴坦、青霉素 G、头孢呋辛、头孢噻肟、阿奇霉素、克林霉素、阿莫西林克拉维酸、利福平。

从药品剂型分析，2014 年抗感染药物不良反应/事件报告中，注射剂占 75.9%、口服制剂占 21.8%、其他剂型占 2.4%。抗感染药中注射剂比例较总体报告中注射剂比例高出 15%。

4. 抗感染药安全性趋势分析

抗感染药的不良反应报告数量仍居各类药物之首，但 2014 年抗感染药物的不良反应报告总数继续呈下降趋势，其中严重报告增长水平低于总体病例报告增长水平，说明我国对抗感染药采取的例如发布《抗菌药物临床应用指导原则》等措施得一定实效，建议临床医生继续按照合理使用抗感染药，降低使用风险。

（四）中药注射剂监测情况

1. 中药注射剂不良反应/事件报告总体情况

2014 年全国药品不良反应监测网络共收到中药注射剂报告 12.7 万例次，其中严重报告占 6.7%。与 2013 年相比，中药注射剂报告数量增长 5.3%，高于总体报告增长率；严重报告数量增长 26.0%，与总体严重报告增长情况基本一致。

2014 年中药注射剂报告数量排名居前的类别是理血剂、补益剂、开窍剂、解表剂、清热剂、祛痰剂，占中药注射剂总体报告的 97.1%。报告数量排名前十名的药品分别是：清开灵注射剂、参麦注射剂、双黄连注射剂、血塞通注射剂、舒血宁注射剂、血栓通注射剂、丹参注射剂、香丹注射剂、生脉注射剂、痰热清注射剂。

中药注射剂严重报告主要涉及全身性损害、呼吸系统损害、皮肤及其附件损害等，包括过敏样反应、过敏性休克、寒战、发热、呼吸困难、胸闷、心悸、瘙痒、皮疹、恶心、呕吐等表现，与往年监测情况基本一致。

2. 中药注射剂不良反应/事件报告合并用药情况

对2014年中药注射剂总体报告排名前20位药品（占全年中药注射剂报告88.7%）合并用药情况进行分析，涉及合并用药的报告占42.3%，严重报告涉及合并用药占57.0%，以上数据提示单独或联合其他药品使用中药注射剂均可出现不良事件，并且合并用药可能会加大中药注射剂的安全风险。

3. 中药注射剂安全性趋势分析

总体上看，2014年中药注射剂安全状况与全国整体情况基本一致，严重报告增长幅度略低于全国整体报告增长幅度，提示可能与药品监管部门、药品生产及使用单位采取措施持续推动合理用药以及开展相关宣传培训有关。此外，中药注射剂与其他药品联合使用现象依然普遍存在，有可能增加安全风险。根据《中药注射剂临床使用基本原则》的规定，临床医师须注意单独使用中药注射剂，禁忌与其他药品混合配伍使用；谨慎联合用药，如确需要联合使用其他药品时，应慎重考虑药物相互作用以及与中药注射剂的间隔时间、输液容器的清洗等问题。

三、用药安全提示

（一）关注儿童抗感染药用药安全

根据对2014年国家药品不良反应监测网络收到的来自医疗机构0~14岁儿童药品不良反应报告分析结果，2014年全年共收到报告12.2万份，其中严重报告占儿童报告总数的

4.4%。男童和女童比为1.5：1；涉及的怀疑药品以化学药为主，占84.0%；化学药中抗感染药比例为76.7%；报告累及系统主要是皮肤及其附件损害、胃肠系统损害、全身性损害，共占83.2%。

（二）关注老年患者合并用药问题

2014年65岁以上老年患者不良反应报告比例达19.9%。经对国家药品不良反应监测数据库分析显示，自2009年以来，该比例持续上升；严重报告中65岁以上老年患者报告比例更高，占到27.3%，老年患者用药安全问题应引起格外关注。（图9）

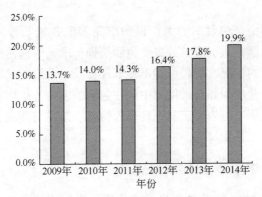

图9　2009-2014年65岁以上老年患者不良反应报告比率

随着我国人口老龄化的发展，老年患者合理用药和用药安全日益受到临床和社会的关注。由于老年人组织器官逐渐老化，各系统功能降低、尤其肝、肾功能的衰退，导致机体对药物的吸收、分布、代谢和排泄等功能减弱。加之老年人多种疾病共存，临床表现复杂，用药种类也比较多，增加了发生不良反应的风险。有临床资料表明，服用5种以下药物不良反应发生率在6%-8%，服用6-10种药物不良反应发生率将增至40%。

老年患者使用药品尽量做到用药个体化、减少药品种类、注意给药途径和时间、加强用药前和用药期间监护与监测。

（三）关注基层医疗机构中药注射剂使用安全

通过对 2014 年中药注射剂病例报告数量排名前 20 名药品的用药单位情况分析显示，基层医疗卫生机构（含卫生院、卫生所、个人诊所等）使用中药注射剂发生不良反应报告多于其他医院报告，例如清开灵注射剂相关的不良反应报告有 75% 来自基层卫生医疗机构。

中药注射剂引起的不良反应主要表现为过敏样反应、过敏性休克、寒战、发热、呼吸困难、胸闷、心悸、瘙痒、皮疹、恶心、呕吐等。一旦发生药品不良反应需要紧急救治，而基层医疗卫生机构紧急救治环境、设备和医务人员救治能力通常较为有限。

使用中药注射剂的医疗机构应完善配备紧急救治基础设备，加强医务人员应急处置能力的培训，准确掌握使用中药注射剂患者的情况，发现可疑不良事件要及时采取应对措施。药品生产企业应加强合理使用中药注射剂的宣传与培训，注意完善药品说明书，告知产品不良反应信息、禁忌与注意事项，有效控制药品使用风险。

四、相关风险控制措施

根据 2014 年药品不良反应监测数据和评估结果，国家食品药品监督管理总局对发现存在安全隐患的药品及时采取相应风险控制措施，以保障公众用药安全。

（一）发布《药品不良反应信息通报》7 期，通报了头孢唑林注射剂、含羟乙基淀粉类药品、口服何首乌及其成方制剂、曲美他嗪、丙硫氧嘧啶、阿德福韦酯、苯溴马隆等严重不良反应，及时提示用药安全风险。

（二）发布《药物警戒快讯》12 期，报道了替莫唑胺的肝脏损害、静脉用铁制剂严重超敏反应等国外药品安全信息 70 条。

（三）根据监测评价结果，组织对细辛脑注射剂、硫酸镁注射剂、复方氨基酸注射液（20AA）等 12 个（类）药品的说明书进行修改。

五、有关说明

（一）本年度报告中的数据来源于国家药品不良反应监测网络中 2014 年 1 月 1 日至 2014 年 12 月 31 日各地区上报的数据。

（二）与大多数国家一样，我国药品不良反应监测网络收集的数据存在局限性，如漏报、填写不规范、缺乏详细信息、无法计算不良反应发生率等。

（三）本年度报告完成时，其中一些严重报告、死亡报告尚在调查和评价的过程中，所有统计结果均为数据收集情况的真实反映，有些问题并不代表最终的评价结果。

（四）每种药品不良反应/事件报告的数量受到该药品的使用量和该药品不良反应发生率等诸多因素的影响，故药品不良反应/事件报告数量的排名仅是报告数据多少的直接反映，不代表不良反应发生率的高低。

（五）本年度报告不包含疫苗不良反应/事件的监测数据。

附录十四

2015 年度药品审评报告

国家食品药品监督管理总局药品审评中心

2015 年，在国家食品药品监督管理总局的领导下，药品审评中心（以下简称药审中心）紧紧围绕"改革审评制度，解决审评积压，提高审评质量，完善审评体系"，不断推进各项工作，切实维护和促进公众健康。根据国家食品药品监督管理总局有关工作要求，现将《2015 年度药品审评报告》予以发布。

一、2015 年主要工作措施及进展

2015 年，药审中心深化制度改革，加强审评管理，消除审评积压，提升审评效率，确保审评质量，各项工作举措取得积极进展，为更好保障公众用药安全有效，促进公众健康奠定了基础。

（一）推进审评制度改革

按照国务院、总局党组关于药品审评制度改革的要求和工作部署，2015 年，药审中心在改革审评管理制度、改进用人机制、强化审评质量管理等方面推出了多项改革举措，以全力推进审评制度改革。

改革审评管理制度。在对创新药实行一次性批准临床试验、加强后续沟通交流与监管，以及有条件批准临床试验方面取得实质性进展；组织研究肿瘤适应症创新药临床试验备案管理的可行性；完善"立卷审查"快速审评方法，加快淘汰存在重大缺陷的注册申请，并为承接药品注册申请受理工作奠定了基础；强化以临床价值为导向的审评管理，完善适应症团队审评制度，探索建立项目管理人制度；逐步完善有关药品注册申请的优先审评制度，起草了《临床急需儿童用药申请优先审评审批品种评定的基本原则》，并上网征求意见。

改进用人机制。制定首席审评员招聘方案，探索建立首席专业岗位制度，构建科学化、与国际接轨的审评体系；制定《审评员薪酬管理暂行办法》，探索研究多劳多得、优劳优得的动态评估绩效分配体系，以调动工作人员的创造性和积极性；平稳完成三至七级专业技术岗位设置工作，保证了审评人才梯队建设；起草完成《药审中心解决审评积压尽职免责与违规追责暂行规定》，为稳定与激励审评队伍，不断提高审评

质量和效率进行探索；探索引入外部咨询机构和专业人员参与中心的管理制度建设等。

强化审评质量管理。通过制定各专业领域技术指导原则和翻译转化国外指导原则，进一步推进符合我国药物研发实际的技术指导原则体系建设；以政府购买服务方式，与专业的质量管理咨询公司合作，制定《药审中心审评质量管理体系建设方案》，全面启动了药审中心三年审评质量管理体系建设工作；加大与法律专业机构合作，探索研究法律专业支持技术审评工作的方式，推进依法审评；起草了《药品注册技术审评复审工作管理办法》，并上网征求意见，以推进药品技术审评复审改革。

（二）解决审评任务积压

审评任务大量积压已成为实现科学监管和行业良性发展的巨大障碍。为消除这一障碍，2015年，药审中心坚持改革制度和消除积压并行，多措并举，全力解决审评任务积压。

开展"专项"审评工作。贯彻落实改革要求，集中审评力量，严格审评标准，调整审评理念，优化审评流程，针对各类注册申请，采取不同的措施；提前全面梳理技术标准，做好审评工具的储备和质量控制的保障，对化药仿制药生物等效性试验申请和3类新药验证性临床试验申请集中开展"专项"审评工作；在审评过程中，加强督导和质量控制，做到审评标准不降低，审评质量有保障。

整合审评人力资源。多渠道扩增审评力量，招聘聘用制审评员51人，组织形成省（市）局挂职团队6个共95人；继续完善培训机制，强化专业培训，加快新到岗审评人员形成战斗力；药审中心老审评员们充分发挥在解决积压工作中的主力军作用，在完成自身审评任务的同时，带教新审评员和省局团队，加快了中心各类审评人员融合，使新审评员和省局团队成为审评工作的生力军。

发扬药审人精神。广泛进行思想动员、组织发动，通过中心文化建设和党风建设，积极营造投身改革、牺牲奉献的工作氛围，发扬药审人精神，对完成消除审评积压任务起到了组织保障作用。

经过各方努力，药审中心 2015 年全年完成审评任务9601 件，比去年全年完成量增加了近 90%。审评任务积压由 2015 年高峰时的 22000 多个降至 2015 年底的不到 17000个，实现了年初确定的工作目标，解决审评积压的各项举措初显成效。

（三）促进行业良性发展

2015 年，药审中心立足自身职能，遵循药品注册管理客观规律，积极采取措施推进科学审评，促进行业良性发展，努力做到更好地服务公众。

鼓励创新药研发。遵循创新药研发规律，对申请临床的创新药审评进行了合理优化，推进创新药尽快进入临床试验，以切实鼓励创新；针对创新药上市申请，重新修订了《化药原料药生产工艺信息表》、《化药制剂生产工艺信息表》及《生产工艺信息表确认书》三个文件的提交模板，提高了申报文件的质量，缩短了新药的审评时间；完善国家"重大新药创制"科技专项立项品种的优先审评机制，以鼓励新药创制。

完善仿制药审评。配合国家总局构建仿制药 BE 备案机制，完成仿制药 BE 备案平台构建，并投入使用；制定仿制药审评报告模板和批件模板，突出研发者主体责任，改进审评组织模式，优化审评流程；梳理重复申报严重的仿制药清单，提供总局发布，引导立题依据不科学、剂型或规格不合理、安全有效性存在问题的品种不再申报；积极探索对高质量仿制药和临床急需仿制药实行优先审评。

加强沟通交流。完善日常咨询制度，进一步通过中心网站公开审评信息；完善"申请人之窗"沟通交流的申请，以提高沟通交流的效率，全年共组织实施了 40 次针对研发和审评过程中重大技术问题的沟通交流；代拟起草了《药品技术审评沟通交流管理办法》，并上网征求意见；召开了肿瘤适应症创新药临床试验备案制度座谈会、中药审评改革专家座谈会、疫苗审评专家座谈会等会议，增进各方协作，共商鼓励创新机制。

推进中药审评改革。在深入分析当前中药审评面临问题的基础上，结合中药审评工作专家座谈会意见，通过定期制定审评计划、调整主审报告部门、强化适应症团队管理、改进审评报告模板和审评理念、加强专家咨询会管理、加快指导原则制定发布等措施，全面开展中药审评改革，提高中药审评效率和质量，助力中医药创新，促进产业发展。

二、2015 年受理与审评情况

2015 年，药审中心全年接收新注册申请 8211 个（以受理号计，下同）。与既往年度接收注册申请的比较情况见图 1。

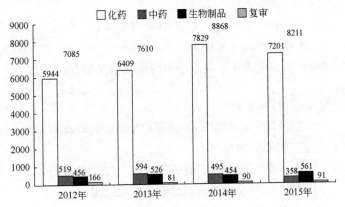

图 1　2015 年注册申请接收情况与前三年比较

2015 年接收注册申请数量较 2014 年有所回落，但仍处于高位。其中化药和中药接收量有所下降，生物制品接收量有所增加。近年来，化药注册申请的接收量约占各年度接收总量的 85%。

2015 年，药审中心全年完成审评的注册申请共 9601 个，超过年度接收量 1390 个，实现了完成量大于接收量。其中建议批准临床 4676 个，建议批准上市 391 个，建议批准补充申请 1183 个，建议批准进口再注册 143 个，建议各类不批准 2208 个，另有企业撤回等情况的注册申请 1000 个。

2015 年完成审评建议批准上市和批准临床的情况见表 1（不包括补充申请和进口再注册）。

表 1　2015 年完成审评建议批准上市和批准临床的各类注册申请情况

类别	新药 （上市/临床）	改剂型 （上市/临床）	仿制药 （上市/临床）	进口药 （上市/临床）	小计 （上市/临床）
化学药品	59/2081	10/161	157/1741	42/422	268/4405
中药	7/22	40/0	14/0	/	61/22
生物制品		14/88		8/58	22/146
合计			351/4573		

（一）2015 年化药受理和审评情况

1. 注册申请的接收情况

2015 年，化药各序列注册申请接收情况如下（图 2）：

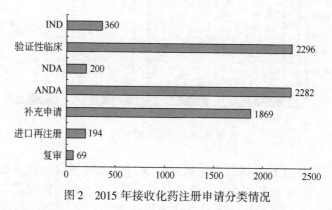

图 2　2015 年接收化药注册申请分类情况

2015 年，新接收化药注册申请共 7270 个。其中验证性临床、ANDA、补充申请三类注册申请占化药全年接收量的 88.6%。

与前三年比较，验证性临床接收量逐年大幅增加，ANDA和补充申请下降较为明显，具体见图 3。

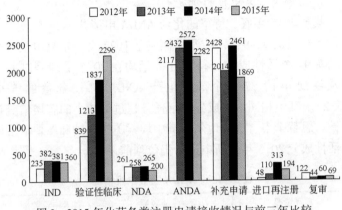

图 3　2015 年化药各类注册申请接收情况与前三年比较

2. IND 各治疗领域接收注册申请情况

国产 IND 申报数量较多的治疗领域有：抗肿瘤药物、消化系统疾病药物、内分泌系统药物、风湿性疾病及免疫药物。国际多中心（含进口 IND）申报数量较多的治疗领域主要集中在抗肿瘤药物。（图 4）

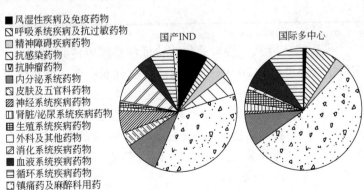

图 4　2015 年接收到化药 IND 申请的治疗领域构成

对比国产和进口 IND，相同的申报热点是抗肿瘤领域，不同的是国内 IND 申报较多的风湿性疾病及免疫药物、消化系统疾病药物、神经系统药物、抗感染药物等领域，几乎没有进口 IND 申报。

3. 仿制药重复申报的情况

截至 2015 年底，待审的化药 ANDA 申请共 7411 个，占待审任务总量的 42.9%，涉及活性成分 1027 个。重复申报较严重的有 94 个活性成分（待审任务量均在 20 个受理号以上），涉及注册申请 3780 个，占化药 ANDA 总任务量的 51%（表2）。其中相同活性成分待审任务超过 100 个的有埃索美拉唑钠、恩替卡韦、法舒地尔，其中埃索美拉唑钠和恩替卡韦两个活性成分 2015 年的新申请量仍位列前茅。

表2　化药 ANDA 重复申报情况

重复情况	活性成分数量	涉及申请数量
100 个申请以上	3	141
20-29 个申请	48	1153
50-99 个申请	17	1221
10-19 个申请	99	1319
30-49 个申请	26	992
10 个申请以下	844	2312

截至 2015 年底，待审的化药验证性临床申请共 3590 个，占待审任务总量的 20.8%，涉及活性成分 660 个。重复申报较严重的有 40 个活性成分（待审任务量均在 20 个受理号以上），涉及注册申请 1393 个，占化药验证性临床总任务量的 38.8%。其中相同活性成分待审任务超过 50 个的有沃替西汀、阿普斯特、阿考替胺、曲格列汀、阿伐那非、阿法替尼、阿齐沙坦、卡格列净。（表3）

表3　化药验证性临床重复申报情况

重复情况	活性成分数量	涉及申请数量	重复情况	活性成分数量	涉及申请数量
50 个申请以上	8	477	20-29 个申请	21	493
40-49 个申请	4	170	10-19 个	49	667
30-39 个申请	7	253	10 个申请以下	570	1530

4. 审评完成情况

2015 年中心完成化药审评 8514 个（以受理号计），具体情况见下表。（表4）

表4　2015 年化药审评完成情况

	批准	不批准	撤回等
IND	332	26	28
验证性临床	2050	632	43
NDA	83	22	187
ANDA	2215	998	372
补充申请	917	291	141
进口再注册	141	7	24
复审	2	1	2
合计	5740	1977	797

有明确审评结论的注册申请中，批准结论 5740 个，不批准结论 1977 个，总体不批准率为 25.6%。

图 5 显示，2015 年验证性临床和 ANDA（申请临床试验）两个任务序列完成量大幅增加，IND、NDA 和进口再注册两个任务序列的完成量平稳增加，补充申请通道完成量下降明显。

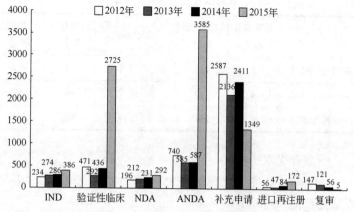

图 5　2015 年化药各类注册申请完成审评送局数量与前三年比较

（二）2015 年中药受理和审评情况

1. 注册申请的接收情况

2015 年，中药各序列注册申请接收情况如下（图 6）：

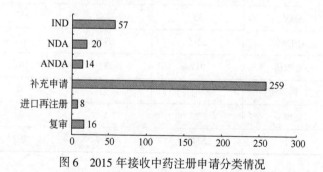

图 6　2015 年接收中药注册申请分类情况

2015 年，新接收中药注册申请共 374 个，各类注册申请接收情况与前三年比较见图（图 7）：

2. 审评完成情况

2015 年中心完成中药审评 544 个，具体情况见表（表 5）。其中批准的仿制及改剂型均为遗留品种。

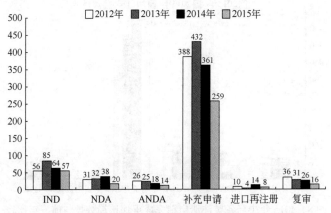

图 7　2015 年中药各类注册申请接收情况与前三年比较

表 5　2015 年中药审评完成情况

	批准	不批准	撤回等
新药临床申请	22	22	2
新药上市申请	7	7	46
仿制及改剂申请	54	20	9
补充申请	189	99	57
进口再注册	3	1	0
复审	4	1	1
合计	279	150	115

各类注册申请完成审评情况与前三年比较见下图（图 8）：

（三）2015 年生物制品受理和审评情况

1. 注册申请的接收情况

2015 年，生物制品各序列注册申请接收情况如下

（图 9）：

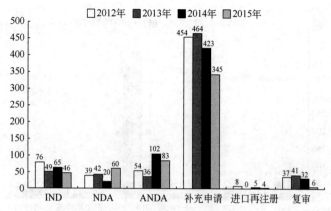

图 8　2015 年中药各类注册申请完成审评送局数量与前三年比较

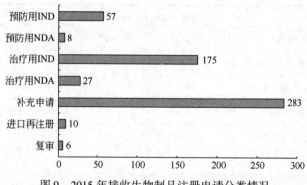

图 9　2015 年接收生物制品注册申请分类情况

新接收生物制品注册申请共 566 个，各类注册申请接收情况与前三年比较见下图（图 10）：

2. 审评完成情况

2015 年中心完成生物制品审评 543 个，具体情况见下表（表 6）。

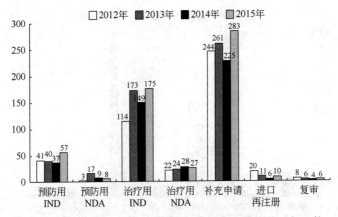

图 10 2015 年生物制品各类注册申请接收情况与前三年比较

表 6 2015 年生物制品审评完成情况

	批准	不批准	撤回等	合计
预防用 IND	35	7	12	54
预防用 NDA	6	4	2	12
治疗用 IND	115	24	30	169
治疗 NDA	13	9	4	26
补充申请	201	37	38	276
进口再注册	5	0	0	5
复审	1	0	0	1
合计	376	81	86	543

各类注册申请完成审评情况与前三年比较见下图（图 11）：

三、2015 年批准的重要品种

2015 年，药审中心及时完成了多个涉及重大公共卫生领域、具有重要社会价值品种的审评工作，为患者获得最新治疗手段提供了可能性，也为患者用药可及性提供了重要保障。

1. Ebola 疫苗：我国自主研发的重组埃博拉疫苗，也是全

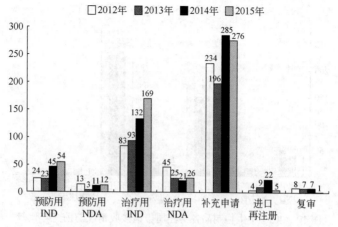

图 11　2015 年生物制品各类注册申请完审评送局数量与前三年比较

球首个 2014 基因突变型埃博拉疫苗。药审中心按"特别审评程序"完成了该疫苗临床试验申请的审评，获得了世界卫生组织（WHO）、西非国家和国际社会的一致好评。

2. 口服Ⅰ型Ⅲ型脊髓灰质炎减毒活疫苗（人二倍体细胞）：WHO 全球消灭脊髓灰质炎战略免疫规划推荐的常用疫苗，药审中心按照"特别审评程序"完成审评并批准了该疫苗的注册上市，为实现 WHO 全球消灭脊髓灰质炎战略免疫规划和相关疫苗的可获得性奠定了基础。

3. 肠道病毒 71 型灭活疫苗：我国自主研发的 1 类新药疫苗，用于刺激机体产生抗肠道病毒 71 型（EV71）的免疫力，预防 EV71 感染所致的手足口病。药审中心按"特殊审评程序"完成了该疫苗审评并经总局批准上市，对有效降低我国儿童手足口病发病率和重症死亡率具有重要意义。

4. 注射用阿糖苷酶 α：目前全球唯一批准用于庞贝病的药物。庞贝病是一种进行性和致死性代谢性疾病，病情严重，特别是婴儿型，病情进展快，死亡率高，目前国内缺乏有效治疗手段。该产品按孤儿药评价要求及时完成审评并获准在我国进口上市，为我国庞贝病患者提供了一种有效的治疗药物。

5. 门冬氨酸帕瑞肽注射液：目前全球唯一批准的库欣病对因治疗药物。库欣病属于罕见疾病，对于不能手术或手术不能治愈的患者数量更少，且患者常伴多种合并症，死亡率高，目前国内尚无有效的治疗药物。该品种在我国的进口上市，为此类患者提供新了的治疗手段。

6. 醋酸阿比特龙片：全球首个选择性、不可逆甾体类抑制剂，属于全新作用机制的前列腺癌治疗药物，用于去势抵抗性转移性前列腺癌（mCRPC）。前列腺癌是男性最常见的恶性肿瘤之一，近年来我国前列腺癌的发病率呈上升趋势，一旦化疗失败，缺乏有效的治疗手段，同时，还有部分患者不能耐受化疗的毒性，因此对该类患者缺乏有效治疗手段。该品种在我国上市，将填补现有 mCRPC 患者治疗手段的不足。

7. 阿昔替尼片：批准用于进展期肾细胞癌的成人患者。主要针对既往接受一种酪氨酸激酶抑制剂或细胞因子治疗失败的进展期肾细胞癌的成人患者，该产品的进口上市，将为晚期肾癌患者带来更多的治疗选择。

8. 贝伐珠单抗注射液：批准用于非小细胞肺癌的一线治疗。相对于单纯接受化疗治疗，以该品种为基础的一线治疗可显著延长患者的无疾病进展生存期。该品种新扩展新适应症的批准，为肺癌患者带来了新的治疗手段。

9. 聚乙二醇修饰干扰素：我国第一个国产上市的聚乙二醇（PEG）修饰干扰素品种，其及时完成审评并批准上市，打破了国外进口同类产品垄断中国市场的局面。

10. 聚乙二醇化重组人粒细胞刺激因子注射液：批准用于非骨髓性癌症患者在接受易引起临床上显著的发热性中性粒细胞减少症发生的骨髓抑制性抗癌药物治疗时，降低以发热性中性粒细胞减少症为表现的感染的发生率。两家国内企业获批该产品上市，可提高患者对该药物的可获得性。

11. 蒺藜皂苷胶囊：批准用于中风病中经络（轻中度脑梗

死）恢复期中医辨证属风痰瘀阻证者。系针对中医药优势病种开发的中药有效部位新药，将为此类疾病患者增加用药选择空间。

四、结语

在国家食品药品监督管理总局的正确领导下，经过相关各方的共同努力，2015 年度的药品审评工作取得了长足进展。但是我们应当正视，药审中心和国际上先进药品审评机构在人才队伍建设、审评能力、权威性、管理制度完善性等方面仍存在差距，当前的药品审评工作与公众的期待和产业的发展需求还存在距离。今后，药审中心将继续深入贯彻党的十八大以来的历次会议精神，坚持科学审评，切实保障和促进公众健康。